内科学

临床治疗思维与康复

主编 耿艳娜 章慧玲 李 丽 孙 恬
李希强 戚倩倩 赵 宏 冯晓玲

上海科学技术文献出版社

Shanghai Scientific and Technological Literature Press

图书在版编目（CIP）数据

内科学临床治疗思维与康复／耿艳娜等主编 .-- 上
海：上海科学技术文献出版社,2023
ISBN 978-7-5439-8922-1

Ⅰ.①内… Ⅱ.①耿… Ⅲ.①内科－疾病－诊疗②内
科－疾病－康复 Ⅳ.① R5

中国国家版本馆CIP数据核字（2023）第165039号

组稿编辑：张　树
责任编辑：王　珺
封面设计：宗　宁

内科学临床治疗思维与康复
NEIKEXUE LINCHUANG ZHILIAO SIWEI YU KANGFU
主　　编：耿艳娜　章慧玲　李　丽　孙　恬　李希强　戚倩倩　赵　宏　冯晓玲
出版发行：上海科学技术文献出版社
地　　址：上海市长乐路746号
邮政编码：200040
经　　销：全国新华书店
印　　刷：山东麦德森文化传媒有限公司
开　　本：787mm×1092mm 1/16
印　　张：18.5
字　　数：474千字
版　　次：2023年7月第1版　2023年7月第1次印刷
书　　号：ISBN 978-7-5439-8922-1
定　　价：198.00元

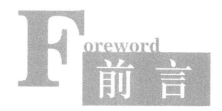

前言

  内科学作为医学领域中的重要分支,致力于研究和治疗各种内科疾病。随着内科学技术的发展、生物学技术的应用和辅助治疗方式的改进,内科医师能够更准确地诊断相关疾病,并对患者进行全面地评估以制订更适合的治疗方案。与此同时,内科学的发展也促进了病理、生理学的深入研究。通过对疾病的基本病因、病理过程和生理学改变的探索,内科学在疾病的诊断与治疗、预防和早期筛查、慢性病的管理等方面有了应对医学发展要求的突破。为汇总内科学最新理论与实践成果,提升内科医师的临床诊断与治疗水平,开拓其临床治疗思维,我们特邀请了有多年临床经验的内科医师编写了《内科学临床治疗思维与康复》一书。

  本书的编写以内科常见病、多发病为重点。首先介绍了内科疾病常见症状与体征;然后详细论述了神经内科疾病、心内科疾病、呼吸内科疾病、消化内科疾病等内科常见疾病,系统讲述了其基本概念、发病原因、临床表现及治疗原则;最后在内科疾病诊疗内容的基础上,提供了相应的康复与护理的指导和建议,使内科医师在诊治过程中能够更好地帮助患者恢复身体功能、提高生活质量。本书内容丰富、专业性强,致力于以简明扼要、通俗易懂的方式向读者呈现内科学临床的诊疗思维及康复方法。本书内容基于最新的临床研究和长期的实践经验汇总而成,以确保为读者提供准确、可靠的信息,适合广大内科医师及相关行业的医务工作者参考使用。

  由于本书涉及面广、编者的编写时间和水平有限,书中难免存在疏漏和不足之处,恳请广大读者批评与指正,以便再版时进一步修订完善。

《内科学临床治疗思维与康复》编委会

2023 年 5 月

Contents
目 录

第一章

内科疾病常见症状与体征

第一节 呼 吸 困 难

正常人平静呼吸时,其呼吸运动无须费力,也不易察觉。呼吸困难尚无公认的明确定义,通常是指伴随呼吸运动所出现的主观不适感,如感到空气不足、呼吸费劲等。体格检查时可见患者用力呼吸,辅助呼吸肌参加呼吸运动,如张口抬肩,并可出现呼吸频率、深度和节律的改变。严重呼吸困难时,可出现鼻翼翕动、发绀,患者被迫采取端坐位。许多疾病可引起呼吸困难,如呼吸系统疾病、心血管疾病、神经肌肉疾病、肾脏疾病、内分泌疾病(包括妊娠)、血液系统疾病、类风湿疾病以及精神情绪改变等。正常人运动量大时也会出现呼吸困难。

一、呼吸困难的临床类型

(一)肺源性呼吸困难

肺源性呼吸困难的两个主要原因是肺或胸壁顺应性降低引起的限制性缺陷和气流阻力增加引起的阻塞性缺陷。限制性呼吸困难的患者(如肺纤维化或胸廓变形)在休息时可无呼吸困难,但当活动使肺通气接近其最大受限的呼吸能力时,就有明显的呼吸困难。阻塞性呼吸困难的患者(如阻塞性肺气肿或哮喘),即使在休息时,也可因努力增加通气而致呼吸困难,且呼吸费力而缓慢,尤其是在呼气时。尽管详细询问呼吸困难感觉的特性和类型有助于鉴别限制性和阻塞性呼吸困难,然而这些肺功能缺陷常是混合的,呼吸困难可显示出混合和过渡的特征。体格检查和肺功能测定可补充得之于病史的详细信息。体格检查有助于显示某些限制性呼吸困难的原因(如胸腔积液、气胸),肺气肿和哮喘的体征有助于确定其基础的阻塞性肺病的性质和严重程度。肺功能检查可提供限制性或气流阻塞存在的数据,可与正常值或同一患者不同时期的数据作比较。

(二)心源性呼吸困难

在心力衰竭早期,心排血量不能满足活动期间的代谢增加,因而组织和大脑酸中毒使呼吸运动大大增强,患者过度通气。各种反射因素,包括肺内牵张感受器,也可促成过度通气,患者气短,常伴有乏力、窒息感或胸骨压迫感。其特征是"劳力性呼吸困难",即在体力运动时发生或加重,休息或安静状态时缓解或减轻。

在心力衰竭后期,肺充血水肿,僵硬的肺脏通气量降低,通气用力增加。反射因素,特别是肺泡-毛细血管间隔内毛细血管旁感受器,有助于肺通气的过度增加。心力衰竭时,循环缓慢是主要原因,呼吸中枢酸中毒和低氧起重要作用。端坐呼吸是在患者卧位时发生的呼吸不舒畅,迫使患者取坐位。其原因是卧位时回流入左心的静脉血增加,而衰竭的左心不能承受这种增加的前负荷,其次是卧位时呼吸用力增加。端坐呼吸有时发生于其他心血管疾病,如心包积液。急性左心功能不全,患者常表现为阵发性呼吸困难。其特点是多在夜间熟睡时,因呼吸困难而突然憋醒,胸部有压迫感,被迫坐起,用力呼吸。轻者短时间后症状消失,称为夜间阵发性呼吸困难。病情严重者,除端坐呼吸外,尚可有冷汗、发绀、咳嗽、咳粉红色泡沫样痰,心率加快,两肺出现哮鸣音、湿啰音,称为心源性哮喘。其是由于各种心脏病发生急性左心功能不全,导致急性肺水肿所致。

(三)中毒性呼吸困难

糖尿病酸中毒产生一种特殊的深大呼吸类型,然而,由于呼吸能力储存完好,故患者很少主诉呼吸困难。尿毒症患者由于酸中毒、心力衰竭、肺水肿和贫血联合作用造成严重气喘,患者可主诉呼吸困难。急性感染时呼吸加快,是由于体温增高及血中毒性代谢产物刺激呼吸中枢引起的。吗啡、巴比妥类药物急性中毒时,呼吸中枢受抑制,使呼吸缓慢,严重时出现潮式呼吸或间停呼吸。

(四)血源性呼吸困难

由于红细胞携氧量减少,血含氧量减低,引起呼吸加快,常伴有心率加快。发生于大出血时的急性呼吸困难是一个需立即输血的严重指征。呼吸困难也可发生于慢性贫血,除非极度贫血,否则呼吸困难仅发生于活动期间。

(五)中枢性呼吸困难

颅脑疾病或损伤时,呼吸中枢受到压迫或供血减少,功能降低,可出现呼吸频率和节律的改变。如病损位于间脑及中脑上部时出现潮式呼吸;中脑下部与脑桥上部受累时出现深快均匀的中枢型呼吸;脑桥下部与延髓上部病损时出现间停呼吸;累及延髓时出现缓慢不规则的延髓型呼吸,这是中枢呼吸功能不全的晚期表现;叹气样呼吸或抽泣样呼吸常为呼吸停止的先兆。

(六)精神性呼吸困难

癔症时,其呼吸困难主要特征为呼吸浅表频速,患者常因过度通气而发生胸痛、呼吸性碱中毒。易出现手足搐搦症。

二、呼吸困难的诊断思维

根据呼吸困难多种多样的临床表现可引导出对某些疾病的诊断思维。以下可供参考。

(一)呼吸频率

每分钟呼吸超过 24 次称为呼吸频率加快,见于呼吸系统疾病、心血管疾病、贫血、发热等。每分钟呼吸少于 10 次称为呼吸频率减慢,是呼吸中枢受抑制的表现,见于麻醉安眠药物中毒、颅内压增高、尿毒症、肝性脑病等。

(二)呼吸深度

呼吸加深见于糖尿病及尿毒症酸中毒,呼吸变浅见于肺气肿、呼吸肌麻痹及镇静剂过量。

(三)呼吸节律

潮式呼吸和间停呼吸见于中枢神经系统疾病和脑部血液循环障碍如颅内压增高、脑炎、脑膜炎、颅脑损伤、尿毒症、糖尿病昏迷、心力衰竭、高山病等。

(四)年龄性别

儿童呼吸困难应多注意呼吸道异物、先天性疾病、急性感染等,青壮年则应想到胸膜疾病、风湿性心脏病、结核,老年人应多考虑冠心病、肺气肿、肿瘤等。癔症性呼吸困难较多见于年轻女性。

(五)呼吸时限

吸气性呼吸困难多见于上呼吸道不完全阻塞如异物、喉水肿、喉癌等,也见于肺顺应性降低的疾病如肺间质纤维化、广泛炎症、肺水肿等。呼气性呼吸困难多见于下呼吸道不完全阻塞,如慢性支气管炎、支气管哮喘、肺气肿等。大量胸腔积液、大量气胸、呼吸肌麻痹、胸廓限制性疾病则呼气、吸气均感困难。

(六)起病缓急

呼吸困难缓起者包括心肺慢性疾病,如肺结核、肺尘埃沉着病、肺气肿、肺肿瘤、肺纤维化、冠心病、先心病等。呼吸困难发生较急者有肺水肿、肺不张、呼吸系统急性感染、迅速增长的大量胸腔积液等。突然发生严重呼吸困难者有呼吸道异物、张力性气胸、大块肺梗死、成人呼吸窘迫综合征等。

(七)患者姿势

端坐呼吸见于充血性心力衰竭患者,一侧大量胸腔积液患者常喜卧向患侧,重度肺气肿患者常静坐而缓缓吹气,心肌梗死患者常叩胸作痛苦貌。

(八)劳力活动

劳力性呼吸困难是左心衰竭的早期症状,肺尘埃沉着症、肺气肿、肺间质纤维化、先天性心脏病往往也以劳力性呼吸困难为早期表现。

(九)职业环境

接触各类粉尘的职业是诊断肺尘埃沉着病的基础;饲鸽者、种蘑菇者发生呼吸困难时应考虑外源性过敏性肺泡炎。

(十)伴随症状

伴咳嗽、发热者考虑支气管-肺部感染,伴神经系统症状者注意脑及脑膜疾病或转移性肿瘤,伴何纳综合征者考虑肺尖瘤,伴上腔静脉综合征者考虑纵隔肿块,触及颈部皮下气肿时立即想到纵隔气肿。

(何玉兰)

第二节 胸 痛

胸痛主要由胸部疾病引起,少数由其他部位的病变所致,心血管系统疾病是胸痛的常见原因,但其他部位的疾病亦可引起胸痛症状,如肝脓肿等。因痛阈个体差异性大,胸痛的程度与原发疾病的病情轻重并不完全一致。

一、病因

(一)胸壁疾病

肋软骨炎、带状疱疹、流行性肌炎、颈胸椎疾病、胸部外伤、肋间神经痛和肋骨转移瘤。

(二)呼吸系统疾病

胸膜炎、肺炎、支气管肺癌和气胸。

(三)纵隔疾病

急性纵隔炎、纵隔肿瘤、纵隔气肿。

(四)心血管疾病

心绞痛、心肌梗死、心包炎、胸主动脉瘤、肺栓塞和夹层动脉瘤等。

(五)消化系统疾病

食管炎、胃十二指肠溃疡、胆囊炎、胰腺炎等。

(六)膈肌疾病

膈疝、膈下脓肿。

(七)其他

骨髓瘤、白血病胸骨浸润、心脏神经官能症等。

二、临床表现

(一)发病年龄

青壮年胸痛,应注意结核性胸膜炎、自发性气胸、心肌炎、心肌病、风湿性心瓣膜病;年龄在40岁以上患者还应注意心绞痛、心肌梗死与肺癌。

(二)胸痛部位

(1)局部有压痛,炎症性疾病,尚伴有局部红、肿、热表现。

(2)带状疱疹是成簇水疱沿一侧肋间神经分布伴剧痛,疱疹不越过体表中线。

(3)非化脓性肋骨软骨炎多侵犯第1~2肋软骨,对称或非对称性,呈单个或多个肿胀隆起,局部皮色正常,有压痛,咳嗽、深呼吸或上肢大幅度活动时疼痛加重。

(4)食管及纵隔病变,胸痛多位于胸骨后,进食或吞咽时加重。

(5)心绞痛和心肌梗死的疼痛多在心前区与胸骨后或剑突下,疼痛常放射至左肩、左臂内侧,达环指与小指,亦可放射于左颈与面颊部,患者误认为牙痛。

(6)夹层动脉瘤疼痛位于胸背部,向下放射至下腹、腰部及两侧腹股沟和下肢。

(7)自发性气胸、胸膜炎和肺梗死的胸痛多位于患侧腋前线与腋中线附近,后二者如累及肺底、膈胸膜,则疼痛也可放射于同侧肩部。肺尖部肺癌(肺上沟癌、Pancoast癌)以肩部、腋下痛为主,疼痛向上肢内侧放射。

(三)胸痛性质

(1)带状疱疹呈刀割样痛或灼痛,剧烈难忍。

(2)食管炎则为烧灼痛。

(3)心绞痛呈绞窄性并有重压窒息感。

(4)心肌梗死则疼痛更为剧烈并有恐惧、濒死感。

(5)纤维素性胸膜炎常呈尖锐刺痛或撕裂痛。

(6)肺癌常为胸部闷痛,而 Pancoast 癌则呈火灼样痛,夜间尤甚。

(7)夹层动脉瘤为突然发生胸背部难忍撕裂样剧痛。

(8)肺梗死亦为突然剧烈刺痛或绞痛。常伴呼吸困难及发绀。

(四)持续时间

(1)平滑肌痉挛或血管狭窄缺血所致疼痛为阵发性。

(2)炎症、肿瘤、栓塞或梗死所致疼痛呈持续性。如心绞痛发作时间短暂,而心肌梗死疼痛持续时间很长且不易缓解。

(五)影响胸痛因素

影响胸痛因素包括诱因、加重与缓解。劳累、体力活动、精神紧张可诱发心绞痛发作,休息、含服硝酸甘油或硝酸异山梨酯,可使心绞痛缓解,而对心肌梗死疼痛则无效。胸膜炎和心包炎的胸痛则可因深呼吸和咳嗽而加剧。反流性食管炎的胸骨后灼痛,饱餐后出现,仰卧或俯卧位加重,服用抗酸剂和促动力药多潘立酮或西沙必利后可减轻或消失。

三、胸痛伴随症状

(1)胸痛伴吞咽困难或咽下痛者,提示食管疾病,如反流性食管炎。

(2)胸痛伴呼吸困难者,提示较大范围病变,如大叶性肺炎、自发性气胸、渗出性胸膜炎和肺栓塞等。

(3)胸痛伴面色苍白、大汗、血压下降或休克表现时,多考虑心肌梗死、夹层动脉瘤、主动脉窦瘤破裂和大块肺栓塞等。

(赵　宏)

第三节　心　悸

一、概述

心悸是人们主观感觉心跳或心慌,患者主诉心脏像擂鼓样,心脏停搏,心慌不稳等,常伴心前区不适,是由于心率过快或过缓、心律不齐、心肌收缩力增加或神经敏感性增高等因素引起。一般健康人仅在剧烈运动、神经过度紧张或高度兴奋时才会有心悸的感觉,神经官能症或处于焦虑状态的患者即使没有心律失常或器质性心脏病,也常以心悸为主诉而就诊,而某些患器质性心脏病者或出现频发性期前收缩,甚至心房颤动而并不感觉心悸。

二、诊断

(一)临床表现

由于心律失常引起的心悸,在检查患者的当时心律失常不一定存在,因此务必让患者详细陈述发病的缓急、病程的长短;发生心悸当时的主观症状,如有无心脏活动过强、过快、过慢、不规则的感觉;持续性或阵发性;是否伴有意识改变;周围循环状态如四肢发冷、面色苍白以及发作持续时间等;有无多食、怕热、易出汗、消瘦等;心悸发作的诱因与体位、体力活动、精神状态以及麻黄碱、胰岛素等药物的关系。体检重点检查有无心脏疾病的体征,如心脏杂音、心脏扩大及心律改变,有无血压增高、脉压增宽、动脉枪击音、水冲脉等高动力循环的表现,注意甲状腺是否肿大、有无突眼、震颤及杂音以及有无贫血的体征。

(二)辅助检查

为明确有无心律失常存在及其性质应做心电图检查,如常规心电图未发现异常,可根据患者情况予以适当运动如仰卧起坐、蹲踞活动或 24 小时动态心电图检查,怀疑冠心病、心肌炎者给予运动负荷试验,阳性检出率较高,如高度怀疑有恶性室性心律失常者,应做连续心电图监测。如怀疑有甲状腺功能亢进、低血糖或嗜铬细胞瘤时可进行相关的实验室检查。

三、鉴别诊断

心悸的鉴别需明确其为心脏原发性节律紊乱引起还是继发循环系统以外的疾病所致,进一步需确定其为功能性还是器质性疾病导致的心悸。

(一)心律失常

1.期前收缩

期前收缩为心悸最常见的病因。不少正常人可因期前收缩的发生而以心悸就诊,心突然"悬空""下沉"或"停顿"感是期前收缩的特征。此种感觉不但与代偿间歇的长短有关,且往往与期前收缩后的心搏出量有关。心脏病患者发生过期前收缩动的机会更多,心肌梗死患者如期前收缩发生在前一心搏的 T 波上,特别容易引起室性心动过速或心室颤动,应及时处理。听诊可发现心跳不规则,第一心音增强,第二心音减弱或消失,以后有一较长的代偿间歇,桡动脉搏动减弱,甚或消失,形成脉搏短浅。

2.阵发性心动过速

阵发性心动过速是一种阵发性规则而快速的异位心律,具有突发突止的特点,发作时间长短不一,心率在160~220 次/分,大多数阵发性室上性心动过速是由折返机制引起,多无器质性心脏病,心动过速发作可由情绪激动、突然用力、疲劳或饱餐所致,亦可无明显诱因出现心悸、心前区不适、精神不安等,严重者可出现血压下降、头晕、乏力甚至心绞痛。室性心动过速最常发生于冠心病,尤其是发生过心肌梗死有室壁瘤的患者及心功能较差者;也可见于其他心脏病甚至无心脏病的患者。阵发性室上性心动过速和室性心动过速心电图不难鉴别,但宽 QRS 波室上性心动过速有时与室速难以区分,必要时可做心脏电生理检查。

3.心房颤动

心房颤动亦为常见心悸原因之一,特别是初发又未经治疗而心率快速者。多发生在器质性心脏病基础上。由于心房活动不协调,失去有效收缩力,加以快而不规则心室节律使心室舒张期缩短,心室充盈不足,因而心排血量不足,常可诱发心力衰竭。体征主要是心律完全不规则,输出量甚少的心搏可引起脉搏短浅,心率越快,脉搏短浅越显著。心电图检查示窦性 P 波消失,出现细小而形态不一的心房颤动波,心室率绝对不齐则可明确诊断。

(二)心外因素性心悸

1.贫血

常见病因和诱因有钩虫病、溃疡病、痔、月经过多、产后出血、外伤出血等。心悸因心率代偿性增快所致,头晕、眼花、乏力、皮肤黏膜苍白,为贫血疾病的共性,贫血纠正,心悸好转。各种贫血有其特有的临床表现;可有皮肤黏膜出血,上腹部压痛,消瘦,产后出血。血常规、血小板计数、网织红细胞计数、血细胞比容、外周血及骨髓涂片、粪检寄生虫卵等可资鉴别。

2.甲状腺功能亢进症

以 20～40 岁女性多见。甲状腺激素分泌过多,兴奋和刺激心脏,心悸因代谢亢进心率增快引起,稍微活动则心悸明显加剧,伴手震颤、怕热、多汗、失眠、易激动、食欲亢进、消瘦;甲状腺弥漫性肿大;有细震颤和血管杂音;眼球突出,持续性心动过速。实验室检查甲状腺摄碘率升高,甲状腺抑制试验阴性,血清 T_3、T_4 升高,基础代谢率升高等。

3.休克

由于全身组织灌注不足,微循环血流减少,致使心率增快,出现心悸。典型临床症状为皮肤苍白,四肢皮肤湿冷,意识模糊,脉快而弱,血压明显下降,脉压小,尿量减少,二氧化碳结合力和血 pH 有不同程度的降低,收缩压下降至 10.7 kPa(80 mmHg)以下,脉压<2.7 kPa (20 mmHg),原有高血压者收缩压较原有水平下降30%以上。

4.高原病

多见于初入高原者,由于在海拔 3 000 m 以上,大气压和氧分压降低,引起人体缺氧,心率代偿性增快而出现心悸,伴头痛、头晕、眩晕、恶心、呕吐、失眠、疲倦、气喘、胸闷、胸痛、咳嗽、咯血色泡沫痰、呼吸困难等,严重者可出现高原性肺脑水肿。X 线检查:肺动脉段隆凸,右心室肥大,心电图见右心室肥厚及肺性P 波等;血液检查:红细胞增多,如红细胞数>$6.5×10^{12}$/L,血红蛋白>18.5 g/L 等。

5.发热性疾病

由病毒、细菌、支原体、立克次体、寄生虫等感染引起。心悸常与发热有明显关系,热退则心悸缓解。根据原发病不同,有其不同临床体征,血、尿、粪常规检查及 X 线、超声检查等可明确诊断。药物作用所致的心悸如肾上腺素、阿托品、甲状腺素等药物使用后心率加快。停药后心悸逐渐消失。临床表现除原有疾病的症状外,尚有心前区不适、面色潮红、烦躁不安、心动过速等,详细询问用药史及停药后症状消失可资鉴别。

(三)妊娠期心动过速

由于胎儿生长需要,血流量增加,流速加快,心率加快而致心悸。多见于妊娠后期,有妊娠期的变化:如子宫增大、乳房增大、呼吸困难等症状,下肢水肿、心动过速、腹部随妊娠月龄的增加而膨大,可伴有高血压,尿妊娠试验、黄体酮试验、超声检查等鉴别不难。

(四)更年期综合征

主要与卵巢功能衰退、性激素分泌失调有关。多发生于 45～55 岁,激素分泌紊乱、自主神经功能异常而引起心悸。主要特征为月经紊乱,全身不适,面部皮肤阵阵发红,忽冷,忽热,出汗,情绪易激动,失眠、耳鸣、腰背酸痛,性功能减退等。血、尿中的雌激素及催乳素减少。尿促卵泡素(FSH)与黄体生成激素(LH)增高为诊断依据。

(五)心脏神经官能症

主要由于中枢神经功能失调,影响自主神经功能,造成心脏血管功能异常。患者群多为青壮年(20～40 岁)女性,心悸与精神状态、失眠有明显关系,主诉较多。如呼吸困难、心前区疼痛、易激动、易疲劳、失眠、多梦、头晕、头痛、记忆力差、注意力涣散、多汗、手足冷、腹胀、尿频等。X 线检查、心电图、超声心动图等检查正常。

(耿艳娜)

第四节 发　　绀

一、发绀的概念

发绀是指血液中脱氧血红蛋白增多,使皮肤、黏膜呈青紫色的表现。广义的发绀还包括由异常血红蛋白衍生物(高铁血红蛋白、硫化血红蛋白)所致皮肤黏膜青紫现象。

发绀在皮肤较薄、色素较少和毛细血管丰富的部位如口唇、鼻尖、颊部与甲床等处较为明显,易于观察。

二、发绀的病因、发生机制及临床表现

发绀的原因有血液中还原血红蛋白增多及血液中存在异常血红蛋白衍生物两大类。

(一)血液中还原血红蛋白增多

血液中还原血红蛋白增多所致引起的发绀,是发绀的主要原因。

血液中还原血红蛋白绝对含量增多。还原血红蛋白浓度可用血氧未饱和度表示,正常动脉血氧未饱和度为5%,静脉内血氧未饱和度为30%,毛细血管中血氧未饱和度约为前两者的平均数。每1 g血红蛋白约与1.34 mL氧结合。当毛细血管血液的还原血红蛋白量超过50 g/L(5 g/dL)时,皮肤黏膜即可出现发绀。

1.中心性发绀

由于心、肺疾病导致动脉血氧饱和度(SaO_2)降低引起。发绀的特点是全身性的,除四肢与面颊外,亦见于黏膜(包括舌及口腔黏膜)与躯干的皮肤,但皮肤温暖。中心性发绀又可分为肺性发绀和心性混血性发绀两种。

(1)肺性发绀:①病因,见于各种严重呼吸系统疾病,如呼吸道(喉、气管、支气管)阻塞、肺部疾病(肺炎、阻塞性肺气肿、弥漫性肺间质纤维化、肺淤血、肺水肿、急性呼吸窘迫综合征)和肺血管疾病(肺栓塞、原发性肺动脉高压、肺动静脉瘘)等。②发生机制,是由于呼吸功能衰竭,通气或换气功能障碍,肺氧合作用不足,致使体循环血管中还原血红蛋白含量增多而出现发绀。

(2)心性混血性发绀:①病因,见于发绀型先天性心脏病,如法洛(Fallot)四联症、艾生曼格(Eisenmenger)综合征等。②发生机制,是由于心与大血管之间存在异常通道,部分静脉血未通过肺进行氧合作用,即经异常通道分流混入体循环动脉血中,如分流量超过心排血量的1/3时,即可引起发绀。

2.周围性发绀

由于周围循环血流障碍所致,发绀特点是常见于肢体末梢与下垂部位,如肢端、耳垂与鼻尖,这些部位的皮肤温度低、发凉,若按摩或加温耳垂与肢端,使其温暖,发绀即可消失。此点有助于与中心性发绀相互鉴别,后者即使按摩或加温,青紫也不消失。此型发绀又可分为淤血性周围性发绀、真性红细胞增多症和缺血性周围性发绀3种。

(1)淤血性周围性发绀:①病因,如右心衰竭、渗出性心包炎、心包压塞、缩窄性心包炎、局部静脉病变(血栓性静脉炎、上腔静脉综合征、下肢静脉曲张)等。②发生机制,是因体循环淤血、周

围血流缓慢,氧在组织中被过多摄取所致。

(2)缺血性周围性发绀:①病因,常见于重症休克。②发生机制,由于周围血管痉挛收缩,心排血量减少,循环血容量不足,血流缓慢,周围组织血流灌注不足、缺氧,致皮肤黏膜呈青紫、苍白。③局部血液循环障碍,如血栓闭塞性脉管炎、雷诺(Raynaud)病、肢端发绀症、冷球蛋白血症、网状青斑、严重受寒等,由于肢体动脉阻塞或末梢小动脉强烈痉挛、收缩,可引起局部冰冷、苍白与发绀。

(3)真性红细胞增多症:所致发绀亦属周围性,除肢端外,口唇亦可发绀。其发生机制是由于红细胞过多,血液黏稠,致血流缓慢,周围组织摄氧过多,还原血红蛋白含量增高所致。

3.混合性发绀

中心性发绀与周围性发绀并存,可见于心力衰竭(左心衰竭、右心衰竭和全心衰竭),因肺淤血或支气管-肺病变,致血液在肺内氧合不足以及周围血流缓慢,毛细血管内血液脱氧过多所致。

(二) 异常血红蛋白衍化物

血液中存在着异常血红蛋白衍化物(高铁血红蛋白、硫化血红蛋白),较少见。

1.药物或化学物质中毒所致的高铁血红蛋白血症

(1)发生机制:由于血红蛋白分子的二价铁被三价铁所取代,致使失去与氧结合的能力,当血液中高铁血红蛋白含量达 30 g/L 时,即可出现发绀。此种情况通常由伯氨喹、亚硝酸盐、氯酸钾、次硝酸铋、磺胺类、苯丙砜、硝基苯、苯胺等中毒引起。

(2)临床表现:其发绀特点是急骤出现,暂时性,病情严重,经过氧疗青紫不减,抽出的静脉血呈深棕色,暴露于空气中也不能转变成鲜红色,若静脉注射亚甲蓝溶液、硫代硫酸钠或大剂量维生素 C,均可使青紫消退。分光镜检查可证明血中高铁血红蛋白的存在。由于大量进食含有亚硝酸盐的变质蔬菜而引起的中毒性高铁血红蛋白血症,也可出现发绀,称"肠源性青紫症"。

2.先天性高铁血红蛋白血症

患者自幼即有发绀,有家族史,而无心肺疾病及引起异常血红蛋白的其他原因,身体一般健康状况较好。

3.硫化血红蛋白血症

(1)发生机制:硫化血红蛋白并不存在于正常红细胞中。凡能引起高铁血红蛋白血症的药物或化学物质也能引起硫化血红蛋白血症,但患者须同时有便秘或服用硫化物(主要为含硫的氨基酸),在肠内形成大量硫化氢为先决条件。所服用的含氮化合物或芳香族氨基酸则起触媒作用,使硫化氢作用于血红蛋白,而生成硫化血红蛋白,当血中含量达 5 g/L 时,即可出现发绀。

(2)临床表现:发绀的特点是持续时间长,可达几个月或更长时间,因硫化血红蛋白一经形成,不论在体内或体外均不能恢复为血红蛋白,而红细胞寿命仍正常;患者血液呈蓝褐色,分光镜检查可确定硫化血红蛋白的存在。

三、发绀的伴随症状

(一)发绀伴呼吸困难

常见于重症心、肺疾病和急性呼吸道阻塞、气胸等;先天性高铁血红蛋白血症和硫化血红蛋白血症虽有明显发绀,但一般无呼吸困难。

(二)发绀伴杵状指(趾)

病程较长后出现,主要见于发绀型先天性心脏病及某些慢性肺内部疾病。

（三）急性起病伴意识障碍和衰竭

见于某些药物或化学物质急性中毒、休克、急性肺部感染等。

（冯晓玲）

第五节 便 秘

健康人排便习惯多为1天1～2次或1～2天1次，粪便多为成形或为软便，少数健康人的排便次数可达每天3次，或3天1次，粪便可呈半成形或呈腊肠样硬便。便秘是指排大便困难、粪便干结、次数减少或便不尽感。便秘是临床上常见的症状，发病率为3.6%～12.9%，女性多于男性，男女之比为1：（1.77～4.59），随着年龄的增长，发病率明显增高。便秘多长期存在，严重时影响患者的生活质量。由于排便的机制极其复杂，从产生便意到排便的过程中任何一个环节的障碍均可引起便秘，因此便秘的病因多种多样，但临床上以肠道疾病最常见，同时应慎重排除其他病因。

一、病因和发病机制

（一）排便生理

排便生理包括产生便意和排便动作两个过程。随着结肠的运动，粪便被逐渐推向结肠远端，到达直肠。直肠被充盈时，肛门内括约肌松弛，肛门外括约肌收缩，称为直肠肛门抑制反射。直肠壁受压力刺激并超过阈值时产生便意。睡醒及餐后，结肠的动作电位活动增强，更容易引发便意。这种神经冲动沿盆神经传至腰骶部脊髓的排便中枢，再上传到丘脑达大脑皮质。若条件允许排便，则耻骨直肠肌、肛门内括约肌和肛门外括约肌均松弛，两侧肛提肌收缩，盆底下降，腹肌和膈肌也协调收缩，腹压增高，促使粪便排出。

（二）便秘的病因

以上排便生理过程中任何一个环节的障碍均可引起便秘，病因主要包括肠道病变、全身性疾病和神经系统病变（表1-1）。此外，还有些患者便秘原因不清，治疗困难，又称为原发性便秘、慢性特发性或难治性便秘。

二、诊断

首先明确有无便秘，其次明确便秘的原因。便秘的原因多种多样，首先应排除有无器质性疾病，尤其是有报警症状时，如便血、消瘦、贫血等。因此，采集病史时应详细询问，包括病程的长短，发生的缓急，饮食习惯，食物的质和量，排便习惯，是否服用引起便秘的药物，有无腹部手术史，工作是否过度紧张，个性及情绪，有无腹痛、便血、贫血等伴随症状。体格检查时，常可触及存留在乙状结肠内的粪块，需与结肠肿瘤、结肠痉挛相鉴别。肛门指检可为诊断提供重要线索，如发现直肠肿瘤、肛门狭窄、内痔、肛裂等，根据病史及查体的结果，确定是否需要进行其他诊断性检查。

表 1-1 便秘的病因

部位	病因
肠道	结肠梗阻:腔外(肿瘤、扭转、疝、直肠脱垂)、腔内(肿瘤、狭窄)
	结肠肌肉功能障碍:肠易激综合征、憩室病
	肛门狭窄/功能障碍
	其他:溃疡病、结肠冗长、纤维摄入及饮水不足
全身性	代谢性:糖尿病酮症、卟啉病、淀粉样变性、尿毒症、低钾血症
	内分泌:全垂体功能减退症、甲状腺功能减退症、甲状腺功能亢进症合并高钙血症、肠源性高血糖素过多、嗜铬细胞瘤
	肌肉:进行性系统性硬化病、皮肌炎、肌强直性营养不良
	药物:止痛剂、麻醉剂、抗胆碱能药、抗抑郁药、降压药等
神经病变	周围神经:先天性巨结肠病、肠壁神经节细胞减少或缺如、神经节瘤病、自主神经病
	中枢神经:肠易激综合征、脑血管意外、大脑肿瘤、帕金森病、脊髓创伤、多发性硬化、马尾肿瘤、脑脊膜膨出、精神/人为性因素

(一)结肠、直肠的结构检查

1.内镜

内镜可直观地检查直肠、结肠有无肿瘤、憩室、炎症、狭窄等,必要时取活组织病理检查,可帮助确诊。

2.钡剂灌肠

钡剂灌肠可了解直肠、结肠的结构,发现巨结肠和巨直肠。

3.腹部平片

腹部平片能显示肠腔扩张、粪便存留和气液平面。

(二)结肠、直肠的功能检查

对肠道解剖结构无异常,病程达 6 个月以上,一般治疗无效的严重便秘患者,可进一步做运动功能检查。

1.胃肠通过时间(GITT)测定

口服不同形态的不透 X 线标志物,定时摄片,可测算胃肠通过时间和结肠通过时间,有助于判断便秘的部位和机制,将便秘区分为慢通过便秘、排出道阻滞性便秘和通过正常的便秘,对后2 种情况,可安排有关直肠肛门功能检查。

2.肛门直肠测压检查

采用灌注或气囊法进行测定,可测定肛门内括约肌和肛门外括约肌的功能。痉挛性盆底综合征患者在排便时,肛门外括约肌、耻骨直肠肌及肛提肌不松弛。先天性巨结肠病时,肛门直肠抑制反射明显减弱或消失。

3.其他

包括肛门括约肌、直肠壁的感觉检查,肌电记录及直肠排便摄片检查等。

(三)其他相关检查

在询问病史及查体时,还应注意有无可引起便秘的全身性疾病或神经病变的线索,如发现异常,则安排相应的检查以明确诊断。

三、治疗

应采取主动的综合措施和整体治疗,注意引起便秘的病理生理及其可能的环节,合理应用通便药。治疗措施包括以下几点。

(1)治疗原发病和伴随疾病。

(2)改变生活方式,使其符合胃肠道通过和排便生理。膳食纤维本身不被吸收,能使粪便膨胀,刺激结肠运动,因此对膳食纤维摄取少的便秘患者,通过增加膳食纤维可能有效缓解便秘。含膳食纤维多的食物有麦麸、水果、蔬菜、大豆等。对有粪便嵌塞的患者,应先排出粪便,再补充膳食纤维。

(3)定时排便,建立正常排便反射:定时排便能防止粪便堆积,这对于有粪便嵌塞的患者尤其重要,需注意训练前先清肠。另外,要及时抓住排便的最佳时机,清晨醒来和餐后,结肠推进性收缩增加,有助于排便。因此,应鼓励、训练患者醒来和餐后排便,使患者逐渐恢复正常的排便习惯。

(4)适当选用通便药,避免滥用造成药物依赖甚至加重便秘:容积性泻剂能起到膳食纤维的作用,使粪便膨胀,刺激结肠运动,以利于排便。高渗性泻剂包括聚乙烯乙二醇、乳果糖、山梨醇及高渗电解质液等,由于高渗透性,使肠腔内保留足够的水分,软化粪便,并刺激直肠产生便意,以利于排便。刺激性泻剂,如蓖麻油、蒽醌类药物、酚酞等,能刺激肠蠕动,增加肠动力,减少吸收,这些药物多在肝脏代谢,长期服用可引起结肠黑便病,反而加重便秘。润滑性泻剂,如液状石蜡能软化粪便,可口服或灌肠。

(5)尽可能避免药物因素,减少药物引起便秘。

(6)手术治疗:对先天性巨结肠病,手术治疗可取得显著疗效。对顽固性慢通过性便秘,可考虑手术切除无动力的结肠,但应严格掌握手术适应证,必须具备以下几点:①有明确的结肠无张力的证据。②无出口梗阻的表现,不能以单项检查确诊出口梗阻性便秘。③肛管收缩有足够的张力。④患者无明显焦虑、抑郁及其他精神异常。⑤无肠易激综合征等弥漫性肠道运动的证据。⑥发病时间足够长,对发病时间短的或轻型患者,首选保守治疗,长期保守治疗无效才考虑手术治疗。

(孙　恬)

第六节　腰　　痛

在泌尿内科疾病中通常所说的腰部疼痛是指肾区疼痛。因为肾实质没有感觉神经分布,所以受损害时没有疼痛感,但 T_{10} 至 L_1 段的感觉神经分布在肾被膜、输尿管和肾盂上,当肾盂、输尿管内张力增高或被膜受牵扯时刺激到感觉神经,可发生肾区疼痛。

一、临床表现

根据疼痛性质可分为两类。

(一)肾绞痛

表现为腰背部间歇性剧烈绞痛,常向下腹、外阴及大腿内侧等部位放射。疼痛可突然发生,伴有恶心、呕吐、面色苍白、大汗淋漓,普通止痛药不能缓解。常由输尿管内结石、血块或块死组织等阻塞引起。梗阻消失疼痛即便缓解。常伴肉眼或镜下血尿。

(二)肾区钝痛及胀痛

(1)肾病所致疼痛:疾病导致肾肿大,肾被膜被牵撑引起疼痛。常见于急性肾炎、急性肾盂肾炎、肾静脉血栓、肾盂积水、多囊肾及肾癌等。

(2)肾周疾病所致腰痛:如肾周围脓肿、肾梗死并发肾周围炎、肾囊肿破裂及肾周血肿。肾区疼痛较重,患侧腰肌紧张,局部明显叩压痛。

(3)肾下垂也可致腰痛。

(4)脊柱或脊柱旁疾病:脊柱或脊柱旁软组织疾病也可引起腰部疼痛。此外胰、胆及胃部疼痛也常放射腰部。

二、鉴别诊断

(一)肾绞痛

肾绞痛发作时常伴血尿。腹部 X 线平片可见结石。尿路造影及 B 超检查可见结石。

(二)肾病所致的腰痛

均伴有相应肾病表现。急性肾盂肾炎除腰痛外,尚有膀胱刺激症状,以及畏寒、高热等全身表现。患侧腰区叩痛,尿白细胞增多,细菌培养阳性。肾小球疾病腰痛一般都较轻,并且不是患者来就诊的主要原因。

(三)肾周围脓肿所致腰痛

腰痛明显,畏寒、高热等全身中毒症状。体检患侧腰部肌肉紧张,局部压痛、叩痛。实验室检查外周血白细胞增多并出现核左移。腹部 X 线平片示肾外形不清,腰大肌阴影消失。B 超波发现肾周暗区。

(四)肾梗死所致腰痛

腰痛突然发生,患侧剧痛,伴恶心、呕吐及发热、血尿。体格检查患侧肾区叩痛,外周血白细胞增多,血清谷草转氨酶升高,尿乳酸脱氢酶升高,放射性核素肾血管造影对诊断有意义。

(张　军)

第七节　蛋　白　尿

蛋白尿是慢性肾脏病的重要临床表现,并参与了肾脏损伤。蛋白尿不仅是反映肾脏损伤严重程度的重要指标,也是反映疾病预后、观察疗效的重要指标。

一、尿蛋白生理

每天经过肾脏循环的血清蛋白有 10～15 g,但 24 小时中只有 100～150 mg 的蛋白质从尿中排泄。肾小球毛细血管壁主要作用是滤过蛋白质,近端肾小管则重吸收大部分滤过的蛋白质。

正常情况下,60%的尿蛋白来源于血浆,其他40%则来源于肾脏和尿路。

正常尿蛋白主要包括:①来源于血浆的蛋白,如清蛋白(10～20 mg)、低相对分子质量球蛋白以及大量的多肽类激素。②来源于肾脏和尿路的蛋白,如由髓襻升支合成的 Tamm-Horsfall蛋白(约有80 mg,但其作用尚未知)、分泌性 IgA、尿激酶等。

二、蛋白尿的定量和定性检查方法

(一)半定量法

半定量法即试纸法,是最常用的蛋白尿的筛查手段,但无法检测出尿中的免疫球蛋白轻链。

(二)尿蛋白定量

测定24小时的尿蛋白,其中包含了几乎所有的尿蛋白(包括免疫球蛋白的轻链)。但大量血尿或脓尿有可能影响尿蛋白的定量结果。肉眼血尿(而非镜下血尿)也可能导致大量蛋白尿。

(三)尿清蛋白检测

主要包括尿清蛋白特异性试纸、24小时尿清蛋白排泄率(urinary albumin excretion,UAE)、尿清蛋白/肌酐比值(ACR)和24小时尿清蛋白定量,其中 UAE 和 ACR 目前已广泛应用于临床。UAE 可采用24小时尿量或12小时尿标本测定,ACR 的检测以清晨第一次尿取样比较正规,随意尿样亦可,该比值校正了由脱水引起的尿液浓度变化,但女性、老年人肌酐排泄低,则结果偏高。

(四)尿蛋白电泳

通常用醋酸纤维素膜测定,可以对尿蛋白进行定性测定,对于检测蛋白的来源十分有用。

1.选择性蛋白尿

清蛋白比例大于80%。一般见于光镜下肾小球无明显损伤的肾病(微小病变所致的肾病综合征)。

2.非选择性蛋白尿

清蛋白比例低于80%。通常包含各种类型的血清球蛋白,所有的肾脏病都可能引起这种类型的蛋白尿。

3.包含有大量异常蛋白的蛋白尿

尿中 β 或 γ 单株峰的增高意味着单克隆免疫球蛋白轻链的异常分泌。尿本周蛋白的特征是在50 ℃左右时可以积聚,而温度更高时则会分解。

4.小管性蛋白尿

主要包括低相对分子质量的球蛋白,用聚丙烯酰胺胶电泳能根据不同的相对分子质量区分不同的蛋白。

三、临床表现

(一)微量清蛋白尿

所谓微量清蛋白尿(MAU),是指 UAE 20～200 μg/min 或 ACR 10～25 mg/mmol,即尿中清蛋白含量超出健康人参考范围,但常规尿蛋白试验阴性的低浓度清蛋白尿。MAU 是一个全身内皮细胞损伤的标志,也是心血管疾病发病和死亡的危险因素。通过微量清蛋白尿的检测而早期发现肾脏病,这将有利于及时治疗和延缓疾病进程。K/DOQI(Kidney Disease Outcome Quality Initiative)指南推荐对于糖尿病、高血压和肾小球疾病引起的慢性肾脏病(CKD),尿清蛋白是一个比总蛋白更为敏感的指标。近年来 MAU 作为 CKD 的早期检测指标逐渐得到重视。

（二）间歇性蛋白尿

其往往见于某些生理性或病理性的状态，如用力、高热、尿路感染、右心衰竭、球蛋白增多症、直立性蛋白尿等。

直立性蛋白尿多见于青春期生长发育较快、体型较高的年轻人，而在青春期结束时可突然消失，年龄大多小于 20 岁。诊断直立性蛋白尿必须要证实平卧后蛋白尿可消失（收集平卧 2 小时后的尿样）。直立性蛋白尿患者不伴有血尿或肾外体征，不存在任何病理改变，静脉肾盂造影结果正常。

（三）持续性蛋白尿

病因诊断取决于蛋白尿的量和组成。以下几点需要特别指出。

（1）大量蛋白尿而没有肾病综合征的表现，可能由于尿蛋白主要由 IgG 的轻链组成或是见于新发的肾小球病变。

（2）当肾小球滤过率低于 50 mL/min 时，尿蛋白量也往往随之减少。但对于糖尿病肾病或肾脏淀粉样变的患者仍会有大量蛋白尿，且肾脏体积不缩小。

（3）肾小球病变可能会伴发肾小管或肾血管病变（如肾血流量减少引起的玻璃样变性）。

一般情况下，大多数的肾脏病伴有蛋白尿，但应除外以下情况：①某些新发的肾脏病，需通过肾组织活检确诊。②某些间质性肾病，特别是代谢原因引起的。③不伴有蛋白尿的肾衰竭需考虑流出道梗阻。

（苗晓凡）

第二章

神经内科疾病

第一节 脑 出 血

脑出血(intracerebral hemorrhage,ICH)也称脑溢血,系指原发性非外伤性脑实质内出血,故又称原发性或自发性脑出血。脑出血系脑内的血管病变破裂而引起的出血,绝大多数是高血压伴发小动脉微动脉瘤在血压骤升时破裂所致,称为高血压性脑出血。主要病理特点为局部脑血流变化、炎症反应,以及脑出血后脑血肿的形成和血肿周边组织受压、水肿、神经细胞凋亡。80%的脑出血发生在大脑半球,20%发生在脑干和小脑。脑出血起病急骤,临床表现为头痛、呕吐、意识障碍、偏瘫、偏身感觉障碍等。在所有脑血管疾病患者中,脑出血占20%～30%,年发病率为(60～80)/10万,急性期病死率为30%～40%,是病死率和致残率很高的常见疾病。该病常发生于40～70岁,其中>50岁的人群发病率最高,占发患者数的93.6%,但近年来发病年龄有越来越年轻的趋势。

一、病因与发病机制

(一)病因
高血压及高血压合并小动脉硬化是ICH的最常见病因,约95%的ICH患者患有高血压。其他病因有先天性动静脉畸形或动脉瘤破裂、脑动脉炎血管壁坏死、脑瘤出血、血液病并发脑内出血、烟雾病、脑淀粉样血管病变、梗死性脑出血、药物滥用、抗凝或溶栓治疗等。

(二)发病机制
尚不完全清楚,与下列因素相关。

1.高血压

持续性高血压引起脑内小动脉或深穿支动脉壁脂质透明样变性和纤维蛋白样坏死,使小动脉变脆,血压持续升高引起动脉壁疝或内膜破裂,导致微小动脉瘤或微夹层动脉瘤。血压骤然升高时血液自血管壁渗出或动脉瘤壁破裂,血液进入脑组织形成血肿。此外,高血压引起远端血管痉挛,导致小血管缺氧坏死、血栓形成、斑点状出血及脑水肿,继发脑出血,可能是子痫时高血压脑出血的主要机制。脑动脉壁中层肌细胞薄弱,外膜结缔组织少且缺乏外层弹力层,豆纹动脉等穿动脉自大脑中动脉近端呈直角分出,受高血压血流冲击易发生粟粒状动脉瘤,使深穿支动脉成为脑出血的主要好发部位,故豆纹动脉外侧支称为出血动脉。

2.淀粉样脑血管病

它是老年人原发性非高血压性脑出血的常见病因,好发于脑叶,易反复发生,常表现为多发性脑出血。发病机制不清,可能为血管内皮异常导致渗透性增加,血浆成分包括蛋白酶侵入血管壁,形成纤维蛋白样坏死或变性,导致内膜透明样增厚,淀粉样蛋白沉积,使血管中膜、外膜被淀粉样蛋白取代,弹性膜及中膜平滑肌消失,形成蜘蛛状微血管瘤扩张,当情绪激动或活动诱发血压升高时血管瘤破裂引起出血。

3.其他因素

血液病如血友病、白血病、血小板减少性紫癜、红细胞增多症、镰状细胞病等可因凝血功能障碍引起大片状脑出血。肿瘤内异常新生血管破裂或侵蚀正常脑血管也可导致脑出血。维生素 B_1、维生素 C 缺乏或毒素(如砷)可引起脑血管内皮细胞坏死,导致脑出血,出血灶特点通常为斑点状而非融合成片。结节性多动脉炎、病毒性和立克次体性疾病等可引起血管床炎症,炎症致血管内皮细胞坏死、血管破裂发生脑出血。脑内小动、静脉畸形破裂可引起血肿,脑内静脉循环障碍和静脉破裂亦可导致出血。血液病、肿瘤、血管炎或静脉窦闭塞性疾病等所致脑出血亦常表现为多发性脑出血。

(三)脑出血后脑水肿的发生机制

脑出血后机体和脑组织局部发生一系列病理生理反应,其中自发性脑出血后最重要的继发性病理变化之一是脑水肿。由于血肿周围脑组织形成水肿带,继而引起神经细胞及其轴突的变性和坏死,成为患者病情恶化和死亡的主要原因之一。目前认为,ICH 后脑水肿与占位效应、血肿内血浆蛋白渗出和血凝块回缩、血肿周围继发缺血、血肿周围组织炎症反应、水通道蛋白-4(AQP-4)及自由基级联反应等有关。

1.占位效应

主要是通过机械性压力和颅内压增高引起。巨大血肿可立即产生占位效应,造成周围脑组织损害,并引起颅内压持续增高。早期主要为局灶性颅内压增高,随后发展为弥漫性颅内压增高,而颅内压的持续增高可引起血肿周围组织广泛性缺血,并加速缺血组织的血管通透性改变,引发脑水肿形成。同时,脑血流量降低、局部组织压力增加可促发血管活性物质从受损的脑组织中释放,破坏血-脑屏障,引发脑水肿形成。因此,血肿占位效应虽不是脑水肿形成的直接原因,但可通过影响脑血流量、周围组织压力以及颅内压等因素,间接地在脑出血后脑水肿形成机制中发挥作用。

2.血肿内血浆蛋白渗出和血凝块回缩

血肿内血液凝结是脑出血超急性期血肿周围脑组织水肿形成的首要条件。在正常情况下,脑组织细胞间隙中的血浆蛋白含量非常低,但在血肿周围组织细胞间隙中却可见血浆蛋白和纤维蛋白聚积,这可导致细胞间隙胶体渗透压增高,使水分渗透到脑组织内形成水肿。此外,血肿形成后由于血凝块回缩,使血肿腔静水压降低,这也将导致血液中的水分渗透到脑组织间隙形成水肿。凝血连锁反应激活、血凝块回缩(血肿形成后血块分离成 1 个红细胞中央块和 1 个血清包绕区)以及纤维蛋白沉积等,在脑出血后血肿周围脑组织水肿形成中发挥着重要作用。血凝块形成是脑出血血肿周围脑组织水肿形成的必经阶段,而血浆蛋白(特别是凝血酶)则是脑水肿形成的关键因素。

3.血肿周围继发缺血

脑出血后血肿周围局部脑血流量显著降低,而脑血流量的异常降低可引起血肿周围组织缺血。一般脑出血后6～8小时,血红蛋白和凝血酶释出细胞毒性物质,兴奋性氨基酸释放增多等,细胞内钠聚集,则引起细胞毒性水肿;出血后4～12小时,血-脑屏障开始破坏,血浆成分进入细胞间液,则引起血管源性水肿。同时,脑出血后形成的血肿在降解过程中,产生的渗透性物质和缺血的代谢产物,也使组织间渗透压增高,促进或加重脑水肿,从而形成血肿周围半暗带。

4.血肿周围组织炎症反应

脑出血后血肿周围中性粒细胞、巨噬细胞和小胶质细胞活化,血凝块周围活化的小胶质细胞和神经元中白细胞介素-1(IL-1)、白细胞介素-6(IL-6)、细胞间黏附因子-1(ICAM-1)和肿瘤坏死因子-α(TNF-α)表达增加。临床研究采用双抗夹心酶免疫吸附试验检测41例脑出血患者脑脊液IL-1和S100蛋白含量发现,急性患者脑脊液IL-1水平显著高于对照组,提示IL-1可能促进了脑水肿和脑损伤的发展。ICAM-1在中枢神经系统中分布广泛。Gong等的研究证明,脑出血后12小时神经细胞开始表达ICAM-1,3天达高峰,持续10天逐渐下降;脑出血后1天时血管内皮开始表达ICAM-1,7天达高峰,持续2周。表达ICAM-1的白细胞活化后能产生大量蛋白水解酶,特别是基质金属蛋白酶(MMP),促使血-脑屏障通透性增加,血管源性脑水肿形成。

5.水通道蛋白-4(AQP-4)与脑水肿

过去一直认为水的跨膜转运是通过被动扩散实现的,而水通道蛋白(aquaporin,AQP)的发现完全改变了这种认识。现在认为,水的跨膜转运实际上是一个耗能的主动过程,是通过AQP实现的。AQP在脑组织中广泛存在,可能是脑脊液重吸收、渗透压调节、脑水肿形成等生理、病理过程的分子生物学基础。迄今已发现的AQP至少存在10种亚型,其中AQP-4和AQP-9可能参与血肿周围脑组织水肿的形成。实验研究脑出血后不同时间点大鼠脑组织AQP-4的表达分布发现,对照组和实验组未出血侧AQP-4在各时间点的表达均为弱阳性,而水肿区从脑出血后6小时开始表达增强,3天时达高峰,此后逐渐回落,1周后仍明显高于正常组。另外,随着出血时间的推移,出血侧AQP-4表达范围不断扩大,表达强度不断增强,并且与脑水肿严重程度呈正相关。以上结果提示,脑出血能导致细胞内外水和电解质失衡,细胞内外渗透压发生改变,激活位于细胞膜上的AQP-4,进而促进水和电解质通过AQP-4进入细胞内导致细胞水肿。

6.自由基级联反应

脑出血后脑组织缺血缺氧发生一系列级联反应造成自由基浓度增加。自由基通过攻击脑内细胞膜磷脂中多聚不饱和脂肪酸和脂肪酸的不饱和双键,直接造成脑损伤发生脑水肿;同时引起脑血管通透性增加,亦加重脑水肿从而加重病情。

二、病理

肉眼所见:脑出血病例尸检时脑外观可见到明显动脉粥样硬化,出血侧半球膨隆肿胀,脑回宽、脑沟窄,有时可见少量蛛网膜下腔积血,颞叶海马与小脑扁桃体处常可见脑疝痕迹,出血灶一般在2～8cm,绝大多数为单灶,仅1.8%～2.7%为多灶。常见的出血部位为壳核出血,出血向内发展可损伤内囊,出血量大时可破入侧脑室。丘脑出血时,血液常穿破第三脑室或侧脑室,向外可损伤内囊。脑桥和小脑出血时,血液可穿破第四脑室,甚至可经中脑导水管逆行进入侧脑室。原发性脑室出血,出血量小时只侵及单个脑室或多个脑室的一部分;大量出血时全部脑室均可被血液充满,脑室扩张积血形成铸型。脑出血血肿周围脑组织受压,水肿明显,颅内压增高,脑组织可移位。幕上半球出血,血肿向下破坏或挤压丘脑下部和脑干,使其变形、移位和继发出血,并常出现小脑幕疝;如中线部位下移可形成中心疝;颅内压增高明显或小脑出血较重时均易发生枕骨大孔疝,这些都是导致患者死亡的直接原因。急性期后,血块溶解,含铁血黄素和破坏的脑组织被吞噬细胞清除,胶质增生,小出血灶形成胶质瘢痕,大者形成囊腔,称为中风囊,腔内可见黄色液体。

显微镜观察可分为 3 期:①出血期,可见大片出血,红细胞多新鲜,出血灶边缘多出现坏死、软化的脑组织,神经细胞消失或呈局部缺血改变,常有多形核白细胞浸润。②吸收期,出血 24～36 小时即可出现胶质细胞增生,小胶质细胞及来自血管外膜的细胞形成格子细胞,少数格子细胞内有含铁血黄素;星形胶质细胞增生及肥胖变性。③修复期,血液及坏死组织渐被清除,组织缺损部分由胶质细胞、胶质纤维及胶原纤维代替,形成瘢痕;出血灶较小可完全修复,较大则遗留囊腔。血红蛋白代谢产物长久残存于瘢痕组织中,呈现棕黄色。

三、临床表现

(一)症状与体征

1.意识障碍

多数患者发病时很快出现不同程度的意识障碍,轻者可呈嗜睡,重者可昏迷。

2.高颅内压征

表现为头痛、呕吐。头痛以病灶侧为重,意识朦胧或浅昏迷者可见患者用健侧手触摸病灶侧头部;呕吐多为喷射性,呕吐物为胃内容物,如合并消化道出血可为咖啡样物。

3.偏瘫

病灶对侧肢体瘫痪。

4.偏身感觉障碍

病灶对侧肢体感觉障碍,主要是痛觉、温度觉减退。

5.脑膜刺激征

见于脑出血已破入脑室、蛛网膜下腔以及脑室原发性出血之时,可有颈项强直或强迫头位,Kernig 征阳性。

6.失语症

优势半球出血者多伴有运动性失语症。

7.瞳孔与眼底异常

瞳孔可不等大、双瞳孔缩小或散大。眼底可有视网膜出血和视盘水肿。

8.其他症状

如心律不齐、呃逆、呕吐咖啡样胃内容物、呼吸节律紊乱、体温迅速上升及心电图异常等变化。脉搏常有力或缓慢,血压多升高,可出现肢端发绀,偏瘫侧多汗,面色苍白或潮红。

(二)不同部位脑出血的临床表现

1.基底节区出血

基底节区出血为脑出血中最多见者,占 60%～70%。其中壳核出血最多,约占脑出血的60%,主要是豆纹动脉尤其是其外侧支破裂引起;丘脑出血较少,约占 10%,主要是丘脑穿动脉或丘脑膝状体动脉破裂引起;尾状核及屏状核等出血少见。虽然各核出血有其特点,但出血较多时均可侵及内囊,出现一些共同症状。现将常见的症状分轻、重两型叙述如下。

(1)轻型:多属壳核出血,出血量一般为数毫升至 30 mL,或为丘脑小量出血,出血量仅数毫升,出血限于丘脑或侵及内囊后肢。患者突然头痛、头晕、恶心呕吐、意识清楚或轻度障碍,出血灶对侧出现不同程度的偏瘫,亦可出现偏身感觉障碍及偏盲(三偏征),两眼可向病灶侧凝视,优势半球出血可有失语。

(2)重型:多属壳核大量出血,向内扩展或穿破脑室,出血量可达 30～160 mL;或丘脑较大量出血,血肿侵及内囊或破入脑室。发病突然,意识障碍重,鼾声明显,呕吐频繁,可吐咖啡样胃内容物(由胃部应激性溃疡所致)。丘脑出血病灶对侧常有偏身感觉障碍或偏瘫,肌张力低,可引出病理反射,平卧位时,患侧下肢呈外旋位。但感觉障碍常先于或重于运动障碍,部分病例病灶对侧可出现自发性疼痛。常有眼球运动障碍(眼球向上注视麻痹,呈下视内收状态)。瞳孔缩小或不等大,一般为出血侧散大,提示已有小脑幕疝形成;部分病例有丘脑性失语(言语缓慢而不清、重复言语、发音困难、复述差,朗读正常)或丘脑性痴呆(记忆力减退、计算力下降、情感障碍、人格改变等)。如病情发展,血液大量破入脑室或损伤丘脑下部及脑干,昏迷加深,出现去大脑强直或四肢弛缓,面色潮红或苍白,出冷汗,鼾声大作,中枢性高热或体温过低,甚至出现肺水肿、上消化道出血等内脏并发症,最后多发生枕骨大孔疝死亡。

2.脑叶出血

脑叶出血又称皮质下白质出血。应用 CT 以后,发现脑叶出血约占脑出血的 15%,发病年龄在 11～80 岁,40 岁以下占 30%,年轻人多由血管畸形(包括隐匿性血管畸形)、烟雾病(Moyamoya 病)引起,老年人常见于高血压动脉硬化及淀粉样血管病等。脑叶出血以顶叶最多见,以后依次为颞叶、枕叶、额叶,40%为跨叶出血。脑叶出血除意识障碍、颅内高压和抽搐等常见症状外,还有各脑叶的特异表现。

(1)额叶出血:常有一侧或双侧的前额痛、病灶对侧偏瘫。部分病例有精神行为异常、凝视麻痹、言语障碍和癫痫发作。

(2)顶叶出血:常有病灶侧颞部疼痛;病灶对侧的轻偏瘫或单瘫、深浅感觉障碍和复合感觉障碍;体象障碍、手指失认和结构失用症等,少数病例可出现下象限盲。

(3)颞叶出血:常有耳部或耳前部疼痛,病灶对侧偏瘫,但上肢瘫重于下肢,中枢性面、舌瘫,可有对侧上象限盲;优势半球出血可出现感觉性失语或混合性失语;可有颞叶癫痫、幻嗅、幻视、兴奋躁动等精神症状。

(4)枕叶出血:可出现同侧眼部疼痛,同向性偏盲和黄斑回避现象,可有一过性黑矇和视物变形。

3.脑干出血

(1)中脑出血:中脑出血少见,自 CT 应用于临床后,临床已可诊断。轻症患者表现为突然出现复视、眼睑下垂、一侧或两侧瞳孔扩大、眼球不同轴、水平或垂直眼震,同侧肢体共济失调,也可表现大脑脚综合征(Weber 综合征)或红核综合征(Benedikt 综合征)。重者出现昏迷、四肢迟缓性瘫痪、去大脑强直,常迅速死亡。

(2)脑桥出血:占脑出血的 10%左右。病灶多位于脑桥中部的基底部与被盖部之间。患者表现突然头痛,同侧第Ⅵ、Ⅶ、Ⅷ对脑神经麻痹,对侧偏瘫(交叉性瘫痪),出血量大或病情重者常有四肢瘫,很快进入意识障碍、针尖样瞳孔、去大脑强直、呼吸障碍,多迅速死亡。可伴中枢性高热、大汗和应激性溃疡等。一侧脑桥小量出血可表现为脑桥腹内侧综合征(Foville 综合征)、闭锁综合征和脑桥腹外侧综合征(Millard-Gubler综合征)。

（3）延髓出血：延髓出血更为少见，突然意识障碍，血压下降，呼吸节律不规则，心律失常，轻症病例可呈延髓背外侧综合征（Wallenberg综合征），重症病例常因呼吸心跳停止而死亡。

4.小脑出血

小脑出血约占脑出血的10%。多见于一侧半球的齿状核部位，小脑蚓部也可发生。发病突然，眩晕明显，频繁呕吐，枕部疼痛，病灶侧共济失调，可见眼球震颤，同侧周围性面瘫，颈项强直等，如不仔细检查，易误诊为蛛网膜下腔出血。当出血量不大时，主要表现为小脑症状，如病灶侧共济失调，眼球震颤，构音障碍和吟诗样语言，无偏瘫。出血量增加时，还可表现有脑桥受压体征，如展神经麻痹、侧视麻痹等，以及肢体偏瘫和/或锥体束征。病情如继续加重，颅内压增高明显，昏迷加深，极易发生枕骨大孔疝死亡。

5.脑室出血

脑室出血分原发与继发两种，继发性系指脑实质出血破入脑室者；原发性指脉络丛血管出血及室管膜下动脉破裂出血，血液直流入脑室者。以前认为脑室出血罕见，现已证实占脑出血的3%～5%。55%的患者出血量较少，仅部分脑室有血，脑脊液呈血性，类似蛛网膜下腔出血。临床常表现为头痛、呕吐、颈项强直、Kernig征阳性、意识清楚或一过性意识障碍，但常无偏瘫体征，脑脊液血性，酷似蛛网膜下腔出血，预后良好，可以完全恢复正常；出血量大，全部脑室均被血液充满者，其临床表现符合既往所谓脑室出血的症状，即发病后突然头痛、呕吐、昏迷、瞳孔缩小或时大时小，眼球浮动或分离性斜视，四肢肌张力增高，病理反射阳性，早期出现去大脑强直，严重者双侧瞳孔散大，呼吸深，鼾声明显，体温明显升高，面部充血多汗，预后极差，多迅速死亡。

四、辅助检查

（一）头颅CT

发病后CT平扫可显示近圆形或卵圆形均匀高密度的血肿病灶，边界清楚，可确定血肿部位、大小、形态及是否破入脑室，血肿周围有无低密度水肿带及占位效应（脑室受压、脑组织移位）和梗阻性脑积水等。早期可发现边界清楚、均匀的高度密度灶，CT值为60～80 Hu，周围环绕低密度水肿带。血肿范围大时可见占位效应。根据CT影像估算出血量可采用简单易行的多田计算公式：出血量（mL）＝0.5×最大面积长轴（cm）×最大面积短轴（cm）×层面数。出血后3～7天，血红蛋白破坏，纤维蛋白溶解，高密度区向心性缩小，边缘模糊，周围低密度区扩大。病后2～4周，形成等密度或低密度灶。病后2个月左右，血肿区形成囊腔，其密度与脑脊液近乎相等，两侧脑室扩大；增强扫描，可见血肿周围有环状高密度强化影，其大小、形状与原血肿相近。

（二）头颅MRI/MRA

MRI的表现主要取决于血肿所含血红蛋白量的变化。发病1天内，血肿呈T_1等信号或低信号，T_2呈高信号或混合信号；第2天至1周内，T_1为等信号或稍低信号，T_2为低信号；第2～4周，T_1和T_2均为高信号；4周后，T_1呈低信号，T_2为高信号。此外，MRA可帮助发现脑血管畸形、肿瘤及血管瘤等病变。

（三）数字减影血管造影（DSA）

对脑叶出血、原因不明或怀疑脑血管畸形、血管瘤、Moyamoya病和血管炎等患者有意义，尤其血压正常的年轻患者应通过DSA查明病因。

（四）腰椎穿刺检查

在无条件做CT时，且患者病情不重，无明显颅内高压者可进行腰椎穿刺检查。脑出血者脑脊液压力常增高,若出血破入脑室或蛛网膜下腔者脑脊液多呈均匀血性。有脑疝及小脑出血者应禁做腰椎穿刺检查。

(五)经颅多普勒超声(TCD)

由于简单及无创性,可在床边进行检查,已成为监测脑出血患者脑血流动力学变化的重要方法。①通过检测脑动脉血流速度,间接监测脑出血的脑血管痉挛范围及程度,脑血管痉挛时其血流速度增高。②测定血流速度、血流量和血管外周阻力可反映颅内压增高时脑血流灌注情况,如颅内压超过动脉压时收缩期及舒张期血流信号消失,无血流灌注。③提供脑动静脉畸形、动脉瘤等病因诊断的线索。

(六)脑电图(EEG)

可反映脑出血患者脑功能状态。意识障碍可见两侧弥漫性慢活动,病灶侧明显;无意识障碍时,基底节和脑叶出血出现局灶性慢波,脑叶出血靠近皮质时可有局灶性棘波或尖波发放;小脑出血无意识障碍时脑电图多正常,部分患者同侧枕颞部出现慢活动;中脑出血多见两侧阵发性同步高波幅慢活动;脑桥出血患者昏迷时可见 $8 \sim 12$ Hz α 波、低波幅 β 波、纺锤波或弥漫性慢波等。

(七)心电图

可及时发现脑出血合并心律失常或心肌缺血,甚至心肌梗死。

(八)血液检查

重症脑出血急性期白细胞数可增至 $(10 \sim 20) \times 10^9/L$,并可出现血糖含量升高、蛋白尿、尿糖、血尿素氮含量增加,以及血清肌酶含量升高等。但均为一过性,可随病情缓解而消退。

五、诊断与鉴别诊断

(一)诊断要点

1.一般性诊断要点

(1)急性起病,常有头痛、呕吐、意识障碍、血压增高和局灶性神经功能缺损症状,部分病例有眩晕或抽搐发作。饮酒、情绪激动、过度劳累等是常见的发病诱因。

(2)常见的局灶性神经功能缺损症状和体征包括偏瘫、偏身感觉障碍、偏盲等,多于数分钟至数小时内达到高峰。

(3)头颅 CT 扫描可见病灶中心呈高密度改变,病灶周边常有低密度水肿带。头颅 MRI/MRA 有助于脑出血的病因学诊断和观察血肿的演变过程。

2.各部位脑出血的临床诊断要点

(1)壳核出血:①对侧肢体偏瘫,优势半球出血常出现失语;②对侧肢体感觉障碍,主要是痛觉、温度觉减退;③对侧偏盲;④凝视麻痹,呈双眼持续性向出血侧凝视;⑤尚可出现失用、体象障碍、记忆力和计算力障碍、意识障碍等。

(2)丘脑出血:①丘脑型感觉障碍,对侧半身深浅感觉减退、感觉过敏或自发性疼痛;②运动障碍,出血侵及内囊可出现对侧肢体瘫痪,多为下肢重于上肢;③丘脑性失语,言语缓慢而不清、重复言语、发音困难、复述差,朗读正常;④丘脑性痴呆,记忆力减退、计算力下降、情感障碍、人格改变;⑤眼球运动障碍,眼球向上注视麻痹,常向内下方凝视。

(3)脑干出血:①中脑出血,突然出现复视,眼睑下垂;一侧或两侧瞳孔扩大,眼球不同轴,水平或垂直眼震,同侧肢体共济失调,也可表现 Weber 综合征或 Benedikt 综合征;严重者很快出现意识障碍,去大脑强直。②脑桥出血,突然头痛,呕吐,眩晕,复视,眼球不同轴,交叉性瘫痪或偏瘫、四肢瘫等;出血量较大时,患者很快进入意识障碍,针尖样瞳孔,去大脑强直,呼吸障碍,并可伴有高热、大汗、应激性溃疡等,多迅速死亡;出血量较少时可表现为一些典型的综合征,如Foville 综合征、Millard-Gubler 综合征和闭锁综合征等。③延髓出血,突然意识障碍,血压下降,呼吸节律不规则,心律失常,继而死亡;轻者可表现为不典型的 Wallenberg 综合征。

(4)小脑出血:①突发眩晕、呕吐、后头部疼痛,无偏瘫;②有眼震,站立和步态不稳,肢体共济失调、肌张力降低及颈项强直;③头颅 CT 扫描示小脑半球或小脑蚓高密度影及第四脑室、脑干受压。

(5)脑叶出血:①额叶出血,前额痛、呕吐、痫性发作较多见;对侧偏瘫、共同偏视、精神障碍;优势半球出血时可出现运动性失语。②顶叶出血,偏瘫较轻,而偏侧感觉障碍显著;对侧下象限盲,优势半球出血时可出现混合性失语。③颞叶出血,表现为对侧中枢性面、舌瘫及上肢为主的瘫痪;对侧上象限盲;优势半球出血时可有感觉性或混合性失语;可有颞叶癫痫、幻嗅、幻视。④枕叶出血,对侧同向性偏盲,并有黄斑回避现象,可有一过性黑矇和视物变形;多无肢体瘫痪。

(6)脑室出血:①突然头痛、呕吐,迅速进入昏迷或昏迷逐渐加深。②双侧瞳孔缩小,四肢肌张力增高,病理反射阳性,早期出现去大脑强直,脑膜刺激征阳性。③常出现丘脑下部受损的症状及体征,如上消化道出血、中枢性高热、大汗、应激性溃疡、急性肺水肿、血糖增高、尿崩症等。④脑脊液压力增高,呈血性。⑤轻者仅表现头痛、呕吐、脑膜刺激征阳性,无局限性神经体征。临床上易误诊为蛛网膜下腔出血,需通过头颅 CT 检查来确定诊断。

(二)鉴别诊断

1.脑梗死

发病较缓,或病情呈进行性加重;头痛、呕吐等颅内压增高症状不明显;典型病例一般不难鉴别;但脑出血与大面积脑梗死、少量脑出血与脑梗死临床症状相似,鉴别较困难,常需头颅 CT 鉴别。

2.脑栓塞

起病急骤,一般缺血范围较广,症状常较重,常伴有风湿性心脏病、心房颤动、细菌性心内膜炎、心肌梗死或其他容易产生栓子来源的疾病。

3.蛛网膜下腔出血

好发于年轻人,突发剧烈头痛,或呈爆裂样头痛,以颈枕部明显,有的可痛牵颈背、双下肢。呕吐较频繁,少数严重患者呈喷射状呕吐。约50%的患者可出现短暂、不同程度的意识障碍,尤以老年患者多见。常见一侧动眼神经麻痹,其次为视神经、三叉神经和展神经麻痹,脑膜刺激征常见,无偏瘫等脑实质损害的体征,头颅 CT 可帮助鉴别。

4.外伤性脑出血

外伤性脑出血是闭合性头部外伤所致,发生于受冲击颅骨下或对冲部位,常见于额极和颞极,外伤史可提供诊断线索,CT 可显示血肿外形不整。

5.内科疾病导致的昏迷

(1)糖尿病昏迷:①糖尿病酮症酸中毒,多数患者在发生意识障碍前数天有多尿、烦渴多饮和乏力,随后出现食欲缺乏、恶心、呕吐,常伴头痛、嗜睡、烦躁、呼吸深快,呼气中有烂苹果味(丙酮)。随着病情进一步发展,出现严重失水,尿量减少,皮肤弹性差,眼球下陷,脉细速,血压下降,至晚期时各种反射迟钝甚至消失,嗜睡甚至昏迷。尿糖、尿酮体呈强阳性,血糖和血酮体均有升高。头部 CT 结果阴性。②高渗性非酮症糖尿病昏迷,起病时常先有多尿、多饮,但多食不明显,或反而食欲缺乏,以致常被忽视。失水随病程进展逐渐加重,出现神经精神症状,表现为嗜睡、幻觉、定向障碍、偏盲、上肢拍击样粗震颤、痫性发作(多为局限性发作)等,最后陷入昏迷。尿糖强阳性,但无酮症或较轻,血尿素氮及肌酐升高。突出地表现为血糖常高至 33.3 mmol/L(600 mg/dL)以上,一般为 33.3～66.6 mmol/L(600～1 200 mg/dL);血钠升高可达 155 mmol/L;血浆渗透压显著增高达 330～460 mmol/L,一般在 350 mmol/L 以上。头部 CT 结果阴性。

(2)肝性昏迷:有严重肝病和/或广泛门体侧支循环,精神紊乱、昏睡或昏迷,明显肝功能损害或血氨升高,扑翼(击)样震颤和典型的脑电图改变(高波幅的 δ 波,每秒少于 4 次)等,有助于诊断与鉴别诊断。

(3)尿毒症昏迷:少尿(<400 mL/d)或无尿(<50 mL/d),血尿,蛋白尿,管型尿,氮质血症,水电解质紊乱和酸碱失衡等。

(4)急性酒精中毒:①兴奋期,血乙醇浓度达到 11 mmol/L(50 mg/dL)即感头痛、欣快、兴奋;血乙醇浓度超过 16 mmol/L(75 mg/dL),健谈、饶舌、情绪不稳定、自负、易激怒,可有粗鲁行为或攻击行动,也可能沉默、孤僻;浓度达到 22 mmol/L(100 mg/dL)时,驾车易发生车祸。②共济失调期,血乙醇浓度达到 33 mmol/L(150 mg/dL)时,肌肉运动不协调,行动笨拙,言语含糊不清,眼球震颤,视物模糊,复视,步态不稳,出现明显共济失调;浓度达到 43 mmol/L(200 mg/dL)时,出现恶心、呕吐、困倦。③昏迷期,血乙醇浓度升至 54 mmol/L(250 mg/dL)时,患者进入昏迷期,表现昏睡、瞳孔散大、体温降低;血乙醇浓度超过 87 mmol/L(400 mg/dL)时,患者陷入深昏迷,心率快、血压下降,呼吸慢而有鼾音,可出现呼吸、循环麻痹而危及生命。实验室检查可见血清乙醇浓度升高,呼出气中乙醇浓度与血清乙醇浓度相当;动脉血气分析可见轻度代谢性酸中毒;电解质失衡,可见低血钾、低血镁和低血钙;血糖可降低。

(5)低血糖昏迷:低血糖昏迷是指各种原因引起的重症的低血糖症。患者突然昏迷、抽搐,表现为局灶神经系统症状的低血糖易被误诊为脑出血。化验血糖低于 2.8 mmol/L,推注葡萄糖后症状迅速缓解,发病后 72 小时复查头部 CT 结果阴性。

(6)药物中毒:①镇静催眠药中毒,有服用大量镇静催眠药史,出现意识障碍和呼吸抑制及血压下降。胃液、血液、尿液中检出镇静催眠药。②阿片类药物中毒,有服用大量吗啡或哌替啶的阿片类药物史,或有吸毒史,除了出现昏迷、针尖样瞳孔(哌替啶的急性中毒瞳孔反而扩大)、呼吸抑制"三联征"等特点外,还可出现发绀、面色苍白、肌肉无力、惊厥、牙关禁闭、角弓反张、呼吸先浅而慢,后叹息样或潮式呼吸、肺水肿、休克、瞳孔对光反射消失,死于呼吸衰竭。血、尿阿片类毒物成分,定性试验呈阳性。使用纳洛酮可迅速逆转阿片类药物所致的昏迷、呼吸抑制、缩瞳等毒性作用。

(7)CO 中毒:①轻度中毒,血液碳氧血红蛋白(COHb)可高于 10%～20%。患者有剧烈头痛、头晕、心悸、口唇黏膜呈樱桃红色、四肢无力、恶心、呕吐、嗜睡、意识模糊、视物不清、感觉迟钝、谵妄、幻觉、抽搐等。②中度中毒,血液 COHb 浓度可高达 30%～40%。患者出现呼吸困难、意识丧失、昏迷,对疼痛刺激可有反应,瞳孔对光反射和角膜反射可迟钝,腱反射减弱,呼吸、血压和脉搏可有改变。经治疗可恢复且无明显并发症。③重度中毒,血液 COHb 浓度可高于 50%。深昏迷,各种反射消失。患者可呈去大脑皮质状态(患者可以睁眼,但无意识,不语,不动,不主动进食或大小便,呼之不应,推之不动,肌张力增强),常有脑水肿、惊厥、呼吸衰竭、肺水肿、上消化道出血、休克和严重的心肌损害,出现心律失常,偶可发生心肌梗死。有时并发脑局灶损害,出现锥体系或锥体外系损害体征。监测血中 COHb 浓度可明确诊断。

应详细询问病史,内科疾病导致昏迷者有相应的内科疾病病史,仔细查体,局灶体征不明显;脑出血者则同向偏视,一侧瞳孔散大、一侧面部出现船帆现象、一侧上肢出现扬鞭现象、一侧下肢呈外旋位,血压升高。CT 检查可助鉴别。

六、治疗

急性期的主要治疗原则是:保持安静,防止继续出血;积极抗脑水肿,降低颅内压;调整血压;改善循环;促进神经功能恢复;加强护理,防治并发症。

(一)一般治疗

1.保持安静

(1)卧床休息 3～4 周,脑出血发病后 24 小时内,特别是 6 小时内可有活动性出血或血肿继续扩大,应尽量减少搬运,就近治疗。重症需严密观察体温、脉搏、呼吸、血压、瞳孔和意识状态等生命体征变化。

(2)保持呼吸道通畅,头部抬高 15°～30°,切忌无枕仰卧;疑有脑疝时应床脚抬高 45°,意识障碍患者应将头歪向一侧,以利于口腔、气道分泌物及呕吐物流出;痰稠不易吸出,则要行气管切开,必要时吸氧,以使动脉血氧饱和度维持在 90% 以上。

(3)意识障碍或消化道出血者宜禁食 24～48 小时,发病后 3 天,仍不能进食者,应鼻饲以确保营养。过度烦躁不安的患者可适量用镇静药。

(4)注意口腔护理,保持大便通畅,留置尿管的患者应做膀胱冲洗以预防尿路感染。加强护理,经常翻身,预防压疮,保持肢体功能位置。

(5)注意水、电解质平衡,加强营养。注意补钾,液体总量应控制在 2 000 mL/d 左右,或以尿量加 500 mL 来估算,不能进食者鼻饲各种营养品。对于频繁呕吐、胃肠道功能减弱或有严重的应激性溃疡者,应考虑给予肠外营养。如有高热、多汗、呕吐或腹泻者,可适当增加入液量,或 10% 脂肪乳 500 mL 静脉滴注,每天 1 次。如需长期采用鼻饲,应考虑胃造瘘术。

(6)脑出血急性期血糖含量增高可以是原有糖尿病的表现或是应激反应。高血糖和低血糖都能加重脑损伤。当患者血糖含量增高超过 11.1 mmol/L 时,应立即给予胰岛素治疗,将血糖控制在 8.3 mmol/L 以下。同时应监测血糖,若发生低血糖,可用葡萄糖口服或注射纠正低血糖。

2.亚低温治疗

能够减轻脑水肿,减少自由基的产生,促进神经功能缺损恢复,改善患者预后。降温方法:立即行气管切开,静脉滴注冬眠肌松合剂(0.9% 氯化钠注射液 500 mL＋氯丙嗪 100 mg＋异丙嗪 100 mg),同时冰毯机降温。行床旁监护仪连续监测体温、心率、血压、呼吸、脉搏、血氧饱和度(SPO_2)、颅内压(ICP)。直肠温度(RT)维持在 34～36 ℃,持续 3～5 天。冬眠肌松合剂用量和速度根据患者体温、心率、血压、肌张力等调节。保留自主呼吸,必要时应用同步呼吸机辅助呼吸,维持 SPO_2 在 95% 以上,10～12 小时将 RT 降至 34～36 ℃。当 ICP 降至正常后 72 小时,停止亚低温治疗。采用每天恢复 1～2 ℃,复温速度不超过 0.1 ℃/h。在 24～48 小时内,将患者 RT 复温至 36.5～37 ℃。局部亚低温治疗实施越早,效果越好,建议在脑出血发病 6 小时内使用,治疗时间最好持续 48～72 小时。

(二)调控血压和防止再出血

脑出血患者一般血压都高,甚至比平时更高,这是因为颅内压增高时机体保证脑组织供血的代偿性反应,当颅内压下降时血压亦随之下降,因此一般不应使用降血压药物,尤其是注射利血平等强有力降压剂。目前理想的血压控制水平还未确定,主张采取个体化原则,应根据患者年龄、病前有无高血压、病后血压情况等确定适宜血压水平。但血压过高时,容易增加再出血的危险性,则应及时控制高血压。一般来说,收缩压≥26.7 kPa(200 mmHg),舒张压≥15.3 kPa(115 mmHg)时,应降血压治疗,使血压控制于治疗前原有血压水平或略高水平。收缩压≤24.0 kPa(180 mmHg)或舒张压≤15.3 kPa(115 mmHg)时,或平均动脉压17.3 kPa(130 mmHg)时可暂不使用降压药,但需密切观察。收缩压在24.0～30.7 kPa(180～230 mmHg)或舒张压在14.0～18.7 kPa(105～140 mmHg)宜口服卡托普利、美托洛尔等降压药,收缩压24.0 kPa(180 mmHg)以内或舒张压14.0 kPa(105 mmHg)以内,可观察而不用降压药。急性期过后(约2周),血压仍持续过高时可系统使用降压药,急性期血压急骤下降表明病情严重,应给予升压药物以保证足够的脑供血量。

止血剂及凝血剂对脑出血并无效果,但如合并消化道出血或有凝血障碍时仍可使用。消化道出血时,还可经胃管鼻饲或口服云南白药、三七粉、氢氧化铝凝胶和/或冰牛奶、冰盐水等。

(三)控制脑水肿

脑出血后48小时水肿达到高峰,维持3～5天或更长时间后逐渐消退。脑水肿可使ICP增高和导致脑疝,是影响功能恢复的主要因素和导致早期死亡的主要死因。积极控制脑水肿、降低ICP是脑出血急性期治疗的重要环节,必要时可行ICP监测。治疗目标是使ICP降至2.7 kPa(20 mmHg)以下,脑灌注压大于9.3 kPa(70 mmHg),应首先控制可加重脑水肿的因素,保持呼吸道通畅,适当给氧,维持有效脑灌注,限制液体和盐的入量等。应用类固醇皮质激素减轻脑出血后脑水肿和降低ICP,其有效证据不充分;脱水药只有短暂作用,常用20%甘露醇、利尿药如呋塞米等。

1.20%甘露醇

20%甘露醇为渗透性脱水药,可在短时间内使血浆渗透压明显升高,形成血与脑组织间渗透压差,使脑组织间液水分向血管内转移,经肾脏排出,每8 g甘露醇可由尿带出水分100 mL,用药后20～30分钟开始起效,2～3小时作用达峰。常用剂量为125～250 mL,每6～8小时1次,疗程7～10天。如患者出现脑疝征象可快速加压经静脉或颈动脉推注,可暂时缓解症状,为术前准备赢得时间。冠心病、心肌梗死、心力衰竭和肾功能不全者慎用,注意用药不当可诱发肾衰竭和水盐及电解质失衡。因此,在应用甘露醇脱水时,一定要严密观察患者尿量、血钾和心肾功能,一旦出现尿少、血尿、无尿时应立即停用。

2.利尿剂

呋塞米注射液较常用,脱水作用不如甘露醇,但可抑制脑脊液产生,用于心肾功能不全不能用甘露醇的患者,常与甘露醇合用,减少甘露醇用量。每次20～40 mg,每天2～4次,静脉注射。

3.甘油果糖氯化钠注射液

该药为高渗制剂,通过高渗透性脱水,能使脑水分含量减少,降低颅内压。本品降低颅内压作用起效较缓,持续时间较长,可与甘露醇交替使用。推荐剂量为每次250～500 mL,每天1～2次,静脉滴注,连用7天左右。

4.10%人血清蛋白

通过提高血浆胶体渗透压发挥对脑组织脱水降颅内压作用,改善病灶局部脑组织水肿,作用持久。适用于低蛋白血症的脑水肿伴高颅内压的患者。推荐剂量每次 10～20 g,每天 1～2 次,静脉滴注。该药可增加心脏负担,心功能不全者慎用。

5.地塞米松

可防止脑组织内星形胶质细胞肿胀,降低毛细血管通透性,维持血-脑屏障功能。抗脑水肿作用起效慢,用药后 12～36 小时起效。剂量每天 10～20 mg,静脉滴注。由于易并发感染或使感染扩散,可促进或加重应激性上消化道出血,影响血压和血糖控制等,临床不主张常规使用,病情危重、不伴上消化道出血者可早期短时间应用。

若药物脱水、降颅内压效果不明显,出现颅高内压危象时可考虑转外科手术开颅减压。

(四)控制感染

发病早期或病情较轻时通常不需使用抗生素,老年患者合并意识障碍易并发肺部感染,合并吞咽困难易发生吸入性肺炎,尿潴留或导尿易合并尿路感染,可根据痰液或尿液培养、药物敏感试验等选用抗生素治疗。

(五)维持水电解质平衡

患者液体的输入量最好根据其中心静脉压(CVP)和肺毛细血管楔压(PCWP)来调整,CVP保持在0.7～1.6 kPa(5～12 mmHg)或者 PCWP 维持在 1.3～1.9 kPa(10～14 mmHg)。无此条件时每天液体输入量可按前 1 天尿量＋500 mL 估算。每天补钠 50～70 mmol/L,补钾 40～50 mmol/L,糖类 13.5～18 g。使用液体种类应以 0.9%氯化钠注射液或复方氯化钠注射液(林格液)为主,避免用高渗糖水,若用糖时可按每 4 g 糖加 1 U 胰岛素后再使用。由于患者使用大量脱水药、进食少、合并感染等原因,极易出现电解质紊乱和酸碱失衡,应加强监护和及时纠正,意识障碍患者可通过鼻饲管补充足够热量的营养和液体。

(六)对症治疗

1.中枢性高热

宜先行物理降温,如头部、腋下及腹股沟区放置冰袋,戴冰帽或睡冰毯等。效果不佳者可用多巴胺受体激动剂如溴隐亭 3.75 mg/d,逐渐加量至 7.5～15.0 mg/d,分次服用。

2.痫性发作

可静脉缓慢推注(注意患者呼吸)地西泮 10～20 mg,控制发作后可予卡马西平片,每次100 mg,每天 2 次。

3.应激性溃疡

丘脑、脑干出血患者常合并应激性溃疡和引起消化道出血,机制不明,可能是出血影响边缘系统、丘脑、丘脑下部及下行自主神经纤维,使肾上腺皮质激素和胃酸分泌大量增加,黏液分泌减少及屏障功能削弱。常在病后第 2～14 天突然发生,可反复出现,表现呕血及黑便,出血量大时常见烦躁不安、口渴、皮肤苍白、湿冷、脉搏加速、血压下降、尿量减少等外周循环衰竭表现。可采取抑制胃酸分泌和加强胃黏膜保护治疗。①H$_2$ 受体阻滞剂雷尼替丁,每次 150 mg,每天 2 次,口服;②H$_2$ 受体阻滞剂西咪替丁,0.4～0.8 g/d,加入0.9%氯化钠注射液,静脉滴注;③质子泵抑制剂注射用奥美拉唑钠,每次 40 mg,每 12 小时静脉注射 1 次,连用 3 天。还可用胃黏膜保护剂硫糖铝,每次 1 g,每天 4 次,口服,或氢氧化铝凝胶,每次 40～60 mL,每天 4 次,口服。若发生上消化道出血可用去甲肾上腺素 4～8 mg 加冰盐水 80～100 mL,每天4～6 次,口服;云南白药,每

27

次0.5 g,每天4次,口服。保守治疗无效时可在胃镜下止血,需注意呕血引起窒息,并补液或输血维持血容量。

4.心律失常

心房颤动常见,多见于病后前3天。心电图复极改变常导致易损期延长,易损期出现的期前收缩可导致室性心动过速或心室颤动。这可能是脑出血患者易发生猝死的主要原因。心律失常影响心排血量,降低脑灌注压,可加重原发脑病变,影响预后。应注意改善冠心病患者的心肌供血,给予常规抗心律失常治疗,及时纠正电解质紊乱,可试用β受体阻滞剂和钙通道阻滞剂治疗,维护心脏功能。

5.大便秘结

脑出血患者,由于卧床等原因,常会出现便秘。用力排便时腹压增高,从而使颅内压升高,可加重脑出血症状。便秘时腹胀不适,使患者烦躁不安,血压升高,亦可使病情加重,故脑出血患者便秘的护理十分重要。便秘可用甘油灌肠剂(支),患者侧卧位插入肛门内6～10 cm,将药液缓慢注入直肠内60 mL,5～10分钟即可排便;缓泻剂如酚酞2片,每晚口服,亦可用中药番泻叶3～9 g泡服。

6.稀释性低钠血症

稀释性低钠血症又称血管升压素分泌异常综合征,10%的脑出血患者可发生。因血管升压素分泌减少,尿排钠增多,血钠降低,可加重脑水肿,每天应限制水摄入量在800～1 000 mL,补钠9～12 g;宜缓慢纠正,以免导致脑桥中央髓鞘溶解症。另有脑耗盐综合征,是心钠素分泌过高导致低钠血症,应输液补钠治疗。

7.下肢深静脉血栓形成

急性脑卒中患者易并发下肢和瘫痪肢体深静脉血栓形成,患肢进行性水肿和发硬,肢体静脉血流图检查可确诊。勤翻身、被动活动或抬高瘫痪肢体可预防;治疗可用肝素钠5 000 U,静脉滴注,每天1次;或低分子量肝素,每次4 000 U,皮下注射,每天2次。

(七)外科治疗

可挽救重症患者的生命及促进神经功能恢复,手术宜在发病后6～24小时内进行,预后直接与术前意识水平有关,昏迷患者通常手术效果不佳。

1.手术指征

(1)脑叶出血:患者清醒、无神经障碍和小血肿(<20 mL)者,不必手术,可密切观察和随访。患者意识障碍、大血肿和在CT片上有占位征,应手术。

(2)基底节和丘脑出血:大血肿、有神经障碍者应手术。

(3)脑桥出血:原则上内科治疗。但对非高血压性脑桥出血如海绵状血管瘤,可手术治疗。

(4)小脑出血:血肿直径≥2 cm者应手术,特别是合并脑积水、意识障碍、神经功能缺失和占位征者。

2.手术禁忌证

(1)深昏迷患者(GCS 3～5分)或去大脑强直。

(2)生命体征不稳定,如血压过高、高热、呼吸不规则,或有严重系统器质性病变者。

(3)脑干出血。

(4)基底节或丘脑出血影响到脑干。

(5)病情发展急骤,发病数小时即深昏迷者。

3.常用手术方法

(1)小脑减压术:是高血压性小脑出血最重要的外科治疗,可挽救生命和逆转神经功能缺损,病程早期患者处于清醒状态时手术效果好。

(2)开颅血肿清除术:占位效应引起中线结构移位和初期脑疝时外科治疗可能有效。

(3)钻孔扩大骨窗血肿清除术。

(4)钻孔微创颅内血肿清除术。

(5)脑室出血脑室引流术。

(八)早期康复治疗

原则上应尽早开始。在神经系统症状不再进展,没有严重精神、行为异常,生命体征稳定,没有严重的并发症、合并症时即可开始康复治疗的介入,但需注意康复方法的选择。早期康复治疗对恢复患者的神经功能,提高生活质量是十分有利的。早期对瘫痪肢体进行按摩及被动运动,开始有主动运动时即应根据康复要求按阶段进行训练,以促进神经功能恢复,避免出现关节挛缩、肌肉萎缩和骨质疏松;对失语患者需加强言语康复训练。

(九)加强护理,防治并发症

常见的并发症有肺部感染、上消化道出血、吞咽困难和水电解质紊乱、下肢静脉血栓形成、肺栓塞、肺水肿、冠状动脉性疾病和心肌梗死、心脏损伤、痫性发作等。脑出血预后与急性期护理有直接关系,合理的护理措施十分重要。

1.体位

头部抬高15°～30°,既能保持脑血流量,又能保持呼吸道通畅。切忌无枕仰卧。凡意识障碍患者宜采用侧卧位,头稍前屈,以利口腔分泌物流出。

2.饮食与营养

营养不良是脑出血患者常见的易被忽视的并发症,应充分重视。重症意识障碍患者急性期应禁食1～2天,静脉补给足够能量与维生素,发病48小时后若无活动性消化道出血,可鼻饲流质饮食,应考虑营养合理搭配与平衡。患者意识转清、咳嗽反射良好、能吞咽时可停止鼻饲,应注意喂食时宜取45°半卧位,食物宜做成糊状,流质饮料均应选用茶匙喂食,喂食出现呛咳可拍背。

3.呼吸道护理

脑出血患者应保持呼吸道通畅和足够通气量,意识障碍或脑干功能障碍患者应行气管插管,指征是$PaO_2 < 8.0\ kPa(60\ mmHg)$、$PaCO_2 > 6.7\ kPa(50\ mmHg)$或有误吸危险者。鼓励勤翻身、拍背,鼓励患者尽量咳嗽,咳嗽无力痰多时可超声雾化治疗,呼吸困难、呼吸道痰液多、经鼻抽吸困难者可考虑气管切开。

4.压疮防治与护理

昏迷或完全性瘫痪患者易发生压疮,预防措施包括定时翻身,保持皮肤干燥清洁,在骶部、足跟及骨隆起处加垫气圈,经常按摩皮肤及活动瘫痪肢体促进血液循环,皮肤发红可用70%乙醇溶液或温水轻柔,涂以3.5%安息香酊。

七、预后与预防

(一)预后

脑出血的预后与出血量、部位、病因及全身状况等有关。脑干、丘脑及大量脑室出血预后差。脑水肿、颅内压增高及脑疝并发症与脑-内脏(脑-心、脑-肺、脑-肾、脑-胃肠)综合征是致死的主要原因。早期多死于脑疝,晚期多死于中枢性衰竭、肺炎和再出血等继发性并发症。影响本病的预后因素有:①年龄较大;②昏迷时间长和程度深;③颅内压高和脑水肿重;④反复多次出血和出血量大;⑤小脑、脑干出血;⑥神经体征严重;⑦出血灶多和生命体征不稳定;⑧伴癫痫发作、去大脑皮质强直或去大脑强直;⑨伴有脑-内脏联合损害;⑩合并代谢性酸中毒、代谢障碍或电解质紊乱者,预后差。及时给予正确的中西医结合治疗和内外科治疗,可大大改善预后,减少病死率和致残率。

(二)预防

总的原则是定期体检,早发现、早预防、早治疗。脑出血是多危险因素所致的疾病。研究证明,高血压是最重要的独立危险因素,心脏病、糖尿病是肯定的危险因素。多种危险因素之间存在错综复杂的相关性,它们互相渗透、互相作用、互为因果,从而增加了脑出血的危险性,也给预防和治疗带来困难。目前,我国仍存在对高血压知晓率低、用药治疗率低和控制率低等"三低"现象,恰与我国脑卒中患病率高、致残率高和病死率高等"三高"现象形成鲜明对比。因此,加强高血压的防治宣传教育是非常必要的。在高血压治疗中,轻型高血压可选用尼群地平和吲达帕胺,对其他类型的高血压则应根据病情选用钙通道阻滞剂、β受体阻滞剂、血管紧张素转化酶抑制剂、利尿剂等联合治疗。

有些危险因素是先天决定的,而且是难以改变甚至不能改变的(如年龄、性别);有些危险因素是环境造成的,很容易预防(如感染);有些是人们生活行为的方式,是完全可以控制的(如抽烟、酗酒);还有些疾病常常是可治疗的(如高血压)。虽然大部分高血压患者都接受过降压治疗,但规范性、持续性差,这样非但没有起到降低血压、预防脑出血的作用,反而使血压忽高忽低,易于引发脑出血。所以控制血压除进一步普及治疗外,重点应放在正确的治疗方法上。预防工作不可简单、单一化,要采取突出重点、顾及全面的综合性预防措施,才能有效地降低脑出血的发病率、病死率和复发率。

除针对危险因素进行预防外,日常生活中需注意经常锻炼、戒烟酒,合理饮食,调理情绪。饮食上提倡"五高三低",即高蛋白质、高钾、高钙、高纤维素、高维生素及低盐、低糖、低脂。锻炼要因人而异,方法灵活多样,强度不宜过大,避免剧烈运动。

(戚倩倩)

第二节 脑 栓 塞

脑栓塞以前称栓塞性脑梗死,是指来自身体各部位的栓子,经颈动脉或椎动脉进入颅内,阻塞脑部血管,中断血流,导致该动脉供血区域的脑组织缺血缺氧而软化坏死及相应的脑功能障碍。临床表现出相应的神经系统功能缺损症状和体征,如急骤起病的偏瘫、偏身感觉障碍和偏盲等。大面积脑梗死还有颅内高压症状,严重时可发生昏迷和脑疝。脑栓塞约占脑梗死的15%。

一、病因与发病机制

(一)病因

脑栓塞按其栓子来源不同,可分为心源性脑栓塞、非心源性脑栓塞及来源不明的脑栓塞。其中,心源性栓子占脑栓塞的 60%～75%。

1.心源性

风湿性心脏病引起的脑栓塞,占整个脑栓塞的 50%以上。二尖瓣狭窄或二尖瓣狭窄合并关闭不全者最易发生脑栓塞,因二尖瓣狭窄时,左心房扩张,血流缓慢瘀滞,又有涡流,易于形成附壁血栓,血流的不规则更易使之脱落成栓子,故心房颤动时更易发生脑栓塞。慢性心房颤动是脑栓塞形成最常见的原因。其他还有心肌梗死、心肌病的附壁血栓,以及细菌性心内膜炎时瓣膜上的炎性赘生物脱落、心脏黏液瘤和心脏手术等病因。

2.非心源性

主动脉以及发出的大血管粥样硬化斑块和附着物脱落引起的血栓栓塞也是脑栓塞的常见原因。另外,还有炎症的脓栓、骨折的脂肪栓、人工气胸和气腹的空气栓、癌栓、虫栓和异物栓等。还有来源不明的栓子等。

(二)发病机制

各个部位的栓子通过颈动脉系统或椎动脉系统时,栓子阻塞血管的某一分支,造成缺血、梗死和坏死,产生相应的临床表现;还有栓子造成远端的急性供血中断,该区脑组织发生缺血性变性、坏死及水肿;另外,由于栓子的刺激,该段动脉和周围小动脉反射性痉挛,结果不仅造成该栓塞的动脉供血区的缺血,同时因其周围的动脉痉挛,进一步加重脑缺血损害的范围。

二、病理

脑栓塞的病理改变与脑血栓形成基本相同。但是,有以下几点不同:①脑栓塞的栓子与动脉壁不粘连,而脑血栓形成是在动脉壁上形成的,所以血栓与动脉壁粘连不易分开。②脑栓塞的栓子可以向远端移行,而脑血栓形成的栓子不能。③脑栓塞所致的梗死灶,有 60%以上合并出血性梗死;脑血栓形成所致的梗死灶合并出血性梗死较少。④脑栓塞往往为多发病灶,脑血栓形成常为一个病灶。另外,炎性栓子可见局灶性脑炎或脑脓肿,寄生虫栓子在栓塞处可发现虫体或虫卵。

三、临床表现

(一)发病年龄

风湿性心脏病引起者以中青年为多,冠心病及大动脉病变引起者以中老年人为多。

(二)发病情况

发病急骤,在数秒钟或数分钟之内达高峰,是所有脑卒中发病最快者,有少数患者因反复栓塞可在数天内呈阶梯式加重。一般发病无明显诱因,安静和活动时均可发病。

(三)症状与体征

约有 4/5 的脑栓塞发生于前循环,特别是大脑中动脉,病变对侧出现偏瘫、偏身感觉障碍和偏盲,优势半球病变还有失语。癫痫发作很常见,因大血管栓塞,常引起脑血管痉挛,有部分性发作或全面性发作。椎-基底动脉栓塞约占 1/5,起病有眩晕、呕吐、复视、交叉性瘫痪、共济失调、构音障碍和吞咽困难等。栓子进入一侧或两侧大脑后动脉有同向性偏盲或皮质盲。基底动脉主干栓塞会导致昏迷、四肢瘫痪,可引起闭锁综合征及基底动脉尖综合征。

心源性栓塞患者有心慌、胸闷、心律不齐和呼吸困难等。

四、辅助检查

(一)胸部 X 线检查

可发现心脏肥大。

(二)心电图检查

可发现陈旧或新鲜心肌梗死、心律失常等。

(三)超声心动图检查

超声心动图检查是评价心源性脑栓塞的重要依据之一,能够显示心脏立体解剖结构,包括瓣膜反流和运动、心室壁的功能和心腔内的肿块。

(四)多普勒超声检查

有助于测量血流通过狭窄瓣膜的压力梯度及狭窄的严重程度。彩色多普勒超声血流图可检测瓣膜反流程度并可研究与血管造影的相关性。

(五)经颅多普勒超声(TCD)

TCD 可检测颅内血流情况,评价血管狭窄的程度及闭塞血管的部位,也可检测动脉粥样硬化的斑块及微栓子的部位。

(六)神经影像学检查

头颅 CT 和 MRI 检查可显示缺血性梗死和出血性梗死改变。合并出血性梗死高度支持脑栓塞的诊断,许多患者继发出血性梗死临床症状并未加重,发病 3～5 天内复查 CT 可早期发现继发性梗死后出血。早期脑梗死 CT 难于发现,常规 MRI 假阳性率较高,MRI 弥散成像(DWI)和灌注成像(PWI)可以发现超急性期脑梗死。磁共振血管成像(MRA)是一种无创伤性显示脑血管狭窄或阻塞的方法,造影特异性较高。数字减影血管造影(DSA)可更好地显示脑血管狭窄的部位、范围和程度。

(七)腰椎穿刺脑脊液检查

脑栓塞引起的大面积脑梗死可有脑脊液压力增高和蛋白含量增高。出血性脑梗死时可见红细胞。

五、诊断与鉴别诊断

(一)诊断

(1)多为急骤发病。

(2)多数无前驱症状。

(3)一般意识清楚或有短暂意识障碍。

(4)有颈内动脉系统或椎-基底动脉系统症状和体征。

(5)腰椎穿刺脑脊液检查一般不应含血,若有红细胞可考虑出血性脑栓塞。

(6)栓子的来源可为心源性或非心源性,也可同时伴有脏器栓塞症状。

(7)头颅 CT 和 MRI 检查有梗死灶或出血性梗死灶。

(二)鉴别诊断

1.血栓形成性脑梗死

均为急性起病的偏瘫、偏身感觉障碍,但血栓形成性脑梗死发病较慢,短期内症状可逐渐进展,一般无心房颤动等心脏病症状,头颅 CT 很少有出血性梗死灶,以资鉴别。

2.脑出血

均为急骤起病的偏瘫,但脑出血多数有高血压、头痛、呕吐和意识障碍,头颅 CT 为高密度灶可以鉴别。

六、治疗

(一)抗凝治疗

对抗凝治疗预防心源性脑栓塞复发的利弊,仍存在争议。有的学者认为脑栓塞容易发生出血性脑梗死和大面积脑梗死,可有明显的脑水肿,所以在急性期不主张应用较强的抗凝药物,以免引起出血性梗死,或并发脑出血及加重脑水肿。也有学者认为,抗凝治疗是预防随后再发栓塞性脑卒中的重要手段。心房颤动或有再栓塞风险的心源性病因、动脉夹层或动脉高度狭窄的患者,可应用抗凝药物预防再栓塞。栓塞复发的高风险可完全抵消发生出血的风险。常用的抗凝药物有以下几种。

1.肝素

肝素有妨碍凝血活酶的形成作用;能增强抗凝血酶、中和活性凝血因子及纤溶酶;还有消除血小板的凝集作用,通过抑制透明质酸酶的活性而发挥抗凝作用。肝素每次 12 500～25 000 U(100～200 mg)加入 5% 葡萄糖注射液或 0.9% 氯化钠注射液 1 000 mL 中,缓慢静脉滴注或微泵注入,以每分钟 10～20 滴为宜,维持48 小时,同时第 1 天开始口服抗凝药。

有颅内出血、严重高血压、肝肾功能障碍、消化道溃疡、急性细菌性心内膜炎和出血倾向者禁用。根据部分凝血活酶时间(APTT)调整剂量,维持治疗前 APTT 值的 1.5～2.5 倍,及时检测凝血活酶时间及活动度。用量过大,可导致严重自发性出血。

2.那曲肝素钙

那曲肝素钙又名低分子肝素钙,是一种由普通肝素钠通过硝酸分解纯化而得到的低分子肝素钙盐,其平均分子量为 4 500。目前认为低分子肝素钙是通过抑制凝血酶的生长而发挥作用。另外,还可溶解血栓和改善血流动力学。对血小板的功能影响明显小于肝素,很少引起出血并发症。因此,那曲肝素钙是一种比较安全的抗凝药。每次 4 000～5 000 U(世界卫生组织单位),腹部脐下外侧皮下垂直注射,每天1～2 次,连用 7～10 天,注意不能用于肌内注射。可能引起注射部位出血性瘀斑、皮下淤血、血尿和过敏性皮疹。

3.华法林

华法林为香豆素衍生物钠盐,通过拮抗维生素 K 的作用,使凝血因子Ⅱ、Ⅶ、Ⅸ和Ⅹ的前体物质不能活化,在体内发挥竞争性的抑制作用,为一种间接性的中效抗凝剂。第 1 天给予 5～10 mg口服,第 2 天半量;第 3 天根据复查的凝血酶原时间及活动度结果调整剂量,凝血酶原活动度维持在 25%～40% 给予维持剂量,一般维持量为每天 2.5～5 mg,可用 3～6 个月。不良反应可有牙龈出血、血尿、发热、恶心、呕吐、腹泻等。

(二)脱水降颅内压药物

脑栓塞患者常为大面积脑梗死、出血性脑梗死,常有明显脑水肿,甚至发生脑疝的危险,对此必须立即应用降颅内压药物。心源性脑栓塞应用甘露醇可增加心脏负荷,有引起急性肺水肿的风险。20% 甘露醇每次只能给 125 mL 静脉滴注,每天 4～6 次。为增强甘露醇的脱水力度,同时必须加用呋塞米,每次 40 mg 静脉注射,每天 2 次,可减轻心脏负荷,达到保护心脏的作用,保证甘露醇的脱水治疗;甘油果糖每次250～500 mL缓慢静脉滴注,每天 2 次。

(三)扩张血管药物

1.丁苯酞

每次 200 mg,每天 3 次,口服。

2.葛根素注射液

每次 500 mg 加入 5％葡萄糖注射液或 0.9％氯化钠注射液 250 mL 中静脉滴注,每天 1 次,可连用10～14 天。

3.复方丹参注射液

每次 2 支(4 mL)加入 5％葡萄糖注射液或 0.9％氯化钠注射液 250 mL 中静脉滴注,每天 1 次,可连用 10～14 天。

4.川芎嗪注射液

每次 100 mg 加入 5％葡萄糖注射液或 0.9％氯化钠注射液 250 mL 中静脉滴注,每天 1 次,可连用10～15 天,有脑水肿和出血倾向者忌用。

(四)抗血小板聚集药物

早期暂不应用,特别是已有出血性梗死者急性期不宜应用。当急性期过后,为预防血栓栓塞的复发,可较长期应用阿司匹林或氯吡格雷。

(五)原发病治疗

对感染性心内膜炎(亚急性细菌性心内膜炎),在病原菌未培养出来时,给予青霉素每次320 万～400 万单位加入 5％葡萄糖注射液或 0.9％氯化钠注射液 250 mL 中静脉滴注,每天 4～6 次;已知病原微生物,对青霉素敏感的首选青霉素,对青霉素不敏感者选用头孢曲松钠,每次2 g加入 5％葡萄糖注射液250～500 mL 中静脉滴注,12 小时滴完,每天 2 次。对青霉素过敏和过敏体质者慎用,对头孢菌素类药物过敏者禁用。对青霉素和头孢菌素类抗生素不敏感者可应用去甲万古霉素,30 mg/(kg·d),分 2 次静脉滴注,每 0.8 g 药物至少加 200 mL 液体,在 1 小时以上时间内缓慢滴入,可用4～6 周,24 小时内最大剂量不超过 2 g,此药有明显的耳毒性和肾毒性。

七、预后与预防

(一)预后

脑栓塞急性期病死率为 5％～15％,多死于严重脑水肿、脑疝。心肌梗死引起的脑栓塞预后较差,多遗留严重的后遗症。如栓子来源不消除,半数以上患者可能复发,约 2/3 在 1 年内复发,复发的病死率更高。10％～20％的脑栓塞患者可能在病后 10 天内发生第2次栓塞,病死率极高。栓子较小、症状较轻、及时治疗的患者,神经功能障碍可以部分或完全缓解。

(二)预防

最重要的是预防脑栓塞的复发。目前认为对于心房颤动、心肌梗死、二尖瓣脱垂患者可首选华法林作为二级预防的药物,阿司匹林也有效,但效果低于华法林。华法林的剂量一般为每天2.5～3.0 mg,老年人每天 1.5～2.5 mg,并可采用国际标准化比值(INR)为标准进行治疗,既可获效,又可减少出血的危险性。1993 年,欧洲 13 个国家 108 个医疗中心联合进行了一组临床试验,共入选 1 007 例非风湿性心房颤动发生短暂性脑缺血发作(TIA)或小卒中的患者,分为3组,一组应用香豆素,一组用阿司匹林,另一组用安慰剂,随访 2～3 年,计算脑卒中或其他部位栓塞的发生率。结果发现应用香豆素组每年可减少 9％脑卒中发生率,阿司匹林组减少 4％。前者出血发生率为 2.8%（每年），后者为 0.9%（每年）。

关于脑栓塞发生后何时开始应用抗凝剂仍有不同看法。有学者认为过早应用可增加出血的危险性，因此建议发病后数周再开始应用抗凝剂比较安全。据临床研究结果表明，高血压是引起出血的主要危险因素，如能严格控制高血压，华法林的剂量强度控制在 INR 2.0～3.0，则其出血发生率可以降低。因此，目前认为华法林可以作为某些心源性脑栓塞的预防药物。

（戚倩倩）

第三节　腔隙性脑梗死

腔隙性脑梗死是指大脑半球深部白质和脑干等中线部位，由直径为 $100～400~\mu m$ 的穿支动脉血管闭塞导致的脑梗死。所引起的病灶为 $0.5～15.0~mm^3$ 的梗死灶。大多由大脑前动脉、大脑中动脉、前脉络丛动脉和基底动脉的穿支动脉闭塞所引起。脑深部穿动脉闭塞导致相应灌注区脑组织缺血、坏死、液化，由吞噬细胞将该处组织移走而形成小腔隙。好发于基底节、丘脑、内囊、脑桥的大脑皮质贯通动脉供血区。反复发生多个腔隙性脑梗死，称多发性腔隙性脑梗死。临床引起相应的综合征，常见的有纯运动性轻偏瘫、纯感觉性卒中、构音障碍手笨拙综合征、共济失调性轻偏瘫和感觉运动性卒中。高血压和糖尿病是主要原因，特别是高血压尤为重要。腔隙性脑梗死占脑梗死的 20%～30%。

一、病因与发病机制

(一)病因

真正的病因和发病机制尚未完全清楚，但与下列因素有关。

1.高血压

长期高血压作用于小动脉及微小动脉壁，致脂质透明变性，管腔闭塞，产生腔隙性病变。舒张压增高是多发性腔隙性脑梗死的常见原因。

2.糖尿病

糖尿病时血浆低密度脂蛋白及极低密度脂蛋白的浓度增高，引起脂质代谢障碍，促进胆固醇合成，从而加速、加重动脉硬化的形成。

3.微栓子（无动脉病变）

各种类型小栓子阻塞小动脉导致腔隙性脑梗死，如胆固醇、红细胞增多症、纤维蛋白等。

4.血液成分异常

如红细胞增多症、血小板增多症和高凝状态，也可导致发病。

(二)发病机制

腔隙性脑梗死的发病机制还不完全清楚。微小动脉粥样硬化被认为是症状性腔隙性脑梗死常见的发病机制。在慢性高血压患者中，在粥样硬化斑直径为 $100～400~\mu m$ 的小动脉中，也能发现形成的动脉狭窄和闭塞。颈动脉粥样斑块，尤其是多发性斑块，可能会导致腔隙性脑梗死；脑深部穿动脉闭塞，导致相应灌注区脑组织缺血、坏死，由吞噬细胞将该处脑组织移走，遗留小腔，因而导致该部位神经功能缺损。

二、病理

腔隙性脑梗死灶呈不规则圆形、卵圆形或狭长形。累及管径在 $100\sim400~\mu m$ 的穿动脉,梗死部位主要在基底节(特别是壳核和丘脑)、内囊和脑桥的白质。大多数腔隙性脑梗死位于豆纹动脉分支、大脑后动脉的丘脑深穿支、基底动脉的旁中央支供血区。阻塞常发生在深穿支的前半部分,因而梗死灶均较小,大多数直径为0.2~15 mm。病变血管可见透明变性、玻璃样脂肪变、玻璃样小动脉坏死、血管壁坏死和小动脉硬化等。

三、临床表现

本病常见于 40 岁以上的中老年人。腔隙性脑梗死患者中高血压的发病率约为 75%,糖尿病的发病率为 25%~35%,有 TIA 史者约有 20%。

(一)症状和体征

临床症状一般较轻,体征单一,一般无头痛、颅内高压症状和意识障碍。由于病灶小,又常位于脑的静区,故许多腔隙性脑梗死在临床上无症状。

(二)临床综合征

Fisher 根据病因、病理和临床表现,归纳为 21 种综合征,常见的有以下几种。

1.纯运动性轻偏瘫(pure motor hemiparesis,PMH)

PMH 最常见,约占 60%,有病灶对侧轻偏瘫,而不伴失语、感觉障碍和视野缺损,病灶多在内囊和脑干。

2.纯感觉性卒中(pure sensory stroke,PSS)

PSS 约占 10%,表现为病灶对侧偏身感觉障碍,也可伴有感觉异常,如麻木、烧灼和刺痛感。病灶在丘脑腹后外侧核或内囊后肢。

3.构音障碍手笨拙综合征(dysarthric-clumsy hand syndrome,DCHS)

DCHS 约占 20%,表现为构音障碍、吞咽困难,病灶对侧轻度中枢性面、舌瘫,手的精细运动欠灵活,指鼻试验欠稳。病灶在脑桥基底部或内囊前肢及膝部。

4.共济失调性轻偏瘫(ataxic-hemiparesis,AH)

病灶同侧共济失调和病灶对侧轻偏瘫,下肢重于上肢,伴有锥体束征。病灶多在放射冠汇集至内囊处,或脑桥基底部皮质脑桥束受损所致。

5.感觉运动性卒中(sensorimotor stroke,SMS)

SMS 少见,以偏身感觉障碍起病,再出现轻偏瘫,病灶位于丘脑腹后核及邻近内囊后肢。

6.腔隙状态

由 Marie 提出,由于多次腔隙性脑梗死后,有进行性加重的偏瘫、严重的精神障碍、痴呆、平衡障碍、二便失禁、假性延髓性麻痹、双侧锥体束征和类帕金森综合征等。近年由于有效控制血压及治疗的进步,现在已很少见。

四、辅助检查

(一)神经影像学检查

1.颅脑 CT

非增强 CT 扫描显示为基底节区或丘脑呈卵圆形低密度灶,边界清楚,直径为 10~15 mm。

由于病灶小,占位效应轻微,一般仅为相邻脑室局部受压,多无中线移位,梗死密度随时间逐渐减低,4周后接近脑脊液密度,并出现萎缩性改变。增强扫描于梗死后3天至1个月可能发生均一或斑块性强化,以2～3周明显,待达到脑脊液密度时,则不再强化。

2.颅脑 MRI

MRI 显示比 CT 优越,尤其是对脑桥的腔隙性脑梗死和新旧腔隙性脑梗死的鉴别有意义,增强后能提高阳性率。颅脑 MRI 检查在 T_2WI 像上显示高信号,是小动脉阻塞后新的或陈旧的病灶。T_1WI 和 T_2WI 分别表现为低信号和高信号斑点状或斑片状病灶,呈圆形、椭圆形或裂隙形,最大直径常为数毫米,一般不超过 1 cm。急性期 T_1WI 的低信号和 T_2WI 的高信号,常不及慢性期明显,由于水肿的存在,使病灶看起来常大于实际梗死灶。注射造影剂后,T_1WI 急性期、亚急性期和慢性期病灶显示增强,呈椭圆形、圆形,也可呈环形。

3.CT 血管成像(CTA)、磁共振血管成像(MRA)

了解颈内动脉有无狭窄及闭塞程度。

(二)超声检查

经颅多普勒超声(TCD)了解颈内动脉狭窄及闭塞程度。三维超声检查,了解颈内动脉粥样硬化斑块的大小和厚度。

(三)血液学检查

了解有无糖尿病和高脂血症等。

五、诊断与鉴别诊断

(一)诊断

(1)中老年人发病,多数患者有高血压病史,部分患者有糖尿病史或 TIA 史。

(2)急性或亚急性起病,症状比较轻,体征比较单一。

(3)临床表现符合 Fisher 描述的常见综合征之一。

(4)颅脑 CT 或 MRI 发现与临床神经功能缺损一致的病灶。

(5)预后较好,恢复较快,大多数患者不遗留后遗症状和体征。

(二)鉴别诊断

1.小量脑出血

均为中老年发病,有高血压和急起的偏瘫和偏身感觉障碍。但小量脑出血头颅 CT 显示高密度灶即可鉴别。

2.脑囊虫病

CT 均表现为低信号病灶。但是,脑囊虫病 CT 呈多灶性、小灶性和混合灶性病灶,临床表现常有头痛和癫痫发作,血和脑脊液囊虫抗体阳性,可供鉴别。

六、治疗

(一)抗血小板聚集药物

抗血小板聚集药物是预防和治疗腔隙性脑梗死的有效药物。

1.肠溶阿司匹林(或拜阿司匹林)

每次 100 mg,每天 1 次,口服,可连用 6～12 个月。

2.氯吡格雷

每次 50～75 mg,每天 1 次,口服,可连用半年。

3.西洛他唑

每次 50～100 mg,每天 2 次,口服。

4.曲克芦丁

每次 200 mg,每天 3 次,口服;或每次 400～600 mg 加入 5%葡萄糖注射液或 0.9%氯化钠注射液 500 mL 中静脉滴注,每天 1 次,可连用 20 天。

(二)钙通道阻滞剂

1.氟桂利嗪

每次 5～10 mg,睡前口服。

2.尼莫地平

每次 20～30 mg,每天 3 次,口服。

3.尼卡地平

每次 20 mg,每天 3 次,口服。

(三)血管扩张药

1.丁苯酞

每次 200 mg,每天 3 次,口服。偶见恶心、腹部不适,有严重出血倾向者忌用。

2.丁咯地尔

每次 200 mg 加入 5%葡萄糖注射液或 0.9%氯化钠注射液 250 mL 中静脉滴注,每天 1 次,连用10～14 天;或每次 200 mg,每天 3 次,口服。可有头痛、头晕、恶心等不良反应。

3.倍他司汀

每次 6～12 mg,每天 3 次,口服。可有恶心、呕吐等不良反应。

(四)内科病的处理

有效控制高血压、糖尿病、高脂血症等,坚持药物治疗,定期检查血压、血糖、血脂、心电图和有关血液流变学指标。

七、预后与预防

(一)预后

Marie 和 Fisher 认为腔隙性脑梗死一般预后良好,下述几种情况影响本病的预后。

(1)梗死灶的部位和大小,如腔隙性脑梗死发生在脑的重要部位——脑桥和丘脑,以及大的和多发性腔隙性脑梗死者预后不良。

(2)有反复 TIA 发作,有高血压、糖尿病和严重心脏病(缺血性心脏病、心房颤动、心脏瓣膜病等),症状没有得到很好控制者预后不良。据报道,1 年内腔隙性脑梗死的复发率为 10%～18%;腔隙性脑梗死,特别是多发性腔隙性脑梗死半年后约有 23%的患者发展为血管性痴呆。

(二)预防

控制高血压、防治糖尿病和 TIA 是预防腔隙性脑梗死发生和复发的关键。

(1)积极处理危险因素。①血压的调控:长期高血压是腔隙性脑梗死主要的危险因素之一。在降血压药物方面无统一规定应用的药物。选用降血压药物的原则是既要有效和持久地降低血压,又不至于影响重要器官的血流量。可选用钙通道阻滞剂,如硝苯地平缓释片,每次20 mg,每天 2 次,口服;或尼莫地平,每次 30 mg,每天 3 次,口服。也可选用血管紧张素转换酶抑制剂,如卡托普利,每次 12.5～25 mg,每天 3 次,口服;或贝拉普利,每次 5～10 mg,每天 1 次,口服。②调控血糖:糖尿病也是腔隙性脑梗死主要的危险因素之一。要积极控制血糖,注意饮食与休息。③调控高血脂:可选用辛伐他汀,每次 10～20 mg,每天 1 次,口服;或洛伐他汀,每次 20～40 mg,每天 1～2 次,口服。④积极防治心脏病:要减轻心脏负荷,避免或慎用增加心脏负荷的药物,注意补液速度及补液量;对有心肌缺血、心肌梗死者应在心血管内科医师的协助下进行药物治疗。

(2)可以较长时期应用抗血小板聚集药物,如阿司匹林、氯吡格雷和中药活血化瘀药物。

(3)生活规律,心情舒畅,饮食清淡,适宜的体育锻炼。

(戚倩倩)

第四节 高血压脑病

高血压脑病是指血压突然显著升高而引起的一种急性脑功能障碍综合征。可发生于各种原因所致的动脉性高血压患者,其发病率约占高血压患者的 5%。发病时血压突然升高,收缩压、舒张压均升高,以舒张压升高为主。临床上出现剧烈头痛、烦躁、恶心呕吐、视力障碍、抽搐、意识障碍甚至昏迷等症状,也可出现暂时性偏瘫、失语、偏身感觉障碍等。本病的特点是起病急、病程短,经及时降低血压,所有症状在数分钟或数天内可完全消失,而不留后遗症,否则可导致严重的脑功能损害,甚至死亡。病理特征:主要是脑组织不同程度的水肿,镜下可出现玻璃样变性,即小动脉管壁发生纤维蛋白样坏死。

本病可发生于各种原因导致的动脉性高血压患者,成人舒张压＞18.7 kPa(140 mmHg),儿童、孕妇或产妇血压＞24.0/16.0 kPa(180/120 mmHg)可导致发病。新近发病或急速发病的高血压患者可在血压相对较低的水平发生本病,如儿童急性肾小球肾炎或子痫患者血压在 21.3/13.3 kPa(160/100 mmHg)左右即可发病。高血压脑病起病急,病死率高,故对其防治的研究显得尤为重要,目前西医治疗高血压脑病已取得了较好的成效。

一、病因与发病机制

(一)病因

(1)原发性高血压:当受情绪或精神影响时,血压迅速升高,可发生高血压脑病。

(2)继发性高血压:包括肾性高血压、嗜铬细胞瘤、原发性醛固酮增多症、皮质醇增多症、某些肾上腺酶的先天缺陷、妊娠高血压、主动脉狭窄等引起的高血压及收缩期高血压。

(3)少部分抑郁症患者在服用单胺氧化酶抑制剂时可发生高血压脑病,吃过多富含酪胺的食物(奶油、干酪、扁豆、腌鱼、红葡萄酒、啤酒等)也可诱发高血压脑病。

(4)急慢性脊髓损伤的患者,因膀胱充盈或胃肠潴留等过度刺激自主神经可诱发高血压脑病。

(5)突然停用高血压药物,特别是停用可乐亭亦可导致高血压脑病。

(6)临床上应用环孢素时若出现头痛、抽搐、视觉异常等症状时,也应考虑为高血压脑病的可能。

总之,临床上任何原因引起的急进型恶性高血压均可能成为高血压脑病的发病因素。

(二)发病机制

1.脑血管自动调节机制崩溃学说

正常情况下,血压波动时可通过小动脉的自动调节维持恒定的脑血流量,即 Bayliss 效应,此调节范围限制在平均动脉压为 8.0～24.0 kPa(60～180 mmHg)之内,在此范围内小动脉会随着血压的波动自动调节保持充足的脑血流量。而当平均动脉压迅速升高达 24.0 kPa(180 mmHg)以上时,可引起其自动调节机制破坏,使脑血管由收缩变为被动扩张,脑血流量迅速增加,血管内压超出脑间质压,血管内液体外渗,迅速出现脑水肿及颅内压增高,从而导致毛细血管壁变性坏死,出现点状出血及微梗死。

2.脑血管自动调节机制过度学说

又称小动脉痉挛学说,血压迅速升高,导致 Bayliss 效应过强,小动脉痉挛,血流量反而减少,血管壁缺血变性,通透性增加,血管内液外渗,引起水肿、点状出血及微梗死等。高血压脑病患者尸检时可见脑组织极度苍白,血管内无血,表明高血压脑病患者脑血管有显著的痉挛。高血压脑病发生时,还可见身体其他器官亦发生局限性血管痉挛,也支持小动脉痉挛的看法。

3.脑水肿学说

(1)有学者认为,上述两种机制可能同时存在。血压急剧升高后,先出现脑小动脉广泛的痉挛,继而出现扩张,造成小血管缺血变性,血管内液和血细胞外渗,引起广泛的脑水肿,从而出现点状出血及微血栓形成,甚至继发较大的动脉血栓形成,严重时因脑疝形成而致死。

(2)高血压脑病是急性过度升高的血压迫使血管扩张,通过动脉壁过度牵伸破坏了血-脑屏障,毛细血管通透性增加,使血浆成分和水分子外溢,细胞外液增加,继发血管源性水肿,导致神经功能缺损。

目前多数学者认为血管自动调节障碍是高血压脑病发病的主要因素。

二、病理

(一)肉眼观察

脑组织不同程度的水肿是高血压脑病的主要病理表现。严重脑水肿者,脑的重量可增加20%～30%。脑的外观呈苍白色,脑回变平,脑沟变浅,脑室变小,脑干常因颅内压增高而疝入枕骨大孔,导致脑干发生圆锥形的变形,脑的表面可有出血点,周围有大量的脑脊液外渗,浅表部位动脉、毛细血管及静脉可见扩张。切面呈白色,可见脑室变小、点状及弥散性小出血灶或微小狭长的裂隙状出血灶或腔隙性脑梗死灶。

(二)镜下观察

脑部小动脉管壁发生纤维蛋白样坏死,即玻璃样变性,血管内皮增殖,中层肥厚,外膜增生,血管腔变小或阻塞,形成本病所特有的小动脉病变。毛细血管壁变性或坏死,血-脑屏障结构被破坏。血管周围有明显的渗出物,组织细胞间隙增宽,部分神经细胞变性坏死,但胶质细胞增生不多。长期高血压者,还可见到较大的脑动脉壁中层肥大,内膜呈粥样硬化。此外,亦可在皮质及基底节区见到少数胶质细胞肿胀、神经元的缺血性改变及神经胶质的瘢痕形成。

三、临床表现

高血压脑病起病急骤,常因过度劳累、精神紧张或情绪激动诱发,病情发展迅速,急骤加重。

起病前常先有动脉压显著增高,并有严重头痛、精神错乱、意识改变、周身水肿等前驱症状,一般经 12～48 小时发展成高血压脑病,严重者仅需数分钟。大部分患者在出现前驱症状时,立即嘱其卧床休息,并给予适当的降压治疗后,脑病往往可以消失而不发作;若血压继续升高则可转变为高血压脑病。本病发病年龄与病因有关,平均年龄为40 岁;因急性肾小球性肾炎引起本病者多见于儿童或青年;因慢性肾小球肾炎引起者则以成年人多见;恶性高血压在 30～45 岁间最多见。高血压脑病的症状一般持续数分钟到数小时,最长可达 1～2 个月。若不进行及时降压或对原发病治疗,使脑病症状持续较长时间,可造成不可逆的神经功能损伤,重者可因继发癫痫持续状态、心力衰竭或呼吸障碍而死亡。本病可反复发作,症状可有所不同。

(一)急性期

1.动脉压升高

原已有高血压者,发病时血压再度增高,舒张压往往升高至 16.0 kPa(120 mmHg)以上,平均动脉压常在 20.0～26.7 kPa(150～200 mmHg)。对于妊娠毒血症的妇女或急性肾小球肾炎儿童,发生高血压脑病时,血压波动范围较已有高血压的患者为小,收缩压可不高于24.0 kPa(180 mmHg),舒张压亦可不高于 16.0 kPa(120 mmHg)。新近起病的高血压患者脑病发作时的血压水平要比慢性高血压患者发作时的血压低。

2.颅内压增高

表现为剧烈头痛,呕吐,颈项强直及视盘水肿等颅内高压症;并出现高血压性视网膜病变,表现为眼底火焰状出血和动脉变窄以及绒毛状渗出物。脑脊液压力可显著增高,甚至在腰椎穿刺时脑脊液可喷射而出,此时腰椎穿刺可促进脑疝的发生,故应慎行。

(1)头痛:为高血压脑病的早期症状,以前额或后枕部为主,咳嗽、紧张、用力时加重。头痛多出现于早晨,程度与血压水平相关,经降压及休息等相应治疗后头痛可缓解。

(2)呕吐:常在早晨与头痛伴发,可以呈喷射状,恶心可以不明显。其原因可能由于颅内压增高刺激迷走神经核所致,也可能是由于颅内高压、脑内的血液供应不足、延髓的呕吐中枢缺血缺氧而致。

(3)视盘水肿:指视盘表面和筛板前区神经纤维的肿胀,镜检发现视盘周围有毛刺样边界不清,随着水肿的发展,视盘边缘逐渐模糊、充血,颜色呈红色,视盘隆起,常超过 2 个屈光度,生理凹陷消失,视网膜静脉充盈、怒张、搏动消失,颅内压持续增高可出现血管周围点状或片状出血。眼底视网膜荧光照相可见视盘中央及其周边区有异常扩张的毛细血管网,且有液体漏出。轻度视盘水肿可在颅内压增高几小时内形成,高度视盘水肿一般需要几天的时间,此期患者可出现视物模糊、偏盲或黑矇等视力障碍症状,可能与枕叶水肿、大脑后动脉或大脑中动脉痉挛有关。颅内高压解除之后,视盘水肿即开始消退。

3.抽搐

抽搐是高血压脑病的常见症状,其发生率为10.5%～41%,是由于颅内高压、脑部缺血缺氧、脑神经异常放电所致。表现为发作性意识丧失、瞳孔散大、两眼上翻、口吐白沫、呼吸暂停、皮肤发紫、肢体痉挛,并可有舌头咬破及大小便失禁等。发作多为全身性,也可为局限性,一般持续1～2分钟后,痉挛停止。有的患者频繁发作,最后发展为癫痫持续状态,有些患者则因抽搐诱发心力衰竭而死亡。

4.脑功能障碍

(1)意识障碍:表现为兴奋,烦躁不安,继而精神萎靡、嗜睡、神志模糊等。若病情继续进展可在数小时或 1～2 天内出现意识障碍加重甚至昏迷。

(2)精神症状:表现为强哭、强笑、定向障碍、判断力障碍、冲动行为,甚至谵妄、痴呆等症状。

(3)脑局灶性病变:表现为短暂的偏瘫、偏盲、失语、听力障碍和偏身感觉障碍等神经功能缺损症状。

5.阵发性呼吸困难

可能由于呼吸中枢血管痉挛、局部脑组织缺血及酸中毒引起。

6.高血压脑病的全身表现

(1)视网膜和眼底改变:视网膜血管出现不同程度的损害,如血管痉挛、硬化、渗出和出血等。血管痉挛是视网膜血管对血压升高的自身调节反应;渗出是小血管壁通透性增高和血管内压增高所致;出血则是小血管在高血压作用下管壁破裂的结果。

(2)肾脏和肾功能:持续性高血压可引起肾小动脉和微动脉硬化、纤维组织增生,促成肾大血管的粥样硬化与血栓形成,从而使肾缺血、肾单位萎缩和纤维化。轻者出现多尿、夜尿等,重者导致肾衰竭。若为肾性高血压,血压快速升高后,又可通过肾小血管的功能和结构改变,加重肾缺血,加速肾脏病变和肾衰竭。

(二)恢复期

血压下降至正常后症状消失,辅助检查指标转入正常,一般可在数天内完全恢复正常。

四、辅助检查

(一)血液、尿液检查

高血压脑病本身无特异性的血、尿改变,若合并肾功能损害,可出现氮质血症,血中酸碱度及电解质紊乱,尿中可出现蛋白、白细胞、红细胞、管型等改变。

(二)脑脊液检查

外观正常;多数患者脑脊液压力增高,多为中度增高,少数正常;细胞数多数正常,少数可有少量红细胞、白细胞;蛋白含量多数轻度增高,个别可达 1.0 g/L。

(三)脑电图检查

可见弥散性慢波或者癫痫样放电。急性期脑电图可出现两侧同步的尖、慢波,尤以枕部明显。严重的脑水肿可出现广泛严重的慢节律脑电活动波;当出现局灶性脑电波时可能存在有局灶病变。脑电图表现可以间接反映高血压脑病的严重程度。

(四)CT、MRI 检查

颅脑 CT 可见脑水肿所致的弥漫性白质密度降低,脑室变小;部分患者脑干及脑实质内可见弥漫性密度减低,环池狭窄。MRI 显示脑水肿呈长 T_1 与长 T_2 信号,这种信号可以在脑实质或脑干内出现,而且在 FLAIR 不被抑制,而呈更明显的高信号。CT 和 MRI 的这种改变通常在病情稳定后 1 周左右消失。

五、诊断与鉴别诊断

(一)诊断依据

(1)有原发或继发性高血压等病史,发病前常有过度疲劳、精神紧张、情绪激动等诱发因素。急性或亚急性起病,病情发展快,常在 12～48 小时达高峰;突然出现明显的血压升高,尤以舒张压升高为主[常>16.0 kPa(120 mmHg)]。

（2）出现头痛、抽搐、意识障碍、呕吐、视盘水肿、偏瘫、失语、高血压性视网膜病变等症状和体征；眼底显示 3～4 级高血压视网膜病变。

（3）头颅 CT 或 MRI 显示特征性顶枕叶水肿。脑脊液清晰，部分患者压力可能增高，可有少量红细胞或白细胞，蛋白含量可轻度增高；合并尿毒症者尿中可见蛋白及管型，血肌酐、尿素氮可升高。

（4）经降低颅内压和血压后症状可迅速缓解，一般不遗留任何脑损害后遗症。

（5）需排除高血压性脑出血、特发性蛛网膜下腔出血及颅内占位性病变。

（二）鉴别诊断

1.高血压危象

（1）指高血压病程中全身周围小动脉发生暂时性强烈痉挛，导致血压急剧升高，引起全身多脏器功能损伤的一系列症状和体征。

（2）出现头痛烦躁、恶心呕吐、心悸气促及视物模糊等症状。伴靶器官病变者可出现心绞痛、肺水肿或高血压脑病。

（3）血压以收缩压显著升高为主，常＞26.7 kPa(200 mmHg)，也可伴有舒张压升高。

2.高血压性脑出血

（1）多发生于 50 岁以上的老年人，有较长时间的高血压动脉硬化病史。

（2）于体力活动或情绪激动时突然发病，有不同程度的头痛、恶心、呕吐、意识障碍等症状。

（3）病情进展快，几分钟或几小时内迅速出现肢体功能障碍及颅内压增高的症状。

（4）查体有神经系统定位体征。

（5）颅脑 CT 检查可见脑内高密度血肿区。

3.特发性蛛网膜下腔出血

（1）意识障碍常在发病后立即出现，血压升高不明显。

（2）有头痛、呕吐等颅内压增高的症状和脑膜刺激征阳性体征，伴或不伴有意识障碍。

（3）眼底检查可发现视网膜新鲜出血灶。脑脊液压力增高，为均匀血性脑脊液。

（4）脑 CT 可发现在蛛网膜下腔内或出血部位有高密度影。

4.原发性癫痫

（1）无高血压病史，临床症状与血压控制程度无关。

（2）具有发作性、短暂性、重复性、刻板性的临床特点。

（3）出现突发意识丧失、瞳孔散大、两眼上翻、口吐白沫、四肢抽搐等表现。

（4）脑电图见尖波、棘波、尖-慢波或棘-慢波等痫样放电。

（5）部分癫痫患者有明显的家族病史。

六、治疗

（一）高血压脑病急性期治疗

主要应降低血压和管理血压，降压药物使用原则应做到迅速、适度、个体化。①发作时应在数分钟至 1 小时内使血压下降，原有高血压的患者舒张压应降至 14.7 kPa(110 mmHg)以下，原血压正常者舒张压应降至 10.7 kPa(80 mmHg)以下，维持 1～2 周，以利脑血管自动调节功能的恢复。②根据患者病情及心肾功能情况选用降压药物，以作用快、有可逆性、无中枢抑制作用、毒性小为原则。③在用药过程中，严密观察血压变化，避免降压过快过猛，以防血压骤降而出现休克,导致心脑肾等重要靶器官缺血或功能障碍如失明、昏迷、心绞痛、心肌梗死、脑梗死或肾小管坏死等。④血压降至一定程度时,若无明显神经功能改善甚至加重或出现新的神经症状,应考虑是否有脑缺血的可能,可将血压适当提高。⑤老年人个体差异大,血压易波动,故降压药应从小剂量开始,渐加大剂量,使血压缓慢下降。⑥注意血压、意识状态、尿量及尿素氮的变化,如降压后出现意识障碍加重,尿少,尿素氮升高,提示降压不当,应加以调整。⑦一般首选静脉给药,待血压降至适当水平后保持恒定2~3天,再逐渐改为口服以巩固疗效。

1.降压药物

(1)硝普钠:能扩张周围血管、降低外周血管阻力而使血压下降,能减轻心脏前负荷,不增加心率和心排血量;作用快而失效亦快,应在血压监护下使用。硝普钠50 mg,加入5%葡萄糖注射液500 mL中静脉滴注,滴速为1 mL/min(开始每分钟按体质量0.5 μg/kg,根据治疗反应以每分钟0.5 μg/kg递增,逐渐调整剂量,常用剂量为每分钟按体质量3 μg/kg,极量为每分钟按体质量10 μg/kg),每2~3分钟测血压1次,根据血压值调整滴速使血压维持在理想水平;本药很不稳定,必须新鲜配制,应在12小时内使用。

(2)硝酸甘油:5~10 mg加入5%葡萄糖注射液250~500 mL中静脉滴注,开始10 μg/min,每5分钟可增加5~10 μg,根据血压值调整滴速。硝酸甘油作用迅速,且不良反应小,适于合并有冠心病、心肌供血不足和心功能不全的患者使用。以上两药因降压迅猛,静脉滴注过程亦应使用血压监护仪,时刻监测血压,以防血压过度下降。

(3)利血平:通过耗竭交感神经末梢儿茶酚胺的贮藏、降低周围血管阻力、扩张血管而起到降血压作用,该药使用较安全,不必经常监测血压,但药量个体差异较大,从250~500 mg或更大剂量开始,而且起效较缓慢、降压力量较弱,不作为首选,可用于快速降压后维持用药。

(4)硫酸镁:有镇静、止痉及解除血管痉挛而降压的作用,可用于各种原因所致的高血压脑病,一般为妊娠高血压综合征所致子痫的首选药物。25%硫酸镁注射液10 mL肌内注射,必要时可每天2~3次;或以25%硫酸镁注射液溶于500 mL液体中静脉滴注。但应注意硫酸镁使用过量会出现呼吸抑制,一旦出现立即用10%葡萄糖酸钙注射液10~20 mL缓慢静脉注射以对抗。

(5)卡托普利:12.5 mg舌下含服,无效0.5小时后可重复1~2次,有一定的降压效果。

(6)尼莫地平:针剂50 mL通过静脉输液泵以每小时5~10 mL的速度输入,较安全,个别患者使用降压迅速,输入过程亦应使用血压监护仪,根据血压调整输入速度,以防血压过度下降。

2.降低颅内压

要选降低颅内压快的药物。

(1)20%甘露醇:125~250 mL快速静脉滴注,每4~6小时1次,心肾功能不全者慎用,使用期间密切监测肾功能变化,注意监测水、电解质变化。

(2)甘油果糖:250 mL,每天1~2次,滴速不宜过快,以免发生溶血反应,心肾功能不全者慎用或禁用,其降颅内压持续时间比甘露醇约长2小时,并无反跳现象,更适用于慢性高颅内压、肾功能不全或需要较长时间脱水的患者;使用期间需密切监测血常规变化。

(3)呋塞米:20~40 mg,肌内注射或缓慢静脉滴注,1~1.5小时后视情况可重复给药。

3.控制抽搐

首选地西泮注射液,一般用量为10 mg,缓慢静脉注射,速度应小于2 mg/min,如无效可于5分钟后使用同一剂量再次静脉注射;或氯硝西泮,成人剂量为1~2 mg,缓慢静脉注射,或用氯硝西泮4～6 mg加入0.9％氯化钠注射液48 mL通过静脉输液泵输入(每小时4～6 mL),可根据抽搐控制情况调整泵入速度;或苯巴比妥0.1～0.2 g,肌内注射,以后每6～8小时重复注射0.1 g;或10％水合氯醛30～40 mL,保留灌肠。用药过程应严密观察呼吸等情况。待控制发作后可改用丙戊酸钠或卡马西平等口服,维持2～3个月以防复发。

4.改善脑循环和神经营养

由于脑水肿与脑缺血,故在高血压脑病急性期治疗后,可给予改善脑循环和神经营养的药物,如神经细胞活化剂脑活素、胞磷胆碱等。

5.病因治疗

积极对高血压脑病的原发病进行治疗,对于高血压脑病的控制及恢复尤显重要。

(二)高血压脑病恢复期治疗

血压控制至理想水平后,可改口服降压剂以巩固治疗,积极防治水电解质及酸碱平衡失调;对有心力衰竭、癫痫、肾炎等病症时,应进行相应处理。

七、预后与预防

(一)预后

与以下因素有关。

1.病因

高血压脑病的预后视致病的原因而定,病因成为影响高血压脑病预后的重要因素。因而积极治疗原发病是本病治疗的关键。

2.复发

高血压脑病复发频繁者预后不良,如不及时处理,则会演变成急性脑血管疾病,甚至死亡。

3.治疗

高血压脑病的治疗重在早期及时治疗,预后一般较好,若耽误治疗时间,则预后不良。发作时病情凶险,但若能得到及时的降压治疗,预后一般较好。

4.并发症

高血压脑病若无并发症则预后较好,若并发脑出血或脑梗死则加重脑部损伤;合并高血压危象,可造成全身多脏器损害,更加重病情,预后不良。

5.降压

血压控制情况直接影响高血压脑病的预后,若降压效果不好,可使脑功能继续受到损伤;若血压降得太低,又可造成脑缺血性损伤,更加重脑损伤。

(二)预防

本病可发生于各种原因导致的动脉性高血压患者,成人舒张压＞18.7 kPa(140 mmHg),儿童、孕妇或产妇血压＞24.0/16.0 kPa(180/120 mmHg),可导致发病。新近发病或急速发病的高血压患者可在血压相对较低的水平发生本病,如儿童急性肾小球肾炎或子痫患者血压在21.3/13.3 kPa(160/100 mmHg)左右即可发生。高血压脑病起病急、病死率高,故对其预防显得尤为重要。

(1)控制高血压:积极治疗各种原因导致的动脉性高血压患者,使血压控制在正常水平。

(2)控制体质量:所有高血压肥胖者,减轻体质量可使血压平均下降约15％。强调低热量饮食必须与鼓励体育活动紧密结合,并持之以恒。

(3)饮食方面:限制食盐量,食盐日摄入量控制在 5 g 左右,并提高钾摄入,有助于轻、中度高血压患者血压降低;限制富含胆固醇的食物,以防动脉粥样硬化的发生和发展;避免服用单胺氧化酶抑制剂或进食含酪胺的食物,以防诱发高血压脑病。

(4)增强体质:经常坚持适度体力活动可预防和控制高血压。

(5)积极治疗和控制各种容易引起高血压脑病的诱因。

(戚倩倩)

第五节　肝豆状核变性

一、概述

肝豆状核变性又称 Wilson 病(WD),是以铜代谢障碍为特征的常染色体隐性遗传病。由于 WD 基因(位于 $13q^{14.3}$)编码的蛋白(ATP7B 酶)突变,导致血清铜蓝蛋白合成不足以及胆管排铜障碍,血清自由态铜增高,并在肝、脑、肾等器官沉积,出现相应的临床症状和体征。本病好发于青少年,临床表现为铜代谢障碍引起的肝硬化、基底节变性等多脏器病损。该病是全球性疾病,世界范围的患病率约为 30/100 万,我国的患病率及发病率远高于欧美。

二、临床表现

(一)肝症状

以肝病作为首发症状者占 40%～50%,儿童患者约 80%发生肝脏症状。肝脏受累程度和临床表现存在较大差异,部分患者表现为肝炎症状,如倦怠、乏力、食欲缺乏,或无症状的转氨酶持续增高;大多数患者表现为进行性肝大,继而进展为肝硬化、脾大、脾功能亢进,出现黄疸、腹水、食管静脉曲张及上消化道出血等;一些患儿表现为暴发性肝衰竭伴有肝铜释放入血而继发的 Coombs 试验阴性的溶血性贫血。也有不少患者并无肝大,甚至肝缩小。

(二)神经系统症状

以神经系统症状为首发的患者占 40%～59%,其平均发病年龄比以肝病首发者晚 10 年左右。铜在脑内的沉积部位主要是基底节区,故神经系统症状突出表现为锥体外系症状。最常见的症状是以单侧肢体为主的震颤,逐渐进展至四肢,震颤可为意向性、姿位性或几种形式的混合,振幅可细小或较粗大,也有不少患者出现扑翼样震颤。肌张力障碍常见,累及咽喉部肌肉可导致言语不清、语音低沉、吞咽困难和流涎;累及面部、颈、背部和四肢肌肉引起动作缓慢僵硬、起步困难、肢体强直,甚至引起肢体和/或躯干变形。部分患者出现舞蹈样动作或指划动作。WD 患者的少见症状是周围神经损害、括约肌功能障碍、感觉症状。

(三)精神症状

精神症状的发生率为 10%～51%。最常见为注意力分散,导致学习成绩下降、失学。其余还有:情感障碍,如暴躁、欣快、兴奋、淡漠、抑郁等;行为异常,如生活懒散、动作幼稚、偏执等,少数患者甚至自杀;还有幻觉、妄想等。极易被误诊为精神分裂症、躁狂抑郁症等精神疾病。

(四)眼部症状

具有诊断价值的是铜沉积于角膜后弹力层而形成的 Kayser-Fleischer(K-F)环,呈黄棕色或黄绿色,以角膜上、下缘最为明显,宽约为 1.3 mm,严重时呈完整的环形。应行裂隙灯检查予以肯定和早期发现。7 岁以下患儿此环少见。

(五)肾症状

肾功能损害主要表现为肾小管重吸收障碍,出现血尿(或镜下血尿)、蛋白尿、肾性糖尿、氨基酸尿、磷酸盐尿、尿酸尿、高钙尿。部分患者还会发生肾钙质沉积症和肾小管性酸中毒。持续性氨基酸尿可见于无症状患者。

(六)血液系统症状

主要表现为急性溶血性贫血,推测可能与肝细胞破坏致铜离子大量释放入血,引起红细胞破裂有关。还有继发于脾功能亢进所致的血小板、粒细胞、红细胞减少,以鼻出血、齿龈出血、皮下出血为临床表现。

(七)骨骼肌肉症状

2/3 的患者出现骨质疏松,还有较常见的是骨及软骨变性、关节畸形、X 形腿或 O 形腿、病理性骨折、肾性佝偻病等。少数患者发生肌肉症状,主要表现为肌无力、肌痛、肌萎缩。

(八)其他

其他病变包括:皮肤色素沉着、皮肤黝黑,以面部和四肢伸侧较为明显;鱼鳞癣、指甲变形。内分泌紊乱如葡萄糖耐量异常、甲状腺功能低下、月经异常、流产等。少数患者可发生急性心律失常。

三、诊断要点

(一)诊断

任何患者,特别是 40 岁以下者发现有下列情况应怀疑 WD,须进一步检查。

(1)其他病因不能解释的肝脏疾病、持续血转氨酶增高、持续性氨基酸尿、急性重型肝炎合并溶血性贫血。

(2)其他病因不能解释的神经系统疾病,特别是锥体外系疾病、精神障碍。

(3)家族史中有相同或类似疾病的患者,特别是先证者的近亲,如同胞、堂或姨兄弟姐妹等。

(二)鉴别诊断

对疑似患者应进行下列检查,以排除或肯定 WD 的诊断。

1.实验室检查

对所有疑似患者都应进行下列检查。

(1)血清铜蓝蛋白(ceruloplasmin,CP):CP 降低是诊断 WD 的重要依据之一。成人 CP 正常值为270～370 mg/L(27～37 mg/dL),新生儿的血清 CP 为成人的 1/5,此后逐年增长,至 3～6 岁时达到成人水平。96%～98% 的 WD 患者 CP 降低,其中 90% 以上显著降低(80 mg/L 以下),甚至为零。杂合子的 CP 值多在 100～230 mg/L,但 CP 正常不能排除该病的诊断。

(2)尿铜:尿铜增高也是诊断 WD 的重要依据之一。正常人每天尿铜排泄量为 0.047～0.55 μmol/24 小时(3～35 μg/24 小时)。未经治疗的 WD 患者尿排铜量可略高于正常人甚至达正常人的数倍至数十倍,少数患者也可正常。

(3)肝铜量:肝铜测定是诊断 WD 最重要的生化证据,但肝穿为创伤性检查,目前尚不能作为常规的检测手段。

(4)血清铜:正常成人血清铜为 $11\sim22\ \mu mol/L(70\sim140\ \mu g/dL)$,90%的 WD 患者血清铜降低,低于 $9.4\ \mu mol/L(60\ \mu g/dL)$ 有诊断价值。须注意,肾病综合征、严重营养不良和失蛋白肠病也可出现血清铜降低。

2.影像学检查

颅脑 CT 扫描多显示双侧对称的基底节区、丘脑密度减低,多伴有不同程度的脑萎缩。MRI 扫描多于基底节、丘脑、脑干等处出现长 T_1、长 T_2 异常信号,约 34%伴有轻至中度脑萎缩,以神经症状为主的患者 CT 及 MRI 的异常率显著高于以肝症状为主的 WD 患者。影像学检查虽无定性价值,但有定位及排除诊断的价值。

(三)诊断标准

(1)肝、肾病史:肝、肾病征和/或锥体外系病征。

(2)铜生化异常:主要是 CP 显著降低(<80 mg/L);肝铜增高($237.6\ \mu g/g$ 肝干重);血清铜降低(<$9.4\ \mu mol/L$);24 小时尿铜增高(>$1.57\ \mu mol/24\ h$)。

(3)角膜 K-F 环阳性。

(4)阳性家族史。

(5)基因诊断。

符合(1)、(2)、(3)或(1)、(2)、(4)可确诊 WD;符合(1)、(3)、(4)而 CP 正常或略低者为不典型 WD(此种情况少见);符合上述 1~4 条中的 2 条,很可能是 WD(若符合 2、4 可能为症状前患者),此时可参考脑 MRI 改变、肝脏病理改变、四肢骨关节改变等。

基因诊断虽然是金标准,但因 WD 的突变已有 200 余种,因此基因检测目前仍不能作为常规检测方法。

四、治疗方案及原则

(一)治疗目的

(1)排除积聚在体内组织过多的铜。

(2)减少铜的吸收,防止铜在体内再次积聚。

(3)对症治疗,减轻症状,减少畸形的发生。

(二)治疗原则

1.早期和症状前治疗

越早治疗越能减轻或延缓病情发展,尤其是症状前患者。同时应强调本病是唯一有效治疗的疾病,但应坚持终身治疗。

2.药物治疗

(1)螯合剂:①右旋青霉胺:是首选的排铜药物,尤其是以肝脏症状为主者。以神经症状为主的患者服用青霉胺后 1~3 个月内症状可能恶化,而且有 37%~50%的患者症状会加重,且其中又有 50%不能逆转。使用前需行青霉素皮试,阴性者方可使用。青霉胺用作开始治疗时剂量为 15~25 mg/kg,宜从小剂量开始,逐渐加量至治疗剂量。然后根据临床表现和实验室检查指标决定逐渐减量至理想的长期维持剂量。本药应在进餐前 2 小时服用。青霉胺促进尿排铜效果肯定,10%~30%的患者发生不良反应。青霉胺的不良反应较多,如发热、皮疹、胃肠道症状、多发性肌炎、肾病、粒细胞减少、血小板计数降低、维生素 B_6 缺乏、自身免疫疾病(类风湿关节炎和重症肌无力等）。补充维生素 B_6 对预防一些不良反应有益。②曲恩汀或三乙撑四胺双盐酸盐：本药排铜效果不如青霉胺，但不良反应低于青霉胺。250 mg，每天 4 次，于餐前 1 小时或餐后 2 小时服用。本药最适合用于不能使用青霉胺的 WD 患者。但国内暂无供应。③其他排铜药物：包括二巯丙醇（BAL，因不良反应大已少用）、二巯基丁二酸胶囊、二巯基丙磺酸钠（DMPS）等重金属离子螯合剂。

（2）阻止肠道对铜吸收和促进排铜的药物：①锌制剂的排铜效果低于和慢于青霉胺，但不良反应低，是用于 WD 维持治疗和症状前患者治疗的首选药物；也可作为其他排铜药物的辅助治疗。常用的锌剂有硫酸锌、醋酸锌、甘草锌、葡萄糖酸锌等。锌剂应饭后服药，不良反应有胃肠道刺激、口唇及四肢麻木、烧灼感。锌剂（以醋酸锌为代表）的致畸作用被 FDA 定为 A 级，即无风险。②四硫钼酸铵能在肠道内与蛋白和铜形成复合体排出体外，可替代青霉胺用作开始驱铜治疗，但国内无药。

（3）对症治疗：非常重要，应积极进行。神经系统症状，特别是锥体外系症状、精神症状、肝病、肾病、血液和其他器官的病损，应给予相应的对症治疗。脾大合并脾功能亢进者，特别是引起血液 3 种系统都降低者应行脾切除手术；对晚期肝衰竭患者肝移植是唯一有效的治疗手段。

3.低铜饮食治疗

避免摄入高铜食物，如贝类、虾蟹、动物内脏和血、豆类、坚果类、巧克力、咖啡等，勿用铜制炊具；可给予高氨基酸或高蛋白饮食。

（戚倩倩）

第三章

心内科疾病

第一节 心 包 炎

一、急性心包炎

急性心包炎为心包脏层和壁层的急性炎症,可由细菌、病毒、自身免疫、物理、化学等因素引起。过去常见病因为风湿热、结核及细菌感染。近年来,病毒感染、肿瘤、尿毒症及心肌梗死性心包炎发病率明显增多。除系统性红斑狼疮性心包炎外,男性发病率均多于女性,成人多于儿童。

根据病理变化,急性心包炎可以分为纤维蛋白性和渗出性两种。在急性期,心包壁层和脏层上有纤维蛋白、白细胞及少许内皮细胞的渗出。此时尚无明显液体积聚,为纤维蛋白性心包炎;随后如液体增加,则转变为渗出性心包炎。

纤维蛋白性心包炎的主要症状为心前区疼痛。疼痛性质常尖锐,因咳嗽、深呼吸、变换体位或吞咽而加重;位于心前区,可放射到颈部、左肩、左臂及左肩胛骨,也可达上腹部;疼痛也可呈压榨样,位于胸骨后。呼吸困难是心包积液时最突出的症状,可能与支气管、肺受压及肺淤血有关。急性心包炎通常还伴有其他一些全身症状,如发热等,是鉴别不同病因的重要线索。根据病因及个体反应不同,全身症状差异较大。

心包摩擦音是纤维蛋白性心包炎的典型体征,呈抓刮样粗糙音,往往盖过心音又较心音更接近耳边;多位于心前区,以胸骨左缘第3、4肋间最为明显;坐位前倾、深吸气或将听诊器胸件加压可更容易听到。摩擦音强时,在触诊时可触到心包摩擦感。心包积液时心脏叩诊浊音界向两侧增大、心尖冲动弱、心音低而遥远,在有大量积液时可在左肩胛骨下出现浊音及左肺受压迫所引起的支气管呼吸音,称心包积液征。大量渗液可使收缩压降低,而舒张压变化不大,故脉压变小。按积液时心脏压塞程度,脉搏可正常、减弱或出现奇脉。大量渗液可累及静脉回流,出现颈静脉怒张、肝大、腹水及下肢水肿等。快速心包积液时可引起急性心脏压塞,出现明显心动过速、血压下降、脉压变小和静脉压明显上升。如心排血量显著下降,可产生急性循环衰竭、休克等。如积液积聚较慢,可出现亚急性或慢性心脏压塞,表现为体循环静脉淤血、颈静脉怒张、静脉压升高、奇脉。

大约90%的急性心包炎患者有心电图异常。典型表现为除 aVR 导联以外,所有导联的 S-T

段呈弓背向下抬高,aVR 导联中则压低,T 波通常是直立的。可出现窦性心动过速,一般不会出现异常 Q 波,也很少出现房性、室性心律失常或传导阻滞。有心包积液时,可见肢导联 ORS 波群低电压,有时可见电交替。通常积液量>250 mL 时,X 线检查可出现心影增大,并有上腔静脉明显扩张。超声心动图诊断心包积液简单易行、迅速可靠,属非创伤性检查,应广泛使用。

常见心包炎病因类型包括急性非特异性心包炎、结核性心包炎、化脓性心包炎、肿瘤性心包炎、心脏损伤后综合征等。根据临床表现、X 线、心电图及超声心动图检查可作出心包炎的诊断,然后需结合不同病因性心包炎的特征及心包穿刺、活体组织检查等资料对其病因学作出诊断。

(一)支持对症治疗

一般来说,患者应卧床休息,呼吸困难的患者取半卧位,注意加强支持治疗。胸痛时可给予非甾体抗炎药如阿司匹林(0.3~0.6 g,每 4~8 小时 1 次)、吲哚美辛(25~50 mg,每天 4 次)、布洛芬缓释胶囊(0.3~0.6 g,每天 2 次)等。如胸痛严重、上述治疗 48 小时内无效,可用吗啡类药物及糖皮质激素,5~7 天胸痛好转后逐渐停用。高热的患者应退热治疗。

(二)解除心脏压塞

大量渗液或有心脏压塞症状者,可施行心包穿刺术抽液减压。穿刺前先做超声检查,了解进针途径及刺入心包处的积液层厚度,穿刺部位有:①左第 5 肋间心浊音界内侧 1~2 cm 处(或在心尖冲动以外 1~2 cm 处进针),穿刺针应向内、向后推进,指向脊柱,患者取坐位。②或于胸骨剑突与左肋缘形成的角处刺入,针尖向上、略向后,紧贴胸骨后推进,患者取半坐位。③对疑有右侧或后侧包裹性积液者,可考虑选用右第 4 肋间胸骨缘处垂直刺入或于右背部第 7 或 8 肋间肩胛中线处穿刺。为了预防损伤心脏,可将心电图胸前导联夹在穿刺针根部,连续记录心电图,当针尖与心脏表面接触时,QRS 波变为倒置,而穿刺针退出时 QRS 波恢复正常。操作应注意无菌技术,针头推进应缓慢,如觉有心脏搏动,应将针头稍向后退,抽液不宜过快。

(三)病因治疗

1.结核性心包炎

仍为常见病因类型,起病隐匿,易发展为缩窄性心包炎。除心包炎的一般临床表现外,尚有结核病的全身反应。病因治疗要求及早联合应用抗结核药物,疗程要长。合并应用糖皮质激素可能减少心包渗出、防止粘连缩窄;结核毒血症状明显者可给予泼尼松每天 30~60 mg,5~7 天减量,6~8 周停药。穿刺抽液减压时可向心包腔内注入抗结核药物和糖皮质激素。

2.化脓性心包炎

主要由邻近的胸内感染如肺炎、脓胸、纵隔脓肿等直接蔓延产生。也可由败血症血行播散、胸腔手术或创伤感染直接蔓延、膈下脓肿蔓延而来。临床有高热、寒战、盗汗等毒血症症状,心包积液为脓性。治疗应根据临床和药敏试验选择足量有效抗生素,在感染被控制后再维持 2 周。在治疗过程中反复抽脓或置管引流,向心包腔内注入抗菌药物。如疗效不佳,应尽早施行心包切开引流术,防止发展为缩窄性心包炎。采用胸骨左旁弧形切口,切除第 4、5 肋软骨后向外侧推开胸膜,用十字形切口切开心包膜并切除一块心包活检,吸净脓液后再用手指分离间隔的脓腔,放橡皮条引流脓液;也可采用剑突下心包引流术。一般引流通畅可在 4~6 周愈合。

3.肿瘤性心包炎

原发性心包肿瘤少见,大多数为继发性,其中肺癌、乳腺癌、白血病、淋巴瘤占 80%。心包积液呈浆液血性,发展迅速,可致急性或亚急性心脏压塞。治疗取决于患者的一般情况、肿瘤恶性程度、有无心脏压塞。原则上首先要积极治疗原发病。大量心包积液时做心包穿刺、引流或切开以解除心脏压塞;向心包腔内注入如四环素和其他化学制剂可使心包膜硬化和心包腔闭合。同时可向心包腔内注射抗肿瘤药物,但至今没有使人信服的证据证实此举能改善预后。

4.急性非特异性心包炎

急性非特异性心包炎是一种浆液纤维蛋白性心包炎,病因不明,可能与病毒感染、自身免疫反应有关。发病前数周常有上呼吸道感染史,起病急剧,胸痛剧烈,心包渗液一般为小量或中等量,很少产生严重心包压塞症状。本病可自行痊愈,以对症治疗为主,包括卧床休息、止痛、镇静等,短期糖皮质激素治疗可有效控制症状。

5.心肌梗死后综合征

急性心肌梗死 $10\%\sim15\%$ 早期可有急性心包炎,后期通常发生于梗死后 10 天至 2 个月,发生率为 $1\%\sim3\%$,表现为发热、心包炎和胸膜炎,可能与自身免疫反应有关。此征有自限性,可复发。需休息及对症治疗。胸痛者给予非甾体抗炎药如阿司匹林、吲哚美辛等。如胸痛严重、上述治疗无效,或反复发作者可用糖皮质激素。

6.尿毒症性心包炎

尿毒症性心包炎是慢性肾衰竭晚期一种常见而严重的并发症。强化透析治疗常常有效。无效的患者,非甾体抗炎药和皮质类激素的疗效也有限。心脏压塞或大量心包积液时,须进行心包穿刺抽液,同时心包腔内滴注甲泼尼龙,每 6 小时 50 mg,共 2～3 天。由于死亡率高,剑突下心包切除术仅限于反复发作有严重症状的患者。

二、缩窄性心包炎

缩窄性心包炎继发于急性心包炎,结核为最常见的病因。缩窄性心包炎时,心包发生纤维化、增厚、粘连、钙化,心脏在舒张期不能充分扩展,以致产生一系列循环障碍症状体征。临床表现包括:①呼吸困难,与肺淤血、胸腔积液、腹水等有关。②食欲缺乏、腹胀等,与体循环淤血有关。③乏力、心悸等提示心排血量下降。④颈静脉怒张、肝大、腹水及下肢水肿是常见的体征。静脉压常显著升高。⑤心浊音界正常或轻度增大,心尖冲动不明显,心音低。半数以上患者可听到心包叩击音。⑥收缩压降低、舒张压升高,脉压变小,约 1/3 的患者可出现奇脉。超声心动图检查、CT 和 MRI 可发现心包增厚、心室变形、腔静脉扩张等,有助于诊断。缩窄性心包炎须与肝硬化、结核性腹膜炎、充血性心力衰竭、上腔静脉阻塞及限制型心肌病等鉴别。

内科疗法只能作为减轻患者症状及手术前准备之用。一旦诊断为缩窄性心包炎,应及早施行心包剥离术。多数人认为,临床上心包感染基本上已被控制时即应施行手术。结核性的患者抗结核治疗 4 周可考虑手术。

心包剥离应先从左心室开始,解除左心室及心尖的束缚,然后再剥离右心室的心包。左、右心室的前面、膈面及左心室后面的心包必须尽量剥离。右心房及腔静脉处的剥离易撕破心房或血管,且对症状的改善关系不大,不必强求。但如下腔静脉在穿过横膈处有坚硬的纤维环束缚,则必须加以切除。

患者在手术前数周即应低盐饮食,给予高蛋白饮食与维生素,必要时少量输血,注意休息。手术前 1～2 天应尽量将腹水及胸腔积液抽尽,可酌情使用利尿剂。手术后静脉补液及输血必须谨慎,容易导致急性左心衰竭。结核性患者在术后应继续抗结核治疗 6～12 个月。在恢复期中,患者应多休息,逐渐缓慢增加工作量。

(赵 宏)

第二节 感染性心内膜炎

感染性心内膜炎是由细菌、真菌或立克次体等微生物经血流直接侵犯心内膜、心瓣膜或大动脉内膜而引起的感染性炎症,常发生于原有基础心瓣膜病、先天性心血管畸形或心脏手术后的患者。细菌性赘生物是感染性心内膜炎的特征性病理改变,赘生物的内层由血小板、纤维蛋白和红、白细胞组成,中层主要是细菌,外层包有纤维蛋白和少量细菌;这些赘生物在心脏瓣膜上形成,可导致溃疡、甚至穿孔或腱索断裂,一旦发生脱落可引起一系列栓塞症状。临床特点有发热、进行性贫血、脾大、白细胞计数增高等全身感染表现,以及栓塞现象、心脏杂音改变或出现新的杂音和血培养阳性等。一般分为急性和亚急性两种,其各自的特点详见表 3-1,但有时两者很难区分。感染性心内膜炎病情严重,若不及时诊断与积极治疗,可危及生命,故早期诊断十分关键。凡有基础心瓣膜病或某些先天性心血管畸形的患者持续发热 1 周以上,均应高度警惕本病的可能,必须进行详细的相关检查及血培养以尽快确立诊断。血培养阳性具有决定性诊断价值,对确定致病菌及药物敏感实验至为重要。由于影响血培养结果的因素较多,对于具有典型临床表现而无其他疾病可解释的患者,虽然血培养阴性,仍应考虑本病的可能。

表 3-1　急性与亚急性感染性心内膜炎的鉴别

	急性感染性心内膜炎	亚急性感染性心内膜炎
原发病	无或有器质性心脏病	心瓣膜病,先天性心脏病,动脉、静脉瘘等
致病菌	毒性强,如金黄色葡萄球菌、溶血性链球菌	毒性弱,如草绿色链球菌、肠球菌、白色葡萄球菌
起病与进展	起病急,发展迅速	起病隐匿,发展缓慢
全身表现	毒血症症状,如寒战、高热、贫血、白细胞增高等	较轻
瓣膜损害	严重而进展快	较轻
并发症	较早出现 　心力衰竭迅速发生且顽固 　赘生物易脱落致多发性栓塞 　中枢神经并发症多见	逐渐出现 　心力衰竭逐渐发生至顽固 　栓塞间断出现 　急性肾炎改变多见
血培养	多阳性	阳性率低
预后	抗生素治疗效果差,病死率高	抗生素治疗效果各异,病死率较低

一、诊断要点

对于感染性心内膜炎的诊断,凡符合 2 项主要标准,或 1 项主要标准加 3 项次要标准,或 5 项次要标准可确诊感染性心内膜炎。

(一)主要诊断标准

(1)血培养二次阳性且病原菌一致,为典型的感染性心内膜炎致病菌。

(2)超声心动图发现赘生物或出现新的瓣膜关闭不全。

(二)次要诊断标准

(1)存在基础心脏疾病或静脉滥用药物者。

(2)发热:体温在 38.0 ℃以上。

(3)血管现象:栓塞、细菌性动脉瘤、颅内出血、结膜出血、Janeway 结节等。

(4)免疫学现象:肾小球肾炎、Osler 结节、Roth 斑、类风湿因子阳性。

(5)细菌学依据:血培养阳性但不符合上述主要标准。

(6)超声心电图发现符合感染性心内膜炎,但未达到主要标准。

二、治疗

成功治疗感染性心内膜炎的关键在于早期、足量、长程给予敏感而有效的抗生素,通过定期血培养,可以协助诊断及根据药敏调整抗菌药物种类与剂量,必要时联合用药,尽快控制毒血症,防止进一步的瓣膜损害,同时预防和减轻并发症如心力衰竭、栓塞、肾衰竭及心律失常等的发生,以提高治愈率。

(一)抗生素治疗

本病一经初步诊断则不必等待血培养及药物敏感实验结果,连续血培养 4~6 次之后即可开始强有力的抗生素治疗,必须选择既能杀菌又能穿透赘生物的抗生素。治疗原则如下:①首选杀菌剂,如青霉素、链霉素、头孢菌素(先锋霉素)等。②剂量要足,长期维持有效杀菌血药浓度在 6~8 倍以上,以利于穿透纤维蛋白到达赘生物并消灭其内部的细菌。③采用全身用药,包括静脉或肌内注射等给药方法。④疗程要长,一般为 4~6 周,以达到治愈的目的。

1.致病菌不明

由于 β 内酰胺环类抗生素(青霉素、头孢菌素)与氨基苷类抗生素(链霉素、卡那霉素、庆大霉素)联合应用对大多数细菌有杀灭作用,故在血培养结果尚未明确或血培养阴性时,常给青霉素 480 万~800 万 U 静脉滴注,并与链霉素合用,每天 1 g,共 6 周。若治疗 3 天热不退,可加大青霉素至每天 2 000 万~4 000 万 U 静脉滴注。对青霉素过敏者,可用头孢噻吩(先锋Ⅰ)每天 6~8 g,或头孢噻啶(先锋Ⅱ)或头孢唑啉(先锋Ⅴ)每天 4 g,分 3~4 次静脉滴注。亦可改用万古霉素,每天 2~3 g,分 4~6 次肌内注射或静脉滴注,滴速每小时 1 g;或红霉素每天 2 g,静脉滴注。以后血培养若获得阳性结果,再根据药敏调整抗生素的种类与剂量。

2.革兰阳性球菌感染

常见者有草绿色链球菌、肠球菌及葡萄球菌。近年来耐药菌株有增多趋势,故青霉素的用量有人主张增加至每天 10 000 万~20 000 万 U。丙磺舒可减慢青霉素从肾脏排出,从而可使青霉素血药浓度水平提高约 4 倍,延长作用时间约 12 小时,对无明显肾功能减退的患者,每 6 小时口服 0.5 g,可提高青霉素疗效及减少用量。

3.革兰阴性杆菌感染

多出现在心脏手术后,存在不同程度的耐药性,治疗较困难,故常采用具有协同作用的抗生素治疗。原则上采用干扰细菌细胞壁合成的抗生素(青霉素、头孢菌素)加一种影响细菌细胞蛋白合成的抗生素,易使后者进入并杀灭致病菌,疗程 4~6 周。

4.真菌感染

常发生于长期应用抗生素、糖皮质激素的患者,由于体质差、免疫功能低下,也可见于心脏手术后或静脉注射麻醉药物者。致病菌常为念珠菌、曲菌、组织胞质菌等,药物治疗疗效差。常用药物：①两性霉素 B 是治疗真菌感染性心内膜炎的有效药物,但其毒性很大,尤其是对肝脏、肾脏损害及骨髓抑制,使治疗难以完成。一般剂量 0.1 mg/(kg·d),以后每天增加 5～10 mg,直至 1 mg/(kg·d),共 6 周。②氟康唑(大扶康),以 400 mg/d 作为首剂,以后 200～400 mg/d 静脉滴注,疗程一般为 4 周或根据临床情况调整。曲菌对大扶康耐药,药物一般很难杀灭此菌,且复发率高、病死率高,应尽早手术切除感染的瓣膜,手术前后使用抗真菌药物。

抗生素治疗是感染性心内膜炎的主要方法之一,判断其疗效可以从体温下降情况、自觉症状好转、瘀点减少或停止出现以及疗程结束后未在发生栓塞,是否肝脾缩小、白细胞计数恢复正常、贫血改善、血培养阳性转阴等方面来估计。但有少数患者治疗过程中持续低热,应注意是否为药物热。由于治疗本病时使用抗生素剂量大且疗效长,故治疗过程中必须密切观察有关血常规、肾脏、神经系统及皮肤等方面的不良反应,抗生素治疗期间,还须注意耐药性、二重感染和菌群失调的发生。

(二)对症、支持疗法

对严重贫血者可予少量多次输新鲜血、冻干血浆、人体清蛋白与多种氨基酸,以改善全身状况增强机体抵抗力。卧床休息、注意水电解质平衡及给予心肌营养药物对改善症状及预防并发症有一定作用。常见并发症如充血性心力衰竭、心律失常及尿毒症等应及时发现及处理。在感染性心内膜炎治疗中,抗凝治疗并不能预防栓塞,且较少增加出血特别是颅内出血;即使在人工瓣术后须继续抗凝治疗时,也要特别小心。

(三)外科手术治疗

感染性心内膜炎经内科应用抗生素治疗后病死率仍达 24％～60％,且有些情况内科治疗无效,应考虑外科手术治疗,但术前、术中及术后均需应用足量合适的抗生素控制感染。因为术后神经系统恶化或死亡的可能性增加,所以感染性心内膜炎近期神经系统的并发症被认为是瓣膜置换的相对禁忌证。

外科手术适应证如下。

(1)感染性心内膜炎治疗过程中瓣膜严重受损致瓣膜关闭不全(特别是主动脉瓣穿孔、破裂造成主动脉瓣关闭不全),导致顽固性心力衰竭者。

(2)难以控制的感染,尤其是真菌感染,或人造心脏瓣膜或补片发生感染经足量抗生素治疗未能控制感染者。

(3)多发性栓塞(脑、肾、肺、冠状动脉、四肢大动脉等),心内脓肿或瘘道者。

(4)继发于动脉导管未闭、动静脉瘘或室间隔缺损等的感染性心内膜炎,通常予抗生素治疗,治疗半年后行手术。

术后应继续使用抗生素 4～6 周。

(四)复发的防治

经过有效的抗生素治疗及外科手术治疗,越来越多的感染性心内膜炎患者可获得治愈。但仍有 5％～10％患者易于复发,复发多发生于停药 6 周内,可能与延误诊断、治疗前病程长、选用的抗生素剂量不够或疗程不足、细菌对药物不敏感、并发肺或脑栓塞等因素有关。所以对上述这些易复发的患者治疗时抗生素剂量应增大,疗程宜延长,有手术指征者应尽早手术治疗,以防复发。复发患者复治时,应在原来有效敏感的抗生素基础上联合用药,加大剂量并延长疗程,有条件者还可改用其他敏感的新型抗生素。当疗程结束后要注意观察患者的体温,血常规及栓塞情况,并每周定期血培养检查,若连续 2 个月无临床症状及体征、血培养持续阴性提示感染性心内膜炎已治愈。

(五)预防

由于感染性心内膜炎致残率与致死率很高,故采取有效的预防措施比治疗更重要。对于有基础心脏疾病的高危患者(包括先天性心脏病、心脏瓣膜病、感染性心内膜炎史、心脏或心瓣膜手术后等),在接受有创伤性的口腔、上呼吸道、泌尿、生殖、消化道等的手术或操作前后,应根据具体情况,选择敏感而适宜的抗生素预防菌血症,从而预防感染性心内膜炎的发生。抗生素的应用与预防风湿热有所不同,剂量宜足,所用剂量必须达到有效杀菌浓度,一般于口腔、上呼吸道手术或操作前半小时或一小时开始口服抗生素,泌尿、生殖、消化道等的手术或操作前宜静脉或肌内注射,高危患者(人工瓣膜、有心内膜炎病史)术后持续 6～24 小时,必要时可延长至 2～3 天。

(赵　宏)

第三节　肺动脉高压

肺循环高压是指为海平面状态下,右心导管检查平均肺动脉压静息时≥3.3 kPa 或运动时≥4.0 kPa,包括肺动脉高压、肺静脉高压、混合性肺动脉高压。而肺动脉高压是指肺动脉血压增高而肺静脉压力正常,除符合上述肺循环高压标准外,还需肺毛细血管嵌顿压≤2.0 kPa。肺动脉高压主要原因是肺小动脉原发病变或其他原发疾病使肺动脉阻力增加,导致右心负荷增加和右心室衰竭。

一、诊断

肺动脉高压早期通常无症状,随着肺动脉压力增高,逐渐出现呼吸困难、胸痛、咯血、头晕或晕厥。体征包括肺动脉瓣区第 2 心音增强、三尖瓣全收缩期杂音、肺动脉舒张期杂音和右室第3音,静息时严重的右心衰竭患者可出现颈静脉怒张、肝大、周围性水肿、腹水,部分患者出现发绀。

肺动脉高压病情严重程度的评估可通过临床指标、运动耐量、超声参数、血流动力学指标、血液学检查等进行病情严重度评估。在临床指标中最有预测价值的是 NYHA 世界卫生组织肺动脉高压功能分级(见表 3-2),6 分钟步行试验是评价肺动脉高压患者活动耐量状态最重要的检查方法。

表 3-2　NYHA 世界卫生组织肺动脉高压功能分级

分级	描述
I	体力活动不受限,日常体力活动不会导致气短、乏力、胸痛
II	体力活动轻度受限,休息时无不适,但日常体力活动会导致气短、乏力胸痛或近乎晕厥
III	体力活动明显受限,休息时无不适,但轻微日常活动即导致气短、乏力、胸痛或近乎晕厥
IV	不能做任何体力活动,有右心衰竭的征象,休息时可有气短和/或乏力,任何体力活动都可加重症状

二、治疗

(一)基本治疗

(1)针对基础疾病和相关危险因素进行治疗,如有先天性心脏病应尽早矫治,药物导致者应尽快停药等。

(2)氧疗:肺动脉高压患者(先天性心脏病相关肺动脉高压者除外)吸氧治疗的指征是:血氧饱和度低于90%,先天性心内分流畸形相关肺动脉高压则无此限制。

(3)对心力衰竭患者可给予利尿剂、洋地黄类药物,必要时可应用多巴胺等正性肌力药物静脉滴注。

(4)为了对抗原位血栓形成,应口服华法林,一般使 INR 控制在 1.5～2.0。

(二)肺血管扩张药

目前临床上应用的血管扩张药有钙通道阻滞剂、依前列醇及其结构类似物、内皮素受体拮抗剂及磷酸二酯酶抑制剂等。

(1)钙通道阻滞剂:急性血管扩张药物试验结果阳性,对长期钙通道阻滞剂治疗能持续保持反应的患者应给予钙通道阻滞剂。常用药物有硝苯地平和地尔硫革。治疗宜从较小剂量开始,数周内增至最大耐受量,然后维持应用。应用1年还应再次进行急性血管扩张药物试验重新评价患者是否持续敏感,只有长期敏感者才能继续应用。PAH 患者的最大耐受量通常较大,如硝苯地平 120～240 mg/d,地尔硫革 240～720 mg/d。限制剂量增加的因素主要是低血压和下肢水肿。同时使用地高辛和/或利尿剂能够减少部分患者钙通道阻滞剂的不良反应。对正在服用且疗效不佳的患者应逐渐减量而停用,经急性血管扩张药物试验评价后再决定是否应用。

(2)依前列醇类药物:吸入性伊洛前列素(德国先灵公司的万他维)可选择性作用于肺血管,其化学性质较稳定。对于大部分肺动脉高压患者,该药可以比较明显快速降低肺血管阻力,提高心排血量。该药半衰期为 20～25 分钟,起效迅速,但作用时间较短,每天吸入治疗次数为 6～9 次,每次吸入剂量在 5～20 U。长期应用该药,可降低肺动脉压力和肺血管阻力,提高运动耐量,改善生活质量。

(3)内皮素受体拮抗剂:波生坦是治疗心功能Ⅲ级肺动脉高压首选治疗,用法是初始剂量 62.5 mg 每天 2 次,连续 4 周;后续以 125 mg 每天 2 次维持治疗。需要注意,由于可能引起肝脏酶学指标升高,建议治疗期间至少每月监测 1 次肝功能。如转氨酶增高小于或等于正常值设限的 3 倍,可以继续用药观察;在 3～5 倍,可以减半剂量继续使用或暂停用药,每 2 周监测 1 次肝功能,待转氨酶恢复正常后再次使用;在 5～8 倍,应暂停用药,每 2 周监测 1 次肝功能,待转氨酶恢复正常后可考虑再次用药;达到 8 倍以上时,需要停止使用,不再考虑重新用药。

(4)磷酸二酯酶抑制剂:上述药物治疗效果不佳者,可考虑使用西地那非,剂量为 20 mg 每天 3 次。

(5)单药治疗失败或患者病情恶化,可考虑联合用药,如波生坦加西地那非。

(三)房间隔造口术

充分使用上述内科治疗之后,患者仍无明显好转,即可推荐患者进行房间隔造口术。

(四)肺移植

单侧肺移植、双肺移植、活体肺叶移植及心肺移植已在国外成熟应用于肺动脉高压患者的治疗。其主要指征:已经充分内科治疗而无明显疗效的患者。肺移植技术明显延长了这些患者的寿命,可提高其生活质量,移植后患者可以停止使用治疗肺动脉高压的药物。

(赵　宏)

第四节 心 力 衰 竭

一、慢性心力衰竭

心力衰竭是一种复杂的临床症状群,是由于任何原因的初始心肌损伤(如心肌梗死、心肌病等)引起心肌结构和功能的变化,最后导致心室泵血和/或充盈功能低下,是各种心脏病严重阶段常见的病理生理改变。心力衰竭发病率高,正逐渐成为 21 世纪最重要的心血管病症,有临床症状患者的 5 年生存率与恶性肿瘤相仿。

心力衰竭的病理生理改变有以下 3 个方面:①初始心肌损伤:由心肌梗死、心肌病、血流动力学负荷过重、炎症等各种因素所致,是心力衰竭的启动因素。②心肌重构:指心室结构的改变,临床上可见心肌肌重和心室容量的增加以及心室形状的改变,横径增加呈球状。心室重构是心力衰竭发生发展的基本机制。③神经内分泌过度激活:在初始的心肌损伤后,交感神经系统和肾素-血管紧张素-醛固酮系统(RAAS)兴奋性增高,多种内源性的神经内分泌和细胞因子激活促进心肌重构,加重心肌损伤和心功能恶化,又进一步激活神经内分泌和细胞因子等,形成恶性循环。因此,治疗心力衰竭的关键就是阻断神经内分泌的过度激活,阻断心室重构。

心力衰竭按发生部位可分为左心衰竭、右心衰竭和全心衰竭。左心衰竭的循环障碍是以肺淤血为主,临床表现为劳累性气促、端坐呼吸及阵发性夜间呼吸困难、肺底部啰音、心脏扩大及舒张期奔马律等。右心衰竭则因体循环淤血及静脉压增高表现为颈静脉充盈、肝脏大、下肢水肿等。左右心衰竭最终都将发展为全心衰竭。其中左心衰竭又可进一步分为收缩性(射血分数低)、舒张性(射血功能正常或保留)及混合性心力衰竭。收缩性心力衰竭是指因心脏收缩功能障碍致收缩期排空能力减弱而引起的心力衰竭。临床特点为心腔扩大、心室收缩末期容积增大、射血分数降低。多数心力衰竭患者有收缩功能障碍。舒张性心力衰竭是指心室舒张期主动松弛能力受损和心肌僵硬度增加致左室在舒张期的充盈受损而出现的心搏出量减少,临床特点为有心力衰竭表现、心肌显著肥厚、心腔大小正常、射血分数正常、左室舒张末期容积指数$<97 \text{ mL/m}^2$。舒张性心力衰竭与收缩性心力衰竭同时出现时为混合性心力衰竭。

传统的心力衰竭分级是按美国纽约心脏病学会(NYHA)心功能分级标准,根据患者自觉症状分为以下几项。Ⅰ级:体力活动不受限,一般体力活动不引起过度或不相应的乏力、心悸、气促和心绞痛;Ⅱ级:体力活动轻度受限,静息时无不适,日常体力活动可致乏力、心悸、气促或心绞痛;Ⅲ级:体力活动明显受限,静息时无不适,但低于日常活动量可出现乏力、心悸、气促或心绞痛;Ⅳ级:不能无症状地进行任何体力活动,休息时可有心力衰竭或心绞痛症状,任何体力活动都加重不适。

美国心脏病协会/美国心脏学会(ACC/AHA)提出新的心力衰竭划分阶段方法。该方法强调心力衰竭的预防,将心力衰竭分为 4 个阶段:阶段 A 包括有进展为心力衰竭的危险,但心脏无结构性病变,也没有心力衰竭的症状,这一阶段的人群主要指高血压病、冠心病、糖尿病等的患者;阶段 B 为已有心脏结构性病变,但无心力衰竭症状,可能有左心室肥厚、左室收缩异常或无症状心脏瓣膜疾病;阶段 C 为过去或目前有心力衰竭症状并有心脏结构的改变(大多数心力衰竭患者属于此类）；阶段 D 为顽固性心力衰竭需要特殊干预治疗的患者，如应用机械循环支持、持续静脉正性肌力药物、心脏移植等。

慢性心力衰竭的治疗已从短期血流动力学/药理学措施转为长期的、修复性的策略，目的是缓解症状、提高生活质量，防止和延缓心肌重构的发展，从而降低心力衰竭的死亡率和住院率。对于仅有各种危险因素（如高血压、高血脂、糖尿病）的阶段 A 患者，应积极控制危险因素，可给予血管紧张素转换酶抑制剂或血管紧张素Ⅱ受体拮抗剂治疗，以防止疾病发展至阶段 B。阶段 B 患者须应用上述药物联合 β 受体阻滞剂治疗，以防止进展至阶段 C。阶段 C 或 D 患者应使用下述治疗策略。

(一)病因治疗

有明确病因的心脏病，针对病因经内科或外科治疗后，心力衰竭即可得到缓解或根除。如高血压、风湿性心瓣膜疾病、先天性心脏病（如动脉导管未闭、房间隔缺损、室间隔缺损等）、感染性心内膜炎、甲状腺功能亢进性心脏病、甲状腺功能减低性心脏病、贫血性心脏病、合并心肌缺血或心肌梗死需行冠脉造影和介入治疗。

此外尚需处理和纠正诱发心力衰竭的因素。常见的诱因为感染（特别是呼吸道感染）、过度体力劳动、情绪激动、妊娠与分娩、严重的心律失常（如阵发性心动过速及房颤）、输血或输液过量过快、摄盐过多、强心药物如洋地黄的剂量不足或中毒、严重贫血或大量失血、进入高原地区等。

(二)减轻心脏负荷

休息是减轻心脏负荷和治疗心力衰竭的重要而基本的措施。休息时肌肉活动减少，静脉回流亦减少，从而降低心脏的前负荷；此外，休息时血压降低，心脏的后负荷亦降低；且静息时心率减慢，心脏工作相应减少。因此，仅仅通过休息，一些轻度心力衰竭的患者症状可得到好转或控制。休息程度的掌握应随病情而定：Ⅰ级无症状的心力衰竭患者，应鼓励患者作适当运动，运动锻炼可提高运动耐量和生活质量；Ⅱ级轻度心力衰竭患者，应避免日常的重体力劳动，限于室内或轻的体力活动，适当增加午间及夜间睡眠时间；Ⅲ及Ⅳ级患者应卧床休息，并取半坐卧位，下肢下垂，减少静脉回心血量，减轻前负荷，有利于减轻呼吸困难。多做被动运动以防深部静脉血栓形成。临床情况改善后，应鼓励在不引起症状的情况下进行体力活动。

脑力休息也很重要。对病情较重且情绪不安或烦躁的患者，可选用适当的镇静剂如地西泮等，使得患者身心得到充分休息。

(三)纠正体内钠水潴留

1.调节饮食

心力衰竭患者宜低脂饮食、戒烟。肥胖患者应减轻体重。对严重心力衰竭伴明显消瘦（心脏恶病质）者，除调节饮食外还应给予营养支持，包括给人血清清蛋白。

2.限盐

心力衰竭患者的潴钠能力明显增强，应限制钠盐摄入。轻度心力衰竭患者钠盐摄入应限制在 2～3 g/d，中至重度心力衰竭患者应<2 g/d。盐代用品因富含钾盐应慎用，与血管紧张素转换酶抑制剂合用时可致高钾血症。心力衰竭患者输液原则上首选葡萄糖溶液，若不得不予以盐溶液时可考虑加用扩张静脉血管药物，且速度要慢。严格限盐不宜过久，以免发生低钠血症。

3.限水

当血钠<130 mmol/L 时，液体摄入量应<2 L/d。

4.利尿剂的应用

利尿剂是唯一能充分控制心力衰竭患者液体潴留的药物,是标准治疗中必不可少的组成部分。利尿剂通过抑制肾小管特定部位钠或氯的重吸收,遏制心力衰竭时的钠潴留,减少静脉回流和降低前负荷,从而减轻肺淤血;同时减轻其他脏器的充血及水肿,器官的功能亦相应改善和恢复,故利尿剂缓解心力衰竭症状迅速而明显。合理使用利尿剂是其他治疗心力衰竭药物取得成功的关键因素之一。

(1)利尿剂的慎用情况:①肺心病心力衰竭;②右室心肌梗死的单纯右心衰竭;③大量心包积液;④合并低血压、休克者;⑤阶段 A、B 的心力衰竭患者。

(2)利尿剂使用原则:①所有心力衰竭患者有液体潴留的证据,均应给予利尿剂,且应在出现水钠潴留的早期应用;②一般应与血管紧张素转换酶抑制剂和β受体阻滞剂联合应用,应用利尿剂后即使心力衰竭症状得到控制,亦不能将利尿剂作为单一治疗;③利尿剂缓解症状最为有效,数小时或数天内即见效,而血管紧张素转换酶抑制剂和β受体阻滞剂则需数周或数月,故应该尽早应用;④剂量由小到大,逐渐加量。一旦病情控制,以最小有效量长期维持;⑤长期维持期间,应根据液体潴留情况随时调整剂量;⑥长期、大剂量及合用多种利尿剂时,应严密观察不良反应(如电解质紊乱、症状性低血压及肾功能不全);⑦出现利尿剂抵抗(常伴有心力衰竭症状恶化)时,使用呋塞米静脉注射 40 mg,继以持续静脉滴注(10～40 mg/h),可联合使用 2 种或 2 种以上利尿剂;或短期应用小剂量增加肾血流的药物(如多巴胺 100～250 μg/min)。

(3)利尿剂的制剂选择:①襻利尿剂如呋塞米或托拉塞米作为首选,特别适用于有明显液体潴留或伴有肾功能受损的患者;呋塞米的剂量与效应呈线性关系,故可给予较大剂量;②噻嗪类仅适用于轻度液体潴留、伴高血压和肾功能正常的心力衰竭患者;氢氯噻嗪 100 mg/d 已达最大效应,再增量也没有效果。

(4)利尿剂的不良反应:①电解质丢失:利尿剂可引起低钾血症、低镁血症,合用血管紧张素转换酶抑制剂或给予保钾利尿剂常能预防钾、镁的丢失。出现低钠血症时应注意区别缺钠性低钠血症和稀释性低钠血症,二者治疗原则不同:前者发生于大量利尿后,属容量减少性低钠血症,患者可有直立性低血压,尿少而比重高,治疗应予以补充钠盐;后者又称难治性水肿,见于心力衰竭进行性恶化者,此时钠、水有潴留,而水潴留多于钠潴留,故称高容量性低钠血症,患者尿少而比重低,治疗应严格限水,并按利尿剂抵抗处理。②神经内分泌激活:利尿剂的使用可激活内源性神经内分泌系统,特别是 RAAS,因而利尿剂应与血管紧张素转换酶抑制剂和β受体阻滞剂合用。③低血压和氮质血症:心力衰竭患者如无液体潴留,出现低血压和氮质血症可能与容量减少有关,应减少利尿剂用量;若患者持续液体潴留,则低血压和氮质血症可能是心力衰竭恶化和外周有效灌注量降低的反映,应针对病情进行处理,同时加用增加肾灌注的药物(如多巴胺)。

5.监测体重

每天测定体重以早期发现液体潴留非常重要。在 3 天内体重突然增加 2 kg 以上,应考虑患者已有钠、水潴留,需加大利尿剂剂量。

(四)阻断神经内分泌激活

1.血管紧张素转换酶抑制剂

(1)血管紧张素转换酶抑制剂治疗心力衰竭有两个机制。①抑制 RAAS:组织 RAAS 在心肌重构中起关键作用,血管紧张素转换酶抑制剂能竞争性地阻断血管紧张素Ⅰ转化为血管紧张素Ⅱ,从而降低循环和组织的血管紧张素Ⅱ水平,起到扩张血管及抗增生作用。②作用于激肽酶

Ⅱ,抑制缓激肽的降解,提高缓激肽水平,通过缓激肽-前列腺素——氧化氮通路而发挥有益作用。

(2)血管紧张素转换酶抑制剂使用禁忌证和慎用情况:①对血管紧张素转换酶抑制剂有致命性变态反应(如血管性水肿导致喉头水肿)者、无尿性肾衰竭患者和妊娠妇女绝对禁用。②双侧肾动脉狭窄者禁用。③高钾血症(>5.5 mmol/L)者禁用。④有症状性低血压者禁用。⑤左室流出道梗阻患者禁用。⑥血肌酐显著升高(>265.2 μmol/L,即 3 mg/dL)者慎用。禁用是指这些患者应先接受其他抗心力衰竭药物治疗,待上述指标改善后再决定是否应用血管紧张素转换酶抑制剂。

(3)血管紧张素转换酶抑制剂使用原则:①所有慢性心力衰竭患者必须应用血管紧张素转换酶抑制剂,包括阶段 A、B 无症状性心力衰竭患者和 LVEF$<40\%$者,除非有禁忌证或不能耐受,血管紧张素转换酶抑制剂须终身服用。②血管紧张素转换酶抑制剂一般与利尿剂合用,如无液体潴留亦可单独应用。③血管紧张素转换酶抑制剂与 β 受体阻滞剂合用有协同作用。④尽量选择循证医学中证实有效的制剂。⑤据患者具体情况选择药物剂量,尽可能达到目标剂量,如不能耐受,可应用中等剂量或患者能够耐受的最大剂量。⑥从极小剂量开始,如能耐受则每 $1\sim2$ 周剂量加倍,一旦达到最大耐受剂量可长期使用。⑦起始治疗后 $1\sim2$ 周内应监测血压、血钾和肾功能,以后定期复查。

(4)血管紧张素转换酶抑制剂的不良反应。①低血压:较为常见,在治疗开始或增加剂量时容易发生,可调整或停用其他有降压作用的药物、利尿剂减量、停用或血管紧张素转换酶抑制剂减量。②肾功能恶化:血管紧张素转换酶抑制剂治疗初期肌酐或血钾可有一定程度增高,若肌酐增高$>50\%$为异常反应,血管紧张素转换酶抑制剂应减量或停用;使用血管紧张素转换酶抑制剂同时停用某些肾毒性药物(如非甾体抗炎药);肾功能异常患者可选择经肝肾双通道排泄的血管紧张素转换酶抑制剂。③高血钾:血管紧张素转换酶抑制剂阻断 RAAS 而减少钾的丢失,可能导致高钾血症,服用血管紧张素转换酶抑制剂一般不应同时加用钾盐。合用醛固酮受体拮抗剂时,血管紧张素转换酶抑制剂应减量,并注意监测血钾水平。④咳嗽:于治疗开始的几个月内出现干咳,停用后咳嗽消失符合血管紧张素转换酶抑制剂所致的咳嗽,可耐受者鼓励继续服用,不能耐受者改用血管紧张素Ⅱ受体拮抗剂。⑤血管性水肿:较罕见,可出现喉头水肿等严重情况,多见于首次用药或治疗最初 24 小时内,一旦发生,终身禁止服用血管紧张素转换酶抑制剂。

2.血管紧张素Ⅱ受体拮抗剂

可阻断所有经血管紧张素转换酶途径或非血管紧张素转换酶途径生成的血管紧张素Ⅱ与其受体结合,从而阻断心力衰竭发生发展的病变过程。血管紧张素Ⅱ受体拮抗剂对缓激肽的代谢无影响,一般不引起咳嗽。

血管紧张素Ⅱ受体拮抗剂的使用原则:①可用于 A 阶段患者,以预防心力衰竭发生;亦可用于不能耐受血管紧张素转换酶抑制剂的 B、C、D 阶段患者,作为一线治疗;对于常规治疗(包括血管紧张素转换酶抑制剂)后心力衰竭症状持续存在且 LVEF 低下者,可考虑加用血管紧张素Ⅱ受体拮抗药;②各种血管紧张素Ⅱ受体拮抗剂剂型无显著差别,但坎地沙坦、缬沙坦证据较明确;③需在开始应用及改变剂量的 $1\sim2$ 周内监测血压、肾功能及血钾;④从小剂量开始,在患者耐受基础上逐步加量至目标剂量或可耐受的最大剂量。

3.β 受体阻滞剂

慢性心力衰竭时,肾上腺素能受体通路的持续、过度激活对心脏有害。β 受体阻滞剂具有改善内源性心肌功能的"生物学效应",其虽为负性肌力药物,初期对心功能有明显抑制作用,但长期治疗(＞3个月)则改善心功能,LVEF增加;治疗4～12个月,能降低心室肌重和容量、改善心室形状,使得心肌重构延缓或逆转。因而β受体阻滞剂已成为心力衰竭常规治疗的一部分。

(1)β受体阻滞剂使用禁忌证:①支气管痉挛性疾病、心动过缓(心率＜60次/分)、二度及以上房室传导阻滞(除外已安装起搏器)者;②心力衰竭患者有明显液体潴留、需大量利尿者暂时不能应用,应先利尿,达到干体重后再开始应用。

(2)β受体阻滞剂的使用原则:①所有慢性收缩性心力衰竭、NYHAⅡ～Ⅲ级病情稳定以及阶段B、无症状性心力衰竭或NYHAⅠ级(LVEF＜40%)的患者均必须应用β受体阻滞剂,而且终身使用,除非有禁忌证或不能耐受。NYHAⅣ级者需待病情稳定(4天内未静脉用药、已无液体潴留并体重恒定)后,在严密监护下由专科医师指导应用。②β受体阻滞剂应尽早开始应用,不要等到其他治疗方法无效时才用,因患者可能在延迟用药期间死亡。③症状改善常在治疗2～3个月后才出现,即使症状不改善,亦能防止疾病的进展。④不良反应常发生在治疗早期,一般不妨碍长期用药。⑤一般应在利尿剂和血管紧张素转换酶抑制剂的基础上加用β受体阻滞剂。在β受体阻滞剂起始治疗前和治疗期间,患者须达干体重,且利尿剂已维持在最合适剂量。如果患者液体不足,易发生低血压;如有液体潴留则心力衰竭易恶化。

(3)β受体阻滞剂剂型、剂量的选择:①选用大型临床试验证实有效的选择性β1受体阻断药比索洛尔、琥珀酸美托洛尔和兼具α1受体阻滞作用的β受体阻滞剂卡维地洛;国内亦建议使用酒石酸美托洛尔。②清晨静息心率55～60次/分,不低于55次/分即认为β受体阻滞剂的使用剂量已达到目标剂量或最大耐受量。③β受体阻滞剂的使用必须从极低剂量开始,如琥珀酸美托洛尔12.5～25 mg,每天1次;酒石酸美托洛尔6.25 mg,每天3次;比索洛尔1.25 mg,每天1次;卡维地洛3.125 mg,每天2次。如患者能耐受前一剂量,每隔2～4周将剂量加倍;如前一较低剂量出现不良反应,可延迟加量直至不良反应消失。起始治疗时,β受体阻滞剂可引起液体潴留,需每天测体重,一旦出现体重增加即应加大利尿剂用量,直至恢复治疗前体重,再继续加量。④β受体阻滞剂的最大剂量为:琥珀酸美托洛尔200 mg每天1次,酒石酸美托洛尔50 mg,每天3次,比索洛尔10 mg,每天1次,卡维地洛25 mg,每天2次。

(4)β受体阻滞剂的不良反应。①低血压:应用含α受体阻滞作用的β受体阻滞剂尤易发生,一般出现在首剂或加量的24～48小时内,一旦发生首先停用硝酸酯类制剂、钙通道阻滞剂或其他不必要的扩血管药物。如低血压伴随低灌注的症状,则β受体阻滞剂应减量或停用,并重新评定患者的临床情况。②液体潴留和心力衰竭恶化:起始治疗前应确认患者已达到干体重状态。如有液体潴留,常在β受体阻滞剂起始治疗3～5天出现体重增加,如不处理,1～2周后常致心力衰竭恶化,故应告知患者每天称体重,如在3天内体重增加＞2 kg,立即加大利尿剂用量。如果用药期间心力衰竭轻度或中度加重,首先加大利尿剂和血管紧张素转换酶抑制剂用量,以达到临床稳定。如病情恶化,可将β受体阻滞剂暂时减量或停用,但应避免突然撤药,引起病情显著恶化。减量过程应缓慢,每2～4天减1次量,2周内减完。病情稳定后,需再加用β受体阻滞剂。心力衰竭加重时可短期使用静脉正性肌力药。③心动过缓和房室传导阻滞:与β受体阻滞剂剂量相关,低剂量不易发生,但在增量过程中危险性亦逐渐增加,如心率低于55次/分或伴有眩晕等症状或出现二至三度房室传导阻滞应减量。此外,还应注意药物相互作用的可能性,停用其他可引起心动过缓的药物。④无力:应用β受体阻滞剂时可伴有无力,多数可在数周内自行缓解,某些患者症状严重需减量。如无力伴外周低灌注,则需停药,稍后再重新应用或换用其他类型β受体阻滞剂。

4.醛固酮受体拮抗剂

醛固酮有独立于血管紧张素Ⅱ和相加于血管紧张素Ⅱ对心肌重构的不良作用,特别是对心肌细胞外基质。人体衰竭心脏中,心室醛固酮生成及活化增加且与心力衰竭严重程度成正比,虽然短期使用血管紧张素转换酶抑制剂或血管紧张素Ⅱ受体拮抗剂均可降低循环中醛固酮水平,但长期使用时,循环醛固酮水平不能持续降低,即出现"醛固酮逃逸"现象。因此,在血管紧张素转换酶抑制剂基础上加用醛固酮受体拮抗剂可进一步抑制醛固酮的有害作用。

(1)醛固酮受体拮抗剂的禁忌证和慎用情况:高钾血症和肾功能异常禁用,如有发生这两种情况的潜在危险者应慎用。为减少心力衰竭患者发生致命性高钾血症的危险,患者血肌酐<176.8(女性)～221.0(男性)μmol/L,且近期无恶化,同时血钾<5.0 mmol/L且近期无严重高钾血症时方能使用醛固酮受体拮抗剂。

(2)醛固酮受体拮抗剂的使用原则:①适用于NYHA Ⅲ～Ⅳ级的中、重度心力衰竭患者及急性心肌梗死后合并心力衰竭且LVEF<40%的患者。②螺内酯起始剂量为10 mg/d,最大剂量为20 mg/d,有时也可隔天给予;依普利酮25～50 mg/d。③开始使用醛固酮受体拮抗剂后即停止使用补钾制剂。除非有明确低钾血症,否则也应让患者避免食用高钾食物。④同时使用襻利尿剂。⑤同时使用大剂量血管紧张素转换酶抑制剂可增加高钾血症发生的风险。⑥使用醛固酮受体拮抗剂的同时避免使用非甾体抗炎药和COX-2抑制剂,尤其是老年人,因可引起肾功能恶化和高血钾。⑦使用醛固酮受体拮抗剂治疗的前3天和1周时监测电解质和肾功能,前3个月为每月监测1次,以后每3个月1次,如血钾>5.5mmol/L,即停用或减量;⑧及时处理可致脱水的因素,如腹泻等,以免血容量不足。

螺内酯可出现男性乳房增生症,为可逆性,停药后消失。

(五)增强心肌收缩力,提高心排血量

目前认为,正性肌力药物不能延长心力衰竭患者寿命,故该类药物在心力衰竭的治疗中已从占主导地位降为综合治疗的一部分,但其能改善心力衰竭的临床症状,作用不可忽视。

1.洋地黄

长期以来,洋地黄对心力衰竭的治疗均归因于正性肌力作用,即洋地黄通过抑制衰竭心肌细胞膜Na$^+$/K$^+$-ATP酶,使细胞内Na$^+$水平升高,促进Na$^+$-Ca^{2+}交换,提高细胞内Ca^{2+}水平,从而发挥正性肌力作用。然而,洋地黄的有益作用可能部分是与非心肌组织Na$^+$/K$^+$-ATP酶的抑制有关。副交感传入神经的Na$^+$/K$^+$-ATP酶受抑制,提高了位于左室、左房与右房入口处、主动脉弓和颈动脉窦压力感受器的敏感性,抑制性传入冲动的数量增加,进而使中枢神经系统下达的交感兴奋性减弱。此外,肾脏的Na$^+$/K$^+$-ATP酶受抑制,可减少肾小管对钠的重吸收,增加钠向远曲小管的转移,导致肾脏分泌肾素减少,因而提示洋地黄并非仅仅是正性肌力药物,还能通过降低神经内分泌系统的活性起到治疗心力衰竭的作用。

(1)洋地黄的禁忌证和慎用情况:①伴窦房传导阻滞、Ⅱ度或高度房室传导阻滞患者禁用洋地黄,除非已置入心脏起搏器;②急性心肌梗死后患者特别是有进行性心肌缺血者慎用;③与能抑制窦房结或房室结功能的药物(如胺碘酮、β受体阻滞剂)合用时必须谨慎;④与能影响洋地黄代谢的药物(如维拉帕米、克拉霉素、红霉素等)合用时应调节剂量。

(2)洋地黄的使用原则:①适用于已应用血管紧张素转换酶抑制剂(或血管紧张素Ⅱ受体拮抗剂)、β受体阻滞剂和利尿剂治疗而仍持续有症状的慢性收缩性心力衰竭患者;重症患者将地高辛、血管紧张素转换酶抑制剂(或血管紧张素Ⅱ受体拮抗剂)、β受体阻滞剂和利尿剂同时使用。②亦可在醛固酮受体拮抗剂、血管紧张素转换酶抑制剂、β受体阻滞剂和利尿剂联用的基础上仍有症状时加用地高辛。③如患者已经使用地高辛,不必停用,但需加用神经内分泌抑制剂血管紧张素转换酶抑制剂和β受体阻滞剂。④地高辛适用于心力衰竭伴有快速心室率的房颤患者,但加用β受体阻滞剂对控制运动时的心率效果更佳。⑤由于地高辛不能降低心力衰竭患者病死率,故不主张早期应用,亦不推荐用于NYHA Ⅰ级心功能的患者。⑥急性心力衰竭时房颤并快速心室率可应用地高辛,否则首选其他治疗措施。

(3)洋地黄的应用方法:①地高辛是唯一经过临床试验评估的洋地黄制剂,也是唯一被确认能有效治疗慢性心力衰竭的正性肌力药物。地高辛为中速口服制剂,服用后经小肠吸收,2～3小时血清浓度达高峰,4～8小时获最大效应,85%由肾脏排出,半衰期为36小时,连续服用同剂量5个半衰期(约7天)后,血清浓度达高峰。②剂量:目前多采用维持量疗法(0.125～0.25 mg/d),即自开始便使用固定剂量,并继续维持;对于70岁以上或肾功能受损者,地高辛宜用小剂量0.125 mg每天1次或隔天1次。如为控制房颤的心室率,可采用较大剂量0.375～0.5 mg/d,但这一剂量不适用于心力衰竭伴窦性心律患者。③地高辛的血清浓度与疗效无关,建议血清地高辛的浓度范围为0.5～1.0 μg/L。

(4)洋地黄的不良反应。①心律失常:如期前收缩、房性心动过速伴房室传导阻滞、双向性室性心动过速和房室传导阻滞;②胃肠道症状:如厌食、恶心、呕吐等;③神经精神症状:视觉异常、定向力障碍、昏睡及精神错乱。不良反应常出现在血清地高辛浓度>2.0 μg/L时,在低血钾、低血镁、甲状腺功能低下时更易发生。

2.cAMP依赖性正性肌力药物

包括β受体激动药和磷酸二酯酶抑制剂。指南认为由于缺乏有效的临床试验证据并考虑到药物的毒性,对慢性心力衰竭患者即使在进行性加重阶段,也不主张长期间歇静脉滴注正性肌力药物。对阶段D难治性终末期心力衰竭患者可作为姑息疗法应用,对心脏移植前终末期心力衰竭、心脏手术后心肌抑制所致的急性心力衰竭,可短期使用3～5天。

使用方法:多巴酚丁胺剂量100～250 μg/min,多巴胺剂量250～500 μg/min,米力农负荷量为2.5～3 mg,继以20～40 μg/min,均为静脉给药。

(六)血管扩张药

钙通道阻滞剂不宜用于治疗慢性收缩性心力衰竭,即使合并高血压或心绞痛的心力衰竭患者需要使用钙通道阻滞剂时,应选择氨氯地平或非洛地平。维拉帕米和地尔硫䓬具有负性肌力作用,对心肌梗死后伴LVEF下降及无症状的心力衰竭患者不宜使用。目前,联合应用肼苯达嗪和硝酸酯类得到推荐。适应证为应用利尿剂、血管紧张素转换酶抑制剂和β受体阻滞剂的优化治疗下仍有症状的中至重度心力衰竭患者,但仅适用于非洲裔患者。

(七)抗凝和抗血小板药

心力衰竭时由于心腔扩张且低动力、心腔内血液淤滞、局部室壁运动异常及促凝因子活性提高,理论上认为有较高血栓栓塞事件发生风险,但临床研究并未证实。因而心力衰竭患者抗凝、抗血小板治疗并未得到肯定。

应用原则:①心力衰竭伴有明确动脉粥样硬化疾病如冠心病、心肌梗死后、糖尿病和脑卒中而有二级预防适应证者必须应用阿司匹林75～150 mg/d。②心力衰竭伴房颤的患者应长期应用华法林抗凝治疗,并调整华法林剂量以维持国际标准化比值(INR)在2～3。③抗凝治疗风险高但又必须抗凝的心力衰竭患者,推荐抗血小板治疗。④窦性心律患者不推荐常规抗凝治疗,但可疑或明确有心室内血栓时可考虑抗凝治疗。⑤仅仅在急性冠脉综合征时才抗血小板、抗凝联合治疗。⑥单纯扩张型心肌病患者不需要阿司匹林治疗。⑦大剂量的阿司匹林可能使病情不稳定的心力衰竭患者加重。

(八)心力衰竭的非药物治疗

1.心脏再同步化治疗

NYHA Ⅲ～Ⅳ级伴低 LVEF 的心力衰竭患者,其中约 1/3 有 QRS 时间延长＞120 ms,提示存在心室收缩不同步。心力衰竭患者左右心室及左心室内收缩不同步时,可致心室充盈减少、左室收缩力或压力的上升速度降低、时间延长,加重二尖瓣反流及室壁逆向运动,使心室排血效率下降,导致心力衰竭患者病死率增加。心脏再同步化治疗可恢复正常的左右心室及心室内的同步激动,减轻二尖瓣反流,从而增加心排血量,减轻患者症状,改善预后。

使用原则:①LVEF≤35％,窦性心律,左室舒张末期内径≥55 mm,心脏不同步(目前标准为 QRS≥120 ms),经过正规、合理抗心力衰竭药物治疗,仍为 NYHA Ⅲ～Ⅳ级者均应给予心脏再同步化治疗;②植入心脏再同步化治疗后继续合理抗心力衰竭药物治疗。

2.埋藏式自动转复除颤器治疗

临床试验发现中度心力衰竭患者一半以上死于室性心律失常,因而埋藏式自动转复除颤器对预防心力衰竭患者猝死非常重要。

使用原则:①心力衰竭伴低 LVEF 者,曾有心脏停搏、心室颤动或伴有血流动力学不稳定的室速,植入埋藏式自动转复除颤器可延长生存期。②缺血性心脏病,心肌梗死后至少 40 天,LVEF≤30％,长期优化药物治疗后 NYHA Ⅱ～Ⅲ级,预期生存期超过 1 年且功能良好,应植入埋藏式自动转复除颤器作为一级预防减少心脏性猝死。③非缺血性心肌病,LVEF≤30％,长期最佳药物治疗后 NYHA Ⅱ～Ⅲ级,合理预期生存期超过 1 年且功能良好,推荐植入埋藏式自动转复除颤器作为一级预防减少心脏性猝死。④对于 NYHA Ⅲ～Ⅳ级、LVEF≤35％且 QRS＞120ms 的症状性心力衰竭,可植入 CRT-D,以改善发病率和死亡率。⑤重度心力衰竭患者的预期存活时间和生活质量不高,不推荐植入埋藏式自动转复除颤器。

3.心脏移植

心脏移植可作为终末期心力衰竭的一种治疗方式,主要适用于无其他治疗方法可选择的重度心力衰竭患者。但目前存在供体短缺及术后排斥问题。联合应用血管紧张素转换酶抑制剂和β受体阻滞剂以及近年的心脏再同步化治疗治疗,显著改善了重度心力衰竭患者的预后和生活质量,使许多患者免于心脏移植。

二、急性心力衰竭

急性心力衰竭是一种伴有心排血量减少、组织低灌注、肺毛细血管楔压增加和组织充血的临床综合征,分为慢性心力衰竭急性加重,急性左心衰竭、急性右心衰竭。急性右心衰竭的常见病因为急性心肌梗死或损伤、急性血流动力学障碍(如急性瓣膜大量反流)。

(一)急性左心衰竭的治疗

1.临床评估

对患者应根据以下方面进行动态评估,及时调整治疗方案:①基础心血管疾病;②急性心力衰竭发生的诱因;③病情严重程度并估计预后;④治疗的效果。

2.控制基础病因和矫治心力衰竭诱因

患者有高血压、冠心病、甲亢、贫血等基础疾病时应积极控制病因;因感染、影响血流动力学的心律失常、大量补液等原因诱发心力衰竭时,应尽快去除诱因。

3.一般处理

(1)体位:患者应半卧位或端坐位,双腿下垂以减少回心血量,降低心脏前负荷。

(2)饮食:进易消化食物,宜少量多餐(6~8 次/天)。应用襻利尿剂情况下不要过分限制钠盐摄入,避免低钠血症。利尿剂应用时间较长者要补充维生素和微量元素。

(3)出入水量管理:严格限制饮水量和静脉输液速度,每天液体摄入量一般宜在 1 500 mL 以内,不超过 2 000 mL。保持水出入量负平衡 500 mL/d,严重肺水肿者的水负平衡为 1 000~2 000 mL/d,甚至可达 3 000~5 000 mL/d,以减少水钠潴留、缓解症状。3~5 天后,如淤血、水肿明显消退,应减少水负平衡量,逐渐过渡到出入水量大体平衡。在水负平衡下应注意防止发生低血容量、电解质紊乱等。

4.氧疗与通气支持

指端血氧饱和度<90%的患者应尽早吸氧,使患者 $SaO_2 \geqslant 95\%$。可采用鼻导管吸氧,如仅为低氧血症,无 CO_2 潴留,采用高流量给氧 6~8 L/min。在氧气通过的湿化瓶中加 50%~70% 的乙醇或有机硅消泡剂可使肺泡内的泡沫表面张力降低而破裂改善肺泡的通气,用于肺水肿患者。伴呼吸性碱中毒患者应给予面罩吸氧。

经常规吸氧和药物治疗患者仍存在Ⅰ型或Ⅱ型呼吸衰竭应及早采用无创呼吸机辅助通气,如患者不能合作、有严重认知障碍和焦虑或呼吸急促、呼吸微弱和呼吸道分泌物多者,尤其是出现明显的呼吸性酸中毒和代谢性酸中毒并影响意识状态的患者,可采用气道插管和人工机械通气。

5.药物治疗

(1)镇静剂:主要应用吗啡,2.5~5.0 mg 静脉缓慢注射,亦可皮下或肌内注射。伴低血压、休克、意识障碍、慢性阻塞性肺疾病等患者忌用。老年患者慎用或减量。也可应用哌替啶 50~100 mg 肌内注射。

(2)利尿剂:应采用静脉利尿制剂,首选呋塞米,先静脉注射 20~40 mg,继以静脉滴注 5~40 mg/h 总量在最初 6 小时不超过 80 mg,24 小时不超过 200 mg。亦可应用托拉塞米 10~20 mg 或依他尼酸 25~50 mg 静脉注射。襻利尿剂疗效不佳,应加用噻嗪类,氢氯噻嗪 25~50 mg,每天 2 次,或螺内酯 20~40 mg/d。

(3)血管扩张药物:主要有硝酸酯类、硝普钠、重组人脑钠肽(rhBNP)、乌拉地尔、酚妥拉明。硝酸酯类在不减少心排血量和不增加心肌氧耗情况下能减轻肺淤血,特别适用于急性冠脉综合征伴心力衰竭患者。硝酸甘油静脉滴注起始剂量 5~10 μg/min,每 5~10 分钟递增 5~10 μg/min,最大剂量 100~200 μg/min。硝酸异山梨酯静脉滴注剂量 5~10 mg/h。

硝普钠适用于严重心力衰竭、原有后负荷增加以及伴心源性休克患者。宜从小剂量 10 μg/min 开始,逐渐增加至 50~250 μg/min,静脉滴注,疗程不超过 72 小时。

rhBNP 属内源性激素物质,国内制剂商品名为新活素,国外同类药名为奈西立肽。该药并非单纯的血管扩张剂,还有一定的排钠利尿作用;还可抑制 RAAS 和交感神经系统,阻滞急性心力衰竭演变中的恶性循环。应用方法:先给予负荷剂量 1.5μg/kg,静脉缓慢推注,继以 0.0 075~0.015 μg/(kg·min)静脉滴注,也可不用负荷剂量而直接静脉滴注。疗程一般 3 天,不超过 7 天。

乌拉地尔具有外周和中枢双重扩血管作用。适用于高血压、冠心病和扩心病引起的急性左心衰竭。通常静脉滴注 100～400 μg/min，可逐渐增加剂量，根据血压和临床状况予以调整。伴严重高血压者可缓慢静脉注射 12.5～25.0 mg。

(4)支气管解痉剂：一般应用氨茶碱 0.125～0.25 g 以葡萄糖水稀释后静脉推注，4～6 小时可重复一次；或以 0.25～0.50 mg/(kg·h) 静脉推注。此类药物不宜用于冠心病患者。

(5)正性肌力药物：此类药物适用于伴症状性低血压或心排血量降低伴有循环淤血的患者。对血管扩张药物及利尿剂不耐受或反应不佳的患者尤其有效。

洋地黄类一般应用毛花苷 C 0.2～0.4 mg 缓慢静脉注射，2～4 小时后可再用 0.2 mg，伴快速心室率的房颤患者可酌情适当增加剂量。

多巴胺的使用个体差异较大，应从小剂量开始，逐渐增加剂量，短期使用。一般 250～500 μg/min 静脉滴注。

多巴酚丁胺亦为短期使用药物。100～250 μg/min 静脉滴注，使用时注意监测血压。常见不良反应有心律失常、心动过速。

磷酸二酯酶抑制剂以米力农为代表，首剂 25～50 μg/min 静脉注射(长于 10 分钟)，继以 0.25～0.50 μg/(min·kg) 静脉滴注。常见不良反应有低血压和心律失常。

左西孟坦是一种钙增敏剂，其正性肌力作用独立于 β 肾上腺素能刺激，可用于正在接受 β 受体阻滞剂治疗的患者。用法是首剂 12～24 μg/kg 静脉注射(长于 10 分钟)，继以 0.1 μg/(min·kg) 静脉滴注，可酌情减半或加倍。对于收缩压＜13.3 kPa 的患者，不需要负荷剂量，可直接用维持量，以防发生低血压。

6.非药物治疗

(1)主动脉内球囊反搏(IABP)适用于：急性心肌梗死或严重心肌缺血并发心源性休克且药物治疗不能纠正、伴血流动力学障碍的严重冠心病、心肌缺血伴顽固性肺水肿。禁忌证有：存在严重的外周血管疾病、主动脉瘤、主动脉瓣关闭不全、活动性出血或其他抗凝禁忌证、严重血小板缺乏。

(2)血液净化治疗适用于：高容量负荷且对襻利尿剂和噻嗪类利尿剂抵抗，低钠血症且有相应临床表现如神志障碍、肌张力减退等，肾功能进行性恶化。

(3)心室机械辅助装置：用于急性心力衰竭常规药物治疗无改善时，包括体外模式人工肺氧合器、心室辅助泵等。心室辅助装置可短期辅助心脏功能，可作为心脏移植或心肺移植的过渡。

(二)急性右心衰竭的治疗

1.右心室梗死伴急性右心衰竭

监测中心静脉压的基础上大量补液，可应用羧甲淀粉、低分子右旋糖酐等，直至肺毛细血管锲压上升至 2.0～2.4 kPa，血压回升和低血压症状改善。24 小时输液量在 3 500～5 000 mL。充分扩容后血压仍低者，可给予多巴胺或多巴酚丁胺。禁用利尿剂、吗啡和硝酸甘油等血管扩张剂，以避免进一步降低右心室充盈压。

2.急性大块肺栓塞所致急性右心衰竭

(1)止痛：吗啡或哌替啶。

(2)吸氧：大流量给氧(6～8 L/min)。

(3)溶栓治疗：常用尿激酶或人重组组织型纤溶酶原激活剂。停药后继续肝素治疗。用药期间监测凝血酶原时间,使之延长至正常对照的 1.5～2.0 倍。

(4)内科治疗无效的危重患者,可介入或外科手术取栓。

急性心力衰竭患者渡过急性期后,其治疗参见慢性心力衰竭治疗。

三、射血分数正常性心力衰竭的治疗

射血分数正常性心力衰竭又称舒张性心力衰竭,是由于左心室舒张期主动松弛能力受损和心肌顺应性降低,亦即僵硬度增加,导致左心室在舒张期的充盈受损、每搏输出量(即每搏量)减少、左室舒张末期压增高而发生的心力衰竭。多见于老年女性,有高血压、糖尿病、左心室肥厚者,并常有冠状动脉疾病或房颤。射血分数正常性心力衰竭可与收缩功能障碍同时出现,亦可单独存在,其预后优于收缩性心力衰竭。符合下列条件者可诊断舒张性心力衰竭:①有典型心力衰竭的症状和体征;②LVEF 正常(＞45％),左心腔大小正常;③有创性心腔内压力测定或超声心动图有左室舒张功能异常的证据;④超声心动图检查无心瓣膜疾病,可排除心包疾病、肥厚型心肌病或限制型心肌病。

(1)积极控制血压:舒张性心力衰竭患者的达标血压宜低于单纯高血压标准,即收缩压 <17.3 kPa,舒张压<10.7 kPa。

(2)控制房颤心室率和心律:心动过速时舒张期充盈时间缩短,每搏输出量降低。故房颤患者尽可能转复并维持窦律,永久性房颤时应控制心室率。

(3)应用利尿剂:可缓解肺淤血和外周水肿,但不宜过度,以免前负荷过度降低而致低血压。

(4)血运重建治疗:由于心肌缺血可以损害心室的舒张功能,冠心病患者如有症状性或可证实的心肌缺血,应考虑冠状动脉血运重建。

(5)逆转左心室肥厚,改善舒张功能:可选用血管紧张素转换酶抑制剂、血管紧张素Ⅱ受体拮抗剂、β受体阻滞剂等。维拉帕米可用于肥厚型心肌病。

(6)舒张性心力衰竭不使用地高辛。

(7)若舒张性心力衰竭合并收缩性心力衰竭,以治疗后者为主。

(赵　宏)

第五节　高 血 压 病

高血压病也称原发性高血压,是指以血压增高为主要临床表现伴或不伴有多种心血管危险因素的综合征,多见于中、老年人。

高血压的定义为:在未使用抗高血压药物的情况下,三次不同时间测量的血压,收缩压 ≥18.7 kPa和/或舒张压≥12.0 kPa。既往有高血压史,目前正在使用抗高血压药物,现血压虽未达上述水平,亦应诊断高血压。

按血压水平分类:见表 3-3。

若患者的收缩压与舒张压分属不同的级别时,则以较高的分级为准。单纯收缩期高血压也可按照收缩压水平分为 1、2、3 级。

高血压的危险分层:高血压的诊断和治疗应与总体心血管危险相关。为了便于危险分层,根

据"弗明汉心脏研究"观察对象 10 年心血管病死亡,非致死性卒中和非致死性心肌梗死的资料,计算出几项危险因素合并存在时对以后心血管事件绝对危险的影响。

表 3-3 血压水平的定义和分类

类别	收缩压(mmHg)	舒张压(mmHg)
正常血压	<120	<80
正常高值	120~139	80~89
高血压	≥140	≥90
1 级高血压(轻度)	140~159	90~99
2 级高血压(中度)	160~179	100~109
3 级高血压(重度)	≥180	≥110
单纯收缩期高血压	≥140	<90

注:1 毫米汞柱(mmHg)=0.133 千帕(kPa)

一、治疗目标

高血压患者的首要治疗目标是最大限度地降低长期心血管发病和死亡的总危险。这需要治疗所有已明确的可逆的危险因素,包括吸烟、血脂异常和糖尿病,在治疗高血压的同时,还要合理控制并存临床情况。

降压目标:所有高血压患者血压目标值控制在 17.3~18.7/10.7~11.3 kPa 范围,80 岁以上老年人血压控制在 20.0/12.0 kPa 以下。具有心血管高危风险或糖尿病患者血压根据其具体情况适度降低血压。

二、临床评估

对一个特定高血压患者,降低其升高的血压的决定,不单单要根据其血压水平,而且应该根据患者总的心血管疾病危险性的评估。评估的目的在于确定或除外引起高血压的病因,以便明确是否为继发性高血压;了解原发性高血压患者血压增高水平,有无靶器官损害及其损害程度;弄清有无其他心血管病危险因素及其可能影响预后和治疗的情况。

临床评估的内容包括:①病史着重问清有否高血压病家族史及脑卒中、冠心病、糖尿病、高脂血症或肾脏疾病病史,高血压的持续时间、以往血压测定结果和高血压治疗情况,并发症或并发症的病史及治疗情况,以及饮食习惯、饮酒、吸烟史等生活方式的情况等。②体格检查应包括测量身高、体重、双侧上肢血压,颈动脉及上下肢动脉搏动情况,颈部及腹部有无血管杂音,心脏大小,腹部触诊有无肿块、腹主动脉搏动等及肾脏大小,并争取做眼底检查。老年人除应测坐或卧位血压外最好还要测立位血压。③常规检查包括血和尿常规、空腹血糖、血钾、血清尿素氮及肌酐、血脂,以及心电图、胸透或胸片等。

三、非药物治疗

非药物治疗包括提倡健康的生活方式,消除不利于心理和身体健康的行为和习惯,达到减少高血压以及其他心血管病的发病危险,具体内容如下。

(一)减重

建议体重指数(kg/m²)应控制在 24 以下。减重的方法一方面是减少总热量的摄入,强调少脂肪并限制过多碳水化合物的摄入,另一方面则需增加体育锻炼,如跑步、太极拳、健美操等。在减重过程中还需积极控制其他危险因素,老年高血压则需严格限盐等。减重的速度可因人而异,关键是"吃饭适量,活动适度"。

(二)采用合理膳食

根据我国情况对改善膳食结构预防高血压提出以下建议。

1.减少钠盐

世界卫生组织建议每人每天食盐量不超过 6 g。我国膳食中限盐首先要减少烹调用盐及含盐高的调料,少食各种咸菜及盐腌食品。如果北方居民减少日常用盐一半,南方居民减少 1/3,则基本接近世界卫生组织建议。

2.减少膳食脂肪,补充适量优质蛋白质

建议改善动物性食物结构,减少含脂肪高的猪肉,增加含蛋白质较高而脂肪较少的禽类及鱼类。蛋白质占总热量 15% 左右,动物蛋白占总蛋白质 20%;总脂肪<总热量的 30%,饱和脂肪<10%。蛋白质质量依次为:奶、蛋;鱼、虾;鸡、鸭;猪肉、牛肉、羊肉;植物蛋白,其中豆类最好。增加新鲜蔬菜每天 400~500 g,水果 100 g,肉类 50~100 g,鱼虾类 50 g,蛋类每周 3~4 个,奶类每天 250 g,每天食油 20~25 g,少吃糖类和甜食。

3.注意补充钾和钙

中国膳食低钾、低钙,应增加含钾多、含钙高的食物,如绿叶菜、鲜奶、豆类制品等。

4.多吃蔬菜和水果

研究证明增加蔬菜或水果摄入,减少脂肪摄入可使收缩压和舒张压有所下降。人类饮食应以素食为主,适当肉量最理想。

5.限制饮酒

提倡高血压患者应戒酒,因饮酒可增加服用降压药物的抗性。如饮酒,建议每天饮酒量应为少量,男性饮酒精不超过 30 g,即葡萄酒小于 100 mL,或啤酒小于 250 mL,或白酒小于 25 mL;女性则减半量,孕妇不饮酒。不提倡饮高度烈性酒。世界卫生组织的新建议是饮酒越少越好。

(三)增加体力活动

每个参加运动的人特别是中老年人和高血压患者在运动前最好了解一下自己的身体状况,以决定自己的运动种类、强度、频度和持续运动时间。对中老年人应包括有氧、伸展及增强肌力练习三类,具体项目可选择步行、慢跑、太极拳、门球、气功等。运动强度必须因人而异,按科学锻炼的要求,常用运动强度指标可用运动时最大心率达到 180 减去年龄,如 50 岁的人运动心率为 120~130 次/分,如果求精确则采用最大心率的 60%~85% 作为运动适宜心率,需在医师指导下进行。运动频度一般要求每周 3~5 次,每次持续 20~60 分钟即可,可根据运动者身体状况和所选择的运动种类以及气候条件等而定。

(四)减轻精神压力,保持平衡心理

长期精神压力和心情抑郁是引起高血压和其他一些慢性病的重要原因之一,对于高血压患者,这种精神状态常使他们较少采用健康的生活方式,如酗酒、吸烟等,并降低对抗高血压治疗的依从性。对有精神压力和心理不平衡的人,应减轻精神压力和改变心态,保持平衡心理,养成知足常乐、随和豁达的心态有助于控制血压,要正确对待自己、他人和社会,积极参加社会和集体活动。

（五）其他方面

对高血压患者来说戒烟也是重要的，虽然尼古丁只使血压一过性地升高，但它降低服药的依从性并增加降压药物的剂量。且长期吸烟会导致动脉粥样硬化，增加发生冠心病、猝死、脑卒中的危险，故高血压患者戒烟势在必行。

四、药物疗法

已有证据说明降压药物治疗可以有效地降低心血管疾病的发病率和病死率，防止卒中、冠心病、心力衰竭和肾病的发生和发展，故而是治疗高血压病的主要手段。

（一）治疗对策及药物治疗开始时机

检查患者及全面评估其总危险谱后，判断病情的危险程度。

（1）对于没有其他危险因素的初发高血压患者，首先进行强化生活方式干预。1级高血压干预数月后若血压未得到控制，则开始药物治疗；2级高血压干预数周后若血压未得到控制，则开始药物治疗；3级高血压立即开始药物治疗。

（2）对于有1～2个危险因素的初发高血压患者，收缩压在16.0～18.7 kPa或舒张压在10.7～11.9 kPa时改变生活方式，1级和2级高血压首先生活方式干预，数周后若血压未得到控制，则开始药物治疗；3级高血压立即药物治疗。

（3）有3个以上危险因素、代谢综合征、有靶器官损害或糖尿病的高血压患者，正常血压、改变生活方式，正常高值血压及1～3级高血压建议改变生活方式同时药物治疗。

（4）长期高血压患者在生活方式干预基础上，根据血压水平给予降压药物治疗。

（二）降压药物治疗原则

（1）采用较小的有效剂量以获得可能有的疗效而使不良反应最小，如有效而未达标，可逐步增加剂量以获得最佳疗效。

（2）为了有效地防止靶器官损害，要求每天24小时内血压稳定于目标范围内，如此可以防止从夜间较低血压到清晨血压突然升高而致猝死、卒中或心脏病发作。要达到此目的，最好使用每天1次给药而有持续24小时作用的药物。其标志之一是降压谷峰比值＞50％，此类药物还可增加治疗的依从性。

（3）为使降压效果增大而不增加不良反应，用低剂量单药治疗疗效不满意的可以采用两种或多种降压药物联合治疗。事实上，2级以上高血压为达到目标血压常需降压药联合治疗。

（三）降压药的种类

当前常用于降压的药物主要有5类，即利尿药、β受体阻滞剂、血管紧张素转换酶抑制剂、血管紧张素Ⅱ受体阻断药、钙通道阻滞剂。

1.利尿剂

适用于容量依赖性高血压病患者，合并心力衰竭和/或合并水肿者亦首选本药。对老年高血压病患者也有良效。

利尿剂可分为三类：高效利尿剂（襻利尿剂，如呋塞米）、中效利尿剂（噻嗪类及其类似物，如氢氯噻嗪、吲达帕胺）、低效利尿剂（保钾类及碳酸酐酶抑制剂，如螺内酯、乙酰唑胺）。其中，噻嗪类为首选药物，以氢氯噻嗪和吲达帕胺为常用。

氢氯噻嗪可单独用于轻、中度高血压，对约40％的患者有效，目前主张小剂量投药（12.5～25 mg/d），因小剂量比大剂量的利尿剂更能明显地防止脑血管意外，降低心脑血管事件的发生，且代谢不良反应发生率低。对于中重度高血压,小剂量氢氯噻嗪与其他降压药(除钙通道阻滞剂外)联合应用可使降压疗效大大增强。在并有肾功能损害(肌酐清除率下降到正常的 20%～30%)时,噻嗪类的利尿作用有限(因噻嗪类利尿剂可影响肾小球滤过率,其剂量-效应曲线在达到一定程度时如再加剂量,利尿效应也不再上升),需改用襻利尿剂,后者剂量-效应曲线没有限制,加大剂量可取得较好效果。保钾类利尿剂降压作用弱、易致耐药且停药反跳、肾功能减退时需注意可引起高血钾,通常不单独使用而多与噻嗪类同用,尤其对缺血性心脏病有利。

噻嗪类的类似药吲达帕胺与传统的利尿剂相比,有许多不同:降压机制独特,兼有利尿及钙离子通道阻滞作用;可从肾外胆汁排泄,老年患者适用;降压作用强而利尿作用弱,降压疗效高(80%～90%),服用方便(1.25～2.5 mg,每天服 1 次),降压平稳作用可维持 24 小时;具有心脏保护作用,可有效逆转左心室肥厚;不良反应少,不干扰糖脂代谢,糖尿病、高脂血症患者适用,且治疗剂量下不易引起低血钾(但老年人仍需小心)。

大剂量利尿剂可引起各种代谢方面的不良反应,以噻嗪类为例,可致失钾、血尿酸增高(高尿酸及痛风患者禁用)、糖耐量减低、室性期前收缩和阳痿。减少剂量可减少这些不良反应的发生。长期应用利尿剂的患者,在发生急性病和/或需进行手术时可导致严重低血钾,需特别注意。

2.β 受体阻滞剂

本类药对交感神经活性过高及以舒张压升高为主的高血压患者最为有效,对高动力循环并有快速心律失常及心绞痛患者的效果也好,对容量依赖性高血压患者无益。此外,β 受体阻滞剂对青中年患者降压效力好,对老年患者效力较差。

β 受体阻滞剂单独应用常用于治疗轻至中度高血压,因其降压效力差,常需与其他降压药合用。与利尿剂合用时可减轻后者因血容量减少引起的交感活性增强。与 $α_1$ 受体阻滞剂亦有协同作用。

β 受体阻滞剂目前在临床上应用有十余种制剂,其中 $β_1$ 受体选择性阻断药阿替洛尔和美托洛尔可选择性阻断心脏上的 $β_1$ 受体,从而减少了因阻滞外周 $β_2$ 受体所导致的支气管痉挛、诱发溃疡病出血及末梢血管收缩等不良反应,已成为高血压治疗中的常规用药。此外,α 与 β 联合受体阻断药,如拉贝洛尔、卡维地洛等,对 β 受体为非选择性作用,具有直接扩血管作用、引起外周血管阻力降低、降压作用得到增强,同时对心肌抑制作用不明显且不影响心率、血糖、血脂、肢端循环等,因此为一较理想的抗高血压药。

β 受体阻滞剂的不良反应包括可引起或加重心动过缓、传导阻滞,加重支气管痉挛和肢端循环障碍,影响糖脂代谢等,故原则上应避免用于有相关疾病者。对于合并有心力衰竭的患者,目前认为谨慎使用 β 受体阻滞剂是允许的。单用 β 受体阻滞剂可使 α 受体失去拮抗而相对亢进,故对疑有嗜铬细胞瘤患者禁用。长期服用 β 受体阻滞剂后不可骤停,否则可出现心动过速、心绞痛等停药综合征。

3.钙通道阻滞剂

因其降压作用与年龄、基础血压等呈正相关,故对老年单纯收缩期高血压患者有良好的降压作用,且基础血压越高,降压作用越强。钙通道阻滞剂对有肾衰竭的严重高血压患者亦安全有效。此外,钙通道阻滞剂还具有舒张非血管平滑肌如呼吸道平滑肌的作用,可用于伴慢性阻塞性肺疾病或哮喘者;能扩张外周血管,可用于伴外周血管疾病者;对糖脂代谢、胰岛素抵抗无不良影响,可用于伴糖、脂代谢紊乱者;尚有部分亲脂性较强的钙通道阻滞剂如尼莫地平因其具有较强的改善脑循环作用,可缓解因高血压引起的头昏、颈胀等头颈部症状,还可用于蛛网膜下腔出血。

　　常用的钙通道阻滞剂降压药有:Ⅰ类:二氢吡啶类(硝苯地平);Ⅱ类:苯烷胺类(维拉帕米);Ⅲ类:苯噻氮唑类)。其中二氢吡啶类对血管特异性强,短效制剂(硝苯地平)降压迅速而显著,易引起反射性交感兴奋,有心脏病患者需注意;中效制剂(尼群地平)降压相对平稳;长效制剂(硝苯地平控释片,氨氯地平,拉西地平等)因降压平稳,疗效肯定且维持时间长,反射性交感兴奋极弱或无,是较好的抗高血压药物。非二氢吡啶类(Ⅱ类和Ⅲ类)尤其是缓释剂型,降压作用肯定,对心脏选择性强,能延缓房室传导,扩张周围血管,尤适用于合并快速室上性心律失常和/或心绞痛者。

　　钙通道阻滞剂降压效应良好,其疗效呈剂量依赖性,可用于各种程度高血压。当钙通道阻滞剂单一用药血压下降不满意时,二氢吡啶类与β受体阻滞剂合用降压效力可提高,钙通道阻滞剂与血管紧张素转换酶抑制剂合用可用于严重难治的高血压患者,但二氢吡啶类钙通道阻滞剂无效时加服利尿剂不能增强疗效,这可能与钙通道阻滞剂有内源性排钠利尿作用有关。苯烷胺类钙通道阻滞剂维拉帕米忌与β受体阻滞剂合用,因两药的负性肌力、负性频率与负性传导作用互相协同,有导致心搏骤停的危险。苯噻氮唑类地尔硫䓬心脏抑制作用稍弱,可必要时谨慎地与β受体阻滞剂合用。

　　钙通道阻滞剂的主要不良反应有面红、头痛、踝部水肿(系毛细血管前动脉扩张引起,非水钠潴留所致)等,维拉帕米和地尔硫䓬还可引起心动过缓、传导阻滞、便秘。三类钙通道阻滞剂中以地尔硫䓬的不良反应最小。钙通道阻滞剂在早妊期间的安全程度尚未被确认。此外,目前国际上已公认:短效二氢吡啶类钙通道阻滞剂硝苯地平单一用药、尤其剂量较大(>30 mg/d)时,可能诱发反复的交感激活、导致反应性心率加速及血压升高效应,对冠心病患者有害。

　　4.血管紧张素转换酶抑制剂

　　血管紧张素转换酶抑制剂是近年来应用较广泛的新型降压药,因其优越的靶器官保护作用而前景广阔。大部分患者均能耐受,70%的轻至中度高血压患者单用血管紧张素转换酶抑制剂可控制血压,降压起效缓慢,逐渐增强,在3～4周时达最大作用,限制钠摄入或与利尿剂和/或钙通道阻滞剂合用降压疗效明显增强。血管紧张素转换酶抑制剂是伴有心力衰竭、糖尿病、肾脏损害有尿蛋白及心肌梗死后高血压病患者的首选药,肾血管性高血压(双侧肾动脉狭窄除外)、老年、高容量性高血压患者也均适用。

　　新型血管紧张素转换酶抑制剂的种类越来越多,包括依那普利、培哚普利等,其降压作用较卡托普利强而持久,但起效慢;因不含巯基,青霉胺样反应少见。还有贝那普利、福辛普利,因系肝肾双通道排泄,肝功能或肾功能损害时一般无须减量,较少引起蓄积中毒,不良反应似乎也较少。

　　血管紧张素转换酶抑制剂毒副作用小,在减轻心脏前后负荷的同时无一般扩血管药物增快心率、水钠潴留的不良反应,无耐受性,连续用药1～2年疗效无明显下降,停药无反跳,对代谢无不良作用。其最常见的不良反应为持续性干咳,被认为是与缓激肽降解受阻而作用于呼吸道有关。最严重的不良反应是血管神经性水肿,特别是咽喉部水肿,但少见。已确定或怀疑为双侧肾动脉狭窄、独肾伴有肾动脉狭窄及移植肾者,禁忌使用血管紧张素转换酶抑制剂,因这些患者表现为特别依赖血管紧张素Ⅱ来维持肾功能,当给予血管紧张素转换酶抑制剂,可能诱发其肾功能不全。血管紧张素转换酶抑制剂还应避免用于严重肾功能损害(血清肌酐>2.65 mmol/L或3 mg/dL)、高血钾症患者及孕妇。

　　5.血管紧张素Ⅱ受体拮抗剂

　　常用的有氯沙坦、缬沙坦、厄贝沙坦、替米沙坦、坎地沙坦和奥美沙坦。血管紧张素Ⅱ受体拮抗剂降压疗效与血管紧张素转换酶抑制剂相似,且可维持24小时,一天用药1次即可。降压作用起效缓慢,但持久而平稳,一般在 6~8 周时达最大作用。由于血管紧张素Ⅱ受体拮抗剂不影响缓激肽灭活,故不会像血管紧张素转换酶抑制剂那样引起干咳;因阻滞了血管紧张素Ⅱ的作用,故低血压、高血钾等反应同血管紧张素转换酶抑制剂,还可出现眩晕,但总的来说不良反应明显轻于血管紧张素转换酶抑制剂。血管紧张素Ⅱ受体拮抗剂对改善蛋白尿及左心室肥厚有良效,氯沙坦还具有独特的降低尿尿酸、促进尿尿酸排泄的作用,对痛风患者有益。美国高血压指南(JNC7)将心力衰竭、冠心病高危者和糖尿病列为血管紧张素Ⅱ受体拮抗剂的强适应证。对合并慢性肾病的高血压患者,不论是否合并糖尿病,血管紧张素Ⅱ受体拮抗剂治疗均能延缓患者肾功能的恶化。即使在治疗过程中,血清肌酐水平较治疗前升高,只要升高幅度不超过 35%,均应继续坚持血管紧张素Ⅱ受体拮抗剂治疗,除非发生高血钾症。

6.其他降压药

(1)α_1 受体阻断药:这类药的优点为可使血清总胆固醇、低密度脂蛋白胆固醇和甘油三酯降低、高密度脂蛋白胆固醇升高,对胰岛素抵抗也可有良好作用,不损害正常或受损的肾功能,对妊娠及哮喘患者无不良影响,所以适用于有糖尿病、周围血管病、哮喘、妊娠、高脂血症、肾功能不良及心功能不全的高血压患者。此外还可改善良性前列腺肥大患者的排尿困难症状,故也适用于伴有前列腺增生的高血压患者。常用药为哌唑嗪,剂量为 1.5 mg,每天服 2 次,可逐渐加大至每次 5 mg。降压作用中等偏强,与利尿剂或 β 受体阻滞剂合用时有协同作用。其他如特拉唑嗪、多沙唑嗪等作用与哌唑嗪相似而稍弱,但为长效制剂,每天用药 1 次即可,不良反应也较少。新型制剂乌拉地尔(压宁定)兼有外周 α_1 受体阻滞和中枢 5-HT 受体激动的作用,剂量为乌拉地尔缓释片 60 mg 每天服 2 次,针剂静脉注射首剂 25 mg。最主要的不良反应为直立性低血压,常见于首次给药后,尤其常见于老年患者。因此,应尽量避免低盐饮食、血容量不足、饥饿等诱因,给药前停止使用利尿剂、β 受体阻滞剂,首剂应减量并改在睡前给药,老年患者需测量立位血压。

(2)交感神经抑制剂:包括 β 受体阻滞剂、α_1 受体阻断药、中枢降压药(如可乐定、甲基多巴)、神经节阻断药(如美卡拉明、咪噻芬)、交感神经末梢抑制药(利血平、胍乙啶)等,后三种降压作用肯定,已应用多年,一度颇受重视,但因其不良反应较多且严重,目前已少用,仅用于某些特定情况下的高血压,如甲基多巴用于治疗妊娠高血压,咪噻芬用于高血压危象及外科手术时控制性低血压等。

(3)肾素抑制剂:为一类新的抗高血压药物,阿利吉仑是第一个口服肾素抑制剂,能在第一环节阻断 RAS 系统、减低肾素活性、减少血管紧张素Ⅱ和醛固酮的生成,不影响缓激肽和前列腺素的代谢,起到降血压和治疗心血管疾病的作用。剂量为 150~300 mg 口服,每天 1 次。

(4)钾通道开放剂:通过开放细胞膜上的钾通道使外周血管扩张、血压下降。代表制剂为吡那地尔,剂量 12.5~25 mg 每天服 2 次。本类药与利尿剂、β 受体阻滞剂合用能提高其抗高血压疗效和减轻其引起的水肿、心率增快等不良反应。

(5)5-HT2 受体拮抗剂:主要通过阻滞与心血管系统密切相关的 5-HT2 受体而发挥降压作用。酮色林是本类药中第一个在临床试验中用于治疗高血压的药物,剂量 20~40 mg 每天服2次,从小剂量开始。常见不良反应有失眠、乏力、头痛等,最严重的是致 Q-T 间期延长,低血钾加重其致心律失常作用,故严禁与排钾类利尿剂合用。因不良反应较多,限制了酮色林的临床应用。

(四)降压治疗的策略

(1)大多数慢性高血压患者应该在几周内逐渐降低血压至目标水平,这样对远期事件的减低有益。

（2）推荐应用长效制剂，其作用可长达 24 小时，每天服用 1 次，这样可以减少血压的波动、降低主要心血管事件的发生危险和防治靶器官损害，并提高用药的依从性。

（3）根据基线血压水平、有无靶器官损害和危险因素，选用单药治疗或联合治疗。对于血压轻度升高、总体心血管风险偏低或中等的患者，起始治疗可选择单药治疗；对于最初血压为 2 级或 3 级、或总体心血管风险高或极高的患者，最好选用两种药物低剂量联合应用作为起始治疗。①单药治疗：起始时用低剂量单药，如血压不能达标，增加剂量至足量或换用低剂量的另一种药物，如仍不能使血压达标，则将后一种药物用至足量，或改用联合药物治疗。起始用低剂量单药的优点是可以了解患者对各种药物的疗效和耐受性的反应，但需要时间。②联合治疗：起始即联合应用低剂量两种药物，如血压不能达标，可将其中药物的剂量增至足量，或添加低剂量第三种药物，如血压仍不能达标，将三种药物的剂量调至有效剂量。联合用药的目的是希望有药物协同治疗作用而相互抵消不良作用。固定的复方制剂虽不能调整个别药物的剂量，但使用方便，有利于提高治疗依从性。

（4）一般调整降压药的时间间隔为 3~4 周，因为：①降压速度不宜太快，以免引起不必要的不良反应；②大多数口服抗高血压药需 3~6 周才能发挥最大效果。一般而言，在几个月内血压得到控制即可。对那些高危组和很高危组患者可适当缩短调整药物剂量的时间（如 2 周），提高药物最大剂量，而且多数需要一开始就使用一种以上的药物进行治疗。

（五）降压药物的选择

（1）降压治疗的收益主要来自降压本身，要了解各类降压药在安全性保证下的降压能力。

（2）不同类别降压药除降低血压外，有不同的其他作用。同一类药物有其共同的作用，即类作用，同一类药的各药物之间作用有不同，即个体作用。对于不同患者药物的疗效或耐受性会有差别。

（3）五类主要降压药，都可以作为降压治疗的起始用药和维持用药。

（4）降压药的选用应根据治疗对象的个体状况，药物的作用、代谢、不良反应和药物相互作用，参考以下各点做出决定：①对象有否心血管危险因素；②对象有否靶器官损害、心血管疾病、肾病、糖尿病；③对象有否受降压药影响的其他疾病。④与治疗其他并存疾病的药物之间有无相互作用。⑤选用的药物是否有减少心血管病发病率和死亡率的证据及其力度；⑥所在地区降压药物的品种供应、价格状况及治疗对象的支付能力；⑦患者以往用药的经验和意愿。

（5）不同类降压药在某些方面的可能的相对优势如下。①预防卒中：血管紧张素Ⅱ受体拮抗剂优于 β 受体阻滞剂，钙通道阻滞剂优于利尿剂；②预防心力衰竭：利尿药优于其他类；③延缓糖尿病和非糖尿病肾病的肾功能不全：血管紧张素转换酶抑制剂或血管紧张素Ⅱ受体拮抗剂优于其他类；④改善左心室肥厚：血管紧张素Ⅱ受体拮抗剂优于 β 受体阻滞剂；⑤延缓颈动脉粥样硬化：钙通道阻滞剂优于利尿药或 β 受体阻滞剂；可乐定对于戒烟有效，大剂量用于戒除药物成瘾性。

（六）降压药的联合应用

降压药联合应用的原则是：降压机制互补，降压作用相加，不良反应抵消。

美国高血压协会（ASH）发表了关于联合应用降压药物的意见书，结合最新循证医学研究证据对各种联合用药方案进行了归纳，分为 3 类，具体内容如下。

1.优先选择方案

（1）血管紧张素转换酶抑制剂血管紧张素Ⅱ受体拮抗剂＋利尿剂。

（2）血管紧张素转换酶抑制剂/血管紧张素Ⅱ受体拮抗剂＋钙通道阻滞剂。

2.二线选择方案

(1)β受体阻滞剂＋利尿剂。

(2)β受体阻滞剂＋二氢吡啶类钙通道阻滞剂。

(3)钙通道阻滞剂＋β受体阻滞剂＋利尿剂。

(4)肾素抑制剂＋利尿剂。

(5)肾素抑制剂＋血管紧张素Ⅱ受体拮抗剂。

(6)噻嗪类利尿剂＋保钾利尿剂。

3.不推荐常规应用的联合方案

(1)血管紧张素转换酶抑制剂＋血管紧张素Ⅱ受体拮抗剂。

(2)血管紧张素转换酶抑制剂/血管紧张素Ⅱ受体拮抗剂＋β受体阻滞剂。

(3)非二氢吡啶类钙通道阻滞剂＋β受体阻滞剂。

(4)利尿药和β受体阻滞剂。

(5)利尿药和血管紧张素转换酶抑制剂或血管紧张素Ⅱ受体拮抗剂。

(6)钙通道阻滞剂(二氢吡啶)和β受体阻滞剂。

(7)钙通道阻滞剂和血管紧张素转换酶抑制剂或血管紧张素Ⅱ受体拮抗剂。

(8)钙通道阻滞剂和利尿剂。

(9)α受体阻滞剂和β受体阻滞剂。

五、高血压治疗的特殊问题

(一)高血压危象的治疗

高血压危象可根据其有无急性靶器官损害而分为两类:高血压急症和高血压亚急症。

第一类是高血压急症:特点是血压严重升高(BP>24.0/16.0 kPa)并伴发进行性靶器官功能不全的表现。高血压急症需立即进行降压治疗以阻止靶器官进一步损害。高血压急症包括高血压脑病、颅内出血、急性心肌梗死、急性左室衰竭伴肺水肿、不稳定性心绞痛、主动脉夹层动脉瘤。

第二类是高血压亚急症:特点是血压严重升高但不伴靶器官损害。包括高血压病Ⅲ期、急进型或恶性高血压而无并发症者以及严重的围手术期高血压等,允许于24小时使血压下降。

当不能明确区分属哪一类时应按第一类处理。治疗高血压危象的关键是迅速将血压控制在安全水平,同时应对靶器官的损害和功能障碍予以处理。这类患者应进入加强监护室,持续监测血压和尽快应用适合的降压药。以静脉滴注方法给予降压药最适宜,以便随时调整药物剂量。多选用硝普钠静脉滴注,开始以每分钟 $10\sim25~\mu g$ 静脉滴注,然后根据血压反应,可每隔 $5\sim15$ 分钟增加剂量。此外还可用硝酸甘油、酚妥拉明等。第一步,1小时使平均动脉血压迅速下降但不超过25%;第二步,在以后的 $2\sim6$ 小时内血压降至约 $21.3/(13.3\sim14.7)kPa$。血压过度降低可引起肾、脑或冠脉缺血。如果这样的血压水平可耐受和临床情况稳定,在以后 $24\sim48$ 小时逐步降低血压达到正常水平。下列情况应除外:对脑梗死和脑出血第一天血压 $<26.7/16.0$ kPa时,不主张降压;主动脉夹层应将收缩压迅速降至 13.3 kPa左右(如能耐受)。

至于第二类症,一般均可舌下含服并继以或直接口服药控制血压。舌下含服药可选尼群地平、卡托普利等,口服药可选呋塞米(呋塞米)、β受体阻滞剂、血管紧张素转换酶抑制剂、α_1受体阻断药或钙通道阻滞剂等。在处理高血压急症时降压幅度不宜太大、速度不宜太快,否则可因血压过度降低,超过脑循环自动调节的限度而发生脑血管意外的事件或因血压下降太快而加重脑缺血症状和器官的功能障碍。

(二)高血压合并心力衰竭的治疗

长期的高血压，特别是收缩期高血压和合并冠心病的患者，易发生心力衰竭。患者的症状轻重取决于血压水平、缺血程度等各种合并情况。预防左心室肥厚和冠心病是避免出现此种心功能不全的根本措施。

除降血压治疗外，利尿剂一方面能有效降压，另一方面又能降低前负荷、缓解体液潴留和血管充血所引起的各种心力衰竭症状如呼吸困难等，是心力衰竭伴水肿者首选。除非有其他适应证（如心房颤动伴快速心室率），否则在舒张功能不全时不应使用洋地黄。洋地黄类药物虽然也可改善症状，减少因心力衰竭而住院，但并不改善预后。除控制体重，限制盐量，积极降低血压外，血管紧张素转换酶抑制剂有助于逆转左心室肥厚或阻止肥厚加重。一旦出现舒张功能不全，在常规治疗的基础上还应考虑加用β受体阻滞剂。剂量充足的血管紧张素转换酶抑制剂和β受体阻滞剂已在多项大规模临床试验中证明能降低慢性心力衰竭的死亡率和心血管事件的发生率，如果没有禁忌证，都应该积极使用。两类药物都可以从小剂量开始，逐渐加量，最好能达到相应的靶剂量并坚持服用。β受体阻滞剂可选择美托洛尔、比索洛尔或卡维地洛，不要使用具有内源性拟交感作用的制剂。在重度心功能不全服用血管紧张素转换酶抑制剂的患者中加用醛固酮拮抗剂可进一步改善预后。在不能耐受血管紧张素转换酶抑制剂的患者中可换用血管紧张素Ⅱ受体拮抗剂。最近的临床试验证明在心力衰竭患者中单独应用血管紧张素Ⅱ受体拮抗剂或与血管紧张素转换酶抑制剂合用有益，可以减少死亡率和因心力衰竭住院率。钙通道阻滞剂对心力衰竭患者无益，如作为降压治疗必须继续使用二氢吡啶类钙通道阻滞剂，可选用长效制剂。

高血压所致的心力衰竭可以发生急性左心衰竭或肺水肿，可以伴有血压显著升高。此时除按急性心力衰竭的常规进行处理外，尽快降低血压往往十分关键。使用静脉血管扩张药往往能达到满意的效果。

(三)高血压合并肾功能不全的治疗

长期高血压可导致肾脏损害，而无论何种原因所致的肾脏损害反过来均可加重血压升高的程度。当发生肾脏损害时，控制高血压对于打破上述恶性循环、保存肾脏功能起着十分关键的作用。此时降压所应达到的目标水平要求更严格，有人建议血压应控制在 16.0/10.0 kPa，但应注意若血压骤然下降可导致肾灌注压急剧降低而加重肾损，需要避免。不同降压药，在将血压降至同一水平时具有不同的肾脏作用。目前公认，血管紧张素转换酶抑制剂及血管紧张素Ⅱ受体拮抗剂具有独立于其降压作用之外的肾脏保护作用，且此作用强于其他降压药。血管紧张素转换酶抑制剂无论对糖尿病性的肾损害还是非糖尿病性的均有类似的肾保护作用，且双通道排泄的血管紧张素转换酶抑制剂可能更佳，故是高血压合并肾功能不全尤其是糖尿病肾病患者的首选。但需注意的是绝大多数血管紧张素转换酶抑制剂主要从肾脏排泄，肾功能不全时，血管紧张素转换酶抑制剂应从小剂量开始并根据肌酐清除率来调整药物剂量及给药时间间隔。当血肌酐 >3 mg/dL 且未行透析时不能用血管紧张素转换酶抑制剂。目前一些临床试验还初步证实，非二氢吡啶类钙通道阻滞剂维拉帕米与血管紧张素转换酶抑制剂制剂赖诺普利合用对 2 型糖尿病患者降低尿蛋白方面明显优于分别单用。此外，前已述及，在肾损时利尿剂以选用呋塞米或吲达帕胺为好（痛风性肾病除外）。α_1 受体阻断药不影响正常或损害的肾功能，也可考虑使用。而β受体阻滞剂因可使肾血管及肾小球滤过率下降，不宜使用。

(四)高血压合并糖尿病的治疗

糖尿病常合并高血压,我国高血压在糖尿患者群中的患病率为 40％～55％,与发达国家(40％～60％)相似。高血压患者常有"代谢综合征"表现:胰岛素抵抗,中心性肥胖及血脂异常。这些对象更容易发展成为糖尿病。高血压发生糖尿病的风险也高于非高血压人群。与高血糖一样,高血压也是糖尿病心血管和微血管并发症的重要危险因素。

糖尿病筛查和门诊须常规检查血压,确诊的糖尿病患者应每 3 个月检查血压一次,以及时发现二病并发;如果发现血压≥17.3/10.7 kPa,应复查以核实血压升高,同时要注意神经病变导致的直立性低血压。对已诊断高血压的患者,应每周检查血压一次,以确保达标。在诊断高血压的同时尚需进行大血管和微血管并发症的评估。微血管并发症检查包括眼底、尿清蛋白排泄率、下肢神经病变。

1.糖尿病的血压目标

糖尿病血压的控制目标在 17.3～18.7/10.7～11.3 kPa 范围内,根据患者的具体情况可适度降低血压。

2.糖尿病患者的降压治疗

收缩压处于 17.3～18.7 kPa 或者舒张压处于 10.7～11.9 kPa 的糖尿病患者,可以进行不超过 3 个月的非药物治疗。非药物治疗包括饮食管理、减肥、限制钠盐摄入、中等强度的规律运动。合理的非药物治疗可以使收缩压下降 1.3～2.0 kPa。如果不能达标,则应当采用药物治疗。在血压≥18.7/12.0 kPa 的患者,应在非药物治疗的基础上直接加用药物治疗,对于已经出现微量清蛋白尿的患者,也应该直接使用药物治疗。理论上,糖尿病患者的血压应当控制在患者能够耐受的尽可能较低的血压水平。

药物治疗首先考虑使用血管紧张素转换酶抑制剂或血管紧张素Ⅱ受体拮抗剂,二者为治疗糖尿病高血压的一线药物。当单一药有效时,可优先选用血管紧张素转换酶抑制剂或血管紧张素Ⅱ受体拮抗剂,当需要联合用药时,也应当以其中一种为基础。如果患者不能耐受,二者可以互换。无论血压值是多少,糖尿病患者只要出现微量清蛋白尿就应进行降压治疗,特别是应该及早使用血管紧张素转换酶抑制剂或者血管紧张素Ⅱ受体拮抗剂。1 型糖尿病患者常规联合应用血管紧张素转换酶抑制剂、2 型糖尿病患者常规联合应用血管紧张素Ⅱ受体拮抗剂或血管紧张素转换酶抑制剂均具有肾脏保护作用;合并大量清蛋白尿、或肾功能不全的 2 型糖尿病患者,推荐血管紧张素Ⅱ受体拮抗剂作为降血压首选。利尿剂、β受体阻滞剂、钙通道阻滞剂可作为二级药物,或者联合用药。利尿剂和β受体阻滞剂宜小剂量使用,比如氢氯噻嗪每天剂量不超过 25 mg,以避免对血脂和血糖的不利影响;对糖尿病合并高尿酸血症或痛风的患者,慎用利尿剂;对于反复低血糖发作的 1 型糖尿病患者,慎用β受体阻滞剂,以免其掩盖低血糖症状。除非血压控制不佳,或有前列腺肥大,一般不使用α受体阻滞剂。老年糖尿病患者降压治疗应循序渐进、逐步达标,血压控制标准可适当放宽,如以 18.7/12.0 kPa 为治疗目标,以避免血压骤降引起脏器供血不足。

(五)高血压合并脑血管病

脑血管病包括脑卒中和短暂性脑缺血发作(TIA)。脑卒中患者中高血压占 50％～60％。有研究提示脑血管病患者基础及治疗后血压水平与脑卒中再发有关,降压治疗可显著降低脑卒中的复发率,也可降低相关心脏事件的高发风险。近年来发表的大规模随机临床试验表明降压治疗对既往有脑血管病病史的患者具有临床益处,获益在很大程度上取决于血压下降本身,因此可以使用现有的各种药物和合理的联合治疗方案进行降压。现有的证据表明,吲达帕胺或培哚普利加吲达帕胺长期治疗脑血管病患者是有益的,可减少脑卒中再发危险。

急性脑卒中是否采用降压治疗,血压应降至什么程度,以及采取什么措施,仍需进一步的大型随机临床研究加以评估。可参考中国脑血管病防治指南。

(六)高血压合并冠心病

冠心病患者再次发生血管事件的危险极高,他们均与血压有直接关系。兼患冠心病与高血压的患者接受降压治疗的资料有限,这些患者可以使用噻嗪类利尿剂和襻利尿剂治疗,也可以在利尿剂的基础上使用β受体阻滞剂、血管紧张素转换酶抑制剂、血管紧张素Ⅱ受体拮抗剂以及醛固酮拮抗剂治疗。在这些药物中,β受体阻滞剂,血管紧张素转换酶抑制剂和醛固酮拮抗剂在急性心肌梗死后和心力衰竭患者中证实能明确预防心血管事件,延长寿命。

β受体阻滞剂在临床试验中减少急性心肌梗死患者再梗死及心血管死亡约1/4,在慢性充血性心力衰竭患者中能减少总死亡率和猝死。几项大规模的临床试验证实,血管紧张素转换酶抑制剂用于心力衰竭或左室功能不良患者,心肌梗死或猝死危险减少约1/5。长效二氢吡啶类钙通道阻滞剂对冠心病伴高血压者有益,其作用与血管紧张素转换酶抑制剂相似;在降低试验的联合终点(心血管死亡、心肌梗死、心力衰竭和卒中)的比较中,与利尿剂的作用相当。钙通道阻滞剂治疗稳定型冠心病的作用除了与降压有关外还可能与改善心肌缺血有关。

(七)妊娠高血压

1.妊娠高血压综合征的定义

妊娠20周后,孕妇发生高血压,蛋白尿及水肿称为妊娠高血压综合征。

(1)高血压:血压升高≥18.7/12.0 kPa,或较孕前或孕早期血压升高≥3.3/2.0 kPa,至少2次,间隔6小时。

(2)蛋白尿:单次尿蛋白检查≥30 mg,至少2次,间隔6小时,或24小时尿蛋白定量≥0.3 g。

(3)水肿:体重增加>0.5 kg/w为隐性水肿。按水肿的严重程度可分为(+):局限踝部及小腿;(++):水肿延及大腿;(+++):水肿延及会阴部及腹部。

(4)妊娠高血压:仅有高血压,伴或不伴有水肿,不伴有蛋白尿。

(5)先兆子痫:是多系统受累的情况,主要的是母体异常发生于肾、肝、脑及凝血系统,由于胎盘血流减少可引起胎儿生长迟缓或胎死宫内。

(6)轻度先兆子痫:有高血压并伴有蛋白尿的存在。

(7)重度先兆子痫:血压≥21.3/14.7 kPa;蛋白尿≥3 g/24 小时;伴有头痛,视物不清,恶心,呕吐,右上腹疼痛;眼底不仅有痉挛还有渗出或出血;肝、肾功能异常或有凝血机制的异常;伴有心力衰竭和/或肺水肿的存在。

(8)子痫:妊娠高血压综合征的孕产妇发生抽搐。

2.妊娠高血压综合征的治疗

(1)镇静防抽搐、止抽搐常用的药物。①硫酸镁:用者剂量取决于体重及尿量。尿量<600 mL/24 小时;呼吸<16 次/分;腱反射消失,需及时停药。硫酸镁预防子痫和治疗癫痫发作的疗效是明确的。②镇静剂:常用有冬眠1号1/3量肌内注射,6 小时一次;或地西泮10 mg肌内注射,或静脉缓慢推注,6 小时一次。

(2)积极降压:见以下降压药的应用。

(3)终止妊娠:①轻度妊娠高血压综合征在严密的母、儿监测下,至妊娠37周,若病情仍不好转,可根据产科情况决定终止妊娠的方法。②重度妊娠高血压综合征:胎龄>37周,及时终止妊娠,胎龄<35周促胎肺成熟后,终止妊娠。终止妊娠的方式取决于产科的情况。

3.降压药的应用

虽然治疗高血压目的是为了减少母亲的危险,但必须选择对胎儿安全的有效药物。

当血压升高>22.7/14.7 kPa 时,积极降压,以防中风及子痫发生。究竟血压降至多低合适,目前尚无一致的意见。

(1)常用于紧急降压的药物。①硝苯地平:10 mg 口服,60 分钟后有必要可再给药。②拉贝洛尔:25~100 mg 加入 5%葡萄糖注射液 20~24 mL,静脉推注。15 分钟后可重复。③肼苯达嗪:5 mg 加于 5%葡萄糖注射液 20 mL 静脉缓慢推注,每 5 分钟测血压 1 次,20 分钟后,若血压仍>21.3/14.7 kPa,可重复给药 5~10 mg。若舒张压达 12.0 kPa 或以下则停药。(由于围产期静脉注射肼屈嗪不良反应过大,不再选用。)

(2)常用缓慢降压的药物。①氧烯洛尔:20~40 mg,每天 3 次(可引起心动过缓)。②阿替洛尔:100 mg,1 次/天。长期使用 β 受体阻滞剂,有引起胎儿生长迟缓的可能,且应监测胎儿心率。③甲基多巴:0.25~0.5g,每天 3 次。④肼苯达嗪:口服 25~50 mg,每天 3 次。⑤伊拉地平:2.5 mg,每天 2 次。注意钙通道阻滞剂不能与硫酸镁合用(潜在的协同作用可导致低血压)。

(3)其他药物:伴发肺水肿的子痫前期患者可选用硝酸甘油。高血压危象时,可静脉滴注硝普钠,但应避免长期使用引起胎儿氰化物中毒。低剂量阿司匹林可作为有早发子痫前期病史女性的预防用药。

(4)孕期不宜使用的降压药。①血管紧张素转换酶抑制剂:可能引起胎儿生长迟缓,羊水过少,或新生儿肾衰,亦可能引起胎儿畸形。②血管紧张素Ⅱ受体拮抗剂:不良反应同上。③利尿剂:可进一步减少血容量,使胎儿缺氧加重。先兆子痫妇女血容量减少,除非存在少尿情况,否则不宜使用利尿剂。

(八)高血压与外科手术

术前用利尿剂者,应注意水、电解质平衡。对失血患者,利尿剂可降低内源性拟交感胺的缩血管效应,宜加注意。β 受体阻滞剂可抑制术中应激反应,原则上术前 36~48 小时应停用。

(九)老年人高血压的治疗

1.定义

欧美国家一般以 65 岁为老年的界限。中华医学会老年医学学会提出的老年界限为>60 岁。

大量随机化临床试验均证实无论是收缩或舒张期高血压,还是单纯收缩期高血压降压治疗对老年患者均可减少心脑血管病及死亡。

2.老年人降压治疗的用药

大量随机化临床试验均已明确,各年龄段(<80 岁)高血压患者均受益于利尿剂、钙通道阻滞剂、β 受体阻滞剂、血管紧张素转换酶抑制剂等抗高血压治疗。

(十)难治性高血压

1.定义

在应用改善生活方式和至少 3 种抗高血压药治疗的措施持续 3 个月以上,仍不能将收缩压和舒张压控制在目标水平时,称为难治性高血压(或顽固性高血压)。

2.难治性高血压的原因

(1)未查出的继发原因。

(2)降压治疗依从性差。

(3)仍在应用升压药(肾上腺类固醇类、可卡因、甘草、麻黄、非甾体抗炎药、口服避孕药)。

(4)改善生活方式失败(体重增加,大量酒精摄入)。

(5)容量负荷过重(利尿剂治疗不充分,进展性肾功能不全,高盐摄入,醛固酮增多症)。

(6)阻塞性睡眠呼吸暂停。

(7)不可逆或几乎不可逆的器官损害。

此外还包括假性难治性高血压,其原因常见为:单纯性诊所(白大衣)高血压、测压方法有问题(患者上臂较粗时未使用较大的袖带)、假性高血压。

3.处理原则

找出原因处理后,仍无效果时,基层医师应把难治性高血压患者转至高血压专科进行治疗。在所有努力失败后,在进行严密观察下停用现有降压药,重新开始应用一种新的简单的治疗方案可能有助于打破这种恶性循环。

(十一)口服避孕药与高血压

口服避孕药中即使雌激素含量较低,亦可增加高血压、卒中和心肌梗死的风险。不少研究资料证明:长期服用口服避孕药者,其血压水平较不服避孕药者升高,发生高血压的发病率亦多于不服避孕药者。因此,对生育期妇女,发现高血压时,应询问患者有无服用避孕药历史或是否正在服用避孕药,如仍在服用,应劝患者停服,改用其他避孕方法。在使用避孕药前及过程中,应观察血压变化,必要时停药。

(十二)相关危险因素的治疗

1.调脂治疗

所有确诊为心血管疾病或2型糖尿病的高血压患者均应接受他汀类药物治疗,使血清总胆固醇<4.5 mmol/L(175 mg/dL),低密度脂蛋白胆固醇<2.5 mmol/L(100 mg/dL),甚至更低;无明显心血管疾病,但心血管风险较高(10年事件发生风险≥20%)的高血压患者即使基线总胆固醇和低密度脂蛋白胆固醇水平未升高,也应考虑接受他汀类药物治疗。

2.抗血小板治疗

有心血管事件病史的高血压患者,若无过高的出血风险,则应进行抗血小板治疗(特别是低剂量阿司匹林治疗);50岁以上、无心血管疾病病史、血清肌酐中度升高或心血管风险较高的高血压患者也应进行低剂量阿司匹林治疗。经研究证实,上述各种情况下,这种干预治疗均有良好的获益/风险比(心肌梗死发生率的下降大于出血风险)。为了将出血性卒中的风险降至最低,应在血压控制良好后开始抗血小板治疗。

3.血糖控制

对同时患有高血压和糖尿病的患者而言,有效地控制血糖极为重要。在这些患者中,糖尿病饮食和药物治疗的目标为血浆空腹血糖≤6.0 mmol/L,糖化血红蛋白<6.5%。

（赵　宏）

第四章

呼吸内科疾病

第一节 哮 喘

一、病因和发病机制

(一)病因

哮喘的病因还不十分清楚,大多认为是与多基因遗传有关的疾病,同时受遗传因素和环境因素的双重影响。

许多调查资料表明,哮喘的亲属患病率高于群体患病率,并且亲缘关系越近,患病率越高。哮喘患儿双亲大多存在不同程度气道反应性增高。目前,哮喘的相关基因尚未完全明确,但有研究表明存在有与气道高反应性、IgE调节和特应性反应相关的基因,这些基因在哮喘的发病中起着重要的作用。

环境因素中主要包括某些激发因素,包括吸入物,如尘螨、花粉、真菌、动物毛屑、二氧化硫、氨气等各种特异和非特异性吸入物;感染,如细菌、病毒、原虫、寄生虫等;食物,如鱼、虾、蟹、蛋类、牛奶等;药物,如普萘洛尔、阿司匹林等;气候变化、运动、妊娠等都可能是哮喘的激发因素。

(二)发病机制

哮喘的发病机制尚不完全清楚。多数人认为哮喘与变态反应、气道炎症、气道反应性增高及神经机制等因素相互作用有关。

1.变态反应

当变应原进入具有特应性体质的机体后,可刺激机体通过 T 细胞的传递,由 B 细胞合成特异性 IgE,并结合于肥大细胞和嗜碱性粒细胞表面的高亲和性的 IgE 受体($Fc\epsilon R_1$);IgE 也能结合于某些 B 细胞、巨噬细胞、单核细胞、嗜酸性粒细胞、NK 细胞及血小板表面的低亲和性 Fca 受体($Fc\epsilon R_2$),但是 $Fc\epsilon R_2$ 与 IgE 的亲和力比 $Fc\epsilon R_1$ 低 $10\sim100$ 倍。若变应原再次进入体内,可与结合在 $Fc\epsilon R$ 上的 IgE 交联,使该细胞合成并释放多种活性介质导致平滑肌收缩、黏液分泌增加、血管通透性增高和炎症细胞浸润等。炎症细胞在介质的作用下又可分泌多种介质,使气道病变加重,炎症反应增加,产生哮喘的临床症状。根据变应原吸入后哮喘发生的时间,可分为速发型哮喘反应(IAR)、迟发型哮喘反应(LAR)和双相型哮喘反应(OAR)。IAR 几乎在吸入变应原的同时立即发生反应,15~30分钟达高峰,2小时后逐渐恢复正常。LAR 6小时左右发病,持续时间长,可达数天。而且临床症状重,常呈持续性哮喘表现,肺功能损害严重而持久。LAR 的发病机制较复杂,不仅与 IgE 介导的肥大细胞脱颗粒有关,而且主要是气道炎症所致。现在认为哮喘是一种涉及多种炎症细胞和结构细胞相互作用,许多介质和细胞因子参与的一种慢性炎症疾病。LAR 是由于慢性炎症反应的结果。

2.气道炎症

气道慢性炎症被认为是哮喘的本质。表现为多种炎症细胞特别是肥大细胞、嗜酸性粒细胞和 T 细胞等多种炎症细胞在气道的浸润和聚集。这些细胞相互作用可以分泌出多种炎症介质和细胞因子,这些介质、细胞因子与炎症细胞和结构细胞相互作用构成复杂的网络,使气道反应性增高,气道收缩,黏液分泌增加,血管渗出增多。已知肥大细胞、嗜酸性粒细胞、中性粒细胞、上皮细胞、巨噬细胞和内皮细胞都可产生炎症介质。

3.气道高反应性(AHR)

表现为气道对各种刺激因子出现过强或过早的收缩反应,是哮喘患者发生和发展的另外一个重要因素。目前普遍认为气道炎症是导致气道高反应性的重要机制之一,当气道受到变应原或其他刺激后,由于多种炎症细胞、炎症介质和细胞因子的参与,气道上皮和上皮内神经的损害等而导致气道高反应性。AHR 常有家族倾向,受遗传因素的影响,AHR 为哮喘患者的共同病理生理特征,然而出现 AHR 者并非都是哮喘,如长期吸烟、接触臭氧、病毒性上呼吸道感染、慢性阻塞性肺疾病(COPD)等也可出现 AHR。

4.神经机制

神经因素也被认为是哮喘发病的重要环节。支气管受复杂的自主神经支配。除胆碱能神经、肾上腺素能神经外,还有非肾上腺素能非胆碱能(NANC)神经系统。哮喘与 β 肾上腺素受体功能低下和迷走神经张力亢进有关,并可能存在有 α 肾上腺素神经的反应性增加。NANC 能释放舒张支气管平滑肌的神经介质如血管活性肠肽(VIP)、一氧化氮(NO),及收缩支气管平滑肌的介质如 P 物质、神经激肽,两者平衡失调,则可引起支气管平滑肌收缩。

二、病理

显微镜下可见纤毛上皮剥离、气道上皮下有肥大细胞、嗜酸性粒细胞、淋巴细胞与中性粒细胞浸润。气道黏膜下组织水肿,微血管通透性增加,杯状细胞增殖及支气管分泌物增加,支气管平滑肌痉挛等病理改变。若哮喘长期反复发作,表现为支气管平滑肌肌层肥厚,气道上皮细胞下纤维化、黏液腺增生和新生血管形成等,导致气道重构。

三、临床表现

几乎所有的哮喘患者都有长期性和反复发作性的特点,哮喘的发作与季节、周围环境、饮食、职业、精神心理因素、运动和服用某种药物有密切关系。

(一)主要临床表现

1.前驱症状

在变应原引起的急性哮喘发作前往往有打喷嚏、流鼻涕、眼痒、流泪、干咳或胸闷等前驱症状。

2.喘息和呼吸困难

其是哮喘的典型症状,喘息的发作往往较突然。呼吸困难呈呼气性,表现为吸气时间短,呼气时间长,患者感到呼气费力,但有些患者感到呼气和吸气都费力。当呼吸肌收缩克服气道狭窄产生的过高支气管阻力负荷时,患者即可感到呼吸困难。一般来说,呼吸困难的严重程度和气道阻力增高的程度呈正比。但有 15% 的患者当 FEV_1 下降到正常值的 50% 时仍然察觉不到气流受限,表明这部分患者产生了颈动脉窦的适应,即对持续的刺激反应性降低。这说明单纯依靠症状的严重程度来评估病情有低估的危险,需要结合其他的客观检查手段来正确评价哮喘病情的严重程度。

3.咳嗽、咳痰

咳嗽是哮喘的常见症状,由于气道的炎症和支气管痉挛引起。干咳常是哮喘的前兆,哮喘发作时,咳嗽、咳痰症状反而减轻,以喘息为主。哮喘发作接近尾声时,支气管痉挛和气道狭窄减轻,大量气道分泌物需要排出时,咳嗽、咳痰可能加重,咳出大量的白色泡沫痰。有一部分哮喘患者,以刺激性干咳为主要表现,无明显的喘息症状,这部分哮喘称为咳嗽变异性哮喘(CVA)。

4.胸闷和胸痛

哮喘发作时,患者可有胸闷和胸部发紧的感觉。如果哮喘发作较重,可能与呼吸肌过度疲劳和拉伤有关。突发的胸痛要考虑自发性气胸的可能。

5.体征

哮喘的体征与哮喘的发作有密切的关系,在哮喘缓解期可无任何阳性体征。在哮喘发作期,根据病情严重程度的不同可有不同的体征。哮喘发作时支气管和细支气管进行性的气流受限可引起肺部动力学、气体交换和心血管系统一系列的变化。为了维持气道的正常功能,肺出现膨胀,伴有残气容积和肺总量的明显增加。由于肺的过度膨胀使肺内压力增加,产生胸腔内负压所需要的呼吸肌收缩力也明显增加。呼吸肌负荷增加的体征是呼吸困难、呼吸加快和辅助呼吸肌运动。在呼气时,肺弹性回缩压降低和气道炎症可引起显著的气道狭窄,在临床上可观察到喘息、呼气延长和呼气流速减慢。这些临床表现一般和第 1 秒用力呼气容积(FEV_1)和呼气流量峰值(PEF)的降低相关。由于哮喘患者气流受限并不均匀,通气的分布也不均匀,可引起肺通气/血流比值的失调,发生低氧血症,出现发绀等缺氧表现。在吸气期间肺过度膨胀和胸腔负压的增加对心血管系统有很大的影响。右心室受胸腔负压的牵拉使静脉回流增加,可引起肺动脉高压和室间隔的偏移。在这种情况下,受压的左心室需要将血液从负压明显增高的胸腔射到体循环,产生吸气期间的收缩压下降,称为奇脉。

(1)一般体征:哮喘患者在发作时,精神一般比较紧张,呼吸加快、端坐呼吸,严重时可出现口唇和指(趾)发绀。

(2)呼气延长和双肺哮鸣音:在胸部听诊时可听到呼气时间延长而吸气时间缩短,伴有双肺如笛声的高音调,称为哮鸣音。这是小气道梗阻的特征。两肺满布的哮鸣音在呼气时较明显,称呼气性哮鸣音。很多哮喘患者在吸气和呼气都可闻及哮鸣音。单侧哮鸣音突然消失要考虑发生自发性气胸的可能。在哮喘严重发作,支气管发生极度狭窄,出现呼吸肌疲劳时,喘鸣音反而消失,称为寂静肺,是病情危重的表现。

(3)肺过度膨胀体征:即肺气肿体征。表现为胸腔的前后径扩大,肋间隙增宽,叩诊呈过清音,肺肝浊音界下降,心浊音界缩小。长期哮喘的患者可有桶状胸,儿童可有鸡胸。

(4)奇脉:重症哮喘患者发生奇脉是吸气期间收缩压下降幅度(一般不超过 1.33 kPa 即

10 mmHg)增大的结果。这种吸气期收缩压下降的程度和气流受限的程度相关,它反映呼吸肌对胸腔压波动的影响的程度明显增加。呼吸肌疲劳的患者不再产生较大的胸腔压波动,奇脉消失。严重的奇脉(收缩压≥3.33 kPa)是重症哮喘的可靠指征。

(5)呼吸肌疲劳的表现:表现为呼吸肌的动用,肋间肌和胸锁乳突肌的收缩,还表现为反常呼吸,即吸气时下胸壁和腹壁向内收。

(6)重症哮喘的体征:随着气流受限的加重,患者变得更窘迫,说话不连贯,皮肤潮湿,呼吸和心率增加。并出现奇脉和呼吸肌疲劳表现。呼吸频率≥25/min,心率≥110/min,收缩压≥3.33 kPa是重症哮喘的指征。患者垂危状态时可出现寂静肺或呼吸乏力、发绀、心动过缓、意识恍惚或昏迷等表现。

(二)重症哮喘的表现

1.哮喘持续状态

哮喘持续状态指哮喘严重发作并持续 24 小时以上,通常被称为"哮喘持续状态"。这是指发作的情况而言,并不代表该患者的基本病情,但这种情况往往发生于重症的哮喘患者,而且与预后有关,是哮喘本身的一种最常见的急症。许多危重哮喘病例的病情常常在一段时间内逐渐加剧,所有重症哮喘患者在某种因素的激发下都有随时发生严重致命性急性发作的可能,而无特定的时间因素。其中一部分患者可能在哮喘急性发作过程中,虽经一段时间的治疗,但病情仍然逐渐加重。

2.哮喘猝死

有一部分哮喘患者在经过一段相对缓解的时期后,突然出现严重急性发作,如果救治不及时,可在数分钟到数小时内死亡,称为哮喘猝死。哮喘猝死的定义为哮喘突然急性严重发作、患者在 2 小时内死亡。哮喘猝死的原因可能与哮喘突然发作或加重,引起严重气流受限或其他心肺并发症导致心跳和呼吸骤停有关。

3.潜在性致死性哮喘

包括以下几种情况:①长期口服糖皮质激素类药物治疗;②以往曾因严重哮喘发作住院抢救治疗;③曾因哮喘严重发作而行气管切开、机械通气治疗;④既往曾有气胸或纵隔气肿病史;⑤本次发病过程中需不断超常规剂量使用支气管扩张药,但效果不明显。在哮喘发作过程中,还有一些征象值得高度警惕,如喘息症状频发,持续甚至迅速加重,气促(呼吸频率超过 30 次/分),心率超过140 次/分,体力活动和言语受限,夜间呼吸困难显著,取前倾位,极度焦虑、烦躁、大汗淋漓,甚至出现嗜睡和意识障碍,口唇、指甲发绀等。患者的肺部一般可以听到广泛哮鸣音,但若哮鸣音减弱,甚至消失,而全身情况不见好转,呼吸浅快,甚至神志淡漠和嗜睡,则意味着病情危重,随时可能发生心跳和呼吸骤停。此时的血气分析对病情和预后判断有重要参考价值。若动脉血氧分压(PaO_2)低于 8.0 kPa(60 mmHg)和/或动脉二氧化碳分压($PaCO_2$)高于 6.0 kPa(45 mmHg),动脉血氧饱和度(SaO_2)低于 90%,pH<7.35,则意味患者处于危险状态,应加强监护和治疗。

4.脆性哮喘(BA)

正常人的支气管舒缩状态呈现轻度生理性波动,FEV_1 和 PEF 在晨间降至最低(波谷),午后达最大值(波峰)。哮喘患者这种变化尤其明显。有一类哮喘患者 FEV_1 和 PEF 在治疗前后或一段时间内大幅度地波动,称为"脆性哮喘"。Ayres 在综合各种观点的基础上提出 BA 的定义和分型如下。

(1)Ⅰ型 BA:尽管采取了正规、有力的治疗措施,包括吸入糖皮质激素(如吸入二丙酸倍氯米松1 500 μg/d以上），或口服相当剂量糖皮质激素，同时联合吸入支气管舒张药，连续观察至少150天，半数以上观察日的PEF变异率超过40％。

（2）Ⅱ型BA：在基础肺功能正常或良好控制的背景下，无明显诱因突然急性发作的支气管痉挛，3小时内哮喘严重发作伴高碳酸血症，可危及生命，常需机械通气治疗。月经期前发作的哮喘往往属于此类。

（三）特殊类型的哮喘

1.运动诱发性哮喘（EIA）

EIA也称为运动性哮喘，是指达到一定的运动量后，出现支气管痉挛而产生的哮喘。其发作大多是急性的、短暂的，而且大多能自行缓解。运动性哮喘并非说明运动即可引起哮喘，实际上短暂的运动可兴奋呼吸，使支气管有短暂的舒张，其后随着运动时间的延长，强度增加，支气管发生收缩。运动性哮喘特点为：①发病均发生在运动后；②有明显的自限性，发作后经一定时间的休息后即可逐渐恢复正常；③一般无过敏性因素参与，特异性变应原皮试阴性，血清IgE水平不高。

但有些学者认为，运动性哮喘常与过敏性哮喘共存，说明两者之间存在一些联系。临床上可进行运动诱发性试验来判断是否存在运动性哮喘。如果运动后FEV_1下降20％～40％，即可诊断为轻度运动性哮喘；FEV_1下降40％～65％，即可诊断为中度运动性哮喘；FEV_1下降65％以上可诊断为重度运动性哮喘。有严重心肺或其他影响运动疾病的患者不宜进行运动诱发性试验。

2.药物性哮喘

由于使用某种药物导致的哮喘发作。常见的可能引起哮喘发作的药物有阿司匹林、β受体阻滞剂、血管紧张素转换酶抑制剂（ACEI）、局部麻醉药、添加剂（如酒石黄）、医用气雾剂中的杀菌复合物等。个别患者吸入支气管舒张药时，偶尔也可引起支气管收缩，可能与其中的氟利昂或表面活性剂有关。免疫血清、含碘造影剂也可引起哮喘发作。这些药物通常是以抗原、半抗原或佐剂的形式参与机体的变态反应过程，但并非所有的药物性哮喘都是机体直接对药物产生变态反应引起。例如β受体阻滞剂，它是通过阻断β受体，使$β_2$受体激动剂不能在支气管平滑肌的效应器上起作用，从而导致支气管痉挛。

阿司匹林是诱发药物性哮喘最常见的药物，某些患者可在服用阿司匹林或其他非甾体抗炎药数分钟或数小时内发生剧烈支气管痉挛。此类哮喘多发生于中年人，在临床上可分为药物作用相和非药物作用相。药物作用相指服用阿司匹林等解热镇痛药后引起哮喘持续发作的一段时间，潜伏期可为5分钟至2小时，患者的症状一般很重，常见明显的呼吸困难和发绀，甚至意识丧失，血压下降，休克等。药物作用相的持续时间不等，从2～3小时至1～2天。非药物作用相阿司匹林性哮喘指药物作用时间之外的时间，患者可因各种不同的原因发作哮喘。阿司匹林性哮喘的发病可能与其抑制呼吸道花生四烯酸的环氧酶途径，使花生四烯酸的脂氧酶代谢途径增强，产生过多的白三烯有关。白三烯具有很强的支气管平滑肌收缩能力。近年来研制的白三烯受体阻滞剂，如扎鲁斯司和孟鲁司特钠可以很好地抑制口服阿司匹林导致的哮喘发作。

3.职业性哮喘

从广义上讲，凡是由职业性致喘物引起的哮喘统称为"职业性哮喘"。但从职业病学的角度，职业性哮喘应该有严格的定义和范围。

我国在20世纪80年代末制订了职业性哮喘诊断标准，致喘物规定为：异氰酸酯类、苯酐类、多胺类固化剂、铂复合盐、剑麻和青霉素。职业性哮喘的发生率往往与工业的发展水平有关,发达的工业国家,职业性哮喘的发病率较高,美国的职业性哮喘的发病率估计为15%左右。

职业性哮喘的病史有如下特点:①有明确的职业史,本病只限于与致喘物直接接触的劳动者;②既往(从事该职业前)无哮喘史;③自开始从事该职业至哮喘首次发作的"潜伏期"最少半年以上;④哮喘发作与致喘物的接触关系非常密切,接触则发病,脱离则缓解。

还有一些患者在吸入氯气、二氧化硫等刺激性气体时,出现急性刺激性干咳症状、咳黏痰、气急等症状,称为反应性气道功能不全综合征,可持续3个月以上。

四、实验室和其他检查

(一)血液学检查

发作时可有嗜酸性粒细胞增高,但多不明显,如并发感染可有白细胞计数增高,分类中性粒细胞比例增高。

(二)痰液检查

涂片在显微镜下可见较多嗜酸性粒细胞,可见嗜酸性粒细胞退化形成的尖棱结晶,黏液栓和透明的哮喘珠。如合并呼吸道细菌感染,痰涂片革兰染色、细菌培养及药物敏感试验有助于病原菌诊断及指导治疗。

(三)呼吸功能检查

在哮喘发作时有关呼气流量的全部指标均显著下降,FEV_1、第1秒用力呼气容积占用力肺活量比值($FEV_1/FVC\%$)、最大呼气中期流量(MMEF)、25%与50%肺活量时的最大呼气流量($MEF_{25}\%$、$MEF_{50}\%$)以及PEF均减少。缓解期可逐渐恢复。有效支气管舒张药可使上述指标好转。在发作时可有用力肺活量减少、残气容积增加、功能残气量和肺总量增加,残气容积占肺总量百分比增高。

(四)动脉血气分析

哮喘严重发作时可有缺氧,PaO_2降低,由于过度通气可使$PaCO_2$下降,pH上升,表现为呼吸性碱中毒。如重症哮喘,病情进一步发展,气道阻塞严重,可有缺氧及二氧化碳潴留,$PaCO_2$上升,表现呼吸性酸中毒。如缺氧明显,可合并代谢性酸中毒。

(五)胸部 X 线检查

早期在哮喘发作时可见两肺透亮度增加,呈过度充气状态;在缓解期多无明显异常。如并发呼吸道感染,可见肺纹理增加及炎性浸润阴影。同时要注意肺不张、气胸或纵隔气肿等并发症的存在。

(六)支气管激发试验

支气管激发试验用于测定气道反应性。哮喘患者的气道处于一种异常敏感状态,对某些刺激表现出一种过强和/或过早的反应,称为气道高反应性(AHR)。如果患者就诊时 FEV_1 或 PEF 测定值在正常范围内,无其他禁忌证时,可以谨慎地试行支气管激发试验。吸入激发剂后,FEV_1 或 PEF 的下降超过20%,即可确定为支气管激发试验阳性。此种检查主要价值见于以下几个方面。

1.辅助诊断哮喘

对于轻度、缓解期的哮喘患者或患有变应性鼻炎而哮喘处于潜伏期的患者,气道高反应性可能是唯一的临床特征和诊断依据。早期发现气道高反应性对于哮喘的预防和早期治疗具有重要的指导价值,对于有职业刺激原反复接触史且怀疑职业性哮喘者,采用特异性支气管激发试验可以鉴别该刺激物是否会诱发支气管收缩,明确职业性哮喘的诊断很有意义。

2.评估哮喘严重程度和预后

气道反应性的高低可直接反映哮喘的严重程度,并对哮喘的预后提供重要的参考资料。

3.判断治疗效果

气道反应轻者表示病情较轻,可较少用药,重者则提示应积极治疗。哮喘患者经长期治疗,气道高反应性减轻,可指导临床减药或停药,有学者提出将消除 AHR 作为哮喘治疗的最终目标。

(七)支气管舒张试验

测定气流受限的可逆性。对于一些已有支气管痉挛、狭窄的患者,采用一定剂量的支气管舒张药使狭窄的支气管舒张,以测定其舒张程度的肺功能试验,称为支气管舒张试验。若患者吸入支气管舒张药后,FEV_1 或 PEF 改善率超过或等于15%可诊断支气管舒张试验阳性。此项检查的应用价值在于以下几个方面。

1.辅助诊断哮喘

哮喘的特征之一是支气管平滑肌的痉挛具有可逆性,故在支气管舒张试验时,表现出狭窄的支气管舒张。对一些无明显气流受限症状的哮喘患者或哮喘的非急性发作期,当其肺功能不正常时,经吸入支气管舒张药后肺功能指标有明显的改善,也可作为诊断哮喘的辅助方法。对有些肺功能较差,如 $FEV_1 < 60\%$ 预计值患者,不宜做支气管激发试验时,可采用本试验。

2.指导用药

可通过本试验了解或比较某种支气管舒张药的疗效。有不少患者自述使用 β_2 受体激动剂后效果不佳,但如果舒张试验阳性,表示气道痉挛可逆,仍可据此向患者耐心解释,指导正确用药。

(八)PEF 的测定和监测

PEF 是反映哮喘患者气流受限程度的一项客观指标。通过测定大气道的阻塞情况,对于哮喘诊断和治疗具有辅助价值。由于方便、经济、实用、灵活等优点,可以随时进行测定,在指导偶发性和夜间哮喘治疗方面更有价值。哮喘患者 PEF 值的变化规律是凌晨最低,午后或晚上最高,昼夜变异率不低于20%则提示哮喘的诊断。在相同气流受限程度下,不同患者对呼吸困难的感知能力不同,许多患者感觉较迟钝,往往直至 PEF 降至很低时才感到呼吸困难,往往延误治疗。对这部分患者,定期监测 PEF 可以早期诊断和预示哮喘病情的恶化。

(九)特异性变应原检测

变应原是一种抗原物质,能诱发机体产生 IgE 抗体。变应原检测可分为体内试验(变应原皮试)、体外特异性 IgE 抗体检测、嗜碱性粒细胞释放能力检测、嗜酸性粒细胞阳离子蛋白(ECP)检测等。目前常用前两种方法。变应原皮肤试验简单易行,但皮肤试验结果与抗原吸入气道反应并不一致,不能作为确定变应原的依据,必须结合临床发作情况或进行抗原特异性 IgE 测定加以评价。特异性 IgE 抗体(SIgE)是体外检测变应原的重要手段,灵敏度和特异性都很高,根据 SIgE 含量可确定患者变应原种类,可评价患者过敏状态,对哮喘的诊断和鉴别诊断都有一定的意义。

五、诊断

(一)诊断标准

(1)反复发作喘息、气急、胸闷或咳嗽,多与接触变应原、冷空气、物理、化学性刺激以及病毒性上呼吸道感染等有关。

（2）发作时在双肺可闻及散在或弥漫性、以呼气相为主的哮鸣音，呼气相延长。

（3）上述症状和体征可经治疗缓解或自行缓解。

（4）除外其他疾病所引起的喘息、气急、胸闷和咳嗽。

（5）临床表现不典型者（如无明显喘息或体征），应至少具备以下 1 项试验阳性：①支气管激发试验或运动激发试验阳性；②支气管舒张试验阳性 FEV_1 增加超过 12%，且 FEV_1 增加绝对值不低于 $200\ mL$；③呼气流量峰值（PEF）日内（或 2 周）变异率不低于 20%。

符合前 4 项或后 2 项者，可以诊断为哮喘。

（二）分期

根据临床表现哮喘可分为急性发作期、慢性持续期和临床缓解期。慢性持续期是指每周均不同频度和/或不同程度地出现症状（喘息、气急、胸闷、咳嗽等）；临床缓解期系指经过治疗或未经治疗症状、体征消失，肺功能恢复到急性发作前水平，并维持 3 个月以上。

（三）病情严重程度分级

1.病情严重程度的分级

主要用于治疗前或初始治疗时严重程度的判断，在临床研究中更有其应用价值（表 4-1）。

表 4-1　哮喘病情严重程度的分级

分级	临床特点
间歇状态（第 1 级）	症状不足每周 1 次
	短暂出现
	夜间哮喘症状不超过每个月 2 次
	FEV_1 占预计值%达到 80% 或 PEF 达到 80% 个人最佳值，PEF 或 FEV_1 变异率 $<20\%$
轻度持续（第 2 级）	症状达到每周 1 次，但不到每天 1 次
	可能影响活动和睡眠
	夜间哮喘症状每个月超过 2 次，但每周低于 1 次
	FEV_1 占预计值%达到 80% 或 PEF 达到 80% 个人最佳值，PEF 或 FEV_1 变异率 $20\%\sim30\%$
中度持续（第 3 级）	每天有症状
	影响活动和睡眠
	夜间哮喘症状达到每周 1 次
	FEV_1 占预计值%$60\%\sim79\%$ 或 PEF$60\%\sim79\%$ 个人最佳值，PEF 或 FEV_1 变异率 $>30\%$
重度持续（第 4 级）	每天有症状
	频繁出现
	经常出现夜间哮喘症状
	体力活动受限
	FEV_1 占预计值%$<60\%$ 或 PEF$<60\%$ 个人最佳值，PEF 或 FEV_1 变异率 $>30\%$

2.控制水平的分级

这种分级方法更容易被临床医师掌握，有助于指导临床治疗，以取得更好的哮喘控制（表 4-2）。

表 4-2 哮喘控制水平分级

	完全控制 (满足以下所有条件)	部分控制(在任何1周内 出现以下1~2项特征)	未控制 (在任何1周内)
白天症状	无(或不超过2次/周)	超过2次/周	
活动受限	无	有	
夜间症状/憋醒	无	有	出现不低于3项部分 控制特征
需要使用缓解药的次数	无(或不超过2次/周)	超过2次/周	
肺功能(PEF或FEV_1)	正常或不低于正常预计值/本人 最佳值的80%	小于正常预计值(或本人最佳值) 的80%	
急性发作	无	达到每年1次	在任何1周内出现1次

3.哮喘急性发作时的分级

哮喘急性发作是指喘息、气促、咳嗽、胸闷等症状突然发生,或原有症状急剧加重,常有呼吸困难,以呼气流量降低为其特征,常因接触变应原、刺激物或呼吸道感染诱发。其程度轻重不一,病情加重,可在数小时或数天内出现,偶尔可在数分钟内即危及生命,故应对病情作出正确评估,以便给予及时有效的紧急治疗。哮喘急性发作时病情严重程度的分级,见表4-3。

表 4-3 哮喘急性发作时病情严重程度的分级

临床特点	轻度	中度	重度	危重
气短	步行、上楼时	稍事活动	休息时	
体位	可平卧	喜坐位	端坐呼吸	
讲话方式	连续成句	单词	单字	不能讲话
精神状态	可有焦虑,尚安静	时有焦虑或烦躁	常有焦虑、烦躁	嗜睡或意识 模糊
出汗	无	有	大汗淋漓	
呼吸频率	轻度增加	增加	常超过30次/分	
辅助呼吸肌活动及三凹征	常无	可有	常有	胸腹矛盾运动
哮鸣音	散在,呼吸末期	响亮、弥漫	响亮、弥漫	减弱乃至无
脉率(次/分)	<100	100~120	>120	脉率变慢或 不规则
奇脉	无,<1.3 kPa (10 mmHg)	可有,1.3~3.3 kPa (10~25 mmHg)	常有,>3.3 kPa (25 mmHg)(成人)	无,提示呼吸 肌疲劳
最初支气管扩张药治疗后 PEF占预计值或个人最 佳值%	>80%	60%~80%	<60%或<100 L/min 或作用持续时间<2小时	
PaO_2(吸空气)	正常	≥8.0 kPa (60 mmHg)	<8.0 kPa(60 mmHg)	<8.0 kPa (60 mmHg)
$PaCO_2$	<6.0 kPa (45 mmHg)	≤6.0 kPa (45 mmHg)	>6.0 kPa(45 mmHg)	
SaO_2	>95%	91~95%	≤90%	≤90%
pH				降低

只要符合某一严重程度的某些指标,而不需满足全部指标,及可提示为该级别的急性发作

六、鉴别诊断

(一)心源性哮喘

心源性哮喘常见于左心衰竭,发作时的症状与哮喘相似,但心源性哮喘多有高血压、冠状动脉粥样硬化性心脏病、风湿性心脏病和二尖瓣狭窄等病史和体征。阵发性咳嗽,常咳出粉红色泡沫痰,两肺可闻及广泛的湿啰音和哮鸣音,左心界扩大,心率增快,心尖部可闻及奔马律。病情许可行胸部 X 线检查时,可见心脏增大、肺淤血,有助于鉴别。若一时难以鉴别,可雾化吸入 β_2 肾上腺素受体激动剂或静脉注射氨茶碱缓解症状后,进一步检查,忌用肾上腺素或咖啡,以免造成危险。

(二)喘息型慢性支气管炎

实际上为慢支合并哮喘,多见于中老年人,有慢性咳嗽史,喘息长年存在,有加重期。有肺气肿体征,两肺可闻及湿啰音。

(三)支气管肺癌

中央型肺癌由于肿瘤压迫导致支气管狭窄或伴发感染时,可出现喘鸣音或类似哮喘样呼吸困难、肺部可闻及哮鸣音。但肺癌的呼吸困难及喘鸣症状进行性加重,常无诱因,咳嗽可有血痰,痰中可找到癌细胞,胸部 X 线、CT 或 MRI 检查或支气管镜检查常可明确诊断。

(四)肺嗜酸性粒细胞浸润症

其见于热带性嗜酸性粒细胞增多症、肺嗜酸性粒细胞增多性浸润、外源性变态反应性肺泡炎等。致病原为寄生虫、花粉、化学药品、职业粉尘等,多有接触史,症状较轻,患者常有发热,胸部 X 线检查可见多发性、此起彼伏的淡薄斑片浸润阴影,可自行消失或再发。肺组织活检也有助于鉴别。

(五)变态反应性支气管肺曲菌病

本病是一种由烟曲菌等致病真菌在具有特应性个体中引起的一种变态反应性疾病。其与哮喘的鉴别要点如下:①典型者咳出棕褐色痰块,内含多量嗜酸性粒细胞;②X 线胸片呈现游走性或固定性浸润病灶;③支气管造影可以显示出近端支气管呈囊状或柱状扩张;④痰镜检或培养发现烟曲菌;⑤曲菌抗原皮试呈速发反应阳性;⑥曲菌抗原特异性沉淀抗体(IgG)测定阳性;⑦烟曲菌抗原皮试出现局部变态反应;⑧烟曲菌特异性 IgE 水平增高。

(六)气管、支气管软化及复发性多软骨炎

由于气管支气管软骨软化,气道不能维持原来正常状态,患者呼气或咳嗽时胸膜腔内压升高,可引起气道狭窄,甚至闭塞,临床表现为呼气性喘息,其特点:①剧烈持续性、甚至犬吠样咳嗽;②气道断层摄影或 CT 显示气管、大气管狭窄;③支气管镜检查时可见气道呈扁平状,呼气或咳嗽时气道狭窄。

(七)变应性肉芽肿性血管炎(又称 Churg-Strauss 综合征)

本病主要侵犯小动脉和小静脉,常侵犯细小动脉,主要累及多器官和脏器,以肺部浸润和周围血管嗜酸性粒细胞浸润增多为特征,本病患者绝大多数可出现喘息症状,其与哮喘的鉴别要点如下:①除喘息症状外,常伴有副鼻旁窦炎(88%)、变应性鼻炎(69%)、多发性神经炎(66%~98%);②病理检查特征有嗜酸性粒细胞浸润、肉芽肿病变、坏死性血管炎。

七、治疗

(一)脱离变应原

部分患者能找到引起哮喘发作的变应原或其他非特异刺激因素,应立即使患者脱离变应原的接触。

(二)药物治疗

治疗哮喘的药物可以分为控制药物和缓解药物。①控制药物:是指需要长期每天使用的药物。这些药物主要通过抗炎作用使哮喘维持临床控制,其中包括吸入糖皮质激素(简称激素)、全身用激素、白三烯调节药、长效 β_2 受体激动剂(须与吸入激素联合应用)、缓释茶碱、色甘酸钠、抗 IgE 抗体及其他有助于减少全身激素剂量的药物等。②缓解药物:是指按需使用的药物。这些药物通过迅速解除支气管痉挛从而缓解哮喘症状,其中包括速效吸入 β_2 受体激动剂、全身用激素、吸入性抗胆碱能药物、短效茶碱及短效口服 β_2 受体激动剂等。

1.激素

激素是最有效的控制气道炎症的药物。给药途径包括吸入、口服和静脉应用等,吸入为首选途径。

(1)吸入给药:吸入激素的局部抗炎作用强;通过吸气过程给药,药物直接作用于呼吸道,所需剂量较小。通过消化道和呼吸道进入血液药物的大部分被肝灭活,因此全身性不良反应较少。研究结果证明吸入激素可以有效减轻哮喘症状、提高生命质量、改善肺功能、降低气道高反应性、控制气道炎症,减少哮喘发作的频率和减轻发作的严重程度,降低病死率。当使用不同的吸入装置时,可能产生不同的治疗效果。多数成人哮喘患者吸入小剂量激素即可较好地控制哮喘。过多增加吸入激素剂量对控制哮喘的获益较小而不良反应增加。由于吸烟可以降低激素的效果,故吸烟患者须戒烟并给予较高剂量的吸入激素。吸入激素的剂量与预防哮喘严重急性发作的作用之间有非常明确的关系,所以,严重哮喘患者长期大剂量吸入激素是有益的。

吸入激素在口咽部局部的不良反应包括声音嘶哑、咽部不适和念珠菌感染。吸药后及时用清水含漱口咽部,选用干粉吸入剂或加用储雾器可减少上述不良反应。吸入激素的全身不良反应的大小与药物剂量、药物的生物利用度、在肠道的吸收、肝首关代谢率及全身吸收药物的半衰期等因素有关。已上市的吸入激素中丙酸氟替卡松和布地奈德的全身不良反应较少。目前有证据表明成人哮喘患者每天吸入低至中剂量激素,不会出现明显的全身不良反应。长期高剂量吸入激素后可能出现的全身不良反应包括皮肤瘀斑、肾上腺功能抑制和骨密度降低等。已有研究证据表明吸入激素可能与白内障和青光眼的发生有关,但前瞻性研究没有证据表明与后囊下白内障的发生有明确关系。目前没有证据表明吸入激素可以增加肺部感染(包括肺结核)的发生率,因此伴有活动性肺结核的哮喘患者可以在抗结核治疗的同时给予吸入激素治疗。

气雾剂给药:临床上常用的吸入激素有 4 种(表 4-4)。包括二丙酸倍氯米松、布地奈德、丙酸氟替卡松等。一般而言,使用干粉吸入装置比普通定量气雾剂方便,吸入下呼吸道的药物量较多。

溶液给药:布地奈德溶液经以压缩空气为动力的射流装置雾化吸入,对患者吸气配合的要求不高,起效较快,适用于轻中度哮喘急性发作时的治疗。

吸入激素是长期治疗哮喘的首选药物。国际上推荐的每天吸入激素剂量,见表 4-4。我国哮喘患者所需吸入激素剂量比该表中推荐的剂量要小一些。

表 4-4　常用吸入型糖皮质激素的每天剂量与互换关系

药物	低剂量(μg)	中剂量(μg)	高剂量(μg)
二丙酸倍氯米松	200～500	500～1 000	>1 000～2 000
布地奈德	200～400	400～800	>800～1 600
丙酸氟替卡松	100～250	250～500	>500～1 000
环索奈德	80～160	160～320	>320～1 280

(2)口服给药:适用于中度哮喘发作、慢性持续哮喘吸入大剂量激素联合治疗无效的患者和作为静脉应用激素治疗后的序贯治疗。一般使用半衰期较短的激素(如泼尼松、泼尼松龙或甲泼尼龙等)。对于激素依赖型哮喘,可采用每天或隔天清晨顿服给药的方式,以减少外源性激素对下丘脑-垂体-肾上腺轴的抑制作用。泼尼松的维持剂量最好每天不超过 10 mg。

长期口服激素可以引起骨质疏松症、高血压、糖尿病、下丘脑-垂体-肾上腺轴的抑制、肥胖症、白内障、青光眼、皮肤菲薄导致皮纹和瘀斑、肌无力。对于伴有结核病、寄生虫感染、骨质疏松、青光眼、糖尿病、严重忧郁或消化性溃疡的哮喘患者,全身给予激素治疗时应慎重并应密切随访。长期甚至短期全身使用激素的哮喘患者可感染致命的疱疹病毒应引起重视,尽量避免这些患者暴露于疱疹病毒是必要的。尽管全身使用激素不是一种经常使用的缓解哮喘症状的方法,但是对于严重的急性哮喘是需要的,因为它可以预防哮喘的恶化、减少因哮喘而急诊或住院的机会、预防早期复发、降低病死率。推荐剂量:泼尼松龙 30～50 mg/d,5～10 天。具体使用要根据病情的严重程度,当症状缓解或其肺功能已经达到个人最佳值,可以考虑停药或减量。地塞米松因对垂体-肾上腺的抑制作用大,不推荐长期使用。

(3)静脉给药:严重急性哮喘发作时,应经静脉及时给予琥珀酸氢化可的松(400～1 000 mg/d)或甲泼尼龙(80～160 mg/d)。无激素依赖倾向者,可在短期(3～5 天)内停药;有激素依赖倾向者应延长给药时间,控制哮喘症状后改为口服给药,并逐步减少激素用量。

2.β₂ 受体激动剂

本药通过对气道平滑肌和肥大细胞等细胞膜表面的 β₂ 受体的作用,舒张气道平滑肌、减少肥大细胞和嗜碱性粒细胞脱颗粒和介质的释放、降低微血管的通透性、增加气道上皮纤毛的摆动等,缓解哮喘症状。此类药物较多,可分为短效(作用维持 4～6 小时)和长效(维持 12 小时)β₂ 受体激动剂。后者又可分为速效(数分钟起效)和缓慢起效(30 分钟起效)两种(表 4-5)。

(1)短效 β₂ 受体激动剂:常用的药物如沙丁胺醇和特布他林等。

吸入给药:可供吸入的短效 β₂ 受体激动剂包括气雾剂、干粉剂和溶液等。这类药物松弛气道平滑肌作用强,通常在数分钟内起效,疗效可维持数小时,是缓解轻至中度急性哮喘症状的首选药物,也可用于运动性哮喘。如每次吸入 100～200 μg 沙丁胺醇或 250～500 μg 特布他林,必要时每 20 分钟重复 1 次。1 小时后疗效不满意者应向医师咨询或去急诊。这类药物应按需间歇使用,不宜长期、单一使用,也不宜过量应用,否则可引起骨骼肌震颤、低血钾、心律失常等不良反应。压力型定量手控气雾剂(pMDI)和干粉吸入装置吸入短效 β₂ 受体激动剂不适用于重度哮喘发作;其溶液(如沙丁胺醇、特布他林、非诺特罗及其复方制剂)经雾化泵吸入适用于轻至重度哮喘发作。

表 4-5 β₂ 受体激动剂的分类

起效时间	作用维持时间	
	短效	长效
速效	沙丁胺醇吸入剂 特布他林吸入剂 非诺特罗吸入剂	福莫特罗吸入剂
慢效	沙丁胺醇口服剂 特布他林口服剂	沙美特罗吸入剂

口服给药:如沙丁胺醇、特布他林、丙卡特罗片等,通常在服药后 15~30 分钟起效,疗效维持 4~6 小时。如沙丁胺醇 2~4 mg,特布他林 1.25~2.5 mg,每天 3 次;丙卡特罗 25~50 μg,每天 2 次。使用虽较方便,但心悸、骨骼肌震颤等不良反应比吸入给药时明显。缓释剂型和控释剂型的平喘作用维持时间可达 8~12 小时,特布他林的前体药班布特罗的作用可维持 24 小时,可减少用药次数,适用于夜间哮喘患者的预防和治疗。长期、单一应用 β₂ 受体激动剂可造成细胞膜 β₂ 受体的向下调节,表现为临床耐药现象,故应予避免。

注射给药:虽然平喘作用较为迅速,但因全身不良反应的发生率较高,国内较少使用。

贴剂给药:为透皮吸收剂型。现有产品有妥洛特罗,分为 0.5 mg、1 mg、2 mg 3 种剂量。由于采用结晶储存系统来控制药物的释放,药物经过皮肤吸收,因此可以减轻全身不良反应,每天只需贴敷 1 次,效果可维持 24 小时。对预防晨降有效,使用方法简单。

(2)长效 β₂ 受体激动剂(简称 LABA):这类 β₂ 受体激动剂的分子结构中具有较长的侧链,舒张支气管平滑肌的作用可维持 12 小时以上。目前,在我国临床使用的吸入型 LABA 有 2 种。沙美特罗:经气雾剂或碟剂装置给药,给药后 30 分钟起效,平喘作用维持 12 小时以上。推荐剂量 50 μg,每天 2 次吸入。福莫特罗:经吸入装置给药,给药后 3~5 分钟起效,平喘作用维持 8~12 小时以上。平喘作用具有一定的剂量依赖性,推荐剂量 4.5~9 μg,每天 2 次吸入。吸入 LABA 适用于哮喘(尤其是夜间哮喘和运动诱发哮喘)的预防和治疗。福莫特罗因起效相对较快,也可按需用于哮喘急性发作时的治疗。

近年来推荐联合吸入激素和 LABA 治疗哮喘。这两者具有协同的抗炎和平喘作用,可获得相当于(或优于)应用加倍剂量吸入激素时的疗效,并可增加患者的依从性、减少较大剂量吸入激素引起的不良反应,尤其适合于中至重度持续哮喘患者的长期治疗。不推荐长期单独使用 LA-BA,应该在医师指导下与吸入激素联合使用。

3.白三烯调节药

本类药包括半胱氨酰白三烯受体阻滞剂和 5-脂氧化酶抑制药。除吸入激素外,是唯一可单独应用的长效控制药,可作为轻度哮喘的替代治疗药物和中重度哮喘的联合治疗用药。目前在国内应用主要是半胱氨酰白三烯受体阻滞剂,通过对气道平滑肌和其他细胞表面白三烯受体的拮抗抑制肥大细胞和嗜酸性粒细胞释放出的半胱氨酰白三烯的致喘和致炎作用,产生轻度支气管舒张和减轻变应原、运动和二氧化硫(SO_2)诱发的支气管痉挛等作用,并具有一定程度的抗炎作用。本品可减轻哮喘症状、改善肺功能、减少哮喘的恶化。但其作用不如吸入激素,也不能取代激素。作为联合治疗中的一种药物,本品可减少中至重度哮喘患者每天吸入激素的剂量,并可提高吸入激素治疗的临床疗效,联用本品与吸入激素的疗效比联用吸入LABA与吸入激素的疗效稍差。但本品服用方便。尤适用于阿司匹林哮喘、运动性哮喘和伴有变应性鼻炎哮喘患者的治疗。本品使用较为安全。虽然有文献报道接受这类药物治疗的患者可出现 Churg-Strauss 综合征,但其与白三烯调节剂的因果关系尚未肯定,可能与减少全身应用激素的剂量有关。5-脂氧化酶抑制药齐留通可能引起肝损害,需监测肝功能。通常口服给药。白三烯受体阻滞剂扎鲁司特20 mg,每天 2 次;孟鲁司特钠 10 mg,每天 1 次;异丁司特 10 mg,每天 2 次。

4.茶碱

茶碱具有舒张支气管平滑肌作用,并具有强心、利尿、扩张冠状动脉、兴奋呼吸中枢和呼吸肌等作用。有研究资料显示,低浓度茶碱具有抗炎和免疫调节作用。作为症状缓解药,尽管现在临床上在治疗重症哮喘时仍然静脉使用茶碱,但短效茶碱治疗哮喘发作或恶化还存在争议,因为它在舒张支气管,与足量使用的快速 β_2 受体激动剂对比,没有任何优势,但是它可能改善呼吸驱动力。不推荐已经长期服用缓释型茶碱的患者使用短效茶碱,除非该患者的血清中茶碱浓度较低或者可以进行血清茶碱浓度监测时。

口服给药:包括氨茶碱和控(缓)释型茶碱。用于轻至中度哮喘发作和维持治疗。一般剂量为每天6~10 mg/kg。口服控(缓)释型茶碱后昼夜血药浓度平稳,平喘作用可维持 12~24 小时,尤其适用于夜间哮喘症状的控制。联合应用茶碱、激素和抗胆碱药物具有协同作用。但本品与 β_2 受体激动剂联合应用时,易出现心率增快和心律失常,应慎用并适当减少剂量。

静脉给药:氨茶碱加入葡萄糖溶液中,缓慢静脉注射[注射速度不宜超过0.25 mg/(kg·min)]或静脉滴注,适用于哮喘急性发作且近 24 小时内未用过茶碱类药物的患者。负荷剂量为 4~6 mg/kg,维持剂量为 0.6~0.8 mg/(kg·h)。由于茶碱的"治疗窗"窄,以及茶碱代谢存在较大的个体差异,可引起心律失常、血压下降、甚至死亡,在有条件的情况下应监测其血药浓度,及时调整浓度和滴速。茶碱有效、安全的血药浓度范围应在 6~15 mg/L。影响茶碱代谢的因素较多,如发热性疾病、妊娠、抗结核治疗可以降低茶碱的血药浓度;而肝脏疾病、充血性心力衰竭以及合用西咪替丁或喹诺酮类、大环内酯类等药物均可影响茶碱代谢而使其排泄减慢,增加茶碱的毒性作用,应引起临床医师的重视,并酌情调整剂量。多索茶碱的作用与氨茶碱相同,但不良反应较轻。双羟丙茶碱的作用较弱,不良反应也较少。

5.抗胆碱药物

吸入抗胆碱药物如溴化异丙托品、溴化氧托品和溴化泰乌托品等,可阻断节后迷走神经传出支,通过降低迷走神经张力而舒张支气管。其舒张支气管的作用比 β_2 受体激动剂弱,起效也较慢,但长期应用不易产生耐药,对老年人的疗效不低于年轻人。

本品有气雾剂和雾化溶液两种剂型。经 pMDI 吸入溴化异丙托品气雾剂,常用剂量为,每天3~4 次;经雾化泵吸入溴化异丙托品溶液的常用剂量为 50~125 μg,每天 3~4 次。溴化泰乌托品系新近上市的长效抗胆碱药物,对 M_1 和 M_3 受体具有选择性抑制作用,仅需每天 1 次吸入给药。本品与 β_2 受体激动剂联合应用具有协同、互补作用。本品对有吸烟史的老年哮喘患者较为适宜,但对妊娠早期妇女和患有青光眼或前列腺肥大的患者应慎用。尽管溴化异丙托品被用在一些因不能耐受 β_2 受体激动剂的哮喘患者上,但是到目前为止尚没有证据表明它对哮喘长期管理方面有显著效果。

6.抗 IgE 治疗

抗 IgE 单克隆抗体可应用于血清 IgE 水平增高的哮喘患者。目前它主要用于经过吸入糖皮质激素和 LABA 联合治疗后症状仍未控制的严重哮喘患者。目前在 11~50 岁的哮喘患者的治

95

疗研究中尚没有发现抗 IgE 治疗有明显不良反应,但因该药临床使用的时间尚短,其远期疗效与安全性有待进一步观察。价格昂贵也使其临床应用受到限制。

7.变应原特异性免疫疗法(SIT)

通过皮下给予常见吸入变应原提取液(如尘螨、猫毛、豚草等),可减轻哮喘症状和降低气道高反应性,适用于变应原明确但难以避免的哮喘患者。其远期疗效和安全性尚待进一步研究与评价。变应原制备的标准化也有待加强。哮喘患者应用此疗法应严格在医师指导下进行。目前已试用舌下给药的变应原免疫疗法。SIT 应该是在严格的环境隔离和药物干预无效(包括吸入激素)情况下考虑的治疗方法。现在没有研究比较其和药物干预的疗效差异。现在还没有证据支持使用复合变应原进行免疫治疗的价值。

8.其他治疗哮喘药物

(1)抗组胺药物:口服第二代抗组胺药物(H_1 受体阻滞剂)如酮替芬、氯雷他定、阿司咪唑、氮䓬司丁、特非那定等具有抗变态反应作用,在哮喘治疗中的作用较弱。可用于伴有变应性鼻炎哮喘患者的治疗。这类药物的不良反应主要是嗜睡。阿司咪唑和特非那定可引起严重的心血管不良反应,应谨慎使用。

(2)其他口服抗变态反应药物:如曲尼司特、瑞吡司特等可应用于轻至中度哮喘的治疗。其主要不良反应是嗜睡。

(3)可能减少口服糖皮质激素剂量的药物:包括口服免疫调节药(甲氨蝶呤、环孢素、金制剂等)、某些大环内酯类抗生素和静脉应用免疫球蛋白等。其疗效尚待进一步研究。

(4)中医中药:采用辨证施治,有助于慢性缓解期哮喘的治疗。有必要对临床疗效较为确切的中(成)药或方剂开展多中心随机双盲的临床研究。

(三)急性发作期的治疗

哮喘急性发作的治疗取决于发作的严重程度以及对治疗的反应。治疗的目的在于尽快缓解症状、解除气流受限和低氧血症,同时还需要制订长期治疗方案以预防再次急性发作。

对于具有哮喘相关死亡高危因素的患者,需要给予高度重视,这些患者应当尽早到医疗机构就诊。高危患者包括:①曾经有过气管插管和机械通气的濒于致死性哮喘的病史;②在过去 1 年中因为哮喘而住院或看急诊;③正在使用或最近刚刚停用口服激素;④目前未使用吸入激素;⑤过分依赖速效 β_2 受体激动剂,特别是每月使用沙丁胺醇(或等效药物)超过 1 支的患者;⑥有心理疾病或社会心理问题,包括使用镇静药;⑦有对哮喘治疗计划不依从的历史。

轻度和部分中度急性发作可以在家庭中或社区中治疗。家庭或社区中的治疗措施主要为重复吸入速效 β_2 受体激动剂,在第 1 小时每 20 分钟吸入 2~4 喷。随后根据治疗反应,轻度急性发作可调整为每3~4 小时2~4 喷,中度急性发作每 1~2 小时6~10 喷。如果对吸入性 β_2 受体激动剂反应良好(呼吸困难显著缓解,PEF 占预计值>80%或个人最佳值,且疗效维持 3~4 小时),通常不需要使用其他的药物。如果治疗反应不完全,尤其是在控制性治疗的基础上发生的急性发作,应尽早口服激素(泼尼松龙0.5~1 mg/kg或等效剂量的其他激素),必要时到医院就诊。

部分中度和所有重度急性发作均应到急诊室或医院治疗。除氧疗外,应重复使用速效 β_2 受体激动剂,可通过压力定量气雾剂的储雾器给药,也可通过射流雾化装置给药。推荐在初始治疗时连续雾化给药,随后根据需要间断给药(每 4 小时 1 次)。目前尚无证据支持常规静脉使用 β_2 受体激动剂。联合使用β_2 受体激动药和抗胆碱能制剂(如异丙托溴铵)能够取得更好的支气管舒张作用。茶碱的支气管舒张作用弱于短效β_2 受体激动剂,不良反应较大应谨慎使用。对规则服用茶碱缓释制剂的患者,静脉使用茶碱应尽可能监测茶碱血药浓度。中重度哮喘急性发作应尽早使用全身激素,特别是对速效 β_2 受体激动剂初始治疗反应不完全或疗效不能维持,以及在口服激素基础上仍然出现急性发作的患者。口服激素与静脉给药疗效相当,不良反应小。

推荐用法:泼尼松龙 30～50 mg 或等效的其他激素,每天单次给药。严重的急性发作或口服激素不能耐受时,可采用静脉注射或滴注,如甲基泼尼松龙 80～160 mg,或氢化可的松400～1 000 mg分次给药。地塞米松因半衰期较长,对肾上腺皮质功能抑制作用较强,一般不推荐使用。静脉给药和口服给药的序贯疗法有可能减少激素用量和不良反应,如静脉使用激素2～3天,继之以口服激素 3～5 天。不推荐常规使用镁制剂,可用于重度急性发作(FEV₁25%～30%)或对初始治疗反应不良者。

重度和危重哮喘急性发作经过上述药物治疗,临床症状和肺功能无改善甚至继续恶化者,应及时给予机械通气治疗,其指征主要包括:意识改变、呼吸肌疲劳、$PaCO_2$ 不低于 6.0 kPa(45 mmHg)等。可先采用经鼻(面)罩无创机械通气,若无效应及早行气管插管机械通气。哮喘急性发作机械通气需要较高的吸气压,可使用适当水平的呼气末正压(PEEP)治疗。如果需要过高的气道峰压和平台压才能维持正常通气容积,可试用允许性高碳酸血症通气策略以减少呼吸机相关肺损伤。

初始治疗症状显著改善,PEF 或 FEV₁ 占预计值的百分比恢复到或个人最佳值 60% 者以上可回家继续治疗,PEF 或 FEV₁ 为 40%～60% 者应在监护下回到家庭或社区继续治疗,治疗前PEF 或 FEV₁ 低于 25% 或治疗后低于 40% 者应入院治疗。在出院时或近期的随访时,应当为患者制订一个详细的行动计划,审核患者是否正确使用药物、吸入装置和峰流速仪,找到急性发作的诱因并制订避免接触的措施,调整控制性治疗方案。严重的哮喘急性发作意味着哮喘管理的失败,这些患者应当给予密切监护、长期随访,并进行长期哮喘教育。

大多数哮喘急性发作并非由细菌感染引起,应严格控制抗菌药物的使用指征,除非有细菌感染的证据,或属于重度或危重哮喘急性发作。

(四)慢性持续期的治疗

哮喘的治疗应以患者的病情严重程度为基础,根据其控制水平类别选择适当的治疗方案。哮喘药物的选择既要考虑药物的疗效及其安全性,也要考虑患者的实际状况,如经济收入和当地的医疗资源等。要为每个初诊患者制订哮喘防治计划,定期随访、监测,改善患者的依从性,并根据患者病情变化及时修订治疗方案。哮喘患者长期治疗方案分为 5 级(表 4-6)。

表 4-6　根据哮喘病情控制分级制订治疗方案

第 1 级	第 2 级	第 3 级	第 4 级	第 5 级
		哮喘教育、环境控制		
按需使用短效 β_2 受体激动剂		按需使用短效 β_2 受体激动剂		
控制性药物	选用 1 种	选用 1 种	加用 1 种或以上	加用 1 种或 2 种
	低剂量 ICS	低剂量的 ICS 加 LABA	中高剂量的 ICS 加 LABA	口服最小剂量的糖皮质激素
	白三烯调节药	中高剂量的 ICS	白三烯调节药	抗 IgE 治疗
		低剂量的 ICS 加白三烯调节药	缓释茶碱	
		低剂量的 ICS 加缓释茶碱		

ICS:吸入糖皮质激素

对以往未经规范治疗的初诊哮喘患者可选择第2级治疗方案,哮喘患者症状明显,应直接选择第3级治疗方案。从第2级到第5级的治疗方案中都有不同的哮喘控制药物可供选择。而在每一级中都应按需使用缓解药物,以迅速缓解哮喘症状。如果使用含有福莫特罗和布地奈德单一吸入装置进行联合治疗时,可作为控制和缓解药物应用。

如果使用该分级治疗方案不能够使哮喘得到控制,治疗方案应该升级直至达到哮喘控制为止。当哮喘控制并维持至少3个月后,治疗方案可考虑降级。建议减量方案:①单独使用中至高剂量吸入激素的患者,将吸入激素剂量减少50%;②单独使用低剂量激素的患者,可改为每天1次用药;③联合吸入激素和LABA的患者,将吸入激素剂量减少约50%,仍继续使用LABA联合治疗。当达到低剂量联合治疗时,可选择改为每天1次联合用药或停用LABA,单用吸入激素治疗。若患者使用最低剂量控制药物达到哮喘控制1年,并且哮喘症状不再发作,可考虑停用药物治疗。上述减量方案尚待进一步验证。通常情况下,患者在初诊后2～4周回访,以后每1～3个月随访1次。出现哮喘发作时应及时就诊,哮喘发作后2周至1个月内进行回访。

对于我国贫困地区或低经济收入的哮喘患者,视其病情严重度不同,长期控制哮喘的药物推荐使用:①吸入低剂量激素;②口服缓释茶碱;③吸入激素联合口服缓释茶碱;④口服激素和缓释茶碱。这些治疗方案的疗效与安全性需要进一步临床研究,尤其要监测长期口服激素可能引起的全身不良反应。

八、教育与管理

尽管哮喘尚不能根治,但通过有效的哮喘管理,通常可以实现哮喘控制。成功的哮喘管理目标是:①达到并维持症状的控制;②维持正常活动,包括运动能力;③维持肺功能水平尽量接近正常;④预防哮喘急性加重;⑤避免因哮喘药物治疗导致的不良反应;⑥预防哮喘导致的死亡。

建立医患之间的合作关系是实现有效的哮喘管理的首要措施。其目的是指导患者自我管理,对治疗目标达成共识,制订个体化的书面管理计划,包括自我监测、对治疗方案和哮喘控制水平周期性评估、在症状和/或PEF提示哮喘控制水平变化的情况下,针对控制水平及时调整治疗以达到并维持哮喘控制。其中对患者进行哮喘教育是最基本的环节。

(一)哮喘教育

哮喘教育必须成为医患之间所有互助关系中的组成部分。对医院、社区、专科医师、全科医师及其他医务人员进行继续教育,通过培训哮喘管理知识,提高与患者沟通技巧,做好患者及家属教育。患者教育的目标是增加理解、增强技能、增加满意度、增强自信心、增加依从性和自我管理能力,增进健康减少卫生保健资源使用。

1.教育内容

(1)通过长期规范治疗能够有效控制哮喘。

(2)避免触发、诱发因素方法。

(3)哮喘的本质、发病机制。

(4)哮喘长期治疗方法。

(5)药物吸入装置及使用方法。

(6)自我监测,即如何测定、记录、解释哮喘日记内容、症状评分、应用药物、PEF,哮喘控制测试变化。

(7)哮喘先兆、哮喘发作征象和相应自我处理方法,如何、何时就医。

(8)哮喘防治药物知识。

(9)如何根据自我监测结果判定控制水平,选择治疗。

(10)心理因素在哮喘发病中的作用。

2.教育方式

(1)初诊教育:是最重要的基础教育和启蒙教育,是医患合作关系起始的个体化教育,首先应提供患者诊断信息,了解患者对哮喘治疗的期望和可实现的程度,并至少进行以上内容教育,预约复诊时间,提供教育材料。

(2)随访教育和评价:是长期管理方法,随访时应回答患者的疑问、评估最初疗效。定期评价、纠正吸入技术和监测技术,评价书面管理计划,理解实施程度,反复提供更新教育材料。

(3)集中教育:定期开办哮喘学校、学习班、俱乐部、联谊会进行大课教育和集中答疑。

(4)自学教育:通过阅读报纸、杂志、文章、看电视节目、听广播进行。

(5)网络教育:通过中国哮喘联盟网、全球哮喘防治创议网GINA等或互动多媒体技术传播防治信息。

(6)互助学习:举办患者防治哮喘经验交流会。

(7)定点教育:与社区卫生单位合作,有计划开展社区、患者、公众教育。

(8)调动全社会各阶层力量宣传普及哮喘防治知识。

哮喘教育是一个长期、持续过程,需要经常教育,反复强化,不断更新,持之以恒。

(二)哮喘管理

1.确定并减少危险因素接触

尽管对已确诊的哮喘患者应用药物干预,对控制症状和改善生活质量非常有效,但仍应尽可能避免或减少接触危险因素,以预防哮喘发病和症状加重。

许多危险因素可引起哮喘急性加重,被称为"触发因素",包括变应原、病毒感染、污染物、烟草烟雾、药物。减少患者对危险因素的接触,可改善哮喘控制并减少治疗药物需求量。早期确定职业性致敏因素,并防止患者进一步接触,是职业性哮喘管理的重要组成部分。

2.评估、治疗和监测

哮喘治疗的目标是达到并维持哮喘控制。大多数患者或家属通过医患合作制订的药物干预策略,能够达到这一目标,患者的起始治疗及调整是以患者的哮喘控制水平为依据,包括评估哮喘控制、治疗以达到控制,以及监测以维持控制这样一个持续循环过程(图4-1)。

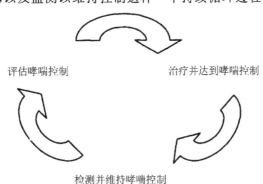

评估哮喘控制 治疗并达到哮喘控制

检测并维持哮喘控制

图4-1 哮喘长期管理的循环模拟图

一些经过临床验证的哮喘控制评估工具如哮喘控制测试(ACT)、哮喘控制问卷(ACQ)、哮喘治疗评估问卷(ATAQ)等,也可用于评估哮喘控制水平。经国内多中心验证表明哮喘评估工具 ACT 不仅易学易用且适合中国国情。ACT 仅通过回答有关哮喘症状和生活质量的 5 个问题的评分进行综合判定,25 分为控制、20～24 分为部分控制、20 分以下为未控制,并不需要患者检查肺功能。这些问卷不仅用于临床研究,还可以在临床工作中评估患者的哮喘控制水平,通过长期连续检测维持哮喘控制,尤其适合在基层医疗机构推广,作为肺功能的补充,既适用于医师,也适用于患者自我评估哮喘控制,患者可以在家庭或医院,就诊前或就诊期间完成哮喘控制水平的自我评估。这些问卷有助于改进哮喘控制的评估方法并增进医患双向交流,提供了反复使用的客观指标,以便长期监测(表 4-7)。

表 4-7　哮喘控制测试(ACT)

问题 1	在过去 4 周内,在工作、学习或家庭中,有多少时候哮喘妨碍您进行日常活动?					
	所有时间 1	大多数时间 2	有些时候 3	很少时候 4	没有 5	得分
问题 2	在过去 4 周内,您有多少次呼吸困难?					
	每天不止 1 次 1	每天 1 次 2	每周 3 至 6 次 3	每周 1 至 2 次 4	完全没有 5	得分
问题 3	在过去 4 周内,因为哮喘症状(喘息、咳嗽、呼吸困难、胸闷或疼痛),您有多少次在夜间醒来或早上比平时早醒?					
	每周 4 晚或更多 1	每周 2 至 3 晚 2	每周 1 次 3	1 至 2 次 4	没有 5	得分
问题 4	在过去 4 周内,您有多少次使用急救药物治疗(如沙丁胺醇)?					
	每天 3 次以上 1	每天 1 至 2 次 2	每周 2 至 3 次 3	每周 1 次或更少 4	没有 5	得分
问题 5	您如何评价过去 4 周内,您的哮喘控制情况?					
	没有控制 1	控制很差 2	有所控制 3	控制很好 4	完全控制 5	得分

第 1 步:请将每个问题的得分写在右侧的框中。请尽可能如实回答,这将有助于与医师讨论您的哮喘;第 2 步:把每一题的分数相加得出总分;第 3 步:寻找总分的含义。25 分:完全控制;20～24 分:部分控制;低于 20 分:未得到控制

在哮喘长期管理治疗过程中,必须采用评估哮喘控制方法,连续监测提供可重复的客观指标,从而调整治疗,确定维持哮喘控制所需的最低治疗级别,以便维持哮喘控制,降低医疗成本。

(王真真)

第二节　肺　脓　肿

肺脓肿是由化脓性病原体引起肺组织坏死和化脓,导致肺实质局部区域破坏的化脓性感染。通常早期呈肺实质炎症。后期出现坏死和化脓。如病变区和支气管交通则有空洞形成(通常直径＞2 cm),内含由微生物感染引致的坏死碎片或液体,其外周环绕炎症肺组织。和一般肺炎相比,其特点是引致的微生物负荷量多(如急性吸入),局部清除微生物能力下降(如气道阻塞),以及受肺部邻近器官感染的侵及。如肺内形成多发的较小脓肿(直径＜2 cm)则称为坏死性肺炎。肺脓肿和坏死性肺炎病理机制相同,其分界是人为的。

肺脓肿通常由厌氧、需氧和兼性厌氧菌引起,也可由非细菌性病原体,如真菌、寄生虫等所致。应注意类似的影像学表现也可由其他病理改变产生,如肺肿瘤坏死后空洞形成或肺囊肿内感染等。

在抗生素出现前,肺脓肿自然病程常表现为进行性恶化,死亡率曾达50%,患者存活后也往往遗留明显的临床症状,需要手术治疗,预后不理想。自有效抗生素应用后,肺脓肿的疾病过程得到显著改善。但近年来随着肾上腺皮质激素、免疫抑制药以及化疗药物的应用增加,造成口咽部内环境的改变,条件致病的肺脓肿发病率又有增多的趋势。

一、病因和发病机制

化脓性病原体进入肺内可有几种途径,最主要的途径是口咽部内容物的误吸。

(一)呼吸道误吸

口腔、鼻腔、口咽和鼻咽部隐匿着复杂的菌群,形成口咽微生态环境。健康人唾液中的细菌含量约10^8/mL,半数为厌氧菌。在患有牙病或牙周病的人群中厌氧菌可增加1 000倍,易感个体中还可有多种需氧菌株定植。采用放射活性物质技术显示,45%健康人睡眠时可有少量唾液吸入气道。在各种因素引起的不同程度神智改变的人群中,约75%在睡眠时会有唾液吸入。

临床上特别易于吸入口咽分泌物的因素有全身麻醉、过度饮酒或使用镇静药物、头部损伤、脑血管意外、癫痫、咽部神经功能障碍、糖尿病昏迷或其他重症疾病,包括使用机械通气者。呼吸机治疗时,虽然人工气道上有气囊保护,但在气囊上方的积液库内容物常有机会吸入到下呼吸道。当患者神智状态进一步受到影响时,胃内容物也可吸入,酸性液体可引起化学性肺炎,促进细菌性感染。

牙周脓肿和牙龈炎时,因有高浓度的厌氧菌进入唾液可增加吸入性肺炎和肺脓肿的发病。相反,仅10%~15%厌氧菌肺脓肿可无明显的牙周疾病或其他促使吸入的因素。没有吸入因素者常需排除肺部肿瘤的可能性。

误吸后肺脓肿形成的可能性取决于吸入量、细菌数量、吸入物的pH和患者的防御机制。

(二)血液循环途径

通常由在体内其他部位的感染灶,经血液循环播散到肺内,如腹腔或盆腔以及牙周脓肿的厌氧菌感染可通过血液循环播散到肺。

感染栓子也可起自于下肢和盆腔的深静脉的血栓性静脉炎或表皮蜂窝织炎,或感染的静脉内导管,吸毒者静脉用药也可引起。感染性栓子可含金黄色葡萄球菌、化脓性链球菌或厌氧菌。

(三)其他途径

其他途径比较少见。

(1)慢性肺部疾病者,可在下呼吸道有化脓性病原菌定植,如支气管扩张症、囊性纤维化,而并发症肺脓肿。

(2)在肺内原有空洞基础上(肿胀或陈旧性结核空洞)合并感染,不需要有组织的坏死,空洞壁可由再生上皮覆盖。局部阻塞可在周围肺组织产生支扩或肺脓肿。

(3)邻近器官播散,如胃肠道。

(4)污染的呼吸道装置,如雾化器有可能携带化脓性病原体进入易感染着肺内。

(5)先天性肺异常的继发感染,如肺隔离症、支气管囊肿。

二、病原学

肺脓肿可由多种病原菌引起,多为混合感染,厌氧菌和需氧菌混合感染占90%。社区获得性感染和院内获得性感染的细菌出现频率不同。社区获得性感染中,厌氧菌为70%,而在院内获得性感染中,厌氧菌和铜绿假单胞菌起重要作用。

(一)厌氧菌

厌氧菌是正常菌群的主要组成部分,但可引起身体任何器官和组织感染。近年来由于厌氧菌培养技术的改进,可以及时得到分离和鉴定。在肺脓肿感染时,厌氧菌是常见的病原体。

引起肺脓肿感染的致病性厌氧菌主要指专性厌氧菌。专性厌氧菌只能在无氧或低于正常大气氧分压条件下才能生存或生长。厌氧菌分为革兰阳性厌氧球菌、革兰阴性厌氧球菌、革兰阳性厌氧杆菌、革兰阴性厌氧杆菌。其中革兰阴性厌氧杆菌包括类杆菌属和梭杆菌属,类杆菌属是最主要的病原菌,以脆弱类杆菌和产黑素类杆菌最常见。革兰阳性厌氧球菌主要为消化球菌属和消化链球菌属。革兰阴性厌氧球菌主要为产碱韦荣球菌。革兰阳性厌氧杆菌中产芽孢的有梭状芽孢杆菌属和产气荚膜杆菌;不产芽孢的为放线菌属、真杆菌属、丙酸杆菌属、乳酸杆菌属和双歧杆菌属。外源性厌氧菌肺炎较少见。

(二)需氧菌

需氧菌常形成坏死性肺炎,部分区域发展成肺脓肿,因而其在影像学上比典型的厌氧菌引起的肺脓肿病变分布弥散。

金黄色葡萄球菌是引起肺脓肿的主要革兰阳性需氧菌,是社区获得的呼吸道病原菌之一。通常健康人在流感后可引起严重的金黄色葡萄球菌肺炎,导致肺脓肿形成,并伴薄壁囊性气腔和肺大疱,后者多见于儿童。金黄色葡萄球菌是儿童肺脓肿的主要原因,也是老年人在基础疾病上并发院内获得性感染的主要病原菌。金黄色葡萄球菌也可由体内其他部位的感染灶经血液循环播散,在肺内引起多个病灶,形成血源性肺脓肿,有时很像是肿瘤转移。其他可引起肺脓肿的革兰阳性菌是化脓性链球菌(甲型链球菌,乙型B溶血性链球菌)。

最常引起坏死性肺炎伴肺脓肿的革兰阴性需氧菌为肺炎克雷伯杆菌,这种肺炎形成一到多个脓肿者占25%,同时常伴菌血症。但需注意有时痰培养结果可能是口咽定植菌,该病病死率高,多见于老年人和化疗患者,肾上腺皮质激素应用者,糖尿病患者也多见。铜绿假单胞菌也影响类似的人群,如免疫功能低下患者、有严重并发症者。铜绿假单胞菌在坏死性过程中形成多发小脓肿。

其他由流感嗜血杆菌、大肠埃希菌、鲍曼不动杆菌、变形杆菌、军团菌等所致坏死性肺炎引起脓肿则少见。

三、病理

肺脓肿时,细支气管受感染物阻塞,病原菌在相应区域形成肺组织化脓性炎症,局部小血管炎性血栓形成、血供障碍,在实变肺中出现小区域散在坏死,中心逐渐液化,坏死的白细胞及死亡细菌积聚,形成脓液,并融合形成1个或多个脓肿。当液化坏死物质通过支气管排出,形成空洞、形成有气液平面的脓腔,空洞壁表面残留坏死组织。当脓肿腔直径达到2cm,则称为肺脓肿。炎症累及胸膜可发生局限性胸膜炎。如果在早期及时给予适当抗生素治疗,空洞可完全愈合,胸X线检查可不留下破坏残余或纤维条索影。但如治疗不恰当,引流不畅,炎症进展,则进入慢性阶段。脓肿腔有肉芽组织和纤维组织形成,空洞壁可有血管瘤。脓肿外周细支气管变形和扩张。

四、分类

肺脓肿可按病程分为急性和慢性,或按发生途径分为原发性和继发性。急性肺脓肿通常少于6周,病程迁延3个月以上则为慢性肺脓肿。大多数肺脓肿是原发性,通常有促使误吸的因素,或由正常宿主肺炎感染后在肺实质炎症的坏死过程演变而来。而继发性肺脓肿则为原有局部病灶基础上出现的并发症,如支气管内肿瘤、异物或全身性疾病引起免疫功能低下所致。细菌性栓子通过血液循环引致的肺脓肿也为继发性。膈下感染经横膈直接通过淋巴管或膈缺陷进入胸腔或肺实质,也可引起肺脓肿。

五、临床表现

肺脓肿患者的临床表现差异较大。由需氧菌(金黄色葡萄球菌或肺炎克雷伯菌)所致的坏死性肺炎形成的肺脓肿病情急骤、严重,患者有寒战、高热、咳嗽、胸痛等症状。儿童在金黄色葡萄球菌肺炎后发生的肺脓肿也多呈急性过程。一般原发性肺脓肿患者首先表现吸入性肺炎症状,有间歇发热、畏寒、咳嗽、咳痰、胸痛、体重减轻、全身乏力、夜间盗汗等,和一般细菌性肺炎相似,但病程相对慢性化,症状较轻,可能和其吸入物质所含病原体致病力较弱有关。甚至有的起病隐匿,到病程后期多发性肺坏死、脓肿形成,与支气管相交通,则可出现大量脓性痰,如为厌氧菌感染则伴有臭味。但痰无臭味并不能完全排除厌氧菌感染的可能性,因为有些厌氧菌并不产生导致臭味的代谢终端产物,也可能是病灶尚未和气管支气管交通。咯血常见,偶尔可为致死性的。

继发性肺脓肿先有肺外感染症状(如菌血症、心内膜炎、感染性血栓静脉炎、膈下感染),然后出现肺部症状。在原有慢性气道疾病和支气管扩张的患者则可见痰量显著改变。

体格检查无特异性,阳性体征出现与脓肿大小和部位有关。如脓肿较大或接近肺的表面,则可有叩诊浊音,呼吸音降低等实变体征,如涉及胸膜则可闻胸膜摩擦音或胸腔积液体征。

六、诊断

肺脓肿诊断的确立有赖于特征性临床表现及影像学和细菌学检查结果。

(一)病史

原发性肺脓肿有促使误吸因素或口咽部炎症和鼻窦炎的相关病史。继发性肺脓肿则有肺内原发病变或其他部位感染病史。

(二)症状与体征

由需氧菌等引起的原发性肺脓肿呈急性起病,如以厌氧菌感染为主者则呈亚急性或慢性化过程,脓肿破溃与支气管相交通后则痰量增多,出现脓痰或脓性痰,可有臭味,此时临床诊断可成立。体征则无特异性。

(三)实验室检查

1.血常规检查

血白细胞和中性粒细胞计数升高,慢性肺脓肿可有血红蛋白和红细胞计数减少。

2.胸部影像学检查

影像学异常开始表现为肺大片密度增深、边界模糊的浸润影,随后产生1个或多个比较均匀低密度阴影的圆形区。当与支气管交通时,出现空腔,并有气液平面,形成典型的肺脓肿。有时仅在肺炎症渗出区出现多个小的低密度区,表现为坏死性肺炎。需氧菌引起的肺脓肿周围常有较多的浓密炎性浸润影,而以厌氧菌为主的肺脓肿外周肺组织则较少见浸润影。

病变多位于肺的低垂部位和发病时的体位有关,侧位胸X线片可帮助定位。在平卧位时吸入者75%病变见下中位背段及后基底段,侧卧位时则位于上叶后外段(由上叶前段和后段分支形成,又称腋段)。右肺多于左肺,这是受重力影响吸入物最易进入的部位。在涉及的肺叶中,病变多分布于近肺胸膜处,室间隔鼓出常是肺炎克雷伯杆菌感染的特征。病变也可引起胸膜反应、脓胸或气胸。

当肺脓肿愈合时,肺炎性渗出影开始吸收,同时脓腔壁变薄,脓腔逐渐缩小,最后消失。在71例肺脓肿系列观察中,经适当抗生素治疗,13％脓腔在2周消失,44％为4周,59％为6周,3个月内脓腔消失可达70％,当有广泛纤维化发生时,可遗留纤维条索影。慢性肺脓肿脓腔周围有纤维组织增生,脓腔壁增厚,周围细支气管受累,继发变形或扩张。

血源性肺脓肿则见两肺多发炎性阴影,边缘较清晰,有时类似转移性肿瘤,其中可见透亮区和空洞形成。

胸部CT检查对病变定位,坏死性肺炎时肺实质的坏死、液化的判断,特别是对引起继发性肺脓肿的病因诊断均有很大的帮助。

3.微生物学监测

微生物学监测的标本包括痰液、气管吸引物、经皮肺穿刺吸引物和血液等。

(1)痰液及气管分泌物培养:在肺脓肿感染中,需氧菌所占比例正在逐渐增加,特别是在院内感染中。虽然有口咽菌污染的机会,但重复培养对确认致病菌还是有意义的。由于口咽部厌氧菌内环境,痰液培养厌氧菌无意义,但脓肿性痰标本培养阳性,而革兰染色却见到大量细菌,且形态较一致,则可能提示厌氧菌感染。

(2)应用防污染技术对下呼吸道分泌物标本采集:是推荐的方法,必要时可采用。厌氧菌培养标本不能接触空气,接种后应放入厌氧培养装置和仪器以维持厌氧环境。气相色谱法检查厌氧菌的挥发脂肪酸,迅速简便,可用于临床用药选择的初步参考。

(3)血液标本培养:因为在血源性肺脓肿时常可有阳性结果,需要进行血培养,但厌氧菌血培养阳性率仅5％。

4.其他

(1)CT引导下经胸壁脓肿穿刺吸引物厌氧菌及需氧菌培养,以及其他无菌体腔标本采集及培养。

(2)纤维支气管镜检查,除通过支气管镜进行下呼吸道标本采集外,也可用于鉴别诊断,排除支气管肺癌、异物等。

七、鉴别诊断

(一)细菌性肺炎

肺脓肿早期表现和细菌性肺炎相似,但除由一些需氧菌所致的肺脓肿外,症状相对较轻,病程相对慢性化。后期脓肿破溃与支气管相交通后则痰量增多,出现脓痰或脓性痰,可有臭味,此时临床诊断则可成立。胸部影像学检查,特别是CT检查,容易发现在肺炎症渗出区出现多个小的低密度区。当与支气管交通时,出现空腔,肝有气液平面,形成典型的肺脓肿。

(二)支气管肺癌

在50岁以上男性出现肺空洞性病变时,肺癌(通常为鳞癌)和肺脓肿的鉴别常需考虑。由支气管肺癌引起的空洞性病变(癌性空洞),无吸入病史,其病灶也不一定发生在肺的低垂部位。而肺脓肿则常伴有发热、全身不适、脓性痰、血白细胞和中性粒细胞计数升高,对抗生素治疗反应好。影像学上显示偏心空洞,空洞壁厚,内壁不规则,则常提示恶性病变。痰液或支气管吸引物的细胞学检查以及微生物学涂片和培养对鉴别诊断也有帮助。如对于病灶的诊断持续存在疑问,情况允许时,也可考虑手术切除病灶及相应肺叶。其他肺内恶性病变,包括转移性肺癌和淋巴瘤也可形成空洞病变。

需注意的是肺癌和肺脓肿可能共存,特别在老年人中。因为支气管肿瘤可使其远端引流不畅,分泌物潴留。引起阻塞性肺炎和肺脓肿。一般病程较长,有反复感染史,脓痰量较少。纤维支气管镜检查对确定诊断很有帮助。

(三)肺结核

空洞继发感染肺结核常伴空洞形成,胸部 X 线检查空洞壁较厚,病灶周围有密度不等的散在结节病灶。合并感染时空洞内可有少量气液平面,临床出现黄痰,但整个病程长,起病缓慢,常有午后低热、乏力、盗汗、慢性咳嗽、食欲缺乏等慢性症状,经治疗后痰中常可找到结核杆菌。

(四)局限性脓胸

局限性脓胸常伴支气管胸膜瘘和肺脓肿有时在影像学上不易区别。典型的脓胸在侧位胸片呈"D"字阴影,从后胸壁向前方鼓出。CT 对疑难病例有帮助,可显示脓肿壁有不同厚度,内壁边缘和外表面不规则;而脓胸腔壁则非常光滑,液性密度将增厚的壁胸膜和受压肺组织下的脏层胸膜分开。

(五)大疱内感染

患者全身症状较胸 X 线片显示状态要轻。在平片和 CT 上常可见细而光滑的大疱边缘,和肺脓肿相比其周围肺组织清晰。以往胸片将有助于诊断。大疱内感染后有时可引起大疱消失,但很少见。

(六)先天性肺病变继发感染

支气管脓肿及其他先天性肺囊肿可能无法和肺脓肿鉴别,除非有以往胸部 X 线片进行比较。支气管囊肿未感染时,也不和气管支气管交通,但囊肿最后会出现感染,形成和气管支气管的交通,气体进入囊肿,形成含气囊肿,可呈单发或多发含气空腔,壁薄而均一;合并感染时,其中可见气液平面。如果患者一开始就表现为感染性支气管囊肿,通常清晰的边界就会被周围肺实质炎症和实变所遮掩。囊肿的真正本质只有在周围炎症或渗血消散吸收后才能显示出来。

先天性肺隔离症感染也会同样出现鉴别诊断困难,可通过其所在部位(多位于下叶)及胸部 CT 扫描和磁共振成像(MRI)及造影剂增强帮助诊断,并可确定异常血管供应来源,对手术治疗有帮助。

(七)肺挫伤血肿和肺撕裂

胸部刺伤或挤压伤后,影像学可出现空洞样改变,临床无典型肺脓肿表现,有类似的创伤病史常提示此诊断。

(八)膈疝

通常在后前位胸 X 线片可显示"双重心影",在侧位上在心影后可见典型的胃泡,并常有气液平面。如有疑问可进行钡剂及胃镜检查。

(九)包囊肿和其他肺寄生虫病

包囊肿可穿破,引起复合感染,曾在羊群牧羊分布的区域居住者需考虑此诊断。乳胶凝聚试验,补体结合和酶联免疫吸附试验,也可检测血清抗体,帮助诊断。寄生虫中如肺吸虫也可有类似症状。

(十)真菌和放线菌感染

肺脓肿并不全由厌氧菌和需氧菌所致,真菌、放线菌也可引起肺脓肿。临床鉴别诊断时也需考虑。

(十一)其他

易和肺脓肿混淆的还有空洞型肺栓塞、Wegener 肉芽肿、结节病等,偶尔也会形成空洞。

八、治疗

肺脓肿的治疗应根据感染的微生物种类以及促使产生感染的有关基础或伴随疾病而确定。

(一)抗感染治疗

抗生素应用已有半个世纪,肺脓肿在有效抗生素合理应用下,加上脓液通过和支气管交通向体外排出,因而大多数对抗感染治疗有效。

近年来,某些厌氧菌已产生 β-内酰胺酶,在体外或临床上对青霉素耐药,故应结合细菌培养及药敏结果,及时合理选择药物。但由于肺脓肿患者很难及时得到微生物学的阳性结果,故可根据临床表现,感染部位和涂片染色结果分析可能性最大的致病菌种类,进行经验治疗。由于大多数和误吸相关,厌氧菌感染起重要作用,因而青霉素仍是主要治疗药物,但近年来情况已有改变,特别是院内获得感染的肺脓肿。常为多种病原菌的混合感染,故应联合应用对需氧菌有效的药物。

1.青霉素 G

为首选药物,对厌氧菌和革兰阳性球菌等需氧菌有效。

用法:240 万 U/d 肌内注射或静脉滴注;严重病例可加量至 1 000 万 U/d 静脉滴注,分次使用。

2.克林霉素

克林霉素是林可霉素的半合成衍生物,但优于林可霉素,对大多数厌氧菌有效,如消化球菌、消化链球菌、类杆菌梭形杆菌、放线菌等。目前有 10%～20% 脆弱类杆菌及某些梭形杆菌对克林霉素耐药。主要不良反应是假膜性肠炎。

用法:0.6～1.8 g/d,分 2～3 次静脉滴注,然后序贯改口服。

3.甲硝唑

该药是杀菌药,对厌氧菌,如脆弱类杆菌有作用。多为联合应用,不单独使用。通常和青霉素、克林霉素联合用于厌氧菌感染。对微需氧菌及部分链球菌如密勒链球菌效果不佳。

用法:根据病情,一般 6～12 g/d,可加量到 24 g/d。

4.β-内酰胺类抗生素

某些厌氧菌如脆弱类杆菌可产生 β-内酰胺酶,故青霉素、羧苄西林、三代头孢中的头孢噻肟、头孢哌酮效果不佳。对其活性强的药物有碳青霉烯类,替卡西林克拉维酸、头孢西丁等,加酶联合制剂作用也强,如阿莫西林克拉维酸或联合舒巴坦等。

院内获得性感染形成的肺脓肿,多数为需氧菌,并行耐药菌株出现,故需选用 β-内酰胺抗生素的第二代、第三代头孢菌素,必要时联合氨基糖苷类。

血源性肺脓肿致病菌多为金黄色葡萄球菌,且多数对青霉素耐药,应选用耐青霉素酶的半合成青霉素的药物,对耐甲氧西林的金黄色葡萄球菌(MRSA),则应选用糖肽类及利奈唑胺等。

给药途径及疗程尚未有大规模的循证医学证据,但一般先以静脉途径给药。

和非化脓性肺炎相比,其发热呈逐渐下降,7天达到正常。如1周未能控制体温,则需再新评估。影像学改变时间长,有时达数周,并有残余纤维化改变。

治疗成功率与治疗开始时症状、存在的时间以及空洞大小有关。对治疗反应不好者,还需注意有无恶性病变存在。总的疗程要4～6周,可能需要3个月,以防止反复。

(二)引流

(1)痰液引流对于治疗肺脓肿非常重要,体位引流有助于痰液排出。纤维支气管镜除作为诊断手段,确定继发性脓肿原因外,还可用来经气道内吸引及冲洗,促进引流,利于愈合。有时脓肿大、脓液量多时,需要硬质支气管镜进行引流,以便于保证气道通畅。

(2)合并脓胸时,除全身使用抗生素外,应局部胸腔抽脓或肋间置入导管水封并引流。

(三)外科手术处理

内科治疗无效,或疑及有肿瘤者为外科手术适应证。包括治疗4～6周后脓肿不关闭、大出血、合并气胸、支气管胸膜瘘。在免疫功能低下、脓肿进行性扩大时也需考虑手术处理。有效抗生素应用后,目前需外科处理病例已减少,<15%,手术时要防止脓液进入对侧,麻醉时要置入双腔导管,否则可引起对侧肺脓肿和ARDS。

九、预后

取决于基础病变或继发的病理改变,治疗及时、恰当者,预后良好。厌氧菌和革兰杆菌引起的坏死性肺炎,多表现为脓腔大(直径>6 cm),多发性脓肿,临床多发于有免疫功能缺陷,年龄大的患者。并发症主要为脓胸、脑脓肿、大咯血等。

十、预防

应注意加强个人卫生,保持口咽内环境稳定,预防各种促使误吸的因素。

（王真真）

第三节　肺间质纤维化

一、概说

肺间质纤维化(PIF)是由已明或未明的致病因素通过直接损伤或有免疫系统介入,引起的肺泡壁、肺间质的进行性炎症,最后导致肺间质纤维化。常见的已知病因为有害物质(有机粉尘、无机粉尘)吸入,细菌、病毒、支原体的肺部感染,致肺间质纤维化药物的应用,以及肺部的化学、放射性损伤等。未明病因则称为特发性间质性肺炎(IIPs),可分6种亚型,其中以特发性肺间质纤维化(IPF)为最常见。此外,还继发于其他疾病,常见的有结缔组织病、结节病、慢性左心衰竭等。

PIF的临床表现均因病变累及肺泡间质而影响肺换气功能,故引起低氧血症的临床表现,有病因或有原发病的PIF应归属原发病中介绍,故本文仅介绍病因未明的PIF即IIPs。

二、诊断

(一)临床表现

1.症状

IIPs 均为病因不明,以进行性呼吸困难,活动后加重为其临床特征。急性型常有发热、干咳、起病后发展迅速的胸闷、气急,类似 ARDS 的病情,1~2 周即发生呼吸衰竭,1~2 个月可致死亡。慢性型隐匿起病,胸闷、气短呈进行性加重,初期劳累时加重,后期则静息时亦然。病程常数年。当继发感染后则咳吐痰液、喘急、发热或导致呼吸衰竭。

2.体征

呼吸急促、发绀、心率快,两肺底听及弥漫性密集、高调、爆裂音或有杵状指。慢性型可并发肺心病,可有右心衰竭体征,颈静脉充盈,肝大,下肢水肿。

(二)辅助检查

1.肺活检

可采用纤维支气管镜进行肺活检。本病初期病变主要在肺泡壁,呈稀疏斑点状分布;增生期则肺组织变硬,病变相对广泛;晚期肺组织皱缩实变,可形成大囊泡。

2.胸部 X 线检查

早期可无异常,随病变进展肺野呈磨砂玻璃样,逐渐出现细网影和微小结节,以肺外带为多,病变重时则向中带、内带发展。且细网状发展为粗网状、索条状,甚至形成蜂窝肺,此期肺容积缩小,膈肌上升,可并有肺大疱。

3.肺功能检查

呈限制性通气功能障碍,肺活量下降,弥散功能减退,$P_{(A-a)}O_2$ 增大,低氧血症,运动后加重,早期 $PaCO_2$ 正常或降低,晚期可增加。

4.血气检测

IIPs 主要表现为低氧血症,或并有呼吸性碱中毒,PaO_2、SaO_2% 降低的程度和速度与病情严重程度呈正相关,可作为判断病情严重程度、疗效反映及预后的依据。

(三)临床诊断要点

1.临床表现

(1)发病年龄多在中年以上,男:女约为 2:1,儿童罕见。

(2)起病隐袭,主要表现为干咳、进行性呼吸困难,活动后明显。

(3)本病少有肺外器官受累,但可出现全身症状,如疲倦、关节痛及体重下降等,发热少见。

(4)50%左右的患者出现杵状指(趾),多数患者双肺下部可闻及 velcro 音。

(5)晚期出现发绀,偶可发生肺动脉高压、肺心病和右心功能不全等。

2.X 线检查(高千伏摄片)

(1)常表现为网状或网状结节影伴肺容积减小。随着病情进展,可出现直径多在 3~15 mm 大小的多发性囊状透光影(蜂窝肺)。

(2)病变分布多为双侧弥漫性,相对对称,单侧分布少见。病变多分布于基底部、周边部或胸膜下区。

(3)少数患者出现症状时,X 线胸片可无异常改变。

3.高分辨 CT(HRCT)

(1)HRCT 扫描有助于评估肺周边部、膈肌部、纵隔和支气管-血管束周围的异常改变,对 IPF 的诊断有重要价值。

(2)可见次小叶细微结构改变,如线状、网状、磨玻璃状阴影。

(3)病变多见于中下肺野周边部,常表现为网状和蜂窝肺,亦可见新月形影、胸膜下线状影和极少量磨玻璃影。多数患者上述影像混合存在,在纤维化严重区域常有牵引性支气管和细支气管扩张,和/或胸膜下蜂窝肺样改变。

4.肺功能检查

(1)典型肺功能改变为限制性通气功能障碍,表现为肺总量(TLC)、功能残气量(FRC)和残气量(RV)下降。FEV$_1$/FVC 正常或增加。

(2)单次呼吸法一氧化碳弥散(DLCO)降低,即在通气功能和肺容积正常时,DLCO 也可降低。

(3)通气/血流比例失调,PaO$_2$、PaCO$_2$下降,P$_{(A-a)}$O$_2$增大。

5.血液检查

(1)IPF 的血液检查结果缺乏特异性。

(2)可见红细胞沉降率增快,丙种球蛋白、乳酸脱氢酶(LDH)水平升高。

(3)出现某些抗体阳性或滴度增高,如抗核抗体(ANA)和类风湿因子(RF)等可呈弱阳性反应。

6.组织病理学改变

(1)开胸/胸腔镜肺活检的组织病理学呈 UIP 改变。

(2)病变分布不均匀,以下肺为重,胸膜下、周边部小叶间隔周围的纤维化常见。

(3)低倍显微镜下呈"轻重不一,新老并存"的特点,即病变时相不均一,在广泛纤维化和蜂窝肺组织中常混杂炎性细胞浸润和肺泡间隔增厚等早期病变或正常肺组织。

(4)肺纤维化区主要由致密胶原组织和增殖的成纤维细胞构成。成纤维细胞局灶性增殖构成所谓的"成纤维细胞灶"。蜂窝肺部分由囊性纤维气腔构成,常常内衬以细支气管上皮。另外,在纤维化和蜂窝肺部位可见平滑肌细胞增生。

(5)排除其他已知原因 ILD 和其他类型的 IIP。

三、鉴别诊断

(一)嗜酸性粒细胞性肺疾病(eosinophilic lung disease,ELD)

包括单纯性、慢性、热带型、哮喘性或变应性支气管肺曲霉病、过敏性血管炎性肉芽肿、特发性嗜酸性粒细胞增多综合征等类型,影响多为肺实质嗜酸性粒细胞癌浸润,部分并有肺间质浸润征象,亦常为弥漫性阴影故需鉴别,主要依据 ELD 的临床病情和周围血中嗜酸性粒细胞增加>10%。

(二)外源性过敏性肺泡炎(HP)

HP 的影像亦为弥漫性肺间质炎、纤维化征象,其和 IIPs 影响相似,不能区别,主要依据 IIPs 病因不明,HP 则有变应原(如鸟禽、农民肺等)接触,淋巴细胞增高(常至 0.3~0.7),治疗需脱离变应原接触,否则糖皮质激素治疗不能阻止病情。

(三)郎格罕组织细胞增多症(LCH)

LCH 以往称为肺嗜酸性粒细胞肉芽肿、组织细胞增多症,好发于中青年,累及肺者为 LCH 细胞浸润,发病过程可分为三期:细胞期(细胞浸润)、增殖期(肺间质纤维化)、纤维化期(细支气管阻塞形成囊泡),肺影响呈弥漫性,早期为小结节,继之纤维化和囊泡,胸片特征为常不侵犯肋膈角部位。其和 IIPs 的鉴别为 LCH 具有弥漫性囊泡的特征。

(四)肺结节病

肺结节病可分为 4 期。Ⅰ期肺门、纵隔淋巴结肿大,Ⅱ期淋巴结肿大并间质性肺炎,Ⅲ期肺间质纤维化,Ⅳ期蜂窝肺。Ⅱ、Ⅲ、Ⅳ期时需和 IIPs 鉴别,常依据结节病有Ⅱ、Ⅲ、Ⅳ期相应的影像发展过程,有时需依据病理。

(五)结缔组织病

类风湿关节炎,进行性系统硬化症、皮肌炎和多发性肌病、干燥综合征等为全身性疾病,可伴有肺间质纤维化。可依据结缔组织病的临床表现如关节畸形、皮肤肌肉炎症、口腔干燥等病情和相应的自身免疫抗体相鉴别。

(六)药物性肺间质病

抗肿瘤化疗与免疫抑制剂如博莱霉素、氮芥类、白消安、环磷酰胺、甲氨蝶呤、巯基嘌呤、丝裂霉素、甲基苯肼等均可引起肺间质病变。苯妥英钠、异烟肼、肼屈嗪当引起不良反应时可伴有肺间质损害。胺碘酮、呋喃妥因、青霉胺等也可引起肺间质病变,可依据有关应用药物史作鉴别。

(七)肺尘埃沉着病

石棉沉着病是因吸入多量石棉粉尘引起广泛弥漫性肺间质纤维化及胸膜增厚。痰内和肺组织中可查到石棉小体。硅沉着病是因吸入多量游离二氧化硅粉尘、煤尘引起,影响以结节性肺纤维化为特征。均有职业接触史为特点。

四、并发症

本病常因呼吸不畅引起阻塞性肺气肿和泡性肺气肿,甚至发生气胸。合并慢性感染时易形成阻塞性肺炎、支气管扩张、慢性肺化脓症。累及胸膜时常有胸膜增厚,随病情进展可导致肺心病。合并肺癌者也不少见,多发于明显纤维化的下叶,多为腺癌、未分化细胞癌及扁平细胞癌。

五、治疗

(一)肾上腺糖皮质激素

IIPs 的发病涉及类证和免疫反应所致肺损伤,产生大量促纤维化生长因子导致纤维化,而糖皮质激素对炎性和免疫反应有抑制作用,但对纤维化则失去有效作用,因此要采取早期用药、控制病情最小剂量、长期维持用药的方法,以求有效控制病情的进展。使用该药的依据是患者肺部炎症进展(复查肺部 X 片炎症进展或者患者呼吸困难明显加重伴剧烈阵发咳嗽或者肺底部爆裂音),这证明患者自身产生肾上腺皮质激素已不能控制肺部非特异性炎症,需要加用外源性药物治疗,但大剂量用药会造成自身肾上腺皮质功能迅速衰退,常对患者病情不利,甚至使部分患者病情加重,有学者看到许多案例都是因为大剂量冲击治疗导致。通过 20 年临床治疗数百例患者的治疗,摸索出以下用药原则,使患者临床病控率提高,介绍如下,以供临床参考。

1.剂量

对缓慢隐匿进展(前后肺部 CT 片对照观察)无显著临床症状者建议给甲泼尼龙片 4 mg/d 或泼尼松 5 mg/d,晨顿服,并按随访病情变化予以调整剂量。对有近期肺部炎症进展者(依据临床表现为阵咳或呼吸困难加剧,近期肺部 CT 片有病变轻度进展者)根据病情给予甲泼尼龙片 4~8 mg/d,每天 2 次,或泼尼松 5~10 mg/d,每天 2 次。病情较重者(平地走动即感呼吸困难者)则根据病情适当加大剂量,甲泼尼龙片 12 mg/d,每天 2 次,或泼尼松 15 mg/d,每天 2 次,对严重者或 AIP、IPF 急性加重患者采用静脉冲击治疗(甲泼尼龙注射液 40~80 mg/d,每天 2~3 次)。

2.疗程

原则上开始用较大剂量,如中度或较重病情口服泼尼松 15~30 mg/d(其他制剂可折换相应剂量),待病情缓解后则减为维持剂量,连续用药 3 个月至半年,根据患者改善程度持续减药至停用。严重患者或 IPF 急性加重(AE-IPF)患者,AIP 患者静脉给药冲击治疗 5~10 天后,改甲泼尼龙片 12 mg/d,每天 2~3 次或泼尼松 15 mg/d,每天 2~3 次,渐依据病情减至维持量。连续用药 6 个月至 1 年后根据临床肺功能评价、胸部 X 线、肺功能检查明显改善者即可继续减量至停药。部分患者需要用药 2~3 年以上才能随病情改善继续减量至停药。

3.合并用药

(1)百令胶囊 2 g,每天 3 次。

(2)中药辨证用药,参照以上辨证论治方法,每天 1 剂。

(3)假如病情需要静脉给肾上腺糖皮质激素时,需要同时与低分子肝素 5 000 U 皮下注射,每天 1 次,防止激素长期使用导致的动静脉血栓形成,应观察凝血指标。

(4)钙片和止酸剂可防止骨质疏松、胃肠道不良反应等。

(5)对于肺部炎症进展明显者,常同时用 3 组中草药静脉给药——清热剂(苦参碱、穿心莲)、活血剂(丹参、川芎)、益气剂(参麦、参芪),可有效缓解患者病情的进展。

(二)免疫抑制剂

免疫抑制剂仅用于泼尼松疗效差者,可并用环孢素 A、环磷酰胺、硫唑嘌呤等。

(三)抗纤维化药物

纤维化的发生初为炎细胞浸润释放细胞因子和炎性递质及生长因子等而致纤维化细胞增殖,胶原形成及基质沉积,至晚期为纤维化,故治疗应针对发病机制,吡非尼酮能抑制炎细胞因子,因而阻断纤维化的早期阶段,同时能抑制肺成纤维化细胞增殖、减少胶原合成、细胞外基质沉积,还能抑制巨噬细胞产生加重肺组织炎症损伤的血小板衍生生长因子(PDGF),并可能有类似自由基清除作用,故此药具有抗纤维化作用。剂量 20~40 mg/kg,每天 3 次(最大剂量 3 500 mg/d),有改善肺功能、稳定病情、减少急性发作等作用。

1.反应良好或改善

(1)症状减轻,活动能力增强。

(2)X 线胸片或 HRCT 异常影像减少。

(3)肺功能表现 TLC、VC、DLCO、PaO_2 较长时间保持稳定。以下数据供参考:TLC 或 VC 增加≥10%,或至少增加≥200 mL;DLCO 增加≥15%或至少增加 3 mL/(min·mmHg);SaO_2 增加>4%;心肺运动试验中 PaO_2 增加≥0.53 kPa(4 mmHg)(具有 2 项或 2 项以上者认为肺生理功能改善)。

2.反应差或治疗失败

(1)症状加重,特别是呼吸困难和咳嗽。

(2)X线胸片或 HRCT 上异常影像增多,特别是出现了蜂窝肺或肺动脉高压迹象。

(3)肺功能恶化。以下数据供参考:TLC 或 VC 下降≥10%或下降≥200 mL;DLCO 下降≥15%或至少下降≥3 mL/(min·mmHg);SaO$_2$ 下降≥4%,或运动试验中 P$_{(A-a)}$O$_2$ 增加≥0.53 kPa(4 mmHg)(具有 2 项或 2 项以上者认为肺功能恶化)。

疗效评定多数患者接受治疗 3 个月至半年以上。

(4)疗效尚不能肯定的药物。①N-乙酰半胱氨酸(NAC)和超氧化物歧化酶(SOD)能清除体内氧自由基,作为抗氧化剂用于肺纤维化治疗。NAC 推荐大剂量(1.8 g/d)口服。②γ 干扰素、甲苯吡啶酮、前列腺素 E2 以及转化生长因子等细胞因子拮抗剂,对胶原合成有抑制作用。③红霉素具有抗炎和免疫调节功能,对肺纤维化治疗作用是通过抑制中性粒细胞功能来实现的。主张小剂量(0.25 g/d)长期口服,但应观察不良反应。

(王真真)

第四节 胸 腔 积 液

胸膜由一层间皮细胞组成,外观平滑,半透明状,由结缔组织、纤维弹性组织、淋巴及血管的网状结构所支撑。壁胸膜覆盖于胸壁、膈肌和纵隔的表面,它的血供来源于体循环,并含有感觉神经。脏层胸膜覆盖于肺表面包括叶间裂,它的血供来源于低压的肺循环,且不含感觉神经。胸膜的脏层和壁层之间存在有一个潜在腔隙,称为胸膜腔。正常人胸腔内有 5~15 mL 液体将两层胸膜分开,在呼吸运动时起润滑作用,利于肺扩张,帮助肺维持在一个膨胀状态,同时可降低吸气做功。胸腔液体量并非固定不变,正常人每 24 小时亦有 500~1 000 mL 液体渗出与再吸收,两者处于平衡状态。任何因素造成其渗出增多和/或再吸收减少,出现胸膜腔内液体增多时亦称为胸腔积液。

一、胸腔积液转运机制

正常情况下,胸腔液体主要由壁胸膜的毛细血管进入胸膜腔,再由脏层胸膜的毛细血管和淋巴管重吸收。胸腔积液渗出与吸收遵循 Starling 定律,即:

$$F = K[(Pcap - Pp_I) - O(\pi cap - \pi p_I)]$$

F 代为胸腔积液转运量,K 为胸膜滤过系数,Pcap 代表胸膜毛细血管静水压,Pp$_I$ 代表胸膜腔内压力,O 为反流系数,πcap 代表毛细血管胶体渗透压,πp$_I$ 代表胸腔积液中胶体渗透压。胸膜和胸膜腔中均有形成胸腔积液渗出和再吸入的因素,其中胸膜毛细血管静水压、胸膜腔内负压、胸膜腔液胶体渗透压为渗出胸腔积液因素,而毛细血管内胶体渗透压为胸腔积液再吸收的因素。正常健康人胸膜腔为负压约为－5 cmH$_2$O;胸腔积液内含有少量蛋白质,胶体渗透压为 8 cmH$_2$O;壁胸膜毛细血管静水压 30 cmH$_2$O;脏层胸膜毛细血管静水压较低仅为 11 cmH$_2$O;而壁层和脏层毛细血管的胶体渗透压均为 34 cmH$_2$O。胸腔液体渗出的压力梯度与胸腔液体再吸收的压力梯度几乎相等,胸腔积液由壁层毛细血管渗出进入胸膜腔,再由脏层胸膜以相等速度再吸收胸腔积液进入脏层毛细血管,以达到平衡(图 4-2)。

有报道,存在于下纵隔胸膜、下部壁胸膜以及膈胸膜表面小孔与淋巴管相通,这些胸膜下淋巴管是液体和溶质吸收的重要通道。壁胸膜淋巴管重吸收在胸腔积液渗出和再吸收的平衡中起重要作用,特别是胸腔积液中蛋白质主要是由淋巴管进入胸导管。淋巴系统吸入液体的能力是正常胸腔积液生成量的 20 倍,因此一旦胸腔积液经淋巴管吸收减少,可引起胸腔积液。少部分液体也可由肺间质间隙经脏层胸膜进入胸膜腔,或经膈肌上的小孔由腹腔进入胸膜腔。

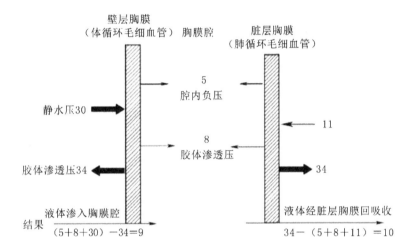

图 4-2　胸腔积液渗出和再吸收动力学机制示意图

二、病因和发病机制

(一)发病机制

1.胸膜毛细血管静水压增高

胸膜毛细血管静水压增高是形成胸腔积液的重要因素。如充血性心力衰竭、缩窄性心包炎等疾病可使体循环和/或肺循环的静水压增加,胸腔液体渗出增多,形成胸腔积液。单纯体循环静脉压增高,如上腔静脉或奇静脉阻塞时,壁胸膜液体渗出量超过脏层胸膜回吸收的能力,可产生胸腔积液。此类胸腔积液多属漏出液。

2.胸膜毛细血管通透性增加

胸膜炎症(结核、肺炎累及胸膜),结缔组织疾病(系统性红斑狼疮等),胸膜肿瘤(恶性肿瘤胸膜转移、间皮瘤),肺栓塞膈下炎症性疾病(膈下脓肿、肝脓肿、急性胰腺炎)等累及胸膜,均可使胸膜毛细血管通透性增加,毛细血管内细胞、蛋白及液体等大量渗入胸膜腔;胸腔积液中蛋白质含量升高、胸腔积液胶体渗透压升高,进一步促进胸腔液增多。此类胸腔积液为渗出液。

3.胸膜毛细血管内胶体渗透压降低

肾病综合征、低蛋白血症、肝硬化、急性肾小球肾炎和黏液性水肿等疾病均存在血浆清蛋白减少,血浆胶体渗透压降低,壁胸膜毛细血管液体渗出增加而脏层胸膜毛细血管液体胶体渗透压同样下降,因此脏层胸膜再吸收减少。最终引起胸腔积液增多,此类胸腔积液为漏出液。

4.壁胸膜淋巴回流障碍

壁胸膜淋巴回流在胸腔积液再吸出中起重要作用,特别是蛋白质再吸入。癌性淋巴管阻塞,先天性发育异常致淋巴管引流异常,外伤所致淋巴回流受阻等均可引起富含蛋白的胸腔渗出液。

5.损伤性胸腔积液

外伤(如食管破裂、胸导管破裂)或疾病(如胸主动脉瘤破裂)等原因,胸腔内出现血性、脓性(感染)、乳糜性胸腔积液,属渗出液。

(二)主要病因

1.漏出液

充血性心力衰竭(右心衰竭或全心衰竭),上腔静脉阻塞,缩窄性心包炎,肝硬化,肾病综合征,急性肾小球肾炎,腹膜透析,黏液性水肿,药物过敏,放射反应。

2.渗出液

(1)浆液性:①感染性疾病,包括结核性胸膜炎、细菌性肺炎(包括膈下感染)、病毒感染、真菌性感染和寄生虫感染;②恶性肿瘤,包括胸膜间皮瘤、各种肿瘤转移至胸膜,最常见有肺癌、乳腺癌和淋巴瘤;③肺栓塞;④结缔组织疾病包括肉芽肿等;⑤气胸;⑥Meigs综合征;⑦胸部手术后。

(2)脓胸:①结核性脓胸;②肺部感染引起脓胸;③外伤、食管穿孔、气胸、胸腔穿刺术后继发化脓性感染。

(3)血胸:①恶性肿瘤包括胸膜间皮瘤和胸膜转移瘤;②外伤;③血气胸(包括粘连带撕裂);④胸主动脉瘤破裂;⑤冠状动脉搭桥术后;⑥肺栓塞。

(4)乳糜胸:①外伤致胸导管破裂;②丝虫病;③癌细胞致胸导管阻塞。

三、临床表现

(一)症状

1.原有基础疾病的相应症状

胸腔积液的病因较多,胸腔积液出现多伴有基础疾病,包括肺、胸膜、心血管、肾脏、肝脏及全身性疾病等,因此仔细询问病史和观察患者症状,对于胸腔积液的病因诊断十分重要。

2.胸腔积液引起的症状

少量胸腔积液可无明显症状或仅有胸痛,并随呼吸运动疼痛加剧;胸腔积液300~500 mL以上时,可感胸闷或轻度气急;随着胸腔积液增多,胸闷、气急逐渐加剧;大量胸腔积液时,可出现呼吸困难和心悸,但胸痛缓解或消失。

(二)体征

胸腔积液体征与胸腔积液的多少有关。少量胸腔积液时,可无明显体征或仅因胸痛所致患侧胸部运动受限,胸式呼吸减弱,患侧可闻及胸膜摩擦音及呼吸音减弱;中等量以上胸腔积液时,患侧叩诊浊音,呼吸音减弱,触觉语颤减弱;大量胸腔积液尚可伴有气管向健侧移位。

四、实验室和辅助检查

(一)胸部 X 线检查

较少量胸腔积液时胸部 X 线检查不易发现。当胸腔积液量达 0.3~0.5 L 时,胸部 X 线检查显示肋膈角变钝,有时难以与胸膜增厚鉴别,常需要在 X 线透视下缓慢侧倾斜变换体位加以区别。随着胸腔积液增多,肋膈角消失,显示一凹面向上,外侧高内侧低的弧形积液影,平卧位时,积液散开,使整个肺野透亮度降低。大量胸腔积液时,整个患侧胸部呈致密影,纵隔和气管被推向健侧。局限包裹性积液可发生于胸腔任何部位,常见有叶间积液,呈梭形,不随体位改变而变动,边缘光滑饱满;肺底积液时显示一侧膈肌明显升高或胃底气泡影与肺下缘影之间明显加宽。液气胸时积液有液平面。在胸部 X 线片与胸腔积液量判断:胸腔积液在第 4 前肋间以下称为少量胸腔积液;第 4 前肋与第 2 前肋之间属于中等量胸腔积液;积液位于第 2 前肋以上为大量胸腔积液。

胸部 CT 对胸腔积液诊断有其特殊优点,适用于:①胸部 X 线片难以显示的少量胸腔积液;②通过病灶密度观察可将局限包裹性积液与肺实质病变加以鉴别;③显示胸腔积液同时可了解肺组织受压和肺实质是否存在病变;④可显示纵隔、气管与淋巴结情况。

(二)超声检查

胸腔积液可采用"A"型或"B"型超声仪检查,目前多采用"B"型超声诊断仪。积液在 B 超图像中呈暗区或无回声区,较易区分,但在积液甚少时,B 超图像不能很好显示,使识别较难,不及胸部 CT 敏感。B 超检查对确定有无胸腔积液以及积液量、部位、胸腔穿刺的定位均有重要价值。B 超引导下胸腔穿刺可用于局限性胸腔积液或粘连分隔胸腔积液。

(三)胸腔穿刺术和胸腔积液检查

胸腔穿刺术既可用于诊断,又可作为一种治疗手段,抽出胸腔液体以缓解胸腔积液引起的呼吸困难和加快胸腔积液的吸收等。胸腔穿刺抽出液做下列检查对明确积液性质及病因诊断均至关重要。

1.常规检查

(1)外观:漏出液常呈透明清亮,多为淡黄色,静置不凝固,比重<1.018。渗出液可因病因不同颜色有所不同,混浊、比重>1.018。结核性胸腔积液多呈草黄色或深黄色,少数为淡红色;血性胸腔积液可因出血程度不同呈淡红血性、洗肉水样、肉眼全血(静脉血)样;脓性积液呈黄脓性,厌氧菌感染有恶臭味;阿米巴肝脓肿破溃入胸腔引起的胸腔积液呈巧克力色;乳白色胸腔积液为乳糜胸腔积液;曲菌感染的胸腔积液可为黑色胸腔积液。

(2)细胞计数与分类:正常胸腔积液中有少量间皮细胞或淋巴细胞,胸膜炎症时,胸腔积液中可见各种细胞及增生与退化的间皮细胞。漏出液有核细胞数较少,常<100×10^6/L,以淋巴细胞和间皮细胞为主。渗出液的细胞数较多,有核细胞常>500×10^6/L,以白细胞为主。肺炎并胸腔积液、脓胸时细胞数可达 10×10^9/L 以上。胸腔积液中红细胞>5×10^9/L 时,胸腔积液可呈淡红色,红细胞 10×10^{10}/L 以上时,呈肉眼血性胸腔积液,主要见于外伤、肿瘤、肺栓塞,但尚需与胸膜穿刺损伤所致的血性胸腔积液相鉴别。

胸腔积液中以中性粒细胞为主,提示细菌性肺炎、胰腺炎等急性胸膜炎症;结核性胸膜炎或肿瘤所致胸腔积液则以淋巴细胞为主;嗜酸性粒细胞增多,主要见于寄生虫感染、真菌感染和结缔组织疾病。恶性胸膜间皮瘤或恶性肿瘤累及胸膜时,胸腔积液中间皮细胞增多,常可超过5%;非肿瘤性胸腔积液间皮细胞<1%。系统性红斑狼疮伴胸腔积液时胸腔积液中可找到狼疮细胞。

2.生化检查

(1)pH:结核性胸腔积液、肺炎并发胸腔积液、类风湿胸腔积液、血胸、脓胸时胸腔积液 pH<7.30。系统性红斑狼疮(SLE)及恶性胸腔积液时 pH 常>7.35。

(2)蛋白质:漏出液蛋白含量低(<30 g/L),以清蛋白为主,胸腔积液/血液中蛋白质含量比值<0.5,粘蛋白试验(Rivalta 试验)阴性。渗出液中蛋白含量高,>30 g/L,胸腔积液/血液中蛋白质含量比值＞0.5,Rivalta 试验阳性。

(3)葡萄糖:正常胸腔积液中葡萄糖含量与血糖相近。漏出液内葡萄糖含量常正常(＞3.35 mmol/L)。恶性肿瘤所致的胸腔积液葡萄糖含量也多正常。葡萄糖含量下降主要见于类风湿关节炎并发胸腔积液、结核性胸腔积液、化脓性胸腔积液、少数恶性胸腔积液,而其中脓性胸腔积液和类风湿关节炎并发胸腔积液的葡萄糖可＜1.10 mmol/L。

(4)类脂:乳糜性胸腔积液中含较多甘油三酯(含量＞1.21 mmol/L),且其成分改变与饮食内容相关,主要见于肿瘤、寄生虫或外伤等原因导致胸导管压迫或破裂,胸腔积液苏丹Ⅲ染色呈红色,而胆固醇含量正常。在假性乳糜性胸腔积液中胆固醇含量高(＞26 mmol/L),主要由于胆固醇积聚所致,见于陈旧性结核性胸腔积液、类风湿关节炎性胸腔积液、癌性胸腔积液、肝硬化等,通常胸腔积液甘油三酯正常,苏丹Ⅲ染色阴性。

3.酶学测定

(1)腺苷脱氨酶(ADA):ADA 广泛存在于机体的组织细胞中,其中淋巴细胞及单核细胞内含量高。以＞45 U/L 为升高。结核性胸腔积液 ADA 常明显升高,可高达 100 U/L。感染性积液 ADA 如肺炎并发胸腔积液、化脓性胸腔积液等 ADA 也升高,＞45 U/L。肿瘤性胸腔积液 ADA 通常下降(＜45 U/L,甚至＜20 U/L)。ADA＜45 U/L 也可见于类风湿关节炎性胸腔积液、SLE 并发胸腔积液。

(2)乳酸脱氢酶(LDH):胸腔积液中 LDH 含量＞200 U/L,胸腔积液 LDH/血清 LDH 的比值＞0.6,则可诊断为渗出液,反之考虑为漏出液。在化脓性胸腔积液或恶性胸腔积液时 LDH 可明显增高,可达正常血清的 10～30 倍,其中恶性胸腔积液 LDH 与患者自身血清中 LDH 比值达 35 倍以上。

(3)其他:肺癌(主要为小细胞肺癌)胸膜转移并胸腔积液时胸腔积液中神经烯醇化酶(NSE)升高。结核性胸腔积液中血管紧张素转化酶明显升高(≥25 U/L)。结核性胸腔积液的溶菌酶活性常＞80 μg/mL,而恶性胸腔积液溶菌酶＜65 μg/mL。前列腺癌胸膜转移伴胸腔积液酸性磷酸酶升高。急性胰腺炎、食管破裂、恶性肿瘤并发胸腔积液时,胸腔积液淀粉酶可升高。胰腺炎患者约 10％可并发胸腔积液,胰腺酶特别是淀粉酶溢出进入胸腔积液中,甚至高于血清淀粉酶水平。

4.癌胚抗原(CEA)

CEA 为多种肿瘤相关的标志物,恶性胸腔积液中 CEA 含量也增高,可作为恶性胸腔积液的鉴别诊断的标志之一。CEA＞10 μg/L 或胸腔积液/血清 CEA 比值＞1,常提示恶性胸腔积液,而 CEA＞20 μg/L,胸腔积液/血清 CEA＞1 诊断恶性胸腔积液的敏感性和特异性均超过 90％。胸腔积液 CEA 对于腺癌尤其是血清中分泌 CEA 的胃肠道肿瘤、肺腺癌、乳腺癌所致胸腔积液的诊断价值更高。

5.免疫学检查

结核性和恶性中淋巴细胞均见升高,前者以 CD4$^+$ 辅助淋巴细胞为主,而后者 CD4$^+$ 细胞数量及 CD4$^+$/CD8$^+$ 比值较前者低。

肿瘤性胸腔积液 IL-1β、IL-2、sIL-2R(可溶性 IL-2 受体)、IL-6、IL-8、PDGF(血小板衍生的生长因子)、IFN-γ(γ-干扰素)、TNF(肿瘤坏死因子)常下降,且低于结核性胸腔积液。

细菌性肺炎、结核病、癌症、风湿热伴有胸腔积液时胸腔积液中类风湿因子滴度常升高,大于1:160以上。系统性红斑狼疮、类风湿关节炎胸腔积液中补体成分(CH$_{50}$、C$_3$、C$_4$)降低,相反胸腔积液中免疫复合物含量升高,其胸腔积液含量/血清含量比值常大于1。

6.细胞学检查

恶性胸腔积液 40%～80%患者可检出恶性细胞,反复多次检查有助于提高检测阳性率。

7.病原学检测

胸腔积液涂片查找细菌及培养,对于病原诊断与鉴别诊断有一定帮助,必要时可经胸腔镜活检。

五、诊断和鉴别诊断

根据胸闷、气促等症状,患侧呼吸音低或消失、叩诊浊音等体征,结合胸部 X 线、B 超等辅助检查,不难确定胸腔积液。

一旦确定存在胸腔积液,则首先明确积液的性质,即漏出液或渗出液。胸腔积液中的蛋白含量与血清中的总蛋白含量比值>0.5;胸腔积液中 LDH 含量>200 U/L 或大于正常血清 LDH 最高值的 2/3;胸腔积液中 LDH/血清 LDH>0.6,符合以上三条标准中任何一条考虑渗出液,反之为漏出液。

漏出液的病因诊断较简单,结合病史不难作出诊断。漏出液的主要原因有:①充血性心力衰竭,是最常见的病因,常因胸腔毛细血管静水压增高所致,也可见于左心衰竭时肺间质间隙的液体量、部分经过脏层胸膜到达胸腔。积液常为双侧胸腔,而且右侧胸腔较多。②肾病综合征,该病由于低蛋白血症,胶体渗透压降低和静水压增高,常发生于双侧胸腔,它随着蛋白丢失的纠正而改善。③肝硬化和继发于腹水通过膈肌上小孔或淋巴结进入胸腔,胸腔积液大多在右胸腔。④其他如急性肾小球肾炎、缩窄性心包炎、腹膜透析、黏液性水肿、药物过敏和放射反应等。渗出液病因较多,国外以细菌性肺炎、恶性肿瘤、病毒感染和肺栓塞多见,而我国以结核性胸膜炎最常见,其次为恶性肿瘤和细菌感染,而肺栓塞相对较少。

结核性胸膜炎是机体感染结核杆菌后引起胸膜发生充血、渗出、坏死、增生及纤维化等炎性病理变化过程。渗出期以胸腔积液为主,称结核性渗出性胸膜炎。常见症状有发热、胸痛、干咳、夜间盗汗,胸腔积液呈草黄色,以淋巴细胞为主,pH<7.30,ADA>45 U/L,CEA 正常,结核菌素(PPD)试验阳性。恶性肿瘤侵犯胸膜引起的胸腔积液,称为恶性胸腔积液。常可在胸腔积液中发现恶性肿瘤细胞或胸膜活检组织中发现恶性肿瘤细胞。常见病因为恶性肿瘤胸膜转移,主要为肺癌、乳腺癌和淋巴瘤,其次为胸膜间皮瘤。胸腔积液多呈血性,增长迅速、量大,pH>7.40,CEA>10 μg/L,LDH>500 U/L。结合病史、胸腔积液脱落细胞检查、胸膜活检、纤维支气管镜检及胸腔镜直观下胸膜活检,常可作出明确诊断。对于结核性胸膜炎和恶性胸腔积液这两种临床最常见胸腔积液,需认真加以鉴别,这对于指导临床治疗和判断预后是十分重要的。

六、治疗

胸腔积液是胸部或全身疾病的一部分,其病因治疗尤为重要。临床治疗包括胸腔积液消除和病因治疗。漏出液常在纠正病因后吸收,常不需要抽液。渗出性胸腔积液根据不同病因而处理有所差异。下面简要介绍结核性胸膜炎、恶性胸腔积液和化脓性胸腔积液三种常见的渗出性胸膜炎的治疗。

(一)结核性胸膜炎

1.抗结核药物治疗

应给予正规抗结核治疗。

2.胸腔穿刺抽液

少量胸腔积液一般不需行胸腔穿刺抽液治疗。中等量以上胸腔积液可适当胸腔穿刺抽液，以减轻或解除胸腔积液对心、肺受压症状，减少纤维蛋白沉着和减轻胸膜增厚，减轻结核中毒症状。抽液每次不宜超过 1 000 mL，不宜过快，以免胸腔压力骤降引起的休克以及复张后肺水肿。此种由抽胸腔积液后迅速产生的复张后肺水肿，主要是因肺复张后肺毛细血管通透性增加、大量液体渗入肺间质或肺泡，临床表现为剧咳、气促、咳大量泡沫状痰或泡沫血痰，双肺常满布湿性啰音，PaO_2 下降，胸部 X 线显示肺水肿。应立即让患者取坐位或半卧位、吸氧，酌情使用糖皮质激素及利尿剂，控制静脉补液量。及时处理，预后较好。抽液过程中患者出现头晕、面色苍白、出汗、心悸、四肢发凉，则考虑"胸膜反应"，应立即停止抽液，使患者平卧，必要时皮下注射 0.1% 肾上腺素 0.5 mL，密切观察病情、血压变化。

3.糖皮质激素

糖皮质激素可降低炎症反应，减轻结核中毒症状，加速胸腔积液吸入，减少胸膜粘连和增厚机会。结核性渗出性胸膜炎全身毒性症状严重，胸腔积液较多者，可在正规抗结核治疗同时加用糖皮质激素。常用剂量为泼尼松 20～30 mg/d。待体温正常，全身结核中毒症状减轻或消失，胸腔积液明显较少时，即应逐渐减量以至停药，一般疗程为 4～6 周。

(二)恶性胸腔积液

恶性胸腔积液的最常见病因是肺癌、乳腺癌和淋巴瘤的胸膜转移，是晚期恶性肿瘤常见并发症。此种恶性胸腔积液生长迅速且持续存在，治疗效果较差，预后不良，需要包括病因治疗、胸腔穿刺抽液、胸腔局部治疗、生物治疗等综合治疗。最终目的为缓解症状，减轻痛苦，提高生存质量，延长生命。

1.病因治疗

针对不同肿瘤采取相应治疗。一般说恶性胸腔积液一旦确诊，属晚期肿瘤，已不是手术根治的适应证。对于全身性化疗较敏感的恶性肿瘤，如小细胞肺癌、淋巴瘤、乳腺癌可考虑行全身性化疗。

2.胸腔穿刺抽液

恶性胸腔积液生长迅速、量大，对心、肺压迫症状重，大量胸腔积液的压迫可引起严重呼吸困难，甚至导致死亡，故需反复胸腔穿刺抽液。但反复抽液可使大量蛋白丢失，加速患者衰竭。因此对于此类患者抽液，应结合患者情况综合考虑。

3.胸腔局部治疗

(1)胸腔注入抗肿瘤药物：在胸腔穿刺抽液后，根据肿瘤细胞类型选择合适的抗肿瘤药物行胸腔内注射。常用抗肿瘤药物有：顺铂 40～80 mg、多柔比星 30 mg、丝裂霉素 10～20 mg、博莱霉素 60 mg、5-氟尿嘧啶 750～1 000 mg 等。此疗法既有杀伤肿瘤细胞作用，又可缓解胸腔积液的产生，并可引起胸膜粘连。

(2)胸腔内注入生物免疫抑制剂：如短小棒状杆菌疫苗、链球菌 722 剂量(沙培林)、胞必佳、IL-2、干扰素、淋巴细胞因子激活的杀伤细胞(LAK 细胞)、肿瘤浸润性淋巴细胞(TIL)等。此疗法可抑制恶性肿瘤细胞，增强淋巴细胞局部浸润及活性，减少胸腔积液生成并使胸膜粘连。

(3)胸膜粘连术：常用四环素(每次<2 g)、滑石粉(每次<5 g)、多西环素等粘连剂，使胸膜粘连，闭锁胸膜腔，减少胸腔液体生成。

胸腔局部治疗时，应注意：①注射药物前应先抽液，减少胸腔积液，以利提高治疗效果。②注射药物同时可注入少量利多卡因和地塞米松，可减轻局部胸痛及发热症状。③嘱患者在注药后

24 小时内卧床休息并定时不断更换体位,以使药物能与胸膜活或病灶广泛接触,达到最佳治疗效果。④每次注射 5～10 mL 液体为宜。

(三)脓胸

脓胸是指各种病原微生物引起胸膜腔感染性炎症,常继发于化脓性感染和外伤。常见感染病原体为金黄色葡萄球菌及肺炎球菌;若为肺脓肿或支气管扩张并发脓胸,多为以厌氧菌为主的混合感染;使用免疫抑制剂患者中,真菌多见。

脓胸治疗原则是控制感染,引流胸腔积液,并使肺复张,恢复肺功能,针对脓胸的病原菌,尽早应用强有力的抗感染治疗(全身和局部胸腔治疗)。应积极引流胸腔脓液,可反复胸穿抽脓或肋间切开闭式引流。可用 2% 碳酸氢钠液或生理盐水反复冲洗胸腔,然后注入适量抗生素和链激酶,使脓液变稀便于引流。对于支气管胸膜瘘者不宜行胸腔冲洗,以免引起窒息和细菌播散。慢性脓胸有广泛胸膜增厚、胸廓塌陷、肺包裹不能张开,伴有慢性消耗杵状指(趾),应考虑做胸膜剥脱术或胸廓改形术。同时应加强支持疗法,给予高蛋白、高维生素和高能量食物,注意纠正水、电解质紊乱和维持酸碱平衡。

(黄令强)

第五章

消化内科疾病

第一节　静脉曲张性上消化道出血

食管与胃底静脉曲张破裂出血是门脉高压症灾难性的并发症,各种原因导致的门脉高压皆可造成食管与胃底静脉曲张,其中 95% 因各种原因的肝硬化所致,其他可见于肝癌、门静脉闭塞、脾静脉血栓及肿瘤压迫、Budd-Chiari 综合征、缩窄性心包炎等。

曲张静脉破裂出血病情凶险,急性大量出血死亡率高,短期内可再发出血,造成肝功能迅速衰竭,对手术的耐受性小,所以急性出血时很少考虑外科手术止血,且近年来肝移植开展较普遍,很多肝功能尚好的患者更没必要施行影响将来有可能接受肝移植的其他大手术,而传统的内科药物治疗和三腔二囊压迫止血仅能暂时控制出血,早期再出血率甚高。以制止曲张静脉出血,消除曲张静脉为目的的内镜治疗是最合适的选择。

一、静脉曲张分类

(一)食管静脉曲张
位于贲门齿状线以上的食管黏膜下的静脉曲张。

(二)胃底静脉曲张
反转内镜所观察到的贲门周围、胃底部黏膜下的静脉曲张。

(三)接合部静脉曲张
位于贲门齿状线以下即胃-食管黏膜移行接合部黏膜下的静脉曲张。

二、静脉曲张分度

(1)根据静脉曲张的严重程度,Soehendra 将曲张静脉分为三度。

(2)国内将食管静脉曲张采用较简单并实用的分度方法分为轻、中、重三度:轻度指曲张静脉直径<3 mm,局限于食管下段,呈蛇行扩张;中度为曲张静脉直径 3～6 mm,范围不超过食管中段,呈扭曲的结节状隆起;重度是曲张静脉直径>6 mm,范围延伸至食管上段,呈明显的结节状隆起以致阻塞部分食管腔。

(3)胃静脉曲张:大多伴有食管静脉曲张,少数不伴有食管静脉曲张,称为孤立性胃静脉曲张,内镜下胃静脉曲张的分类方法尚无一致意见,国外文献中提出了几种胃静脉曲张分类方法,其中以 Sarin 分类和 NIEC 分类法使用较为广泛。

三、结扎治疗术

1986 年 Stiegmann 等首次报道了对食管静脉曲张患者成功地实施了经内镜结扎治疗,这一方法日益受到各国学者的注意。1991 年开始国内学者在各大医院开展了此项技术,取得了满意的疗效。

(一)适应证

原则上各种原因所致肝硬化门静脉高压症引起的食管静脉曲张出血和可能发生出血的病例均为内镜结扎术的对象。

1.食管静脉曲张急性出血时的紧急止血

即内镜结扎距离出血发作时间在 8～72 小时,在积极复苏、输液、输血、应用加压素等治疗的同时,尽早予以食管静脉曲张 L 术。

2.食管静脉曲张急性出血时的延迟止血

即非手术方法使出血得以暂时停止,病情初步稳定,此后逐渐恢复稳态水平,约需 3 个月,这段时间往往为时甚短而容易复发出血,因而在这个相对稳定的时间内施行延迟性食管静脉曲张 L 术很有必要。

3.应用食管静脉曲张 L 术行食管静脉曲张根治性治疗后

为预防静脉曲张复发,可重复行食管静脉曲张 L 术。因为在结扎根治性治疗的终结时,总有部分静脉太小,以致不能被结扎器所抽吸,因而有小的静脉曲张残留,根治后静脉曲张复发出血率为 5.6%,强调根治后要定期强制性复查内镜,若发现静脉曲张复发即同时再予以结扎,这样始终维持患者为根治状态。

4.外科手术再出血

无论是分流术还是断流术,再手术难度均较大,推荐对断流术或分流术失败或术后复发出血者应首选食管静脉曲张 L 术。

5.预防食管静脉曲张首次出血

因首次出血的死亡率是 30%～50%。食管静脉曲张 L 术由于并发症发生率低,疗效肯定,在对预防食管静脉曲张首次出血中的作用和地位受到越来越多学者的重视。尤其对出血高危患者预防首次出血时,可采用食管静脉曲张 L 术。对肝硬化食管静脉曲张首次出血的高危人群,一般先给予药物治疗,例如普萘洛尔、硝酸异山梨醇。目前食管静脉曲张 L 术主要应用于未经内镜硬化治疗的食管静脉曲张曾有出血史或正在出血的患者。

(二)禁忌证

(1)以往曾经进行过栓塞、硬化治疗的急性再发出血和再发曲张静脉形成,由于食管壁纤维化使结扎难以完成。

(2)食管狭窄扭曲,食管憩室者。

(3)二度以上胃底静脉曲张(出血或无出血)。

(4)凝血功能严重障碍,结扎 4 天橡皮圈脱落后,有早期再发大出血的可能者。

(5)循环不稳定的患者。

(6)对乳胶过敏的患者。

(三)术前器械准备

1.内镜

以大视野前视电子胃镜为佳,大孔道或双孔道胃镜便于出血时吸引和止血,可选择工作通道为 2.8 mm 的普通胃镜或 3.7 mm 的治疗胃镜。

2.吸引器

2~3 台性能优良的吸引器,分别用于连接内镜及确保患者呼吸道通畅的口咽吸引。

3.结扎器

有单环结扎器与多环结扎器,前者在基层单位尤以县区医院采用较多,后者在城市大医院较为普及。

(1)Stiegman-Coff 单发结扎器的组成和安装。①组成:由塑料帽牵拉绳和橡皮圈等部分组成,塑料帽包括外帽和内帽,同时附有一个会厌-食管保护管,操作时放入口咽部及食管上端,便于反复插入更换结扎器的胃镜。另有 45F Savary-Gilliard 扩张器以及扩张导线。②安装:将塑料外帽套于内镜前端,牵拉绳插入内镜工作通道,使其前端外露,张开的橡皮环套于塑料内帽上,同时使牵拉绳的前端固定于内帽内壁中部的开放固定装置上,适当向外牵拉牵拉绳,使内帽后半部分恰好嵌于外帽。内镜下观察内帽的牵拉绳开放固定装置恰于内镜 7 点钟位。

(2)赛德多连发结扎器(Wilson-Cook)的组成和安装:赛德多连发结扎器有 4 连发、6 连发、10 连发三种,在治疗时根据曲张静脉的多少和治疗次数的不同选择合适的结扎器。①组成:由已安装多枚橡皮圈透明塑料帽及扳机绳、转轴手柄、扳机绳牵引钩、冲洗牵引钩和冲洗接头组成。②安装:打开内镜工作通道入口橡皮盖,将结扎器转轴插入工作通道,经转轴手柄上的白色孔插入扳机绳牵引钩并经工作通道将扳机绳尾端引出,将载有多枚橡皮圈的塑料帽安装在镜端,将扳机绳尾端卡在转轴手柄上,旋转手柄,拉紧扳机绳并保持一定张力。其工作原理是在转轴手柄的控制下,通过三根细丝线牵拉,逐个释放橡皮圈,分别结扎曲张静脉。

(四)术前患者准备

(1)向患者说明有关结扎术过程中可能有的感觉,告诉患者如何配合,勿使患者过度恐惧和紧张。

(2)无论是急性出血期还是预防性结扎术,均应建立 1~2 条静脉通路,备好 1~2 单位的同型血以备急用。

(3)并发休克者先纠正低血容量,给予输血、补液,争取 4~6 小时内使血流动力学恢复稳定,必要时在食管静脉曲张 L 术前使用血管升压素静脉滴注。

(4)术前 5~10 分钟肌内注射丁溴东莨菪碱 20 mg 或 654-2 10 mg 或阿托品 0.5~1 mg,并肌内注射或静脉注射地西泮 10 mg 或哌替啶 50 mg。

(5)患者口咽部做黏膜局部麻醉,取左侧卧位,头轻度前屈,下颌放置弯盘,以盛放操作过程中的血性及口咽部分泌物。

(五)操作方法

1.单发结扎术

(1)常规进行上消化道内镜检查,确定食管静脉曲张的诊断,排除其他原因的出血,确定最先结扎的位置。

(2)通过内镜工作通道插入 Savary-Gilliard 扩张导线。并使其前端可弯曲部置于胃窦部,保持导线位置,退出内镜和口圈。

（3）将 45F Sarary-Gilliard 扩张器外涂硅油使其表面润滑,在扩张导线引导下插入食管。会厌-食管保护管经扩张器介导插入并使其外端固定于切牙,保持保护管的位置,将 Sarary-Gilliard 扩张器和导线一同退出。

（4）通过保护管将装有结扎器的内镜抵达胃内后轻轻退出,在贲门食管交界下 1 cm 开始寻找曲张静脉,一般在贲门上方 5~6 cm 处开始结扎,将内镜与要结扎的静脉呈 360°的全面接触后,启动吸引器产生 8.0~12.0 kPa 负压,将要结扎的曲张静脉完全吸入内帽中并接近内镜物镜镜面。

（5）在保持上述负压的情况下,外拉牵拉绳,使橡皮圈套置于被吸起的静脉根部,此时被结扎的静脉呈紫葡萄状。如仅结扎食管黏膜未吸起黏膜下曲张的静脉,则为白色小球,橡皮环常很快脱落。

（6）停止抽吸,退出内镜,重新安装已套有橡皮环的新内帽,同上法进行其他曲张静脉的结扎。

（7）由于结扎后的组织团块突出在食管腔内,且食管有反射性痉挛,所以结扎从食管下端开始向上端进行,一次可结扎 7~10 个部位。

2.赛德多连发结扎器

（1）同前述术前常规内镜检查,确定食管曲张静脉的诊断并排除其他出血病灶,确定结扎部位,退出内镜。

（2）安装赛德多连发结扎器,内镜前端和装有结扎圈透明帽的外表部分涂布润滑油,直视下直接小心地将装有多环结扎器的内镜插入食管。

（3）进镜至食管下段齿状线上 2~3 cm 处,显露好要结扎的曲张静脉,将塑料帽全方位与之接触,持续负压抽吸将曲张静脉吸入塑料帽内,使被吸入的曲张静脉呈现"红色征"。

（4）持续吸引,顺时针转动转轴手柄,直至感觉橡皮圈已完全释放,提示此圈结扎已完成,放松内镜吸引钮,注入少量空气,释放已结扎了的静脉,同时稍退出内镜观察结扎情况。

（5）同法,自食管下段向上段结扎曲张静脉,直至所有橡皮圈完全释放。

（6）如需要进行使用第二套结扎器,可退出胃镜重新安装新的多环结扎器,再进行结扎。首次结扎推荐结扎数为 6~12 枚,第二次治疗需要完全结扎所有可见的曲张静脉。

（7）结扎完毕后,退出内镜卸去结扎器,复插入内镜观察结扎情况。

（8）结扎治疗过程中突发大出血,应努力结扎出血血管,如因快速出血视野不清,无法清楚辨认出血者宜立即退镜,改用栓塞或硬化方法止血。

（六）疗效判断

1.活动性出血控制的判断

内镜结扎术后,吸尽食管腔内的血液,见无持续出血,术后 72 小时内无新的上消化道出血证据,表示活动性出血已控制。

2.食管静脉曲张根治的判断

食管末端 5 cm 内及胃近端 1~2 cm 内无曲张静脉残留者,可判断为根治。

3.远期疗效

采用内镜结扎治疗食管静脉曲张出血后进行较长期的追踪,对再出血的频率、静脉曲张的复发和存活率进行研究已受到重视。有报道对一组 263 例肝硬化食管静脉曲张出血患者采用内镜结扎术,随访 5 年,263 例共接受 968 次内镜结扎治疗,216 例（91%）食管静脉曲张被根除,曲张静脉的根除需平均结扎 4 次(3～10 次),另 22 例患者经内镜结扎治疗后其食管静脉曲张程度明显缩小,但未完全闭塞。每次若发现静脉曲张复发予以结扎,一般只需结扎 5～10 处就可维持静脉曲张根治状态。在追踪期间有 39 例(15%)先后发作 102 次曲张静脉再出血,其中 85 次(83%)再出血发生在曲张静脉根除之前,而曲张静脉根除之后的 216 例患者仅 12 例(5.6%)先后 17 次发生复发性曲张静脉出血,这些再出血发生在曲张静脉根除后的平均 18 个月(3～50 个月)。263 例患者 1、3、5 年累计生存率分别为 76%、62%、59%,Child-Pugh's A 级患者生存率显著优于 B 级,B 级生存率显著优于 C 级。263 例中死亡 56 例(21%),死亡原因主要是肝衰竭,其次是肝癌与再出血。

关于结扎治疗术对胃静脉曲张、门静脉高压性胃病加重及其他异位静脉曲张出血的发生率、严重程度,各家报道不一,与硬化疗法比较,Gimsous 研究发现来自胃静脉曲张和充血性胃病的再出血,结扎组为 7.4%,硬化组为 2%,logh 等报道来自异位静脉曲张和充血性胃病出血,结扎组 18%,而硬化组 7%。Sarin 等发现,门脉高压性胃病在结扎组为 2.3%,而硬化组为 20.5%。

(七)并发症

动物试验及临床研究表明由于结扎术后食管肌层是完好的,因而该治疗是安全的,并发症发生率较低。

1.会厌-食管保护管置放相关并发症

主要包括食管撕裂伤及出血,挤压伤、食管静脉破裂出血以及食管穿孔。导致食管静脉破裂出血的原因有以下两种:①保护管置入过程中直接损伤;②咽道管插入食管上段后,压迫曲张静脉使食管中段曲张静脉回流受阻,压力升高,导致破裂出血。使用扩张器置放保护管,较经内镜置放可以降低上述并发症的发生率,使用多连发结扎器则无此类并发症。一旦发生食管黏膜下损伤和食管穿孔,应终止进行内镜结扎治疗,必要时进行对比剂的食管造影,进一步证实有无黏膜下损伤,有无对比剂渗入纵隔现象,以及有无纵隔气肿和颈部皮下组织积气。否则,应立即禁食、输液、抗生素治疗,并严密观察,必要时请胸外科会诊,以便及时手术处理。

2.结扎治疗相关并发症

(1)胸疼:发生于术后 2～3 天,持续 2～3 天后自行缓解,一般不需特殊处理。

(2)急性食管梗阻或出血:因结扎的曲张静脉阻塞食管腔而致狭窄,过早进非流质食物使结扎球过早脱落而致出血。

(3)食管瘢痕狭窄:因反复结扎脱落形成溃疡,愈合后瘢痕形成,导致食管狭窄。

(八)术后处理

(1)术后严密监测患者血压、脉搏及一般情况。术后不用鼻胃导管。

(2)术后禁食 72 小时,以防结扎圈因进食过早脱落致大出血,禁食期间予以补液静脉营养支持。72 小时后可进流食,一周后进半流食,逐渐过渡到软食。

(3)结扎术后患者可出现短时间的胸骨后疼痛和吞咽不适,持续 2～3 天可自行缓解,一般不需特殊处理。

(4)并发曲张静脉破裂出血,应改行硬化止血或栓塞止血。

(5)食管撕裂及出血可试用金属夹子钳夹止血。

(6)食管狭窄采用"内镜扩张术"或"Savary-Gilliand 扩张器扩张"。

(7)食管穿孔可采取手术或保守治疗。

(8)结扎团块 4～10 天开始坏死,随后坏死组织腐脱、橡皮圈脱落,遗留基底部白色深 1～

2 mm,直径为 10～12 mm 的圆或椭圆的浅溃疡,2～3 周后覆盖上皮组织修复。故结扎后应休息 12～14 天再行下一次结扎,直至曲张静脉根治,如经过 4 次结扎治

2 周后,内镜显示结扎团块已腐脱,局部形成一直径为 6～8 mm 的浅表溃疡

疗仍见到二度曲张静脉,则应改换或联合使用硬化术。曲张静脉根治 1～2 年内应每 3 个月复查一次内镜,若有静脉曲张复发,即予以再结扎直至根治,随后 6～12 个月内镜随访一次,3 年后终身内镜随访,每年一次,只要发现食管曲张静脉就进入根治性结扎治疗,使之终身保持根治状态。

四、硬化治疗

内镜下静脉曲张硬化疗法的原理是使注射局部黏膜和曲张的静脉发生化学性炎症,曲张的静脉内血栓形成,2 周后肉芽组织逐渐取代血栓,3 个月后肉芽组织逐渐机化,静脉周围黏膜凝固坏死形成纤维化,增强静脉的覆盖层,从而防止曲张静脉破裂出血,同时可以消除已经出现的曲张静脉。

(一)适应证

(1)急性食管及接合部曲张静脉出血,须立即止血。

(2)食管静脉曲张出血的间歇期。

(3)既往曾接受分流术或脾切除术后再出血。

(4)重度食管静脉曲张,有出血史者,全身情况不能耐受外科手术。

(5)结扎治疗术中并发大出血,可以快速盲目的再结扎,但成功率低,如再结扎失败,应立即改为硬化治疗。

(6)既往无曲张静脉出血史的患者,预防性内镜硬化治疗是相对适应证。

(二)禁忌证

(1)二度以上胃底静脉曲张。

(2)长期用三腔二囊管压迫可能造成较广泛的溃疡及坏死,食管静脉曲张疗效常不满意。

(三)术前器械准备

1.内镜

以大视野前视或斜视电子胃镜为佳,大孔道或双孔道胃镜便于出血时吸引和止血。首选工作通道直径为 3.7 mm 的治疗用前视性单腔或双腔内镜,如 Olympus GIF-IY 型内镜,次选工作通道为 2.8 mm 的普通内镜。

2.注射针

适合于硬化治疗的注射针头长度为 5.0 mm,直径 0.5 mm,斜坡(针马蹄面)尽可能短。粗大且斜坡长的针头很容易发生过深过量注射造成局部深而大的溃疡,严重时可导致大出血、穿孔或晚期食管狭窄。

3.硬化剂

有关硬化剂的选择和用量目前尚无统一规范,理想的硬化剂应是组织反应轻,黏度小并能迅速形成血栓,能收缩血管,引起无菌性炎症性组织坏死。常用以下几种。①1％乙氧硬化醇:本品较为理想,其特点是硬化效果可靠,局部及系统不良反应小,本品每点注射 1～2 mL,一次总量不超过 20 mL;②5％鱼肝油酸钠:使用也较为普遍,注射量为每点 4～6 mL,一次总量不超过 20 mL;③5％油酸氨基乙醇,本品刺激性较小,目前也较广泛采用,注射量每点 2～3 mL,一次总

量不超过 25 mL；④0.5％～1.5％硫酸四癸钠(sodium tetradecyl sulfate，STD)，每点注射 5 mL 左右，本品组织损伤较大，已较少使用。

（四）术前患者准备

同"结扎治疗术"。

（五）操作方法

注射方法有三种：曲张静脉内注射、曲张静脉旁注射和联合注射。对小的曲张静脉做血管内注射，对大的曲张静脉采取联合注射法，即先注射在曲张静脉旁，以压迫曲张静脉使其管腔缩小，随后再行静脉腔内直接注射使之闭塞，因为纯静脉内较大量注入硬化剂可能导致系统不良反应，而只产生有限的局部作用。具体操作方法根据曲张静脉程度选择(以 1％乙氧硬化醇为例)。

1.一度曲张静脉硬化法

操作步骤：①常规内镜检查上消化道，排除其他病灶出血，记录食管静脉曲张的程度及范围，内镜对准食管-胃接合部以上 2 cm 的食管下段曲张静脉；②插入内镜注射针(针头处于套管内)并伸出镜端约 1.0 cm，使其前端对准待硬化的曲张静脉；③伸出注射针头，直接穿刺静脉，采用"运动注射法"，即在注射过程中不断做注射针的小幅度出入运动，目的是使硬化剂能够渗入静脉周围，高压快速推入 2～3 mL 的 1％乙氧硬化醇。该法在技术上有时定位困难，多次静脉注射后，穿刺静脉逐渐困难，大的曲张静脉穿刺针孔易出血。

2.二度、三度曲张静脉硬化法

操作步骤：①前两步同一度曲张静脉硬化法；②使食管腔足够充气，直视下伸出针头并迅速穿刺入曲张静脉旁的黏膜下；③采用"进针注射法"即一边穿刺进针，一边缓慢推注硬化剂，护士在术者将针头浅刺黏膜后即同时注射硬化剂，护士一边注射，术者一边进针，注射量以使局部在镜下出现灰白色黏膜隆起为准，一般每点注射 1～2 mL，同样手法注射曲张静脉的另一侧；④在已被硬化的曲张静脉两旁注射针眼之间，直接穿刺曲张的静脉，在静脉腔内注入 1％乙氧硬化醇 1～2 mL。

3.食管壁硬化法

每次曲张静脉硬化治疗后，对可见的食管下段静脉柱之间的黏膜采用"进针注射法"硬化食管壁。使镜下见灰色隆起。此法对提高治疗的长期效果、预防新生曲张静脉的形成和出血是十分必要的。

4.镜下柱状出血硬化止血法

首先从出血点的远侧(胃腔侧)开始，环绕出血点静脉内、静脉旁注射和出血点直接注射。

5.择期重复内镜硬化治疗

重复食管静脉曲张治疗操作简单，损伤较小，且不影响肝功能，虽不一定能改善远期生存，但确能根除食管曲张静脉。是出血间歇期预防再出血的唯一有效途径。曲张静脉是通过连续多次的注射才能完全消失。重复治疗应在 1～2 周后施行，直至曲张之静脉完全消失或只留白色硬索状血管为止，这一点至关重要。实验及临床报告发现多次注射者病理性炎症及血栓明显，但不宜过频(<1 周)，不良反应发生的频度和严重不良反应的发生都增多。多数病例施行 3～5 次治疗可以使可见曲张静脉根除，第一次复查胃镜应在根除后 4 周，此后 1～2 年内每 3 个月内镜随访一次，随后 6～12 个月内镜随访一次，3 年后终身内镜随访每年一次，每次随访内镜只要有可见的曲张静脉，即行食管静脉曲张直至可见曲张静脉消失，长期系统内镜随访是硬化治疗的基本环节，其目的在于通过反复注射完全消除可见的曲张静脉，使食管黏膜下层组织纤维化，从而降低

晚期再发出血率。

(六)疗效判断

近 10 年来的前瞻性对照观察,食管静脉曲张急诊止血疗效为 75％～94％。经过重复治疗的病例,再出血率明显减少,硬化组再出血率 8％～43％,对照组为 27％～75％。北京协和医院 202 例食管静脉曲张出血 5 年随访资料显示硬化组出血发生率为 39.6％,外科组为 38.5％,内科组为 85.9％,5 年累计存活率硬化组 66.6％,手术组为 28.5％,内科组为 0。Paquet 等报道经食管静脉曲张治疗的食管静脉曲张出血患者 1 123 例,在最初的住院期间有 13％的患者发生少量再出血,其中 80％的再出血发生在第一次食管静脉曲张治疗后,容易被气囊填塞或随后的食管静脉曲张术所控制。Terblanche 等报道的经食管静脉曲张术根除曲张静脉 123 例患者,仅有 13 例发生远期曲张静脉再出血,复发出血率为 10.6％。

大约 10％的患者曲张静脉很难被根除或在曲张静脉未根除之前持续出血,对于这些食管静脉曲张无效的患者应及时采取其他的治疗方法,通常推荐外科分流或断流手术。

影响疗效的因素有以下几项。①硬化剂注射次数:多数认为注射 4 次以上疗效好。②硬化治疗的时机:食管静脉曲张出血尤其是大出血的患者择期食管静脉曲张术较紧急食管静脉曲张术效果好,且较安全。③肝病的严重程度:Sauerbruch 报道 96 例食管静脉曲张术前瞻性研究证明预后与肝病严重程度密切相关,硬化剂治疗后 1 年存活率 Child A 级患者 100％,B 级 82％,而 C 级 38％($P < 0.001$)。

尽管食管静脉曲张术可能尚未产生改善生存率的确切结果,但能有效地控制食管静脉曲张急性出血,重复食管静脉曲张能有效地根除曲张静脉,从而明显减少威胁生命的出血发生率,并且该法操作简单、安全,对肝功能储备无不利影响,死亡率较低,因而较外科手术,具有更多的优势和更广泛的适应证。

食管静脉曲张术存在的主要问题是门脉高压症持续存在,曲张静脉终将复发或再出血,患者需终身随访、重复内镜检查或硬化治疗。此外,食管静脉曲张治疗能否改善长期生存,尤其是对肝功能较差的患者仍然是一个悬而未决的重要问题。虽然 Terblanche 认为食管曲张静脉闭塞后,胃底曲张静脉会戏剧性地消失,但 Warren 的资料并不能证明这一论点,而且由于胃内门脉高压的持续存在,因糜烂性胃炎而出血以致死亡的可能也不容忽视,这也是硬化治疗失败的原因之一。

(七)并发症

并发症发生率为 10％～33％。其中 1/3 为严重并发症,死亡率为 0％～2.3％。

1.出血

对穿刺点渗血,可用镜身或喷洒凝血酶或用肾上腺素棉球压迫,一般就可止血,注射后几日再出血,主要是穿刺痂皮脱落,黏膜糜烂溃疡所致,溃疡引起出血大部分为渗血,用热凝、电凝等方法有时难以控制,常用止血夹子(clip)来控制出血,持续较大的出血来源于破裂的曲张静脉,最好的办法是使用组织黏合剂栓塞静脉,或再次行食管静脉曲张术以控制出血。气囊压迫止血由于可使穿孔危险增大,应尽量减少使用。

2.溃疡

发生率为 22％～78％,有浅溃疡和深溃疡两类,一般多无症状,可在 3～4 周内自愈。Sarin 认为食管静脉曲张术后溃疡是一种必然发生的病变而不是并发症。发生原因与硬化剂的刺激性、注射次数、硬化剂黏膜下泄漏程度有关,大而深的溃疡可能并发出血,可予抗溃疡及止血药物治疗。

3.穿孔

发生率通常很低,约<1%,可因注射针头过粗或过长、过深注射使硬化剂引起食管肌层广泛坏死而穿孔。一旦发生,应立即胃肠引流,必要时胸腔引流,全胃肠外营养和抗生素联合保守治疗,小穿孔可以愈合,大穿孔死亡率高达75%~100%,操作中应高度重视。

4.狭窄

发生率为3%,主要见于长期重复注射治疗的患者,血管旁注射法较易发生,系食管壁过深坏死的结果。早期在坏死愈合后,狭窄形成前,采用每周两次的单纯内镜扩张术,可以防止狭窄发生,后期对于已经形成的狭窄可使用Savary-Gilliard扩张器进行扩张治疗,但最大扩张不宜超过12.8 mm(38F),无须外科治疗。

5.其他

胸骨后疼痛、吞咽哽噎感、发热等较为常见,一般在术后2~3天内自行消失,无须处理。此外尚可发生菌血症、吸入性肺炎、胸腔积液、脓胸、颈部气肿、纵隔炎、食管旁脓肿等。尽量用较短的注射针(<5 mm)、尽量采用血管内注射法、及时应用抗生素可预防此类并发症的发生。

(八)术后处理

(1)密切监测患者的血压、脉搏及一般情况。

(2)禁食,补液1天,此后温流质饮食2天,一周内半流食,逐渐在8~10天内过渡到软食。

(3)术后卧床休息1~2天,然后可起床进行轻微的活动,原则上还是多卧床少活动,更忌做下蹲、屈身弯腰等较大的活动。

(4)酌情使用抗生素,特别是对一般状况差、有重度全身疾病和/或有吸入可能者。

(5)口服黏膜保护剂,也可服用云南白药、锡类散保护黏膜加强止血效果,促进创面修复愈合。

五、栓塞治疗术

胃底曲张静脉以往无满意的内镜治疗,无论硬化治疗还是结扎治疗对胃静脉曲张破裂出血或预防再出血的效果均不佳。1981年Gotlib首先使用了组织黏合剂行内镜下栓塞治疗术,使上述棘手的问题得到较为满意的解决。

组织黏合剂是一种快速固化的水溶性制剂,静脉注射后与血液接触能在几秒钟内发生聚合反应、硬化,迅速堵住出血的食管静脉或胃曲张静脉。目前有学者认为栓塞疗法为食管静脉曲张活动性出血首选方法,也是胃静脉曲张出血内镜治疗唯一可选择的有效措施。

(一)适应证

组织黏合剂注射疗法的原理与硬化剂注射疗法是相似的,因而其适应证也基本相同,且可用于胃底静脉曲张的治疗,故较硬化治疗适应证更为广泛。

(1)急性活动性食管和/或胃底曲张静脉出血期,有人主张其作为首选。

(2)三度红色征(+)的食管静脉曲张。

(3)二度以上的胃底静脉曲张。

(4)结扎治疗和硬化治疗术中并发大出血者。

(二)禁忌证

同一般内镜检查的禁忌证。

(三)术前器械准备

1.内镜

内镜选择同硬化治疗,为了预防黏合剂与内镜前端黏合造成内镜损害,使用硅油涂抹内镜前端蛇骨管部位及镜面,形成硅油保护层。工作通道也应吸入硅油,使工作通道腔内面形成硅油保护膜。

2.注射针

不同于硬化治疗,适用于栓塞治疗的注射针头工作长度为 7 mm,直径 0.7 mm,注射针内芯塑料管长度 180 cm,直径为 4F,过长的内芯导管将明显增加栓塞剂注射过程的难度。胃底曲张静脉栓塞时,针头可略长出 1～2 mm,注射前先用蒸馏水检查注射针是否通畅,同时计量注射针内芯容量,通常长 180 cm,外径为 4F 的塑料导管内芯容量为 0.7 mL。检查注射针确实通畅后向内注入少许脂溶性碘剂,然后将其排出,目的是使碘化油注射液在针芯内层管壁形成一层膜,以防止组织黏合剂过快凝固。

3.栓塞剂

目前广泛使用的栓塞剂为组织黏合剂——组织丙烯酸蓝,组织黏合剂是氰基丙烯酸类高分子化合物的一种,由于其具有长烷基链的特点,因而组织毒性低,少量使用不会造成人体中毒反应。其为水溶性液体,空气中生理盐水环境下,20 秒将完全固化,遇血则立即发生固化,因此限量情况下,将其直接注射到局部曲张静脉内不会造成其他部位静脉栓塞,不至于产生系统静脉栓塞的不良反应。国产组织黏合剂 α-氰基丙烯酸正辛酯(D-TH 液)由 α-氰基丙烯酸正辛酯为主体加入适量增韧剂配制而成,聚合热低,具有与组织黏合剂同样快速的固化栓塞作用。

为防止组织黏合剂在注射针内芯导管内很快固化,而粘堵住管腔,无法注射到曲张的静脉腔内,临床应用时主要采用两种方法:①稀释法:将组织黏合剂与碘化油注射液以 0.5：0.8 mL 比例吸入 2 mL 的注射器内混合备用,总量为 1.3 mL,其聚合时间可延长至 20 秒。②"三明治夹心法":即生理盐水 1 mL,组织黏合剂 0.5 mL,生理盐水 0.5 mL,稀释的目的在于可以减缓组织黏合剂过快凝固,混合脂溶性碘剂可便于进行 X 线透视及拍片。与组织黏合剂不同的是 D-TH 液采用"原液法"(即不做任何稀释注射),操作较为方便。目前临床上多采用稀释法。

4.其他准备

装有混合液的注射器和备好的注射针分别置放于工作台上备用,另备数个 2 mL 注射器,抽满蒸馏水,用于冲刷掉注射针管内残余的黏合剂及冲洗注射针。由于组织黏合剂的黏合性很强,每个操作者都应戴上保护眼镜,以防高压推注时不慎溅入眼睛造成伤害。

(四)术前患者准备

患者的眼睛应采取保护措施,余同结扎治疗术。

(五)操作方法

(1)常规内镜检查确定排除其他原因出血,寻找合适的注射部位,出血间歇期选曲张静脉最隆起点为注射部位,出血活动期注射部位以曲张静脉的部位不同而不同,食管曲张静脉尽可能于出血点或其近侧(近贲门侧)注射,接合部曲张静脉接近贲门出血点注射,当出血点直接注射困难时,可在出血点旁最容易注射处进针,胃底曲张静脉尽可能接近出血点注射,如不可能,可在出血点旁穿刺破裂出血的血管。

(2)插入备好的内镜注射针(此时针头退入外管内),用注射针外管前端触探静脉,以判定确实为曲张静脉,并最后确定针头穿刺部位。

(3)将备好黏合剂混合液的注射器与注射针尾相连。

(4)注射针外管前端恰好接触注射部位,伸出针头并使之穿刺入血管腔内,应尽可能绝对避免静脉旁过深注射至食管肌层,因为静脉旁组织黏合剂注射将会导致严重的局部黏膜深溃疡。

(5)快速、强力推入黏合剂混合液:三度食管曲张静脉从贲门到食管中段,每点注射 0.5 mL,最大量不超过 1.0 mL,一度胃底曲张静脉每点注射 0.5 mL,二度至三度胃底曲张静脉每点注射 1.0 mL,每根曲张静脉需要注射 2~3 点。于选择的被穿刺部位准确地进行静脉腔内注射组织黏合剂是栓塞技术的关键,如静脉旁黏膜下注射则出现蓝灰色黏膜隆起,而准确注入静脉腔内则无此现象,应尽可能绝对避免静脉旁注射,以免导致严重的局部黏膜深溃疡。

(6)快速更换注射器,注入 0.7~1.0 mL 蒸馏水(内镜注射针内芯容量),以确保所有黏合剂完全注入曲张静脉腔内,随即可见活动性出血立即停止。

(7)然后迅速将注射针头退入注射针外管内,并使整个注射针前端于食管腔中央向前插入,使针端远离镜面,以确保内镜镜面不被黏住。同时助手使用 2~3 个 2 mL 注射器使用蒸馏水冲注射针,保证注射针通畅,以备再次使用。一次注射后至少 20 秒内避免吸引,以防从出血点注射部位漏出的未凝固的黏合剂被吸入内镜工作通道造成管腔阻塞。已经凝固的黏合剂如被吸入工作通道,需要退出内镜,使用内镜刷清除之。

(8)20 秒之后再以相同的方法进行其他部位的栓塞治疗。

(9)制定栓塞治疗计划:①食管曲张静脉出血急性期栓塞止血后,对其他可见的曲张静脉同时进行硬化治疗或结扎治疗,并进入根除治疗计划。三度红色征(+)时,局部栓塞后,小的曲张静脉同时进入根除治疗计划。②接合部曲张静脉出血急性期栓塞治疗止血后,第 4 天随访,如有曲张静脉,可进行再次栓塞或配合硬化治疗。③胃底曲张静脉出血急性期栓塞止血后,对其他的曲张静脉也同时进行栓塞,术后第 4 天进行第一次内镜随访,确定是否有未被栓塞硬化的曲张静脉,如有则再次栓塞治疗,此后每周复查内镜一次,并视情况决定是否栓塞治疗,直到所有曲张静脉被完全栓塞。

(六)疗效判断

栓塞治疗自 1984 年首次报道以来,因其对组织毒性小,炎症反应轻,不良反应少,近年来被临床广泛应用,而且文献报道疗效较好。Moustafa 等报道,经内镜栓塞治疗 100 例血吸虫病性肝硬化门脉高压症患者胃静脉曲张出血,止血率 100%,再出血率为 12.5%。Pretis 等治疗 129 例食管胃静脉曲张出血患者,止血率 100%,再出血率为 6.1%。Thakeb 等比较栓塞和硬化治疗显示,两者虽即时止血率均达 100%,但再出血率前者为 8.6%,而后者为 25%。Rone Jutabha 动物试验证实组织黏合剂的止血效果与硬化和结扎治疗基本相同,而栓塞治疗后注射点溃疡的数目、大小、深度及再出血率均低于另两种方法。

组织黏合剂注射对大的血管及胃底曲张静脉疗效尚可,较小血管需配合硬化疗法。

因而主张紧急出血时用组织黏合剂进行止血治疗,非出血性曲张静脉则采用 1%乙氧硬化醇治疗或结扎治疗。文献报道单独应用组织黏合剂治疗,其近期死亡率达 30%,联合应用发现近期死亡率由 31.5%降至 17.5%,但需指出的是患者在生存率等预后方面与硬化剂疗法以及套扎疗法比较并无显著差异。

(七)并发症

1.大出血、食管狭窄、溃疡及穿孔

主要原因是栓塞技术错误和用量过大,技术的关键是掌握快速准确的静脉腔内注射,静脉旁、黏膜下或过深食管肌层注射以及过量注射,是造成上述并发症的根本原因。一旦发生,同硬化剂并发症的治疗。

2.异位栓塞

如单次注射组织黏合剂混合液的量不超过 1.0 mL,则无造成系统栓塞的危险,但 Sec 等报告 2 例大脑中风,Moustafa 报道 1 例致死性肺栓塞。

(八)术后处理

(1)术后常规处理同硬化治疗。

(2)栓塞治疗期间应停止使用所有制酸剂,因为胃内低酸环境易诱发感染。

(3)注入的组织黏合剂本是一种异物,但在食管或胃壁内存在一至数天而不会造成任何出血或其他不良反应,以后逐渐被排入食管、胃腔内,必要时可以通过内镜异物取除。

(孙　恬)

第二节　非静脉曲张性上消化道出血

非静脉曲张性上消化道出血是消化道出血的另一类型,原因众多,常见的有溃疡、炎症、黏膜病变、黏膜撕裂、肿瘤及内镜治疗术后并发出血,其中消化性溃疡出血最常见。

根据临床表现分类:活动性出血、自限性出血和慢性出血。根据内镜下表现分类:目前世界范围内较为广泛应用的是改良 Forrest 分类法。

各种原因的消化道出血,传统的方法是药物或急诊手术止血,对药物止血失败者也转为手术治疗。随着内镜技术的不断发展,内镜止血已成为目前消化道出血治疗的首选方法。有关非静脉曲张性消化道出血内镜止血的方法较多,本节重点介绍雾化喷洒、生物蛋白胶、注射、金属止血夹、电凝、微波、热探头、激光、氩离子电凝止血等技术。

一、雾化喷洒止血术

药物雾化喷洒止血术操作简单、安全、易于掌握。

(一)适应证及禁忌证

1.适应证

(1)局限性的较表浅的黏膜面糜烂或溃疡面出血

(2)贲门黏膜撕裂综合征。内镜下黏膜活检术后及息肉切除术后出血。

2.禁忌证

(1)弥漫性黏膜病变。

(2)巨大血管瘤、毛细血管瘤出血。

(3)应激性溃疡。

(4)食管、胃、肠滋养动脉破裂出血。

(二)术前准备

1.器械准备

(1)内镜:选用工作通道为 2.8 mm 的普通前视内镜;

（2）喷雾导管：有两种，一种是单纯的塑料导管，适用于出血病灶较局限者，一种是喷头导管，适用于渗血病灶较大者。

2.药物准备

（1）去甲肾上腺素溶液：可收缩局部血管，浓度 8 mg/100 mL，每次喷量 20～40 mL。

（2）孟氏（Monsell）液：为一种碱式硫酸铁溶液，是一种强烈的表面收敛剂，遇血后发生凝固，在出血创面形成一层棕黑色的牢固黏附在表面的收敛膜。5%～10%浓度最适宜，用量大时患者可有腹痛和呕吐等不良反应。

（3）凝血酶：需在临用前新鲜配制，浓度以 5 000 U/40 mL 为宜，本品优点为高效且无不良反应。

（4）5%谷氨酸钠：在出血面形成一被覆层，防止血液外渗，同时该药还作用于纤维蛋白原，加速凝血过程，在内镜直视下对准出血的病灶喷洒 1～5 次，直至出血停止，喷洒剂量 10～300 mL 无任何不良反应。

（5）患者准备：①建立输液管道 1～2 条，以备抢救急需之用；②消化道急性大出血者应先纠正失血性休克，待呼吸、脉搏、血压平稳后再行紧急内镜止血；③按常规行上消化道内镜检查治疗前准备。

（三）操作方法

（1）常规急诊内镜检查。

（2）内镜下见到活动性渗血病灶后，从活检管道插入塑料导管，先以蒸馏水冲洗病灶表面渗血血块，继之在内镜直视下向出血灶喷洒止血药物。注意喷洒孟氏液的同时要送水，以免孟氏液遇血形成棕色凝块堵塞内镜管道。

（四）疗效判断

本法用于较浅表的黏膜渗血，止血效果可靠，无创伤，费用低。其再出血率目前尚未见报道。

（五）并发症及处理

本法操作简单、安全、无任何并发症发生，术后无须特殊处理。

二、生物蛋白胶止血术

医用生物蛋白胶是一种新型止血药，是由从生物组织中提取的多种可凝性蛋白质组织，含有纤维蛋白原、凝血酶、钙离子等。各成分均匀混合后，形成一层乳白色凝胶，能有效地制止组织创面渗血和小静脉性出血，封闭缺损组织，促进组织创伤愈合。

（一）适应证及禁忌证

1.适应证

（1）消化性溃疡并出血。

（2）急性胃黏膜病变。

（3）贲门黏膜撕裂综合征。

（4）内镜下黏膜活检术后及息肉切除术后出血。

2.禁忌证

（1）巨大血管瘤、毛细血管瘤出血。

（2）食管、胃、肠滋养动脉破裂出血。

(二)术前准备

1.器械及药物准备

(1)内镜:普通前视内镜。

(2)专用双腔导管:分别有连接针座可与推液器锥头相连接。

(3)推液器。

(4)医用生物蛋白胶:取 2.5 mL 的医用生物蛋白胶,分别以红、蓝注射器抽吸相应的主体溶解液溶解主体生物胶,待完全溶解后再用同颜色的注射器抽吸相应的溶解液分别注入推液器上的注射器内,把连接针座固定在推液器锥头备用。

2.患者准备

同喷洒止血术。

(三)操作方法

(1)常规内镜检查。

(2)充分暴露病灶,喷洒之前以生理盐水冲洗出血灶,以使医用生物蛋白胶更好地覆盖出血灶。

(3)将专用双腔导管通过内镜活检孔插入到出血病灶处,把溶解好的医用生物蛋白胶喷洒在出血灶的表面上,若出血病灶位于胃小弯侧,可转动患者体位,使病灶位于下方,易于喷洒,如病灶较多或较广泛,可同时备用数支医用生物蛋白胶对准相应部位重复喷洒。

(4)对喷射状出血病灶,喷洒医用生物蛋白胶的同时,以胃镜前端压迫出血灶 3～5 分钟以免形成的止血胶被血流冲走。

(5)在喷洒生物蛋白胶时,将内镜适当后退与出血病灶保持 0.5～1 cm,以防止生物蛋白胶堵住内镜活检孔,喷洒的生物蛋白胶一般在 5～10 秒形成一层乳白色薄胶附着在出血灶的表面上,渗血和小静脉出血多在 10 秒左右止血。

(6)观察 1～2 分钟确认无出血,拔出喷洒导管后退镜,在拔管之前,先向导管内注入 2 mL 空气,以防拔管时导管前端黏滞的生物蛋白胶堵住内镜活检孔。也可在内镜前端涂上一层硅油,使黏滞的生物蛋白胶易于清洗。

(四)疗效判断

医用生物蛋白胶喷洒止血可达到较理想的止血、封闭作用,尤其对小静脉出血,毛细血管渗血的止血效果好。但对压力较高的小动脉和中等静脉出血止血效果较差,所形成的止血胶膜或胶块易被血流冲走。有报道称胃镜下喷洒医用生物蛋白胶联合法莫替丁(高舒达)治疗非静脉曲张性上消化道出血 33 例,31 例(94%)止血成功,但其中 3 例呈喷射状出血者,在喷洒生物蛋白胶的同时,以胃镜前端压迫出血灶 3～5 分钟,仍有 2 例出血不止。

(五)并发症及处理

医用生物蛋白胶具有良好的组织相容性,使用后数天至两周内可再吸收,并有促进组织生长和修复作用,无毒性、无刺激性。目前尚未见有并发症报道。

三、注射止血术

20 世纪 70 年代初 Soehendra 首次引入内镜注射止血技术应用于临床,现已普遍为国内外内镜医师所使用,成为治疗内镜的基本技术之一。其止血机制是通过溃疡局部黏膜下层液体浸润、压迫及药物引起的血管收缩、栓塞凝血作用达到局部止血的目的。

(一)适应证及禁忌证

1.适应证

(1)溃疡面显露的小血管出血。

(2)贲门黏膜撕裂综合征。

(3)Dieulafoy病变出血。

(4)局限性血管畸形出血。

(5)胃肠道早期癌或息肉内镜下切除术后出血。

(6)十二指肠乳头切开术后出血。

2.禁忌证

(1)广泛损伤性出血,如弥漫性出血性胃炎、广泛的血管畸形、结肠血管发育不良。

(2)大而深的十二指肠球部和胃溃疡并出血。

(二)术前准备

1.器械准备

(1)内镜:选用工作通道为 2.8 mm 或 3.7 mm 的前视内镜。

(2)内镜注射针:有金属和塑料两种。塑料注射针较金属注射针便宜,且易于清洗消毒,故临床更为实用。常用塑料注射针有外径 5F(1.65 mm)和 7F(2.31 mm)两种,分别适用于工作通道为 2.8 mm 和 3.7 mm 的内镜,注射针的外径应至少小于内镜工作通道 1.2 mm,以便于在注射过程中同时可以吸引。注射针头外径 0.5 mm,长度应小于 7 mm,以防发生穿孔,针尖的斜坡面(马蹄面)应小。对慢性溃疡可用较硬的带金属套管的硬化治疗针,以便穿透溃疡底部的纤维组织。注射针管可选用 1 mL、2 mL 或 5 mL 注射器,使用前应常规检查注射针头是否通畅。如注射油性或高黏度药液时,可用高压注射手枪。

2.药物准备

(1)1:20 000 去甲肾上腺素配制法:将 0.5 mL(含 0.5 mg)去甲肾上腺素加生理盐水至 10 mL 混匀。高于此浓度时有可能发生心血管系统不良反应,1:20 000 既可达到有效止血目的,又可避免不良反应的发生。

(2)高渗盐水-肾上腺素溶液(HS-E)配制法:为 15%氯化钠 20 mL 加肾上腺素 2～4 mg。肾上腺素有强力的血管收缩作用,而高渗钠可延长肾上腺素局部作用的时间,并使黏膜下组织肿胀,使血管发生纤维化变性及血管内血栓形成。

(3)1:10 000 肾上腺素配制法:为 1 mL(含 1 mg)肾上腺素加生理盐水至 10 mL。

(4)95%～100%的无水乙醇:注射于出血的周围或基底部,可使其脱水、固定,引起血管收缩、管壁坏死或血栓形成达到止血目的,同时尚有刺激局部组织修复的作用。

(5)凝血酶配制法:为 100 U 凝血酶溶于 3 mL 生理盐水中,注射后可形成固体网状纤维素,压迫出血的血管而止血。

(6)1%乙氧硬化醇,可使局部组织水肿,出血灶周围压力增高,压迫血管,血管内血栓形成。

(7)其他:15%～20%的高渗盐水,生理盐水,复方消痔灵注射液也可选用。

3.患者准备

同喷洒止血术。

(三)操作方法

(1)常规插入内镜,行消化道急诊内镜检查,发现活动性出血灶后用蒸馏水冲去渗血。

（2）从活检管道插入注射针，注射针伸出内镜前端约 3 cm，以免伸出过长使操作失控，伸出过短使刺入部位发生裂伤。

（3）注射针头刺入出血灶应保持 45°，以免角度过大使针头刺入太深，过小使针头刺入太浅，针头刺入出血灶的深度一般是 3～5 mm，使针头刺入黏膜层、黏膜下层而不会进入肌层引起坏死、溃疡、穿孔。

（4）在距离出血病灶 1～2 mm 处分 3～4 点注射，每点注射的量依止血药物的种类不同而不同。1∶20 000 去甲肾上腺素和 HS-E 每点注射 1～2 mL，总量 5～10 mL。1∶10 000 肾上腺素每点注射 0.5 mL，总量不超过 10 mL，无水乙醇每点注射 0.1～0.2 mL（最好使用皮试注射器），注射速度应小于 0.2 mL/s，总量不超过 1.2 mL，以免引起黏膜坏死。凝血酶注射总量 10～15 mL，1%乙氧硬化醇注射总量不超过 5 mL。

（5）据出血病灶性质不同采用下列不同的注射方式。①溃疡性出血：溃疡基底部直接注射；出血血管周围注射；可见血管直接注射。首先推荐单纯去甲肾上腺素注射，次选去甲肾腺素＋乙氧硬化醇联合注射，即在溃疡基底部黏膜下层环绕血管直接注射 5～10 mL 去甲肾上腺素稀释液，在上述部位待出血停止后，视野清楚的情况下，再注射 1%乙氧硬化醇，以加强止血作用。②贲门黏膜撕裂综合征：沿撕裂黏膜的边缘逐点注射，如见出血点或有血管残端，应直接进行出血点部位注射止血，最常使用的止血剂是 1∶20 000 去甲肾上腺素。③内镜治疗术后出血：最常见的是息肉切除术后及十二指肠乳头切开术后出血，息肉切除术后出血常发生在粗蒂、广蒂或无蒂大息肉，可在电凝切除术前预防性注射 1∶20 000 去甲肾上腺素于息肉蒂基底部中央 3～5 mL，注射量不宜过多，以免影响息肉切除。息肉切除后基底部少量渗血，注射方法同溃疡出血，环形局部黏膜下注射 1∶20 000 去甲肾上腺素，如发现血管残端可联合注射 1%乙氧硬化醇＜5 mL，以加强止血作用，如基底部动脉性出血或可见血管残端则不宜采用注射止血术，应选用止血夹钳夹止血。十二指肠乳头肌切开术后偶然可因切开过度导致出血，可循切开乳头的内外侧及切开乳头的豁口面局部注射 1∶20 000 去甲肾上腺素，注射止血无效的活动性出血，应使用止血夹钳夹止血。

（6）注射后观察数分钟，也可在内镜直视下用冰盐水冲洗血凝块以判断止血效果，必要时可补充注射，确认无新鲜出血后退镜。

（四）疗效判断

Pane 等学者在 113 名活动性出血和具有隆起血管非出血溃疡患者中注射肾上腺素，继之注射乙氧硬化醇，明显降低了再出血量（从 43%降至 5%），减少了输血量，缩短了住院日，但死亡率并无降低。注射治疗能成功地治疗 Dieulafoy 病、贲门黏膜撕裂综合征及肿瘤出血。Jensen 等学者的一项前瞻性研究表明，注射治疗对胃肠道肿瘤所致出血的疗效令人满意，总的来说对于溃疡出血注射治疗优于保守治疗，注射治疗与多级电凝止血或热探头止血疗效相同，再出血率、住院时间、急诊手术率及住院费用都降低，但死亡率没有改变，推荐将注射止血治疗作为首选治疗措施，因其疗效好，费用低，操作简单，并发症少。

（五）并发症及处理

正确运用注射技术，掌握注射剂量及药液浓度，并发症发生率非常低或为零，可能发生的并发症有以下几项。①局部并发症：注射高渗盐水、酒精及乙氧硬化醇时，可发生注射后疼痛，而且过量过深注射时将导致注射局部黏膜坏死，如超过正常量大剂量，坏死将扩大，最终发生穿孔。坏死面如并发活动性出血常需手术治疗。②全身不良反应：去甲肾上腺素吸收可导致心动过速或血压明显升高,但发生率很低,预防措施是降低注射浓度减少注射剂量。推荐使用浓度为 1:20 000最大剂量不超过 20 mL。对原有心血管疾病的患者慎用去甲肾上腺素及肾上腺素稀释液注射。

四、金属钛夹止血术

金属夹子钳夹止血法是近年来国外开展的一种有效的内镜下止血方法,其基本原理是利用特制金属小止血夹,经内镜活检孔插入内镜,对准出血部位,直接将出血的血管或撕裂的黏膜夹持住起到机械压迫止血及"缝合"的作用,特别是对非曲张静脉性急性活动性出血及可见血管残端(Forrest Ⅰa、Ⅰb 及 Ⅱa)是一种简便而有效的立即止血和预防再出血发生的方法。

(一)适应证及禁忌证

1.适应证

(1)急慢性消化性溃疡出血,直肠孤立性溃疡出血。

(2)贲门黏膜撕裂综合征。

(3)Dieulafoy 病。

(4)非门脉高压性胃底静脉瘤并急性大出血。

(5)肿瘤出血-血管残端可见性出血。

(6)结肠憩室出血。

(7)内镜治疗术后出血如组织活检后出血、息肉切除术后出血、十二指肠乳头切开术后出血、黏膜切除术后出血。

(8)带蒂息肉切除前预防出血。

(9)直径小于 0.5 cm 的穿孔并出血。

2.禁忌证

(1)大于 2 mm 直径的动脉性出血。

(2)溃疡大穿孔合并出血。

(3)弥漫性黏膜出血。

(二)术前准备

1.器械准备

(1)内镜:首选工作通道为 3.7 mm、4.2 mm 的治疗内镜,次选工作通道为 2.8 mm 的普通内镜。

(2)金属止血夹:目前日本 01ympus 公司生产的止血夹因其前端折弯角度不同而分为两种型号:MD-850 和 MD-59。通常 MD-850 型用于止血,夹子的长度是 6 mm,夹子张开最大范围是 1.2 cm。MD-59 型主要用于组织部位标记,也可用于止血。

(3)金属夹持放器:有两种型号,HX-3L 和 HX-4U 型,结构相同,但前者外径为 2.6 mm,长度 157 cm,用于工作通道内径 2.8~3.7 mm 的内镜,而后者外径为 2.9 mm,长度 222 cm,用于工作通道内镜为 3.2~4.2 mm 的长结肠镜。常用的是 HX-3L 型。由内层金属蛇管和金属内芯线组成,包括手柄部、体部和前端部。前端部内芯线有金属小钩子,用以与止血夹的夹子连接柄上的小孔相连。手柄部主要有塑料管关节和内芯线滑动柄,通过前后运动塑料管关节而运动外层塑料管,使内层金属蛇管前端进出外层塑料管,通过内芯线滑动柄前后运动,使内芯线前端的小钩子进出内层金属蛇管,起到脱止血夹和锁止血夹的作用。

(4)金属止血夹的安装:将止血夹持放器内芯线前端的金属小钩子与止血夹夹子。连接柄上的小孔镶嵌,然后非常小心地将持放手柄部的内芯线滑动柄向后移动,移动的范围应恰可使止血夹夹子导管锁的后半部(细部)与止血夹持放器内层金属蛇管前端相接触,保持止血夹夹子的张开度同安装前,避免过度后拉致夹子的张开度缩小,这一点对于钳夹止血的效果至关重要,然后向前推进持放器手柄部的塑料管关节,将外套管推向前使止血夹子退入外层塑料管内,以待通过内镜工作通道。

2.患者准备

同喷洒止血术。

(三)操作方法

(1)常规插入内镜,寻找出血病灶,并明确部位,暴露清晰血管断端。

(2)从内镜工作通道插入安装好的止血夹系统,在术者指导下,助手持止血夹持放器,向后移动手柄部的塑料管关节,使止血夹伸出显于视野中。当出血部位特殊,如胃底部、乳头括约肌切开术后乳头部出血等首先伸直内镜前段(蛇骨管部)使止血夹伸出镜端,再反转或较大角度弯曲内镜前端。胃角溃疡伴活动出血,完全张开的止血夹钳夹止血。

(3)适当向后移动手柄部内芯线滑动柄,止血夹张开度将达到最大(1.2 cm),继续向后移动,止血夹将逐渐缩小张开度,缩小的程度与向后移动的距离呈正比。术者根据病灶的大小决定选择止血夹的张开度,如夹子张开度过小,不能适应钳夹止血,再要想适当张大已无可能,必须更换新的止血夹。

(4)在术者的指导下,助手通过顺时针方向旋转止血夹手柄部的方向调节钮或新型持放器的旋转齿轮,以调整前端止血夹方向。

(5)当止血夹的张开度和方向恰好与钳夹目标相适应时,术者推进止血夹,使张开的止血夹尽量垂直地接触出血部及部分周围组织,此时助手用力使内芯线滑动柄向后滑动,套锁止血夹,当听到"咔嗒"声说明夹子已完全合拢。

(6)向前推动内芯线滑动柄,使内芯线前端小钩脱离止血夹连接柄,退出止血夹持放器,操作完成后必须认真观察结扎是否牢固,是否确实有效止血。结扎止血的数量,可根据病灶大小、长度而定,一次可使用一至数个止血夹。

(四)疗效判断

(1)对黏膜撕裂性大出血病例如贲门黏膜撕裂综合征、食管、胃黏膜撕裂伤,用小夹子止血法止血疗效最好,而且能起到裂伤"缝合"的作用。

(2)对溃疡性出血的止血效果,主要取决于溃疡的性质及出血的情况,像 Dieulafoy 溃疡及出血血管位于溃疡边缘,用夹子能牢固地夹持住出血部位,止血效果好。如果溃疡较大,露出血管周围的组织是坏死组织,即使夹住了出血血管,因周围组织脆弱,在短时间内夹子就会自动脱落而发生再出血。慢性溃疡,其溃疡底常由于纤维化而变硬,在这种情况下,夹子也不易牢固夹持出血灶。

(3)胃癌的止血效果差,因为癌组织腐烂脆弱或质地较硬,故小止血夹子难以钳夹。

(4)因内镜治疗所致的出血,止血率高,主要是因为出血灶周围黏膜大多无坏死性变化,止血夹容易钳夹。

(五)并发症及处理

金属钛夹止血术并发症很少,主要为消化道穿孔,易发生于钳夹深大的溃疡底部出血灶时。

但发生率很低,仅有个别报道,遇此情况可改用多枚夹子并排钳夹溃疡表面边缘的方法,将整个溃疡封闭止血。

夹子通常在1~3周后自行脱落,随粪便排出体外,但国内有报道最长达90天,不会造成肠道任何损伤,金属夹也不影响溃疡或其他病灶的修复和愈合。

五、电凝止血术

高频电流通过人体时会产生热效应,使组织凝固,坏死达到止血目的。

(一)适应证及禁忌证

1.适应证

(1)溃疡病出血。

(2)局限的胃黏膜糜烂出血。

(3)胃肠息肉切除术后出血。

(4)贲门黏膜撕裂综合征。

(5)小血管畸形出血。

(6)十二指肠乳头切开术后出血。

2.禁忌证

(1)弥漫性胃黏膜糜烂出血。

(2)深溃疡底部出血。

(二)术前准备

1.器械准备

(1)内镜:选用工作通道为2.8 mm或3.7 mm的内镜。

(2)高频电源:日本Olympus PSD-10或UES-10,国产GHL-I型(南京)及HE-10高频内镜治疗仪(上海)。

(3)电凝电极:根据电凝电极探头的构造及类型又分为单极电凝,液单极电凝和多极电凝。单极电凝的止血机制是电流经电极头流经组织达到负极板,使组织加热、脱水,凝固固缩为一层变性坏死的组织,单极电凝止血理想,尤其是对显露血管者,但对组织的粘连损伤可致局部黏膜糜烂、撕裂、出血或穿孔,液单极电凝在单极电凝工作的同时喷注清水或盐水,使电极头与组织之间形成一水膜因而可克服"干"单极电凝的缺点,可明显减少患者的再出血率。应用单极电凝时,必须在患者肢体上另接一肢体电极板(对极板),使高频电极形成回路,因而有可能出现各种各样的电流分流,引起其他组织热灼伤或降低电凝的效果。多极电凝由三对电极呈线样排列组成,电流仅在探头的每对电极间流动,避免了旁路电流,因而可减少电流对组织操作的深度,按下脚踏开关能将多极电凝探头加热至100 ℃,使血管及其周围组织脱水,只要其中一对电极与组织接触,无论是正面或是侧面接触出血部位,对局部组织均有轻微压迫作用,可同时起到压迫止血和凝固止血双重作用,因而止血效果好,使用非常方便,电极探头有7F和10F两种。所用内镜通道直径分别为2.8 mm和3.7 mm。根据探头顶端类型不同又分为球型和吸引型两种。球型电极用于小血管的凝固止血,吸引型电极用于凝固过程中去血迹,也可用于冲洗小的出血部位。电凝探头末端均置有喷头吸引,另外圈套器的前端伸出3~5 mm也可作为单电极进行电凝止血。

2.患者准备

术前准备同常规内镜检查,并于术前肌内注射地西泮10 mg及丁溴东莨菪碱20 mg,以减少胃肠蠕动及恶心、呕吐等反应。对出血量较大的患者,先纠正低血容量状态,如胃内有大量积血,应插入较粗的胃管将积血抽净并冲洗,以便易于暴露出血病灶。

(三)操作方法

(1)常规插入内镜,发现出血病灶后,用生理盐水冲洗病灶表面血凝块,充分暴露病灶,尤其是出血血管更应暴露清晰。

(2)检查高频电发生器及各种电极连接有无故障。

(3)插入相应的电凝电极探头,探头正面对准出血病灶,轻轻按压在出血病灶中心部位,运用单纯凝固波形电流,电流指数为3~4,通电时间2~3秒,反复数次,直到创面冒烟,局部黏膜凝固发白,出血停止为止。

(4)轻轻撤离电凝器,对病灶适量注水,观察1~2分钟,确认出血停止后退出内镜。

(四)疗效判断

一般来说,高频电凝止血的疗效可达80%~90%,单极电凝止血较多极电凝止血成功率更高,首次止血成功率为97%,第二次电凝的成功率为94%。多极电凝止血取消了对极板,电流的热能仅作用于每对电极间的组织,凝固坏死的范围小,局限于表层,对深层组织影响不大,首次止血率可达94%,但再出血率较高为19%,但Laine证实,在无隆起血管溃疡组,多极电凝治疗使再出血率、急诊手术率、住院时间及医疗费用都明显降低。

(五)并发症

1.穿孔

发生率为1.8%,多发生于单极电凝止血,因其通电时难以预测管壁损伤程度及深度,一旦发生即按急性胃肠穿孔常规处理。

2.出血

单极电凝探头可能与凝固组织粘连,导致黏膜撕裂,引起继发性出血。

基于上述,目前单极电极仅用于内镜括约肌切开术和息肉切除术后出血,大多数人认为单极电凝止血率较高,但并发症也多,多极电凝止血并发症少,但止血率受到一定的影响。

为预防并发症的发生,电凝强度不能过高,通电时间不能太长,电凝创面不要过大,术后还要给予口服肠道抗生素、止血剂、黏膜保护剂及润肠通便剂,并给予半流质饮食,以促使电凝创面愈合。

（孙　恬）

第三节　下消化道出血

下消化道出血是指Treitz韧带以下的消化道出血。由于空肠和回肠引起出血的病变相对较少,因此下消化道出血主要来自大肠,也是结肠镜检查重要的适应证。

下消化道出血根据出血量多少、速度快慢、在肠腔内滞留时间的长短,临床表现的不同,可分为以下三类。①慢性隐性出血:肉眼不能观察到便血,仅用化验方法才能证实(即所谓大便潜血阳性的内源性出血);②慢性少量显性出血:肉眼能观察到鲜红色、果酱色或咖啡色便血,少数速度较慢,在肠腔内滞留时间过久也可呈黑色,无循环障碍症状,无须输血治疗;③急性大量出血:

大量鲜红色血便,常同时伴循环障碍,如低血压等休克症状,需用输血治疗,为严重出血。

下消化道疾病以出血为症状者临床最常见,其中少量显性便血最多见,占90%,隐性出血和大量出血较少见,各占5%。

隐性出血既可发生在上消化道,也可发生在下消化道,两者概率几乎相等。如出血发生在下消化道以右半结肠和小肠多见。少量显性出血主要发生在结肠、直肠,血便呈鲜红色,以左半结肠、直肠多见,果酱样或咖啡色血便以右半结肠好发。大量急性出血大部分来自结肠和小肠,从总的发生部位来看,以直肠及乙状结肠最多见,占63%;其次为降结肠,占10%;脾曲以下者占约73%。

下消化道出血常见的病因如下。①息肉:占22.5%~32.0%,好发于直肠、乙状结肠,以少量鲜红血便多见,但少数可表现为隐性出血和大量出血。应注意不要满足于一个息肉来解释出血来源,因多发性息肉占20%左右,因此凡发现息肉应该做全结肠检查。②大肠癌:同样以左半结肠好发,表现为少量鲜红便血,如发生在右半结肠,常呈果酱色或咖啡色血便。值得注意的是,结肠癌表现为隐性出血甚至黑便者为数不少,而大量出血较少见。有关发生率的报道,高低有一定差异。国内有报道246例老年便血患者中检出大肠癌101例(41.1%),大肠息肉46例(18.7%)。③炎症性肠病:溃疡性结肠炎和克罗恩病并发出血约占20%。在欧美,因本病发病率较高,目前仍是青年人中常见的下消化道出血原因之一。我国发病率远较欧美低。在肠道炎症性疾病中,尚有单纯性溃疡、肠型贝赫切特病、结核等,与克罗恩病相似,多发生在右半结肠,并发出血很少见,如有出血者,以急性大量出血多见。④血管畸形:是近年来发现老年人常见下消化道出血的原因之一,尤其是伴心肺功能不全者。病变多见于右半结肠,常规钡灌肠检查不能发现,仅能用结肠镜和血管造影才能诊断。便血一般量不多,开始表现为隐性或少量显性出血,明显特征是反复发作。病变若发展,动静脉短路形成,此部位出血可出现急性大量出血,约占15%。⑤内痔和肛周疾病:是成年人中引起少量鲜红血便的最常见原因。但遇到此类出血,仍应该做全结肠检查,以免延误诊断。⑥结肠憩室:在下消化道出血中的发病率尚有争论。欧美报道发病率较高,尤其60岁以上老年人可达50%,其中30%可并发出血,因此是下消化道出血常见原因。但近年来根据结肠镜检查和血管造影,发现憩室并不是我国下消化道出血的常见原因。结肠憩室出血不能根据排除诊断来确立,必须在结肠镜下直接发现憩室内出血或有血块积聚,血管造影时见造影剂渗出并积聚在憩室内,才能确立诊断。⑦小肠疾病:小肠出血是下消化道出血的一部分,国外Lewis等归纳小肠出血原因依次为:血管发育不良(53.5%),小肠肿瘤(19.6%),其他(26.9%)。国内近10年来发表的1 251例小肠出血报道,归纳其病因分布前5位为肿瘤(49.1%)、感染性疾病(15.58%)、憩室(13.5%)、血管发育不良(10.1%)、克罗恩病(4.0%)。总之,小肠疾病所致下消化道出血较为少见。

因小肠出血缺乏相应的小肠镜下止血治疗的配套器械,故本节重点介绍大肠出血的内镜治疗。

大肠镜下止血适用于各种原因引起的下消化道出血,该方法是一种安全、有效、创伤小的治疗措施,特别适合高危、高龄和不适合紧急外科手术治疗的患者,对降低病死率起到积极作用,已成为急诊内镜下治疗下消化道出血的首选止血方法。止血法分为:药物喷洒法;局部注射法;凝固止血法(如激光、微波和热探头等);机械止血法;黏膜切除法;其他方法等。根据不同的出血类型,应选择不同的止血方法。

一、药物喷洒止血术

(一)适应证和禁忌证

1.适应证

主要适用于弥漫性出血为主的病变。

2.禁忌证

(1)巨大血管瘤、毛细血管瘤出血。

(2)小动脉破裂出血或静脉曲张出血。

(二)术前准备

1.器械准备

内镜选用工作通道为 2.8 mm 的普通前视内镜。喷雾导管有两种,一种是单纯的塑料导管,适用于出血病灶较局限者,一种是喷头导管,适用于渗血病灶较大者。

2.药物准备

(1)去甲肾上腺素溶液:可收缩局部血管,浓度 8 mg/100 mL,或用肾上腺素＋生理盐水,浓度为 0.05 mg/ mL,局部喷洒,对弥漫性渗血有效,出血量较大者只能起短暂止血或减少出血的作用。如果预先配置的血管收缩剂放置在 4 ℃冰箱内冷藏,使用时取出,就可使喷洒止血效果明显提高。另外,血管收缩剂的使用,还可以明确出血部位,为进一步治疗的选择提供客观依据,如血管发育异常,出血原因与大肠黏膜肌层和黏膜下层可见集簇的扩张血管有关,通常紧急大肠镜检查时,难以辨认出血部位和出血性质,给进一步治疗带来困难。肾上腺素溶液局部喷洒可使病变周围正常血管收缩,病变周围正常黏膜褪色,而血管发育异常的部分脆弱血管继续渗血。一旦能明确病变部位,可积极采用其他内镜下治疗措施,如热活检钳止血。每次喷 20～40 mL。

(2)凝血酶:需在临用前新鲜配制,浓度以 5 000 U/40 mL 为宜,本品优点为高效且无不良反应。

(3)5％谷氨酸钠:在出血面形成一被覆层,防止血液外渗,同时该药还作用于纤维蛋白原,加速凝血过程,在内镜直视下对准出血的病灶喷洒 1～5 次,直至出血停止,喷洒剂量 10～300 mL 无任何不良反应。

3.患者准备

(1)建立输液管道 1～2 条,以备抢救急需之用。

(2)下消化道急性大出血者应先纠正失血性休克,待呼吸、脉搏、血压平稳后再行紧急内镜止血。

(3)按常规行上、下消化道内镜检查治疗前准备。

4.操作方法

(1)常规急诊内镜检查。

(2)内镜下见到活动性渗血病灶后,从活检管道插入塑料导管,先以蒸馏水冲洗病灶表面渗血血块,继之在内镜直视下向出血灶喷洒止血药物。

5.疗效判断

本法用于较浅表的黏膜渗血,止血效果可靠,无创伤,费用低。其再出血率目前尚未见报道。

6.并发症及处理

本法操作简单、安全、无任何并发症发生,术后无须特殊处理。

二、局部注射止血法

局部注射法是用特殊注射针,刺入局部黏膜或黏膜下层,使局部液体浸润、压迫及药物引起的血管收缩、栓塞凝血作用达到局部止血的目的。

(一)适应证及禁忌证

1.适应证

(1)溃疡面显露的小血管出血。

(2)大肠 Dieulafoy 病变出血。

(3)局限性血管畸形出血。

(4)肠道早期癌或息肉内镜下切除术后出血。

2.禁忌证

(1)广泛损伤性出血,如放射性结肠炎、缺血性结肠炎。

(2)广泛的血管畸形、结肠血管发育不良。

(二)术前准备

1.器械准备

(1)内镜:选用工作通道为 2.8 mm 或 3.7 mm 的前视内镜。

(2)内镜注射针(同非静脉曲张性上消化道出血的治疗)。

2.药物准备

(1)硬化剂:利用硬化剂注入黏膜及黏膜下血管内或周围,使血管壁增厚,血栓形成,周围组织纤维增生压迫血管而达止血目的。适用于局灶性出血,尤其是结肠静脉曲张和血管畸形。常用硬化剂有 1% 乙氧硬化醇、5% 油酸氨基乙醇、5% 鱼肝油酸钠或 STD 等。

(2)血管收缩剂:1:20 000 去甲肾上腺素、高渗盐水-肾上腺素溶液、1:10 000 肾上腺素。

(3)95%~100% 的无水乙醇:注射于出血的周围或基底部,可使其脱水、固定,引起血管收缩、管壁坏死或血栓形成达到止血目的,同时尚有刺激局部组织修复的作用,适合于搏动性血管性出血。无水乙醇局部注射对组织侵袭性比其他药物局部注射强,溃疡显露性血管伴出血的止血效果极好。但无水乙醇局部注射容易引起二次溃疡伴再出血或穿孔等并发症的发生,因此注射时应注意注射深度,避免无水乙醇注入血管内。

3.患者准备

同喷洒止血术。

(三)操作方法

(1)常规插入内镜,行急诊结肠镜检查,发现活动性出血灶后用蒸馏水冲去渗血。

(2)从活检管道插入注射针,注射针伸出内镜前端约 3 cm,以免伸出过长使操作失控,伸出过短使刺入部位发生裂伤。

(3)注射针头刺入出血灶应保持 45°,以免角度过大使针头刺入太深,过小使针头刺入太浅,针头刺入出血灶的深度一般为 3~5 mm,使针头刺入黏膜层、黏膜下层而不会进入肌层引起坏死、溃疡、穿孔。

(4)在距离出血病灶 1~2 mm 处分 3~4 点注射,每点注射的量依止血药物的种类不同而不同。硬化剂每点注入 2 mL 左右,总量可达 30 mL,见黏膜发白、出血停止为止,也可注入血管内 10~15 mL。1:20 000 肾上腺素和 HS-E 每点注射 1~2 mL,总量 5~10 mL。1:10 000 肾上腺素每点注射 0.5 mL,总量不超过 10 mL,无水乙醇每点注射 0.1~0.2 mL(最好使用皮试注射器),注射速度应小于 0.2 mL/s,总量不超过 1.2 mL,以免引起黏膜坏死。凝血酶注射总量 10~15 mL,1%乙氧硬化醇注射总量不超过 5 mL。1:10 000 肾上腺素,每点注射 0.5mL,总量不超过 10 mL。

(四)疗效评价

Jerlsen 等学者的一项前瞻性研究表明,注射治疗对胃肠道肿瘤所致出血的疗效令人满意,对于溃疡出血注射治疗优于保守治疗,注射治疗与多极电凝止血或热探头止血疗效相同,再出血率、住院时间、急诊手术率及住院费用都降低,但死亡率没有改变,推荐将注射止血治疗作为首选治疗措施,因其疗效好、费用低、操作简单、并发症少。

(五)并发症及处理

1.局部并发症

注射高渗盐水、酒精及乙氧硬化醇时,可发生注射后疼痛,而且过量过深注射时将导致注射局部黏膜坏死,如超过正常大剂量,坏死将扩大,最终发生穿孔。坏死面如并发活动性出血常需手术治疗。

2.全身不良反应

去甲肾上腺素吸收可导致心动过速或血压明显升高,但发生率很低,预防措施是降低注射浓度、减少注射剂量。推荐使用浓度为 1:20 000 最大剂量不超过 20 mL。对原有心血管疾病的患者慎用去甲肾上腺素及肾上腺素稀释液注射。如正确运用注射技术,掌握注射剂量及药液浓度,且并发症发生率非常低或为零。

三、凝固止血法

(一)电凝止血术

电凝术是用高频电流在局部组织产生热效应,使蛋白质凝固达到止血目的的方法。有报道电凝术对小动脉出血也有一定止血效果,成功率达 90%,是目前使用较广泛的止血方法。

1.适应证及禁忌证

除了把结肠静脉曲张引起的出血列为禁忌之外,其他局灶性出血都适用。

2.电凝方法

先要清除出血区的血凝块,选择适当高频电发生器的电凝电流强度和电凝电极。在不同高频电发生器所取的电凝指数不同,要细心调节指数,一般调至电极和黏膜面之间刚能产生火花,有白色烟雾为佳。电极与黏膜面仅需轻轻地接触,通电时间要重复间断,每次数秒钟,用踏脚开关控制。在直视下见黏膜面发白,出血停止,即撤去电极,再停止通电,可防止烧灼后电极与黏膜面黏着,撤去时撕脱焦痂引起再出血。避免电极对肠壁压力过大及连续通电时间过长,使组织烧伤面积过大且深而造成肠壁穿孔。电极以选用吸引型较佳,因为它能同时做吸引和冲洗,去除创面血凝块和鲜血,使出血点显露,电凝目标准确,成功率高。

(二)激光术

激光是单色连续性光波。通过聚焦后能集中在很小点形成高密度光束,照射在组织表面时光子波吸收转变成热量而达到凝固止血。实验证明,激光可使大肠黏膜产生反应,呈水肿、凝固、烧焦。而其中凝固反应最明显,也是止血时所需要。

激光止血术具备以下优点:①止血效果理想、迅速,成功率达 90%以上,时间仅需 3~5 秒;

②止血时无须与组织接触,因此无电凝止血时电极撤除引起焦痂脱落再出血的可能;③无电流通过机体,更加安全;④使用范围广,对弥漫性或局灶性出血均有效;⑤组织对激光有选择性吸收,出血面吸收佳,正常组织吸收效应差,因此引起组织损伤小;⑥输出功率和照射时间可术前调节控制,引起并发症少。

1.适应证及禁忌证

(1)适应证:使用范围广,对弥漫性或局灶性出血均有效,甚至对 2 mm 粗细静脉和 1 mm 粗细动脉破裂出血也有一定止血作用。

(2)禁忌证:较粗大的动静脉出血。

2.操作方法

临床常用的激光类型有以下两种。①钇铝-石榴石激光:选用双管道肠镜为佳,从活检道插入连有激光发生器的传送石英纤维束,冲洗去血凝块,同时不断吹入、吸出 CO_2。石英纤维束的端面距出血灶 $1\sim2$ cm,先用瞄准光对准位置,随即输入全功率激光,见出血部位黏膜发白或呈棕色而出血止即可。②氩离子凝固术:是一种非接触性凝固技术,利用特殊装置将氩气离子化,将能量传递于组织起到凝固作用。该装置主要由高频电发生器、一个氩离子源探头(内径 1.5 cm,外径 2.0 cm)和一个装有钨丝电极的可屈或纤维 Teflon 管组成,此管通过内镜管道传导至组织产生凝固效应。氩离子凝固术非接触性治疗中不会发生热探头和电凝极的组织粘连现象,故对黏膜有止血凝固作用,也可对血管畸形(如血管扩张等)、小息肉烧灼有一定的治疗作用。治疗方法:先进镜观察病灶,使氩离子束凝固器导管伸出镜头端,直至病灶上方 $0.3\sim0.5$ cm 处,以每次 $1\sim3$ 秒进行凝固治疗,病灶表面泛白、泛黄,甚至出现黝黑样变,操作过程中应抽吸腔内烟雾,以免影响视野。血管扩张的治疗方法很多,如手术切除、动脉栓塞术和内镜下治疗。内镜治疗包括黏膜切除术、息肉切除术、夹子止血术、无水乙醇局部注射、热探头和微波等。由于黏膜切除术、息肉切除术和夹子止血术的治疗受范围限制而不能彻底止血;局部注射受药量和部位的限制,再加上操作者要具备熟练的操作技巧;激光凝固法主要是温度太高,不适宜浅表止血;热探头与微波等,治疗时直接接触病变表面,有时探头与组织难以分离而助长出血。氩离子凝固术治疗范围广,治疗深度较浅,可以在均匀的深度内进行烧灼,操作时既简便又安全。

3.并发症防治

临床常用激光类型,有连续波形的气体激光-氩离子和脉冲波形的固体激光-钇铝-石榴石(Nd-YAG)。两种比较,氩离子功率低($6\sim14$ W),其光能易被血液吸收,穿透力较小,引起穿孔概率小,对深部止血效果不可靠。钇铝-石榴石功率高($60\sim70$ W),穿透力强,对深部止血效果佳,但易引起肠壁穿孔。因为结肠肠壁较薄,深度出血概率不大,所以选用氩离子激光较多。近年来,由于急诊内镜检查的开展和普及,在技术上已能迅速明确出血部位和病因,并且能在内镜直视下对出血病灶采取各种止血措施,通过内镜使用激光凝固止血不失为一种安全有效的治疗方法。尤其适宜于老年人或伴有心、肺、肝、肾等并发症的下消化道大出血患者,因这些患者的手术死亡率往往较高。在做紧急大肠镜检查前,应先给予快速输液或输血以补足血容量。肠道出血时,由于肠壁较薄,更应谨慎操作。有时因激光照射后热量传递,刺激浆膜层或腹膜造成剧烈腹痛,经临床观察排除急性穿孔后,一般经补液、镇静、止痛治疗数小时后即能缓解。恰到好处的凝固指标及范围是:病灶最早变成灰白色,病灶周围 0.5 cm 处正常组织也变成灰白色。观察 2 分钟无出血,继而在凝固区用生理盐水冲洗,再观察 3 分钟,未见出血时,方可退出内镜。术后要仔细观察有无再出血或穿孔。

4.激光与其他内镜下止血方法合用

近年来,内镜直视下在出血灶注射药物如肾上腺素、乙醇溶液等止血亦有很好疗效。因此,先在出血灶注射肾上腺素等药物,然后应用激光照射,这一方法减少了在激光照射过程中,流动血液和溢出血液使热量快速弥散、损耗,从而削弱激光对靶组织凝固作用的负面影响,因而提高了总的疗效,其长期止血效果明显较单用激光治疗者为优。注射肾上腺素止血后,使出血部位的可见度增加,光凝治疗更准确,动脉血管的收缩降低了热量的吸收,因而增强了 Nd：YAG 激光封闭血管管径较大动脉的效果。Heldwein 等对 25 例活动性动脉出血或溃疡底部血管显露的消化性溃疡出血患者进行了肾上腺素注射＋Nd：YAG 激光照射的治疗研究,结果显示首次止血成功率达 100％,再出血率为 16％,最终止血率为 96％,急诊手术率为 4％,未发现有任何并发症出现,并发现溃疡基底部有血管显露的患者其首次治疗后的再出血率明显增加。

(三)热极止血术

将加热的金属探头,加压于出血面,使组织凝固而达止血目的。此方法无电流通过人体,比较安全,组织损伤小,深度浅,止血后组织修复快。Protell 发明了一种电热器,是由涂有聚四氟乙烯铝制成的中空小柱作探头,圆柱内有电热丝,并与铝壳绝缘,头尖端插入热电偶,加热温度受电子线路控制,5 秒内头端温度可达 140～160 ℃。由于铝是良好的热导体,铝探头与组织接触面很易将热量均匀地传到组织出血部位。热探头凝固止血方法简单、安全、疗效高,尚未发现穿孔及其他严重并发症,而且仪器价格比较低廉,目前应用较广泛。操作方法详见第五章。

(四)微波凝固止血术

微波凝固止血法利用微波发生器,输出波长为 12 cm,频率为 2 450 MHz,功率为 100 W 的微波,通过同轴电缆传送到末端针状电极。而同轴电缆的外径仅 2.7 mm,故可通过内镜的活检道,刺入肠壁产生热量,使组织发生凝固性坏死,黏膜下血管引起凝固性血栓而达到止血。一次照射凝固范围直径 3 mm,可止血的最大血管直径,静脉为 3 mm,动脉为 2 mm。它的特点是针状电极插入黏膜内,不损伤邻近组织,凝固的范围和深度能精确控制,组织不发生炭化,凝固时不受呼吸及大肠蠕动的影响,更安全,不易发生穿孔和灼伤。

1.适应证及禁忌证

同激光止血术。

2.操作方法

(1)穿刺法:将连有微波发生器的同轴电缆末端针状电极刺入黏膜下,电缆端面压迫血管,输出功率调整为 30～40 W,凝固时间 15～30 秒,在病灶周围分点凝固。

(2)接触法:电极探头紧贴靶组织。

(3)非接触法:电极距靶组织约 1 mm,通过微波电极产生的火花热量起到止血作用。

3.疗效评价

Kalabakas 等在对狗消化性溃疡出血的实验治疗中,进行了微波止血的 3 种不同方法的比较。

(1)穿刺法:将同轴天线插入组织内,通过缓慢加热直至止血。

(2)接触法:电极探头紧贴靶组织。

(3)非接触法:电极距靶组织约 1 mm,通过微波电极产生的火花热量起到止血作用。结果在分析止血所需理想能级时显示,高功率(70W)非接触法在止血治疗中所需的能级要明显低于穿刺法和接触法;而且,非接触法止血疗效明显优于接触法。20 例溃疡出血治疗中全部有效,而后者 20 例中仅 10 例有效（$P < 0.001$）。此外，它比穿刺法起效快且引起组织损伤小（$P < 0.05$）。该学者同时对非接触法微波治疗与注射聚多卡醇（麻醉药）＋1∶10 000 肾上腺素及对照组做了比较，结果发现微波治疗明显优于注射治疗和对照治疗（$P < 0.001$），分别为 40 例溃疡出血中全部有效及各 20 例中无 1 例有效。在治疗 10 例严重肠系膜血管出血中，微波治疗全部有效，而注射治疗 10 例中无 1 例有效（$P < 0.001$）。

四、金属钛夹止血术

金属夹子适合下消化道血管性出血病变，如溃疡性大肠炎、息肉切除后出血和部分血管性病变等。目前尽管内镜下治疗方法较多，但对血管性出血止血后再出血的比例仍相当高，其中局部注射止血后再出血率为 7.3%～24%，热凝止血后再出血率为 7%～13.5%，个别因治疗本身或操作不熟练而引起再出血、穿孔等并发症。金属夹子止血是利用特制的有一定软硬度的特殊金属，对血管性出血病变进行治疗，由于金属夹子不引起局部黏膜凝固、变性和坏死，故可避免治疗后再出血或穿孔等并发症发生。

（一）适应证及禁忌证

1.适应证

（1）急、慢性溃疡性病灶出血。

（2）直肠孤立性溃疡出血。

（3）直结肠 Dieulafoy's 病。

（4）非门脉高压性肠病并急性大出血。

（5）肿瘤出血-血管残端可见性出血。

（6）结肠憩室出血。

（7）内镜治疗术后出血，如组织活检后出血、息肉切除术后出血、黏膜切除术后出血。

（8）带蒂息肉切除前预防出血。

（9）直径小于 0.5 cm 的穿孔并出血。

2.禁忌证

（1）大于 2 mm 直径的动脉性出血。

（2）直径大于 0.5 cm 的穿孔并出血。

（3）弥漫性黏膜出血。

（二）操作方法

详见本章第二节非静脉曲张性上消化道出血。

临床上最常用于高频电息肉切除术后并发的出血，分为即刻出血（指未电凝或电凝过少而引起的出血）和迟缓出血（指电凝过度而引起的出血）两大类。无论哪一类出血，金属夹子的止血效果明显优于其他止血方法。

五、内镜下黏膜切除术（EMR）

近几年来，随着 EMR 技术的完善和发展，从解剖角度上分析，出血源常来自黏膜下层，其血管分布比其他层丰富。根据肠壁各层血管分布特点，对大肠血管性病变伴出血的患者进行 EMR 治疗，该方法弥补了其他不同内镜下治疗方法的不足。

(一)适应证及禁忌证

1.适应证

(1)血管发育不良。

(2)门静脉高压性肠病。

(3)大肠海绵状血管瘤。

2.禁忌证

较粗大的动静脉出血。

(二)操作方法

1.血管发育不良

血管发育不良是一种血管畸形性疾病,常见于高龄患者。治疗方法:局部注射肾上腺素+生理盐水,而后进行高频电切除。

2.门静脉高压性肠病

肝硬化常伴有门静脉高压性肠病,临床上易引起多发性血管扩张表现为无痛性出血,长期大便隐血阳性。除外科手术切除治疗和动脉栓塞治疗外,尚有内镜下激光凝固、乙醇局部注射和 EMR 等治疗方法。其中 EMR 治疗逐渐被人们认识,这种治疗比较彻底,治疗后瘢痕形成。

3.大肠海绵状血管瘤

大肠血管瘤疾病比较少见,一旦发生极易出血,且出血量较大。大肠海绵状血管瘤是否做内镜下治疗,主要通过大肠超声检查来进一步评估,了解血管瘤与肌层之间的关系。病变局限于黏膜下层,大部分为高回声,部分为不匀的低回声。治疗方法:局部注射肾上腺素+生理盐水或50%葡萄糖水,待病变充分隆起后,金属圈套器收紧病变基底部,高频电切除,如术后见创面持续渗血,可用夹子缝合止血。4 个月后局部瘢痕形成,表面发白。

(孙　恬)

第四节　食管与贲门狭窄

临床上,消化道由于炎症、肿瘤、外来压迫等原因引起的消化管腔不通畅或不完全通畅,造成消化道梗阻或不完全梗阻,导致一系列的临床症状。如食管、贲门梗阻主要表现为咽下困难;幽门梗阻主要表现为恶心、呕吐等;胆道、胰管梗阻主要表现为胆汁、胰液排流不畅引起的黄疸、腹痛、畏寒、发热、食欲减退等;结肠、直肠梗阻主要表现为腹痛、腹胀、便秘等。因此,消化道狭窄的共同之处在于通过障碍,患者的临床表现即缘于此,而内镜下治疗消化道狭窄的主要目的就是为了解除狭窄部位的通过障碍。目前,内镜下治疗消化道狭窄的主要方法有:扩张术(探条扩张术、气囊或水囊扩张术、类宫颈扩张器扩张术)、切开术(圈套器切开术、电刀切开术)、消化道支架置放术、凝固疗法(微波凝固疗法、电凝固疗法、激光凝固疗法)、注射疗法、肉毒素疗法、光动力学治疗和冷冻疗法等。本节将就各种常见的食管与贲门狭窄的内镜下治疗加以阐述。

一、食管与贲门解剖

(一)食管的解剖结构

食管是一种肌性管道,连接咽与胃,起始部位于环状软骨下缘,相当于第 6、7 颈椎椎体之间的水平,在胸部,食管经主动脉弓及左主支气管后方,沿脊柱前方下行,通过上纵隔及后纵隔,在第 11 胸椎水平穿过横膈的食管裂孔进入腹腔,与贲门相连接。从门齿到环咽肌为 15~20 cm,到主动脉弓为 20~25 cm,再到贲门食管交界处为 40~45 cm(即为食管的长度)。食管可以分为颈、胸、腹三段,胸段最长,腹段最短。颈段从食管始段至第 7 颈椎水平处,长为 4.5~5 cm;胸段从颈段下缘到膈肌食管裂孔水平处,可以分为上、中、下三部分,上部为颈段下缘到气管主动脉狭窄处,以下至膈肌食管裂孔水平处的食管为中、下部;腹段从膈肌食管裂孔水平处到贲门。食管全长口径大小不一,其中有 3 个生理性狭窄部:环状软骨水平(环咽肌)、主动脉弓及左主支气管骑跨处、膈肌食管裂孔处。食管壁厚约为 4 mm,具有一般消化管壁典型的四层结构,即黏膜层、黏膜下层、肌层和外膜。近侧食管有粗大的纵皱襞,注气后可展平。由于食管的生理性狭窄及脊柱、横膈的运动,所以食管并不是笔直的,但食管的弯曲度较小,一般可以见到主动脉的传导性搏动、左主支气管骑跨外压所形成的隆起的嵴,有时可见到横膈水平压痕。

由于食管的这些生理特点,可以被周围正常或异常的组织(如血管环、血管横跨、纵隔肿物等)压迫,造成食管狭窄。

(二)贲门的解剖结构

贲门为胃的入口,连接食管与胃,其位置比较固定,位于第 11 胸椎水平、脊柱左侧。

二、狭窄扩张术

以探条扩张术为例。

(一)探条扩张治疗的机制

虽然食管、贲门狭窄的病因不同,但是应用探条对食管、贲门狭窄进行扩张治疗有一个共同机制,即应用适当材料制成的探条,通过物理方法强力扩张狭窄环周的纤维组织或其他增生组织,引起狭窄部一处或几处的劈裂,使局部扩开,使管腔扩大。探条扩张后常观察到局部有纵行撕裂,深部活检病理显示纤维组织增生、肌组织结构紊乱。对于不同病因引起的狭窄,应针对形成狭窄的可能机制进行不同程度的扩张,如贲门失弛缓症的扩张要求达到食管下端括约肌(LES)肌层的撕裂,而反流性食管炎并发的炎性狭窄主要是伸张或断裂增生的纤维组织。

(二)主要仪器设备

目前常用的探条扩张器包括非导丝引导的扩张器和导丝引导的扩张器。前者为充水银的探条,最常用的是 Maloney 扩张器,可供选择的扩张器型号可由 2~60F(20 mm),其优点是其顶端为一长的细锥形,且较软,可以较容易地确定狭窄的腔,缺点是具有可曲性,由于其易于扭曲,需在透视下操作;后者是中空性扩张器,最常用的是 Savary-Gilliard 扩张器,一般由聚乙烯或聚乙烯化合物、可曲性硅胶等制成,可供选择的扩张器型号由 15~54F(18 mm),这种扩张器的形状与 Maloney 扩张器很相似,但是 Savary-Gilliard 扩张器较硬,其优点是有一个长而逐渐变细的顶端,患者能够很好地耐受,缺点是其逐渐变细的头部较长,在狭窄处的远端导丝要放置得更长一些,而且对于特别紧的狭窄,即使在 X 线透视下也难于把导丝通过狭窄部送到胃的远端。

(三)适应证和禁忌证

1.适应证

一般来讲,食管管腔直径小于 1.3 cm 时将出现吞咽固体食物困难的表现,各种原因所致的食管、贲门部狭窄而出现吞咽困难者均有扩张指征。①食管、贲门急性梗阻:良性病变所致梗阻有贲门失弛缓症、腐蚀性食管炎。恶性病变所致梗阻有食管、贲门肿瘤。②食管、贲门慢性梗阻:良性病变所致梗阻有反流性食管炎、腐蚀性食管炎、感染性食管炎、食管术后吻合口炎等炎性狭窄;食管或贲门术后吻合口瘢痕、硬化剂注射治疗后瘢痕、食管溃疡瘢痕、食管烧伤后瘢痕等瘢痕狭窄;食管蹼、Schatzki 环等先天性异常;贲门失弛缓症、弥漫性食管痉挛等食管动力性障碍;食管平滑肌瘤等良性肿瘤。恶性病变所致梗阻有食管癌、贲门癌等恶性肿瘤。探条扩张治疗尤其适用于非动力障碍引起的狭窄。

2.禁忌证

患者不能合作;合并严重心肺疾病或其他严重病症;患者严重衰竭无法耐受治疗;局部炎症、水肿严重;狭窄部位过高或狭窄严重,引导导丝无法通过,治疗困难者,应视为相对禁忌证。

(四)术前准备

(1)术前至少 7 天嘱患者停服影响凝血功能的药物(如阿司匹林),常规检查患者的凝血酶原时间、血常规,保证患者能正常止血。

(2)进行必要的上消化道钡餐造影、胃镜检查及活组织检查,以明确狭窄的部位、长度、特点及病因等。

(3)做好对患者的解释工作,取得患者的配合,并向其家属交代扩张治疗的必要性及可能出现的并发症,取得患者家属的同意。

(4)术前使患者食管清洁是必要的,因此患者应至少禁食 12 小时,如果食管腔内有残留食物者则需延长禁食时间,也可通过持续胃肠减压或胃镜吸引、冲洗使食管清洁。

(5)术前 30 分钟肌内注射地西泮 10 mg、654-2 10 mg 或丁溴东莨菪碱 20 mg。

(6)与常规胃镜检查相同,术前对患者咽喉部行表面麻醉。

(五)扩张方法(以 Savary-Gilliard 扩张器为例)

(1)原则上应在 X 线透视下进行,但也可盲目扩张。

(2)操作者进行常规胃镜检查,观察狭窄部位,估计狭窄部直径及所需扩张器的型号,测量狭窄部远端至门齿的距离。

(3)经胃镜活检管道送入引导导丝,越过狭窄部位,在透视下或胃镜直视下使导丝的弹簧顶帽端抵达胃底或胃体部。

(4)操作者一边缓慢拔出胃镜,同时助手一边向胃内送入导丝,保证导丝顶帽端在胃内位置相对固定,而不至于随胃镜脱出至狭窄部近端。

(5)操作者拔出胃镜后,助手持稳导丝,操作者选用比狭窄部口径略大的扩张器,将导丝穿入扩张器中心管道内,沿导丝送入扩张器,待有阻力感后,慢慢于透视下将扩张器的扩张部(即圆柱形部分)通过狭窄口送到狭窄部远端,停留 3 分钟左右,退出扩张器,注意退出扩张器过程中导丝的位置需固定不变。

(6)依次增加扩张器的直径,使狭窄部分逐渐被扩开。

(7)扩张完毕后,扩张器连同导丝一起退出,扩张器上可带少许血性黏液。

(8)操作者再次插入胃镜检查,并进入已扩开的狭窄部远侧,观察有无肿瘤或其他合并病变,同时观察有无因扩张引起的组织损伤,狭窄部位发生一处或数处轻度的撕裂是正常的。

(六)术后处理

(1)探条扩张治疗后的患者应禁饮食至少 2 小时,之后若无明显不适可以进少量冷流质饮食,以后逐渐增加进食量;对于门诊治疗的患者,再观察 4~6 小时后,若无特殊情况发生可以出院随诊。

(2)扩张治疗可造成轻度食管、贲门黏膜的损伤,术后可常规应用消炎、止血及黏膜保护剂。

(3)认真观察有无术后感染、出血、穿孔等并发症,防患于未然。

(七)可能发生的并发症及处理

1.出血

在扩张之后立刻检查食管,可发现相当可观的出血,但多可自行停止,导致血便或需要输血者不多见,极少数出血不止者可用双极电凝器或热探针电凝止血。

2.穿孔

根据扩张的技术和狭窄的类型,已报道扩张的穿孔率为 0.4%~0.6%。良性狭窄扩张的危险性较低,穿孔率可低至 0.1%;复杂的狭窄,特别是恶性狭窄扩张后,穿孔率可高达 5%。怀疑有穿孔的患者,应立刻拍摄 X 线胸片和腹部平片,可用泛影葡胺或钡剂造影检查。如果患者穿孔外漏的钡剂少、疼痛症状轻微并可用止痛剂控制,无休克、发热,轻至中度白细胞增高但无败血症征象,可考虑内科保守治疗,如口腔吸引、应用广谱抗生素和胃肠外营养等。但大多数的穿孔需行外科手术治疗。

3.胃食管反流

应避免平卧位,穿着宽松的衣服,应用制酸剂(如 H_2 受体拮抗剂或 PPI),促进胃动力等。

4.吸入性肺炎

这常是胃食管反流的结果,在控制反流的基础上可应用抗生素。

5.继发感染

可发生菌血症或败血症,需应用抗生素治疗。败血症不常见,一旦出现往往提示食管穿孔。

(八)疗效评价

探条扩张术安全、方便是其优点。各种原因的食管狭窄、贲门狭窄,经过探条扩张均有一定的疗效。食管蹼的疗效最好,一般扩张一次即可治愈;吻合口的瘢痕性狭窄经扩张后也可获得相当满意的效果,一般扩张 1~3 次即可治愈;功能性疾病如贲门失弛缓症经扩张 1~2 次后可维持较长时间不再复发,即使复发亦可再次进行扩张,可配合使用硝苯地平等药物治疗;反流性食管炎的扩张治疗需配用 H_2 受体拮抗剂和西沙比利治疗才能奏效;腐蚀性食管炎扩张治疗的疗效与病变的严重程度呈负相关;癌性狭窄的扩张治疗为一姑息性治疗,仅能得到暂时性效果,要获得相对持久的效果,必须放置支架,同时配合放疗、化疗或激光、微波等治疗。

三、狭窄切开术

以圈套器切开术为例。

(一)圈套器切开治疗的机制

对由于局部组织增生(包括良性和恶性)所造成的消化道狭窄,如外科手术后吻合口瘢痕组织肥厚、假息肉形成或瘢痕体质患者以及良、恶性肿瘤组织过度生长所造成的狭窄,可以使用内镜下息肉切除术的方法,用圈套器将局部肥厚增生的组织切除一部分,使狭窄的消化管腔获得一定程度的通畅。

(二)主要仪器设备

常规胃镜及电凝、电切圈套器。

(三)适应证和禁忌证

1.适应证

(1)食管、贲门急性梗阻中恶性病变所致梗阻:如食管、贲门肿瘤。

(2)食管、贲门慢性梗阻中良性病变所致梗阻:反流性食管炎、腐蚀性食管炎、感染性食管炎、食管术后吻合口炎等炎性狭窄;食管或贲门术后吻合口瘢痕、硬化剂注射治疗后瘢痕、食管溃疡瘢痕、食管烧伤后瘢痕等瘢痕狭窄;食管平滑肌瘤等良性肿瘤。恶性病变所致梗阻:食管癌、贲门癌等恶性肿瘤。

2.禁忌证

患者不能合作;合并严重心肺疾病或其他严重疾病;患者严重衰竭无法耐受治疗者;局部炎症、水肿严重者;有明显出血倾向者。

(四)术前准备

圈套器切开治疗消化道狭窄的术前准备与探条扩张治疗相同,要特别注意患者的凝血功能,保证能正常止血。

(五)切开方法

(1)操作者进行常规胃镜检查,观察狭窄部位,估计狭窄部直径。

(2)从活检孔道送入圈套器,选择堵塞消化道的局部增生组织,用圈套器套住适量组织,予以缩紧,然后电凝、电切摘除。

(3)每次摘除组织不宜过多、过大,应做分次摘除。

(4)若局部组织不易套住,可用圈套器将局部放射状切开成多个小块,切开不宜过深,而后用圈套器逐块套住摘除。

(5)局部组织适当切除后使原狭窄的消化管腔部分通畅,至少应使管腔直径达到 1.3 cm 以上。

(6)再次胃镜检查,进入已扩开的狭窄部远侧,观察有无其他合并病变,同时观察切开效果及有无因切开引起的明显的组织损伤;对渗血明显者,可行胃镜下止血治疗,确保患者术后无活动性出血。

(六)术后处理

(1)患者应禁饮食至少 24 小时,之后若无明显不适可以进少量冷流质饮食,以后逐渐增加进食量。

(2)术后给予止血治疗、保护食管、胃黏膜、预防性应用抗生素及营养支持治疗。

(3)认真观察有无术后感染、出血、穿孔等并发症,防患于未然。

(七)可能发生的并发症及处理

狭窄切开治疗可能引起的并发症与扩张治疗基本相同,但出现出血、穿孔及继发感染的概率要高一些。对于这些并发症要及时发现,尽快处理,其治疗参照扩张治疗并发症的处理。

(八)疗效评价

圈套器的狭窄切开术方法简单,操作比较容易,成功率很高,尤其适用于吻合口瘢痕狭窄者,但此法比扩张治疗的并发症多,安全性较差。

四、注射疗法

(一)注射疗法治疗消化道狭窄的机制

对于晚期癌肿导致的消化道狭窄,可于内镜下局部注射化疗药物,使癌组织直接接触高浓度的化疗剂,机体其他部位可以不受或极少受影响,一方面使堵塞管腔的癌组织发生部分坏死、脱落,使狭窄的管腔得以部分通畅,另一方面可以直接杀伤肿瘤细胞,抑制肿瘤细胞 DNA 的复制和生物合成,阻碍肿瘤的生长,起到局部化疗的作用而无全身化疗的不良反应。

(二)主要仪器设备

常规胃镜、内镜注射针 NM-1L。

(三)适应证和禁忌证

注射疗法仅适用于恶性肿瘤所致消化道狭窄,特别是晚期癌肿已失去手术机会者,或患者不愿手术,或不能耐受外科手术者。

(四)术前准备

注射疗法治疗消化道狭窄的术前准备与探条扩张治疗相同,要特别注意患者的出、凝血时间是否正常。用灭菌蒸馏水配制 5-氟尿嘧啶 250 mg、丝裂霉素 2 mg 和肾上腺素 1 mg 共 10 mL 备用。

(五)治疗方法

(1)操作者进行常规上消化道内镜检查,估计狭窄部直径,观察肿瘤形态与生长方式,选择注射点。

(2)对狭窄严重者应先行扩张治疗,使胃镜能够顺利通过狭窄部。

(3)经胃镜活检孔道插入注射针,进针位置与管壁应呈 45°左右。

(4)可按等边三角形选择注射点,包括癌肿基底部,但不宜注射到正常组织中,最多可选 10 个点。

(5)每个注射点的注射剂量以 1～2 mL 为宜,总量不宜超过 10 mL,注射针进针深度一般为 0.3～0.5 cm。

(6)操作者退出注射针,再次插入胃镜检查,观察注射治疗引起局部组织的变化。

(六)术后处理

注射疗法与狭窄切开术的术后处理相同。

(七)可能发生的并发症及处理

注射疗法与扩张治疗可能发生的并发症及处理基本相同,但发生出血、穿孔及腹膜炎的概率要高一些。

(八)疗效评价

注射疗法治疗晚期癌肿引起的消化道梗阻作用比较缓慢,是一种暂时缓解梗阻症状的姑息疗法,短期内可使梗阻减轻,缓解患者痛苦,有一定的近期疗效。其优点是方法简单,操作方便,没有严重的并发症,无全身化疗的不良反应。

五、其他方法

肉毒毒素疗法是从贲门失弛缓症发病机制出发作出的特异性、选择性治疗。肉毒毒素是厌氧杆菌-肉毒杆菌代谢产生的一种外毒素,可阻断神经接头处突触前乙酰胆碱的释放,从而使肌肉松弛。齿状线上方约 0.5 cm 处分别于 3、6、9、12 点注射肉毒毒素 25 U 入 LES 的固有层。Pasricha 等报道初期有效率达 90%，6 个月后仍有 2/3 患者症状获得改善。Annese 等研究认为疗效与药物剂量无明显的相关性，相同剂量分次重复注射疗效优于单次注射。其优点如下：操作简单，患者有较好的耐受性，痛苦小，安全可靠，不良反应少，治疗费用低，近期疗效肯定，即使扩张或手术治疗失败后，经内镜注射肉毒毒素仍然有效。

光动力学治疗是一种研究性治疗，它基于系统地应用一些光敏化药物，这些药物可选择性地浓聚于肿瘤组织中，并可被特定波长的光激活而产生细胞毒作用，产生不同于热损害的生物学效应。国外有报道称其对于恶性梗阻的缓解率可达 80%～90%，与激光凝固治疗相似，或许缓解期更长。其缺点是需要更昂贵的设备，而且光敏化药物可导致皮肤过敏，患者往往需要 1 个月内避免暴露于阳光下。

与激光、微波和电极凝固等治疗方法相反，有研究人员不使用热能凝固杀伤肿瘤细胞，而使用冷冻的方法破坏肿瘤组织，使恶性梗阻的管腔得以通畅。主要开发了接触冷冻法和喷射冷冻法两种方法，前者是使用可曲式冷冻杆与外源的冷冻装置连接，通过直接接触肿瘤组织而起到破坏作用，后者是使用高压液氮经特制导管喷射到病灶处达到冷冻治疗的目的。经冷冻治疗后局部肿瘤组织可发生坏死，使梗阻部分解除，作为晚期癌肿患者的姑息疗法是确有成效的，但这种治疗所需的特殊设备限制了其推广应用。

对于幽门狭窄的内镜下治疗国内开展较少。国外资料显示，对于消化性溃疡所致幽门狭窄的患者中 67% 应用气囊扩张术治疗是成功的，短期内症状缓解率可达 66%。Kozarek 研究后认为，气囊扩张术可作为大多数慢性和许多急性幽门梗阻的一线治疗方案。但他同时强调，气囊扩张必须做到：加强患者的选择；内镜技术标准化；同时治疗 Hp 阳性的患者。对于活动性、较深的溃疡或长期狭窄、恶性狭窄、先天异常所致狭窄、需反复扩张者或扩张后梗阻症状仍未完全缓解者，需行外科手术治疗。

结肠、直肠狭窄程度轻者可采用内科保守治疗，而对于狭窄重者国内多采用外科手术治疗。对于较短的结肠、直肠狭窄，特别是外科手术后的吻合口狭窄，可使用气囊或水囊扩张术，扩张时必须在 X 线监视下操作，其扩张方法与食管、贲门气囊扩张术相同。

（孙　恬）

第六章

内分泌科疾病

第一节 糖 尿 病

一、糖尿病的分型

糖尿病的分型是依据对糖尿病的临床表现、病理生理及病因的认识而建立的综合分型。目前国际上通用的是世界卫生组织糖尿病专家委员会提出的分型标准。

(一)T1DM

该型又分免疫介导性(1A 型)和特发性(1B 型)。前者占绝大多数,为自身免疫性疾病,可能是有遗传易感性的个体在某些外在环境因素的作用下,机体发生了针对胰岛 β 细胞的自身免疫,导致胰岛 β 细胞破坏,胰岛素分泌减少。血中可发现针对胰岛 β 细胞的特异性抗体。后者发病临床表现与 1A 型相似,但无自身免疫证据。

(二)T2DM

其发病虽然与遗传因素有一定的关系,但环境因素、尤其生活方式起着主导作用。大部分发病从以胰岛素抵抗为主伴胰岛素进行性分泌不足,进展到以胰岛素分泌不足为主伴胰岛素抵抗。

(三)其他特殊类型糖尿病

其他特殊类型糖尿病病因学相对明确。

1.胰岛 β 细胞功能基因缺陷

青年人中的成年发病型糖尿病(maturity-onset diabetes of the young,MODY)、线粒体基因突变糖尿病、其他。

2.胰岛素作用基因缺陷

A 型胰岛素抵抗、矮妖精貌综合征、Rabson-Mendenhall 综合征、脂肪萎缩型糖尿病等。

3.胰腺疾病和胰腺外伤或手术切除

胰腺炎、创伤、胰腺切除术、胰腺肿瘤、胰腺囊性纤维化病、血色病、纤维钙化性胰腺病等。

4.内分泌疾病

肢端肥大症、皮质醇增多症、胰高糖素瘤、嗜铬细胞瘤、甲状腺功能亢进症、生长抑素瘤、醛固酮瘤及其他。

5.药物或化学品所致糖尿病

Vacor(N-3 吡啶甲基 N-P 硝基苯尿素)、喷他脒、烟酸、糖皮质激素、甲状腺激素、二氮嗪、β-肾上腺素能激动剂、噻嗪类利尿剂、苯妥英钠、α-干扰素等。

6.感染

先天性风疹、巨细胞病毒感染及其他。

7.不常见的免疫介导性糖尿病

僵人综合征、抗胰岛素受体抗体等。

8.其他与糖尿病相关的遗传综合征

Down 综合征、Klinefelter 综合征、Turner 综合征、Wolfram 综合征、Friedreich 共济失调、Huntington 舞蹈病、Laurence-Moon-Beidel 综合征、强直性肌营养不良、卟啉病、Prader-Willi 综合征等。

(四)妊娠期糖尿病(GDM)

GDM 指妊娠期间发生的糖尿病。不包括孕前已诊断或已患糖尿病的患者,后者称为糖尿病合并妊娠。

糖尿病患者中 T2DM 最多见,占 90%~95%。T1DM 在亚洲较少见,但在某些国家和地区则发病率较高;我国 T1DM 占糖尿病的比例<5%。

二、糖尿病的病因、发病机制和自然史

糖尿病的病因和发病机制较复杂,至今未完全阐明。不同类型其病因不尽相同,即使在同一类型中也存在着异质性。总的来说,遗传因素及环境因素共同参与其发病。胰岛素由胰岛 β 细胞合成和分泌,经血液循环到达体内各组织器官的靶细胞,与特异受体结合并引发细胞内物质代谢效应,这过程中任何一个环节发生异常均可导致糖尿病。

T2DM 在自然进程中,不论其病因如何,都会经历几个阶段:患者已存在糖尿病相关的病理生理改变(如胰岛素抵抗、胰岛 β 细胞功能缺陷)相当长时间,但糖耐量仍正常。随病情进展首先出现糖调节受损(IGR),包括空腹血糖受损(IFG)和糖耐量减低(IGT),两者可分别或同时存在;IGR 代表了正常葡萄糖稳态和糖尿病高血糖之间的中间代谢状态,是最重要的 T2DM 高危人群,其中 IGT 预测发展为糖尿病有更高的敏感性,每年有 1.5%~10.0% 的 IGT 患者进展为 T2DM;并且在大多数情况下,IGR 是糖尿病自然病程中的一部分,最后进展至糖尿病。糖尿病早期,部分患者可通过饮食控制、运动、减肥等使血糖得到控制,多数患者则需在此基础上使用口服降糖药使血糖达理想控制,但不需要用胰岛素治疗;随病情进展,β 细胞分泌胰岛素功能进行性下降,患者需应用胰岛素帮助控制高血糖,但不依赖外源胰岛素维持生命;随胰岛细胞破坏进一步加重,至胰岛 β 细胞功能完全衰竭时,则需要外源胰岛素维持生命。由于部分 T2DM 患者发病隐匿,至发现时 β 细胞功能已严重损害、血糖很高,这类患者即需应用胰岛素帮助控制高血糖。

(一)T1DM

T1DM 绝大多数是自身免疫性疾病,遗传因素和环境因素共同参与其发病。某些外界因素(如病毒感染、化学毒物和饮食等)作用于有遗传易感性的个体,激活 T 细胞介导的一系列自身免疫反应,引起选择性胰岛 β 细胞破坏和功能衰竭,体内胰岛素分泌不足进行性加重,最终导致糖尿病。

1.遗传因素

在同卵双生子中 T1DM 同病率达 30%～40%,提示遗传因素在 T1DM 发病中起重要作用。T1DM 遗传易感性涉及多个基因,包括 HLA 基因和非 HLA 基因,现尚未被完全识别。已知位于 6 号染色体短臂的 HLA 基因为主效基因,其他为次效基因。HLA-Ⅰ、Ⅱ类分子参与了 $CD4^+$ T 细胞及 $CD8^+$ 杀伤 T 细胞的免疫耐受,从而参与了 T1DM 的发病。

总而言之,T1DM 存在着遗传异质性,遗传背景不同的亚型其病因及临床表现不尽相同。

2.环境因素

(1)病毒感染:据报道与 T1DM 发病有关的病毒包括风疹病毒、腮腺炎病毒、柯萨奇病毒、脑心肌炎病毒和巨细胞病毒等。病毒感染可直接损伤 β 细胞,迅速、大量破坏 β 细胞或使细胞发生慢性损伤、数量逐渐减少。病毒感染还可损伤 β 细胞而暴露其抗原成分,从而触发自身免疫反应,现认为这是病毒感染导致 β 细胞损伤的主要机制。最近,基于 T1DM 动物模型的研究发现胃肠道中微生物失衡也可能与该病的发生有关。

(2)化学毒物和饮食因素:链脲佐菌素和四氧嘧啶糖尿病动物模型及灭鼠剂吡甲硝苯脲所造成的人类糖尿病属于非免疫介导性 β 细胞破坏(急性损伤)或免疫介导性 β 细胞破坏(小剂量、慢性损伤)。而过早接触牛奶或谷类蛋白,引起 T1DM 发病机会增大,可能与肠道免疫失衡有关。

3.自身免疫

许多证据支持 T1DM 为自身免疫性疾病:①遗传易感性与 HLA 区域密切相关,而 HLA 区域与免疫调节及自身免疫性疾病的发生有密切关系;②常伴发其他自身免疫性疾病,如桥本甲状腺炎、艾迪生病等;③早期病理改变为胰岛炎,表现为淋巴细胞浸润;④已发现近 90% 新诊断的 T1DM 患者血清中存在针对 β 细胞的单株抗体;⑤动物研究表明,免疫抑制治疗可预防小剂量链脲佐菌素所致动物糖尿病。

(1)体液免疫:已发现 90% 新诊断的 T1DM 患者血清中存在针对 β 细胞的抗体,比较重要的有多株胰岛细胞抗体(ICA)、胰岛素抗体(IAA)、谷氨酸脱羧酶抗体(GADA)、蛋白质酪氨酸磷酸酶样蛋白抗体、锌转运体 8 抗体等。胰岛细胞自身抗体检测可预测 T1DM 的发病及确定高危人群,并可协助糖尿病分型及指导治疗。

(2)细胞免疫:目前认为细胞免疫异常在 T1DM 发病中起更重要作用。细胞免疫失调表现为致病性和保护性 T 细胞比例失衡及其所分泌的细胞因子或其他递质相互作用紊乱,一般认为发病经历 3 个阶段:①免疫系统被激活;②免疫细胞释放各种细胞因子;③在激活的 T 细胞和各种细胞因子的作用下,胰岛 β 细胞受到直接或间接的高度特异性的自身免疫性攻击,导致胰岛炎和 β 细胞破坏。

(二)T2DM

T2DM 也是由遗传因素及环境因素共同作用而形成的多基因遗传性复杂病,是一组异质性疾病。目前对 T2DM 的病因和发病机制仍然认识不足,但环境因素扮演着重要角色。

1.遗传因素与环境因素

同卵双生子中 T2DM 的同病率接近 100%,但起病和病情进程则受环境因素的影响而变异甚大。其遗传特点为:①参与发病的基因很多,分别影响糖代谢有关过程中的某个中间环节;②每个基因参与发病的程度不等,大多数为次效基因,可能有个别为主效基因;③每个基因只是赋予个体某种程度的易感性,并不足以致病,也不一定是致病所必需;④多基因异常的总效应形成遗传易感性。现有资料显示遗传因素主要影响 β 细胞功能。

环境因素包括增龄、现代生活方式、营养过剩、体力活动不足、子宫内环境,以及应激、化学毒物等。在遗传因素和上述环境因素共同作用下所引起的肥胖,特别是中心性肥胖,与胰岛素抵抗和 T2DM 的发生密切相关。近几十年糖尿病发病率的急剧增高难以用遗传因素解释,以营养过剩和运动减少为主要参与因素的生活方式改变起着更为重要的作用。

2.胰岛素抵抗和 β 细胞功能缺陷

B 细胞功能缺陷导致不同程度的胰岛素缺乏和组织(特别是骨骼肌和肝脏)胰岛素抵抗是 T2DM 发病的两个主要环节。不同个体其胰岛素抵抗和胰岛素分泌缺陷在发病中的重要性不同,同一患者在疾病进程中两者的相对重要性也可能发生变化。在存在胰岛素抵抗的情况下,如果 B 细胞能代偿性增加胰岛素分泌,则可维持血糖正常;当 B 细胞功能无法代偿胰岛素抵抗时,就会发生 T2DM。

(1)胰岛素抵抗:胰岛素降低血糖的主要机制包括抑制肝脏产生葡萄糖、刺激内脏组织(如肝脏)对葡萄糖的摄取,以及促进外周组织(骨骼肌、脂肪)对葡萄糖的利用。胰岛素抵抗指胰岛素作用的靶器官(主要是肝脏、肌肉和脂肪组织)对胰岛素作用的敏感性降低。

胰岛素抵抗是 T2DM 的重要特征,现认为可能是多数 T2DM 发病的始发因素,且产生胰岛素抵抗的遗传背景也会影响 B 细胞对胰岛素抵抗的代偿能力。但胰岛素抵抗的发生机制至今尚未阐明。目前主要有脂质超载和炎症两种论点:脂质过度负荷增多致血液循环中 FFA 及其代谢产物水平增高及在非脂肪细胞(主要是肌细胞、肝细胞、胰岛 β 细胞)内沉积,抑制胰岛素信号转导;增大的脂肪细胞吸引巨噬细胞,分泌炎症性信号分子(如 TNF-α、抵抗素、IL-6 等),通过 Jun 氨基端激酶阻断骨骼肌内的胰岛素信号转导。

(2)B 细胞功能缺陷:B 细胞功能缺陷在 T2DM 的发病中起关键作用,B 细胞对胰岛素抵抗的失代偿是导致 T2DM 发病的最后环节。现已证明从糖耐量正常到 IGT 到 T2DM 的进程中,B 细胞功能呈进行性下降,T2DM 诊断时其 B 细胞功能已降低约 50%。

T2DM B 细胞功能缺陷主要表现如下。①胰岛素分泌量的缺陷:T2DM 早期空腹胰岛素水平正常或升高,葡萄糖刺激后胰岛素分泌代偿性增多(但相对于血糖水平而言胰岛素分泌仍是不足的);随着疾病的进展和空腹血糖浓度增高,基础胰岛素分泌不再增加,甚至逐渐降低,而葡萄糖刺激后胰岛素分泌缺陷更明显。患者一般先出现对葡萄糖刺激反应缺陷,对非葡萄糖的刺激(如氨基酸、胰高糖素、化学药物等)尚有反应;至疾病后期胰岛 β 细胞衰竭时,则对葡萄糖和非葡萄糖的刺激反应均丧失。②胰岛素分泌模式异常:静脉注射葡萄糖后(IVGTT 或高糖钳夹试验)第一时相胰岛素分泌减弱或消失;口服葡萄糖胰岛素释放试验中早时相胰岛素分泌延迟、减弱或消失;疾病早期第二时相(或晚时相)胰岛素分泌呈代偿性升高及峰值后移,当病情进一步发展则第二时相(或晚时相)胰岛素分泌也渐减;且对葡萄糖和非葡萄糖刺激反应均减退。③胰岛素脉冲式分泌缺陷:正常胰岛素呈脉冲式分泌,涵盖基础和餐时状态;T2DM 胰岛素分泌谱紊乱,正常间隔脉冲消失,出现高频脉冲及昼夜节律紊乱;在 DM 的发生发展过程中,胰岛素脉冲式分泌异常可能比糖刺激的第一时相胰岛素分泌异常更早出现。④胰岛素质量缺陷:胰岛素原与胰岛素的比例增加,胰岛素原的生物活性仅约为胰岛素的 15%。

3.胰岛 α 细胞功能异常和胰高糖素样多肽-1(GLP-1)分泌缺陷

近年研究发现,与正常糖耐量者比较,T2DM 患者血 GLP-1 浓度降低,尤其进餐后更为明显。但目前尚不清楚这种现象是高血糖的诱发因素或是继发于高血糖。

GLP-1 由肠道 L 细胞分泌,主要生物作用包括刺激 β 细胞葡萄糖介导的胰岛素合成和分泌、抑制胰高糖素。其他生物学效应包括延缓胃内容物排空、抑制食欲及摄食、促进 β 细胞增殖和减少凋亡、改善血管内皮功能和保护心脏功能等。GLP-1 在体内迅速被 DPP-Ⅳ 降解而失去生物活性，其血浆半衰期不足 2 分钟。

已知胰岛中 α 细胞分泌胰高糖素在保持血糖稳态中起重要作用。正常情况下，进餐后血糖升高刺激早时相胰岛素分泌和 GLP-1 分泌，进而抑制 α 细胞分泌胰高糖素，从而使肝糖输出减少，防止出现餐后高血糖。研究发现，T2DM 患者由于 β 细胞数量明显减少，α 细胞数量无明显改变，致 α/β 细胞比例显著增加；另外 T2DM 患者普遍存在 α 细胞功能紊乱，主要表现为 α 细胞对葡萄糖敏感性下降(也即需要更高的血糖浓度才能实现对胰高糖素分泌的抑制作用)，T2DM 患者负荷后 GLP-1 的释放曲线低于正常个体；从而导致胰高糖素水平升高，肝糖输出增加。通过提高内源性 GLP-1 水平或补充外源 GLP-1 后，可观察到 GLP-1 以葡萄糖依赖方式促进 T2DM 的胰岛素分泌和抑制胰高血糖素分泌，并可恢复 α 细胞对葡萄糖的敏感性。

胰岛 α 细胞功能异常和 GLP-1 分泌缺陷可能在 T2DM 发病中也起重要作用。

4.T2DM 的自然史

T2DM 早期存在胰岛素抵抗而 β 细胞可代偿性增加胰岛素分泌时，血糖可维持正常；当 β 细胞无法分泌足够的胰岛素以代偿胰岛素抵抗时，则会进展为 IGR 和糖尿病。IGR 和糖尿病早期不需胰岛素治疗的阶段较长，部分患者可通过生活方式干预使血糖得到控制，多数患者则需在此基础上使用口服降糖药使血糖达理想控制；随 β 细胞分泌胰岛素功能进行性下降，患者需应用胰岛素控制高血糖，但不依赖外源胰岛素维持生命；但随着病情进展，相当一部分患者需用胰岛素控制血糖或维持生命。

三、糖尿病的临床表现

(一)基本临床表现

血糖升高后因渗透性利尿引起多尿，继而口渴多饮；外周组织对葡萄糖利用障碍，脂肪分解增多，蛋白质代谢负平衡，渐见乏力、消瘦，儿童生长发育受阻；患者常有易饥、多食。故糖尿病的临床表现常被描述为"三多一少"，即多尿、多饮、多食和体重减轻。可有皮肤瘙痒，尤其外阴瘙痒。血糖升高较快时可使眼房水、晶体渗透压改变而引起屈光改变致视力模糊。部分患者无任何症状，仅于健康检查或因各种疾病就诊化验时发现高血糖。

(二)常见类型糖尿病的临床特点

1.T1DM 临床特点

(1)免疫介导性 T1DM(1A 型)：诊断时临床表现变化很大，可以是轻度非特异性症状、典型三多一少症状或昏迷。多数青少年患者起病较急，症状较明显；如未及时诊断治疗，可出现糖尿病酮症酸中毒。多数 T1DM 患者起病初期都需要胰岛素治疗，使代谢恢复正常，但此后可能有持续数周至数月不等的时间需要的胰岛素剂量很小或不需要胰岛素，即所谓"蜜月期"现象，这是由于 β 细胞功能得到部分恢复。某些成年患者，起病缓慢，早期临床表现不明显，经历一段或长或短的不需胰岛素治疗的阶段，称为"成人隐匿性自身免疫糖尿病(LADA)"。尽管起病急缓不一，一般较快进展到糖尿病需依赖外源胰岛素控制血糖。这类患者很少肥胖，但肥胖不排除本病可能性。多数 1A 型患者血浆基础胰岛素水平低于正常，葡萄糖刺激后胰岛素分泌曲线低平。胰岛 β 细胞自身抗体或呈阳性。

(2)特发性 T1DM(1B 型)：通常急性起病，β 细胞功能明显减退甚至衰竭，临床上表现为糖尿病酮症甚至酸中毒。β细胞自身抗体检查阴性。病因未明。诊断时需排除单基因突变糖尿病。

2.T2DM临床特点

流行病学调查显示,在我国糖尿病患者群中,T2DM占90%以上。多见于成人,常在40岁以后起病,但也可发生于青少年;多数起病隐匿,症状相对较轻,半数以上无任何症状;不少患者因慢性并发症、伴发病或仅于健康检查时发现。很少自发性发生DKA,但在应激、严重感染、中断治疗等诱因下也可发生DKA。T2DM常有家族史。临床上与肥胖症、血脂异常、脂肪肝、高血压、冠心病等疾病常同时或先后发生,并常伴有高胰岛素血症,目前认为这些均与胰岛素抵抗有关,称为代谢综合征。由于诊断时所处的病程阶段不同,其β细胞功能表现差异较大,有的早期患者进食后胰岛素分泌高峰延迟,餐后3~5小时血浆胰岛素水平不适当地升高,引起反应性低血糖,可成为这些患者的首发临床表现。

3.某些特殊类型糖尿病

(1)青年人中的成年发病型糖尿病:MODY是一组高度异质性的单基因遗传病。主要临床特征:①有三代或以上家族发病史,且符合常染色体显性遗传规律;②先证者发病年龄<25岁;③无酮症倾向。

(2)线粒体基因突变糖尿病临床特征:①母系遗传;②发病早,β细胞功能逐渐减退,自身抗体阴性;③身材多消瘦;④常伴神经性耳聋或其他神经肌肉表现。

(3)糖皮质激素所致糖尿病:部分患者应用糖皮质激素后可诱发或加重糖尿病,常常与剂量和使用时间相关。多数患者停用后糖代谢可恢复正常。不管以往有否糖尿病,使用糖皮质激素时均应监测血糖,及时调整降糖方案,首选胰岛素控制高血糖。

4.妊娠糖尿病

GDM通常是在妊娠中、末期出现,此时与妊娠相关的胰岛素拮抗激素的分泌亦达高峰。GDM一般只有轻度无症状性血糖增高,但由于血糖轻度增高对胎儿发育亦可能有不利影响,因此妊娠期间应重视筛查。对所有孕妇,特别是GDM高风险的妇女(GDM个人史、肥胖、尿糖阳性,或有糖尿病家族史者),最好在怀孕前进行筛查,若FPG>7.0 mmol/L、随机血糖≥11.1 mmol/L或HbA1c>6.5%则可确诊为显性糖尿病。

所有既往无糖尿病的孕妇应在妊娠24~28周时进行OGTT。针对GDM的诊断方法和标准一直存在争议。就诊断方法而言,分为一步法及两步法。一步法是妊娠24~28周行75 g OGTT;若FPG≥5.1 mmol/L,服糖后1小时血糖≥10.0 mmol/L,2小时≥8.5 mmol/L,不再检测3小时血糖;血糖值超过上述任一指标即可诊断为GDM。两步法是妊娠24~28周先做50 g OGTT初步筛查,即口服50 g葡萄糖,1小时后抽血化验血糖,血糖水平≥7.8 mmol/L为异常;异常者需进一步行100 g OGTT确诊,分别测定FPG及负荷后1小时、2小时和3小时血糖水平;两项或两项以上异常即可确诊为GDM。

一步法简单易行,对该法诊断的GDM进行治疗可能会改善母婴结局,但鉴于OGTT变异度较大,且根据现有一步法的诊断标准可大幅度增加GDM的患病率,由此增加的经济负担,以及诊断的GDM进行干预所带来的母婴益处尚需要更多的临床研究证实。故目前不同组织对一步法及两步法的推荐态度有所不同。NIH及美国妇产科医师学会推荐两步法,国际糖尿病与妊娠研究组及世界卫生组织则支持采用一步法,而既往支持一步法的ADA 2014年发表声明称两种方法都可以选用,美国预防医学工作组、美国家庭医师协会和内分泌学会则并未就选择哪种方法做明确推荐。

对 GDM 和"糖尿病合并妊娠"均需积极有效处理,以降低围产期疾病相关的患病率和病死率。GDM 妇女分娩后血糖一般可恢复正常,但未来发生 T2DM 的风险显著增加。此外,由于某些 GDM 患者孕前可能已经存在未被诊断的各种类型的糖尿病,故 GDM 患者应在产后 6～12 周使用非妊娠 OGTT 标准筛查糖尿病,并长期追踪观察。

四、糖尿病的实验室检查

(一)糖代谢异常严重程度或控制程度的检查

1.尿糖测定

大多采用葡萄糖氧化酶法,测定的是尿葡萄糖,尿糖阳性是诊断糖尿病的重要线索。但尿糖阳性只是提示血糖值超过肾糖阈(大约 10 mmol/L),因而尿糖阴性不能排除糖尿病可能。并发肾脏病变时,肾糖阈升高,虽然血糖升高,但尿糖阴性。肾糖阈降低时,虽然血糖正常,尿糖可阳性。

2.血糖测定和 OGTT

血糖升高是诊断糖尿病的主要依据,又是判断糖尿病病情和控制情况的主要指标。血糖值反映的是瞬间血糖状态。常用葡萄糖氧化酶法测定。抽静脉血或取毛细血管血,可用血浆、血清或全血。如血细胞比容正常,血浆、血清血糖比全血血糖高 15%。诊断糖尿病时必须用静脉血浆测定血糖,治疗过程中随访血糖控制情况可用便携式血糖计测定末梢血糖。

当血糖高于正常范围而又未达到诊断糖尿病标准时,须进行 OGTT。OGTT 应在无摄入任何热量8 小时后,清晨空腹进行,成人口服 75 g 无水葡萄糖,溶于 250～300 mL 水中,5～10 分钟内饮完,空腹及开始饮葡萄糖水后 2 小时测静脉血浆葡萄糖。儿童服糖量按每千克体重 1.75 g 计算,总量不超过 75 g。

如下因素可影响 OGTT 结果的准确性:试验前连续 3 天膳食中糖类摄入过少、长期卧床或极少活动、应激情况、应用药物(如噻嗪类利尿剂、β 受体阻滞剂、糖皮质激素等)、吸烟等。因此急性疾病或应激情况时不宜行 OGTT;试验过程中,受试者不喝茶及咖啡、不吸烟、不做剧烈运动;试验前 3 天内摄入足量碳水化合物;试验前 3～7 天停用可能影响的药物。

3.糖化血红蛋白和糖化血浆清蛋白测定

糖化血红蛋白是葡萄糖或其他糖与血红蛋白的氨基发生非酶催化反应(一种不可逆的蛋白糖化反应)的产物,其量与血糖浓度呈正相关。糖化血红蛋白有 a、b、c 3 种,以糖化血红蛋白c 最为重要。正常人糖化血红蛋白 c 占血红蛋白总量的 3%～6%,不同实验室之间其参考值有一定差异。血糖控制不良者糖化血红蛋白 c 升高,并与血糖升高的程度和持续时间相关。由于红细胞在血液循环中的寿命约为 120 天,因此糖化血红蛋白 c 反映患者近 8～12 周平均血糖水平,为评价糖尿病长期血糖控制水平的主要监测指标之一。需要注意糖化血红蛋白 c 受检测方法、有无贫血和血红蛋白异常疾病、红细胞转换速度、年龄等因素的影响。另外,糖化血红蛋白 c 不能反映瞬时血糖水平及血糖波动情况,也不能确定是否发生过低血糖。

血浆蛋白(主要为清蛋白)同样也可与葡萄糖发生非酶催化的糖化反应而形成果糖胺,其形成的量也与血糖浓度和持续时间相关,正常值为 1.7～2.8 mmol/L。由于清蛋白在血中半衰期为 19 天,故果糖胺反映患者近 2～3 周内平均血糖水平,为糖尿病患者近期病情监测的指标。

(二)胰岛 β 细胞功能检查

1.胰岛素释放试验

正常人空腹基础血浆胰岛素为 35～145 pmol/L(5～20 mU/L),口服 75 g 无水葡萄糖(或 100 g 标准面粉制作的馒头)后,血浆胰岛素在 30～60 分钟上升至高峰,峰值为基础值的 5～10 倍,3～4 小时恢复到基础水平。本试验反映基础和葡萄糖介导的胰岛素释放功能。胰岛素测定受血清中胰岛素抗体和外源性胰岛素的干扰。

2.C 肽释放试验

C 肽释放试验方法同上。正常人空腹基础值不小于 400 pmol/L,高峰时间同上,峰值为基础值的 5～6 倍。也反映基础和葡萄糖介导的胰岛素释放功能。C 肽测定不受血清中的胰岛素抗体和外源性胰岛素的影响。

3.其他检测

β 细胞功能的方法如静脉注射葡萄糖-胰岛素释放试验和高糖钳夹试验可了解胰岛素释放第一时相;胰高糖素-C 肽刺激试验和精氨酸刺激试验可了解非糖介导的胰岛素分泌功能等。可根据患者的具体情况和检查目的而选用。

(三)其他检查

1.血脂水平检测

胆固醇,尤其是 LDL-C 在动脉粥样硬化发生和发展中发挥着关键作用。糖尿病患者发生动脉粥样硬化的危险度明显增高,故要严密监测血脂,并结合年龄、性别、吸烟与否、血压水平及有无血管病变等确定个体化血脂治疗方案及达标标准。

2.足底压力检测

有条件者可行足底压力分析,以指导糖尿病足患者的足部护理及对足矫形器的监测。

3.有关病因和发病机制的检查

GADA、ICA、IAA 及 IA-2A 的联合检测;胰岛素敏感性检查;基因分析等。

五、糖尿病的诊断与鉴别诊断

大多数早期 T2DM 患者并无明显症状,故容易漏诊和误诊。在临床工作中要善于发现糖尿病,尽可能早期诊断和治疗。糖尿病诊断以血糖升高为依据,血糖的正常值和糖代谢异常的诊断切点是依据血糖值与糖尿病特异性并发症(如视网膜病变)发生风险的关系来确定。应注意如单纯检查空腹血糖,糖尿病漏诊率高,应加测餐后血糖,必要时进行 OGTT。

(一)诊断线索

有多食、多饮、多尿及体重减轻(三多一少)症状者;以糖尿病各种急慢性并发症或伴发病首诊就诊者;原因不明的酸中毒、失水、昏迷、休克;反复发作的皮肤疖或痈、真菌性阴道炎等;手足麻木、视物模糊等。高危人群:有糖调节受损史(IFG 和/或 IGT);年龄≥45 岁;超重或肥胖;T2DM 的一级亲属;有巨大儿生产史或妊娠糖尿病史等。

(二)诊断标准

我国目前采用国际上通用世界卫生组织糖尿病专家委员会提出的诊断和分类标准(表 6-1、表 6-2),要点如下。

表 6-1　糖尿病诊断标准

诊断标准	静脉血浆葡萄糖水平(mmol/L)
(1)糖尿病症状＋随机血糖	≥11.1
(2)空腹血糖(FPG)	≥7.0
(3)OGTT 2 小时血糖	≥11.1

注:需再测一次予以证实,诊断才能成立。随机血糖指不考虑上次用餐时间,一天中任意时间的血糖,不能用来诊断 IFG 或 IGT

表 6-2　糖代谢状态分类

糖代谢分类	静脉血浆葡萄糖水平(mmol/L)	
	空腹血糖(FPG)	糖负荷后 2 小时血糖水平
正常血糖(NGR)	<6.1	<7.8
空腹血糖受损(IFG)	6.1～6.9	<7.8
糖耐量减低(IGT)	<7.0	7.8～11.0
糖尿病(DM)	≥7.0	≥11.1

注:2003 年 11 月国际糖尿病专家委员会建议将 IFG 的界限值修订为 5.6～6.9 mmol/L

(1)糖尿病诊断是基于空腹(FPG)、任意时间或 OGTT 中 2 小时血糖值。空腹指至少 8 小时内无任何热量摄入;任意时间指一天内任何时间,无论上一次进餐时间及食物摄入量。糖尿病症状指多尿、烦渴多饮和难于解释的体重减轻。FPG 3.9～6.0 mmol/L(70～108 mg/dL)为正常;6.1～6.9 mmol/L(110～125 mg/dL)为 IFG;≥7.0 mmol/L(126 mg/dL)应考虑糖尿病。OGTT 中 2 小时血糖值<7.7 mmol/L(139 mg/dL)为正常糖耐量;7.8～11.0 mmol/L(140～199 mg/dL)为 IGT;≥11.1 mmol/L(200 mg/dL)应考虑糖尿病。

(2)糖尿病的临床诊断推荐采用葡萄糖氧化酶法测定静脉血浆葡萄糖。

(3)对于无糖尿病症状,仅一次血糖值达到糖尿病诊断标准者,必须在另一天复查核实而确定诊断;如复查结果未达到糖尿病诊断标准,应定期复查。IFG 或 IGT 的诊断应根据 3 个月内的两次 OGTT 结果,用其平均值来判断。严重疾病(急性严重感染、创伤)或其他应激情况下,可因拮抗胰岛素的激素(如儿茶酚胺、皮质醇等)分泌增多而发生应激性高血糖;但这种代谢紊乱常为暂时性和自限性,因此在应激因素消失前,不能据此时血糖诊断糖尿病,必须在应激消除后复查才能明确其糖代谢状况。

(4)儿童糖尿病诊断标准与成人相同。

(5)孕期首次产前检查时,使用普通糖尿病诊断标准筛查孕前未诊断的 T2DM,如达到糖尿病诊断标准即可判断孕前就患有糖尿病。如初次检查结果正常,则在孕 24～28 周筛查有无 GDM。

(6)近年对应用糖化血红蛋白作为糖尿病诊断指标的国内外研究很多,并得到了广泛的关注。糖化血红蛋白是评价长期血糖控制的金标准。流行病学和循证医学研究证明糖化血红蛋白能稳定和可靠地反映患者的预后。且糖化血红蛋白具有检测变异小、更稳定、可采用与 DCCT/UKPDS 一致的方法并进行标化、无须空腹或定时采血且受应激等急性状态影响小等优点。美国糖尿病协会(ADA)已经把糖化血红蛋白≥6.5％作为糖尿病的诊断标准,世界卫生组织也建议在条件成熟的地方采用糖化血红蛋白作为诊断糖尿病的指标。然而由于我国有关糖化血红蛋白诊断糖尿病切点的相关资料尚不足,而且我国尚缺乏糖化血红蛋白检测方法的标准化,包括测定仪器和测定方法的质量控制存在着明显的地区差异,故目前在我国尚不推荐采用糖化血红蛋白诊断糖尿病。

(三)鉴别诊断

注意鉴别其他原因所致尿糖阳性。肾性糖尿因肾糖阈降低所致,尿糖阳性,但血糖及OGTT正常。某些非葡萄糖的糖尿如果糖、乳糖、尿半乳糖,用班氏试剂(硫酸铜)检测呈阳性反应,用葡萄糖氧化酶试剂检测呈阴性反应。

甲状腺功能亢进症、胃空肠吻合术后,因碳水化合物在肠道吸收快,可引起进食后 $0.5\sim$ 1 小时血糖过高,出现糖尿,但 FPG 和餐后 2 小时血糖正常。严重弥漫性肝病患者,葡萄糖转化为肝糖原功能减弱,肝糖原贮存减少,进食后 $0.5\sim1$ 小时血糖过高,出现糖尿,但 FPG 偏低,餐后 $2\sim3$ 小时血糖正常或低于正常。急性应激状态时,胰岛素拮抗激素(如肾上腺素、ACTH、肾上腺皮质激素和生长激素)分泌增加,可使糖耐量减低,出现一过性血糖升高、尿糖阳性,应激过后可恢复正常。

(四)分型

最重要的是鉴别 T1DM 和 T2DM,由于两者缺乏明确的生化或遗传学标志,主要根据临床特点和发展过程,从发病年龄、起病急缓、症状轻重、体重、有否酮症酸中毒倾向、是否依赖外源胰岛素维持生命等方面,结合胰岛 β 细胞自身抗体和 β 细胞功能检查结果而进行临床综合分析判断。一般来说,T1DM 发病年龄轻,起病急、症状较重,明显消瘦,有酮症倾向,需要胰岛素治疗。但两者的区别都是相对的,临床单靠血糖水平不能区分 T1DM 还是 T2DM,有些患者诊断初期可能同时具有 T1DM 和 T2DM 的特点,如这些人发病年龄较小但进展慢、一般不胖、胰岛素分泌功能降低但尚未达容易发生酮症的程度、其中相当部分患者使用口服降糖药即可达良好血糖控制,这些患者确实暂时很难明确归为 T1DM 或 T2DM;这时可先做一个临时性分型,用于指导治疗。然后依据对治疗的初始反应和 β 细胞功能的动态变化再重新评估和分型。随着疾病的进展,诊断会越来越明确。从发病机制角度来讲,胰岛 β 细胞自身抗体是诊断 T1DM 的特异指标。

MODY 和线粒体基因突变糖尿病有一定临床特点,但确诊有赖于基因分析。

许多内分泌疾病,如肢端肥大症(或巨人症)、皮质醇增多症、嗜铬细胞瘤可分泌生长激素、皮质醇、儿茶酚胺,抵抗胰岛素而引起继发性糖尿病。还要注意药物影响和其他特殊类型糖尿病。

(五)并发症和伴发病的诊断

对糖尿病的各种并发症及经常伴随出现的肥胖、高血压、血脂异常等也须进行相应检查和诊断以便及时治疗。

T1DM 应根据体征和症状考虑自身免疫性甲状腺疾病、系统性红斑狼疮等的筛查。

六、糖尿病的治疗

由于糖尿病的病因和发病机制尚未完全阐明,目前仍缺乏病因治疗。

糖尿病治疗的近期目标是通过控制高血糖和相关代谢紊乱以消除糖尿病症状和防止出现急性严重代谢紊乱;远期目标是通过良好的代谢控制达到预防和/或延缓糖尿病慢性并发症的发生和发展,维持良好健康和学习、劳动能力,提高患者的生活质量、降低病死率和延长寿命。保障儿童患者的正常生长发育。

近年循证医学的发展促进了糖尿病治疗观念的进步,糖尿病的控制已从传统意义上的治疗转变为系统管理,最好的管理模式是以患者为中心的团队式管理,团队主要成员包括全科和专科医师、糖尿病教员、营养师、运动康复师、患者及其家属等,并建立定期随访和评估系统。

近年临床研究证实:使新诊断的糖尿病患者达到良好血糖控制可延缓糖尿病微血管病变的发生、发展;早期有效控制血糖可能对大血管有较长期的保护作用(代谢记忆效应);全面控制T2DM 的危险因素可明显降低大血管和微血管病变的发生风险和死亡风险。早期良好控制血糖尚可保护 β 细胞功能及改善胰岛素敏感性。故糖尿病管理须遵循早期和长期、积极而理性、综合治疗和全面达标、治疗措施个体化等原则。IDF 提出糖尿病综合管理 5 个要点(有"五驾马车"之称):糖尿病教育、医学营养治疗、运动治疗、血糖监测和药物治疗。

已有证据显示,将 HbA1c 降至 7%左右或以下可显著减少糖尿病微血管并发症;如在诊断糖尿病后早期降低 HbA1c,可以减少慢性大血管病变风险。应对血糖控制的风险与获益、可行性和社会因素等进行综合评估,为患者制定合理的个体化 HbA1c 控制目标。对于大多数非妊娠成人,HbA1c 的合理控制目标为<7%。ADA 和 EASD 立场声明建议,对于某些患者(如病程短、预期寿命长、无明显的 CVD 等),在无明显的低血糖或其他不良反应的前提下,可考虑更严格的 HbA1c 目标(如 HbA1c 6.0%~6.5%)。而对于有严重低血糖病史,预期寿命有限,有显著的微血管或大血管并发症,或有严重的并发症,糖尿病病程长,并且尽管进行了糖尿病自我管理教育、合适的血糖监测、接受有效剂量的多种降糖药物包括胰岛素治疗仍然很难达标的患者,应采用较为宽松的 HbA1c 目标(如 HbA1c 7.5%~8%,或甚至更高些)。即糖尿病患者血糖控制目标应该遵循个体化的原则。

(一)糖尿病健康教育

糖尿病健康教育是重要的基础管理措施之一。每位糖尿病患者一旦诊断即应规范接受糖尿病教育,目标是使患者充分认识糖尿病并掌握糖尿病的自我管理能力。健康教育被公认是决定糖尿病管理成败的关键。良好的健康教育可充分调动患者的主观能动性,积极配合治疗,有利于疾病控制达标,防止各种并发症的发生和发展,降低医疗费用和负担,使患者和国家均受益。健康教育包括糖尿病防治专业人员的培训,医务人员的继续医学教育,患者及其家属和公众的卫生保健教育。应对患者和家属耐心宣教,使其认识到糖尿病是终身疾病,治疗需持之以恒,充分认识自身的行为和自我管理能力是糖尿病能否成功控制的关键。同时促进患者治疗性生活方式改变,定期辅导并应将其纳入治疗方案,让患者了解糖尿病的基础知识和治疗控制要求,学会自我血糖监测,掌握医学营养治疗的具体措施和体育锻炼的具体要求,使用降血糖药物的注意事项,学会胰岛素注射技术,从而在医务人员指导下长期坚持合理治疗并达标,坚持随访,按需要调整治疗方案。同时,糖尿病健康教育应涉及社会心理问题,因为良好情感状态与糖尿病治疗效果密切相关。劝诫患者戒烟和烈性酒,讲求个人卫生,预防各种感染。

(二)医学营养治疗

医学营养治疗是糖尿病基础管理措施,是综合管理的重要组成部分。对医学营养治疗的依从性是决定患者能否达到理想代谢控制的关键影响因素。其主要目标是纠正代谢紊乱、达到良好的代谢控制、减少 CVD 的危险因素、提供最佳营养以改善患者健康状况、减缓 β 细胞功能障碍的进展。总的原则是确定合理的总能量摄入,合理、均衡地分配各种营养物质,恢复并维持理想体重。

1.计算总热量

首先按患者性别、年龄和身高查表计算理想体重[理想体重(kg)=身高(cm)-105],然后根据理想体重和工作性质,参照原来生活习惯等,计算每天所需总热量。成年人休息状态下每天每千克理想体重给予热量25～30 kcal,轻体力劳动30～35 kcal,中度体力劳动35～40 kcal,重体力劳动40 kcal以上。儿童、孕妇、乳母、营养不良及伴有消耗性疾病者应酌情增加,肥胖者酌减,使体重逐渐恢复至理想体重的±5%左右。

2.膳食搭配

膳食中碳水化合物所提供的能量应占饮食总热量的50%～60%。不同种类碳水化合物引起血糖增高的速度和程度有很大不同,可用食物生糖指数(GI)来衡量。GI指进食恒量的食物(含50 g碳水化合物)后,2～3小时内的血糖曲线下面积相比空腹时的增幅除以进食50 g葡萄糖后的相应增幅。GI≤55%为低GI食物,55%～70%为中GI食物,GI≥70%为高GI食物。低GI食物有利于血糖控制和控制体重。应限制含糖饮料摄入;可适量摄入糖醇和非营养性甜味剂。肾功能正常的糖尿病个体,推荐蛋白质的摄入量占供能比的10%～15%,成人每天每千克理想体重0.8～1.2 g;孕妇、乳母、营养不良或伴消耗性疾病者增至1.5～2.0 g;伴有糖尿病肾病而肾功能正常者应限制至0.8 g,血尿素氮已升高者应限制在0.6 g以下;蛋白质应至少有1/3来自动物蛋白质,以保证必需氨基酸的供给。膳食中由脂肪提供的能量不超过总热量的30%,其中饱和脂肪酸不应超过总热量的7%;食物中胆固醇摄入量应<300 mg/d。

此外,各种富含食用纤维的食品可延缓食物吸收,降低餐后血糖高峰,有利于改善糖、脂代谢紊乱,并促进胃肠蠕动、防止便秘。提倡食用绿叶蔬菜、豆类、块根类、粗谷物、含糖成分低的水果等。

3.糖尿病的营养补充治疗

没有明确的证据显示糖尿病患者群维生素或矿物质的补充是有益的(如果没有缺乏)。不建议常规补充抗氧化剂如维生素E、维生素C和胡萝卜素,因为缺乏有效性和长期安全性的证据。目前的证据不支持糖尿病患者补n-3(EPA和DHA)预防或治疗心血管事件的建议。没有足够的证据支持糖尿病患者常规应用微量元素如铬、镁和维生素D以改善血糖控制。没有足够的证据支持应用肉桂或其他中草药/补充剂治疗糖尿病。

4.饮酒

成年糖尿病患者如果想饮酒,每天饮酒量应适度(成年女性每天饮酒的酒精量≤15 g,成年男性≤25 g)。饮酒或许使糖尿病患者发生迟发低血糖的风险增加,尤其是应用胰岛素或促胰岛素分泌剂的患者。教育并保证让患者知晓如何识别和治疗迟发低血糖。

5.钠摄入

普通人群减少钠摄入每天<2 300 mg的建议对糖尿病患者也是合适的。对糖尿病合并高血压的患者,应考虑进一步减少钠的摄入。

6.合理分配

确定每天饮食总热量和糖类、蛋白质、脂肪的组成后,按每克糖类、蛋白质产热4 kcal,每克脂肪产热9 kcal,将热量换算为食品后制订食谱,并根据生活习惯、病情和配合药物治疗需要进行安排。可按每天三餐分配为1/5、2/5、2/5或1/3、1/3、1/3。

以上仅是原则估算,在治疗过程中要根据患者的具体情况进行调整。如肥胖患者在治疗措施适当的前提下,体重不下降,应进一步减少饮食总热量;体形消瘦的患者,经治疗体重已恢复者,其饮食方案也应适当调整,避免体重继续增加。

(三)运动治疗

体育运动在糖尿病患者的管理中占重要地位,尤其对肥胖的 T2DM 患者,运动可增加胰岛素敏感性,有助于控制血糖和体重。根据年龄、性别、体力、病情、有无并发症及既往运动情况等不同条件,在医师指导下开展有规律的合适运动,循序渐进,并长期坚持。建议糖尿病患者每周至少进行 150 分钟的中等强度的有氧体力活动(50%~70%最大心率),每周运动时间应该分布在 3 天以上,运动间隔时间一般不超过 2 天。若无禁忌证,应该鼓励 T2DM 患者每周至少进行 2 次阻力性肌肉运动。如果患者觉得达到所推荐的运动量和时间有困难,应鼓励他们尽可能进行适当的体育运动。运动前、中、后要监测血糖。运动量大或激烈运动时应建议患者调整食物及药物,以免发生低血糖。T1DM 患者为避免血糖波动过大,体育锻炼宜在餐后进行,运动量不宜过大,持续时间不宜过长。血糖>14 mmol/L、有明显的低血糖症状或者血糖波动较大、有糖尿病急性并发症和心眼脑肾等严重慢性并发症者暂不适宜运动。

(四)病情监测

糖尿病病情监测包括血糖监测、其他 CVD 危险因素和并发症的监测。

血糖监测基本指标包括空腹血糖、餐后血糖和 HbA1c。HbA1c 是评价长期血糖控制的金指标,也是指导临床调整治疗方案的重要依据之一,推荐糖尿病患者开始治疗时每 3 个月检测 1 次 HbA1c,血糖达标后每年也至少监测 2 次。也可用糖化血清蛋白来评价近 2~3 周的血糖控制情况。建议患者应用便携式血糖计进行自我监测血糖(SMBG),以了解血糖的控制水平和波动情况,指导调整治疗方案。自我血糖监测适用于所有糖尿病患者,尤其对妊娠和胰岛素治疗的患者更应加强自我血糖监测。SMBG 的方案、频率和时间安排应根据患者的病情、治疗目标和治疗方案决定。

患者每次就诊时均应测量血压;每年至少 1 次全面了解血脂及心、肾、神经、眼底等情况,以便尽早发现问题并给予相应处理。

(五)高血糖的药物治疗

1.口服降糖药物

高血糖的药物治疗多基于 2 型糖尿病的两个主要病理生理改变——胰岛素抵抗和胰岛素分泌受损。口服降糖药物根据作用效果的不同,可以分为促胰岛素分泌剂(磺脲类、格列奈类、DPP-Ⅳ抑制剂)和非促胰岛素分泌剂(双胍类、噻唑烷二酮类、α 糖苷酶抑制剂)。磺脲类药物、格列奈类药物直接刺激胰岛素分泌;DPP-Ⅳ抑制剂通过减少体内 GLP-1 的分解而增加 GLP-1 增加胰岛素分泌的作用;噻唑烷二酮类药物可改善胰岛素抵抗;双胍类药物主要减少肝脏葡萄糖的输出;α 糖苷酶抑制剂主要延缓碳水化合物在肠道内的吸收。

(1)二甲双胍:目前临床上使用的双胍类药物主要是盐酸二甲双胍。双胍类药物主要药理作用是通过减少肝脏葡萄糖的输出和改善外周胰岛素抵抗而降低血糖。许多国家和国际组织制定的糖尿病指南中推荐二甲双胍作为 2 型糖尿病患者控制高血糖的一线用药和联合用药中的基础用药。临床试验显示,二甲双胍可以使 HbA1c 下降 1%~2%并可使体重下降。单独使用二甲双胍类药物不导致低血糖,但二甲双胍与胰岛素或促胰岛素分泌剂联合使用时可增加低血糖发生的危险性。二甲双胍的主要不良反应为胃肠道反应。双胍类药物罕见的严重不良反应是诱发乳酸酸中毒。因此,双胍类药物禁用于肾功能不全[血肌酐水平男性>1.5 mg/dL,女性>1.4 mg/dL 或肾小球滤过率<60 mL/(min·1.73 m²)]、肝功能不全、严重感染、缺氧或接受大手术的患者。在做造影检查使用碘化造影剂时,应暂时停用二甲双胍。

(2)磺脲类药物:磺脲类药物属于促胰岛素分泌剂,主要药理作用是通过刺激胰岛 β 细胞分泌胰岛素,增加体内的胰岛素水平而降低血糖。临床试验显示,磺脲类药物可以使 HbA1c 降低 1%～2%,是目前许多国家和国际组织制定的糖尿病指南中推荐的控制 2 型糖尿病患者高血糖的主要用药。目前在我国上市的磺脲类药物主要为格列苯脲、格列苯脲、格列齐特、格列吡嗪和格列喹酮。磺脲类药物如果使用不当可以导致低血糖,特别是在老年患者和肝、肾功能不全者;磺脲类药物还可以导致体重增加。有肾功能轻度不全的患者,宜选择格列喹酮。患者依从性差时,建议服用每天一次的磺脲类药物。

(3)噻唑烷二酮类药物:噻唑烷二酮类药物主要通过增加靶细胞对胰岛素作用的敏感性而降低血糖。目前在我国上市的噻唑烷二酮类药物主要有罗格列酮和吡格列酮。临床试验显示,噻唑烷二酮类药物可以使 HbA1c 下降 1%～1.5%。噻唑烷二酮类药物单独使用时不导致低血糖,但与胰岛素或促胰岛素分泌剂联合使用时可增加发生低血糖的风险。体重增加和水肿是噻唑烷二酮类药物的常见不良反应,这种不良反应在与胰岛素联合使用时表现更加明显。噻唑烷二酮类药物的使用还与骨折和心力衰竭风险增加相关。在有心力衰竭(纽约心力衰竭分级Ⅱ以上)的患者、有活动性肝病或转氨酶增高超过正常上限2.5倍的患者,以及有严重骨质疏松和骨折病史的患者中应禁用本类药物。

(4)格列奈类药物:为非磺脲类的胰岛素促泌剂,我国上市的有瑞格列奈,那格列奈和米格列奈。本类药物主要通过刺激胰岛素的早期分泌而降低餐后血糖,具有吸收快、起效快和作用时间短的特点,可降低 HbA1c 0.3%～1.5%。此类药物需在餐前即刻服用,可单独使用或与其他降糖药物联合应用(磺脲类除外)。格列奈类药物的常见不良反应是低血糖和体重增加,但低血糖的发生频率和程度较磺脲类药物轻。

(5)α 糖苷酶抑制剂:α 糖苷酶抑制剂通过抑制碳水化合物在小肠上部的吸收而降低餐后血糖。适用于以碳水化合物为主要食物成分和餐后血糖升高的患者。国内上市的 α 糖苷酶抑制剂有阿卡波糖、伏格列波糖和米格列醇。α 糖苷酶抑制剂可使 HbA1c 下降 0.5%～0.8%,不增加体重,并且有使体重下降的趋势,可与磺脲类、双胍类、噻唑烷二酮类或胰岛素合用。α 糖苷酶抑制剂的常见不良反应为胃肠道反应。服药时从小剂量开始,逐渐加量是减少不良反应的有效方法。单独服用本类药物通常不会发生低血糖;合用 α 糖苷酶抑制剂的患者如果出现低血糖,治疗时需使用葡萄糖、牛奶或蜂蜜,而食用蔗糖或淀粉类食物纠正低血糖的效果差。

(6)二肽基肽酶-Ⅳ抑制剂(DPP-Ⅳ抑制剂):DPP-Ⅳ抑制剂通过抑制二肽基肽酶-Ⅳ而减少 GLP-1 在体内的失活,增加 GLP-1 在体内的水平。GLP-1 以葡萄糖浓度依赖的方式增强胰岛素分泌,抑制胰高血糖素分泌。目前国内上市的 DPP-Ⅳ抑制剂为西格列汀。在包括中国 2 型糖尿病患者在内的临床试验显示 DPP-Ⅳ抑制剂可降低 HbA1c 0.5%～1.0%。DPP-Ⅳ抑制剂单独使用不增加低血糖发生的风险,不增加体重。目前在我国上市的西格列汀在有肾功能不全的患者中使用时应注意减少药物的剂量。

(7)GLP-1 受体激动剂:GLP-1 受体激动剂通过激动 GLP-1 受体而发挥降低血糖的作用。GLP-1 受体激动剂以葡萄糖浓度依赖的方式增强胰岛素分泌、抑制胰高血糖素分泌并能延缓胃排空和通过中枢性的抑制食欲而减少进食量。目前国内上市的 GLP-1 受体激动剂为艾塞那肽,需皮下注射。在包括中国2型糖尿病患者在内的临床试验显示 GLP-1 受体激动剂可以使 HbA1c 降低 0.5%～1%。GLP-1 受体激动剂可以单独使用或与其他口服降糖药物联合使用。GLP-1 受体激动剂有显著的体重降低作用,单独使用无明显导致低血糖发生的风险。GLP-1 受体激动剂的常见胃肠道不良反应,如恶心,程度多为轻到中度,主要见于刚开始治疗时,随治疗时间延长逐渐减少。

2.胰岛素治疗

胰岛素治疗是控制高血糖的重要手段。1型糖尿病患者需依赖胰岛素维持生命,也必须使用胰岛素控制高血糖。2型糖尿病患者虽然不需要胰岛素来维持生命,但由于口服降糖药的失效或出现口服药物使用的禁忌证时,仍需要使用胰岛素控制高血糖,以减少糖尿病急、慢性并发症发生的危险。在某些时候,尤其是病程较长时,胰岛素治疗可能会变成最佳的、甚至是必需的保持血糖控制的措施。

开始胰岛素治疗后应该继续坚持饮食控制和运动,并加强对患者的宣教,鼓励和指导患者进行自我血糖监测,以便于胰岛素剂量调整和预防低血糖的发生。所有开始胰岛素治疗的患者都应该接受低血糖危险因素、症状和自救措施的教育。

胰岛素的治疗方案应该模拟生理性胰岛素分泌的模式,包括基础胰岛素和餐时胰岛素两部分的补充。胰岛素根据其来源和化学结构可分为动物胰岛素、人胰岛素和胰岛素类似物。胰岛素根据其作用特点可分为超短效胰岛素类似物、常规(短效)胰岛素、中效胰岛素、长效胰岛素(包括长效胰岛素类似物)和预混胰岛素(包括预混胰岛素类似物)。临床试验证明,胰岛素类似物与人胰岛素相比控制血糖的能力相似,但在模拟生理性胰岛素分泌和减少低血糖发生的危险性方面胰岛素类似物优于人胰岛素。

(1)胰岛素的起始治疗:①1型糖尿病患者在发病时就需要胰岛素治疗,而且需终身胰岛素替代治疗。②2型糖尿病患者在生活方式和口服降糖药联合治疗的基础上,如果血糖仍然未达到控制目标,即可开始口服药物和胰岛素的联合治疗。一般经过较大剂量多种口服药物联合治疗后HbA1c仍>7%时,就可以考虑启动胰岛素治疗。③对新发病并与1型糖尿病鉴别困难的消瘦的糖尿病患者,应该把胰岛素作为一线治疗药物。④在糖尿病病程中(包括新诊断的2型糖尿病患者),出现无明显诱因的体重下降时,应该尽早使用胰岛素治疗。⑤根据患者的具体情况,可选用基础胰岛素或预混胰岛素起始胰岛素治疗。

胰岛素的起始治疗中基础胰岛素的使用:①基础胰岛素包括中效人胰岛素和长效胰岛素类似物。当仅使用基础胰岛素治疗时,不必停用胰岛素促分泌剂。②使用方法:继续口服降糖药物治疗,联合中效或长效胰岛素睡前注射。起始剂量为0.2 U/kg体重。根据患者空腹血糖水平调整胰岛素用量,通常每3~5天调整一次,根据血糖的水平每次调整1~4 U直至空腹血糖达标。如3个月后空腹血糖控制理想但HbA1c不达标,应考虑调整胰岛素治疗方案。

胰岛素的起始治疗中预混胰岛素的使用:①预混胰岛素包括预混人胰岛素和预混胰岛素类似物。根据患者的血糖水平,可选择每天一到两次的注射方案。当使用每天两次注射方案时,应停用胰岛素促泌剂。②使用方法包括以下2条。每天一次预混胰岛素:起始的胰岛素剂量一般为0.2 U/kg每天,晚餐前注射。根据患者空腹血糖水平调整胰岛素用量,通常每3~5天调整一次,根据血糖的水平每次调整1~4 U直至空腹血糖达标。每天两次预混胰岛素:起始的胰岛素剂量一般为每天0.4~0.6 U/kg,按1:1的比例分配到早餐前和晚餐前。根据空腹血糖,早餐后血糖和晚餐前后血糖分别调整早餐前和晚餐前的胰岛素用量,每3~5天调整一次,根据血糖水平每次调整的剂量为1~4 U,直到血糖达标。1型糖尿病在蜜月期阶段,可以短期使用预混胰岛素2~3次/天注射。

(2)胰岛素的强化治疗。

多次皮下注射：①在上述胰岛素起始治疗的基础上，经过充分的剂量调整，如患者的血糖水平仍未达标或出现反复的低血糖，需进一步优化治疗方案。可以采用餐时＋基础胰岛素或每天三次预混胰岛素类似物进行胰岛素强化治疗。②使用方法包括以下2条。餐时＋基础胰岛素：根据睡前和三餐前血糖的水平分别调整睡前和三餐前的胰岛素用量，每3～5天调整一次，根据血糖水平每次调整的剂量为1～4 U，直到血糖达标；每天3次预混胰岛素类似物：根据睡前和三餐前血糖水平进行胰岛素剂量调整，每3～5天调整一次，直到血糖达标。

持续皮下胰岛素输注(CSII)：①是胰岛素强化治疗的一种形式，更接近生理性胰岛素分泌模式，在控制血糖方面优于多次皮下注射且低血糖发生的风险小。②需要胰岛素泵来实施治疗。③主要适用人群有：1型糖尿病患者；计划受孕和已妊娠的糖尿病妇女；需要胰岛素强化治疗的2型糖尿病患者。

特殊情况下胰岛素的应用：对于血糖较高的初发2型糖尿病患者，由于口服药物很难使血糖得到满意的控制，而高血糖毒性的迅速缓解可以部分减轻胰岛素抵抗和逆转β细胞功能，故新诊断的2型糖尿病伴有明显高血糖时可以使用胰岛素强化治疗。方案可以选择各种胰岛素强化治疗方案。如多次皮下注射、胰岛素泵注射等。应注意加强血糖的监测，及时调整胰岛素剂量，使各点血糖在最短时间接近正常，同时尽量减少低血糖的发生。

胰岛素注射装置：可以根据个人需要和经济状况选择使用胰岛素注射笔(胰岛素笔或者特充装置)、胰岛素注射器或胰岛素泵。

(六)T2DM高血糖的管理策略和治疗流程

应依据患者病情特点结合其经济、文化、对治疗的依从性、医疗条件等多种因素，制定个体化的治疗方案，且强调跟踪随访，根据病情变化调整治疗方案，力求达到安全平稳降糖、长期达标。

生活方式干预是T2DM的基础治疗措施，应该贯穿于糖尿病治疗的始终。如果单纯生活方式干预血糖不能达标，应开始药物治疗。选择降糖药物应考虑有效性、安全性及费用。首选二甲双胍，且如果没有禁忌证，其应一直保留在治疗方案中；不适合二甲双胍治疗者可选择其他种类药物。如单独使用二甲双胍治疗血糖未达标，可加用其他种类的降糖药物。基线HbA1c很高的患者(如≥9.0%)，也可直接开始两种口服降糖药联合，或胰岛素治疗。两种口服药联合治疗而血糖仍不达标者，可加用胰岛素治疗(每天1次基础胰岛素或每天1～2次预混胰岛素)或采用3种口服药联合治疗。如血糖仍不达标，则应将治疗方案调整为多次胰岛素治疗或CSII。

在选择治疗药物时也可根据患者血糖特点，如空腹血糖高时可选用双胍类、磺脲类和中长效胰岛素；餐后血糖升高为主时可选用格列奈类和/或α-糖苷酶抑制剂、短效及超短效胰岛素；DPP-Ⅳ抑制剂及GLP-1受体激动剂降低餐后血糖同时可降低空腹血糖，并且低血糖风险小。

(七)手术治疗糖尿病

近年证实减重手术可明显改善肥胖T2DM患者的血糖控制，甚至可使部分糖尿病患者"缓解"，术后2～5年的T2DM缓解率可达60%～80%。故近年IDF和ADA已将减重手术(代谢手术)推荐为肥胖T2DM的可选择的治疗方法之一；我国也已开展这方面的治疗。2013版《中国2型糖尿病防治指南》提出减重手术治疗的适应证：BMI＞32 kg/m² 为可选适应证，28～32 kg/m² 且合并糖尿病、其他心血管疾病为慎选适应证。但目前各国有关手术治疗的BMI切点不同，应规范手术的适应证，权衡利弊，避免手术扩大化和降低手术长、短期并发症发生的风险，并加强手术前后对患者的管理。目前还不适合大规模推广。

(八)胰腺移植和胰岛细胞移植

单独胰腺移植或胰肾联合移植可解除对胰岛素的依赖,改善生活质量。治疗对象主要为T1DM患者,目前尚局限于伴终末期肾病的 T1DM 患者;或经胰岛素强化治疗仍难达到控制目标,且反复发生严重代谢紊乱者。然而,由于移植后发生的免疫排斥反应,往往会导致移植失败,故必须长期应用免疫抑制剂。

同种异体胰岛移植可使部分 T1DM 患者血糖水平维持正常达数年。但供体来源的短缺和需要长期应用免疫抑制剂限制了该方案在临床上的广泛推广。且移植后患者体内功能性胰岛细胞的存活无法长期维持,移植后随访 5 年的患者中不依赖胰岛素治疗的比率低于 10%。近年还发现采用造血干细胞或间充质干细胞治疗糖尿病具有潜在的应用价值,但此治疗方法目前尚处于临床前研究阶段。

(九)糖尿病慢性并发症的防治原则

糖尿病慢性并发症是患者致残、致死的主要原因,强调早期防治。T1DM 病程≥5 年者及所有 T2DM 患者确诊后应每年进行慢性并发症筛查。现有证据显示:仅严格控制血糖对预防和延缓 T2DM 患者,特别是那些长病程、已发生 CVD 或伴有多个心血管危险因子患者慢性并发症的发生发展的作用有限,所以应早期和积极全面控制 CVD 危险因素。

在糖尿病合并高血压患者的血压目标值方面各指南有所不同。JNC8 将60岁以下糖尿病高血压患者的血压目标值设定为＜18.7/12.0 kPa(140/90 mmHg)。2013 年和 2014 年美国糖尿病学会（ADA）糖尿病诊疗指南将糖尿病患者的血压目标值设定为 ＜ 18.7/10.7 kPa(140/80 mmHg),而欧洲心脏病学会(ESC)和欧洲糖尿病学会(EASD)联合发布的《2013 糖尿病、糖尿病前期和心血管疾病指南》则将这些目标值设定为＜18.7/11.3 kPa(140/85 mmHg),《2013 年中国 2 型糖尿病防治指南》在这一指标上与 ADA 指南保持一致。血压≥18.7/12.0 kPa(140/90 mmHg)者,除接受生活方式治疗外,还应立即接受药物治疗,并及时调整药物剂量使血压达标。糖尿病并高血压患者的药物治疗方案应包括一种血管紧张素转化酶(ACE)抑制剂或血管紧张素受体拮抗剂(ARB)。如果一类药物不能耐受,应该用另一类药物代替。避免 ACEI 和 ARB 联用。为使血压控制达标,常需联用多种药物(最大剂量的 2 种或多种药物)。如果已经应用 ACE 抑制剂、ARB 类或利尿剂,应监测血肌酐/估计肾小球滤过率(eGFR)和血钾水平。糖尿病并慢性高血压的孕妇,为了母亲长期健康和减少胎儿发育损害,建议血压目标值为 14.7～17.2/8.7～10.5 kPa(110～129/65～79 mmHg)。妊娠期间,ACE 抑制剂和 ARB 类均属禁忌。

治疗和管理血脂异常的目的是预防心血管终点事件的发生。LDL-C 是首要的治疗靶标,如果不能检测 LDL-C,那么总胆固醇应作为治疗的靶标。其他如 non-HDL-C 和 Apo B 亦可作为次要的治疗和管理靶标。

心血管风险增加的 T1DM 及 T2DM 患者(10 年风险＞10%),考虑阿司匹林一级预防治疗(剂量 75～162 mg/d)。这包括大部分＞50 岁男性或＞60 岁女性,并至少合并一项其他主要危险因素(CVD 家族史、高血压、吸烟、血脂异常或蛋白尿)。CVD 低危的成年糖尿病患者(10 年CVD 风险＜5%,如＜50 岁男性或＜60 岁女性且无其他主要 CVD 危险因素者)不应推荐使用阿司匹林预防 CVD,因为出血的潜在不良反应可能抵消了其潜在益处。

严格的血糖控制可预防或延缓 T1DM 和 T2DM 蛋白尿的发生和进展。已有微量清蛋白尿而血压正常的早期肾病患者应用 ACEI 或 ARB 也可延缓肾病的进展;一旦进展至临床糖尿病肾病期,治疗的重点是矫正高血压和减慢 GFR 下降速度。ACEI 或 ARB 除可降低血压外,还可减轻蛋白尿和使 GFR 下降延缓。糖尿病肾病(Ⅳ期)饮食蛋白量为每天每千克体重 0.8 g,以优质动物蛋白为主;GFR 进一步下降后减至 0.6 g 并加用复方 α-酮酸。尽早使用促红细胞生成素纠正贫血,治疗维生素 D-钙磷失平衡可明显改善进展期患者的生活质量和预后。糖尿病肾病肾衰竭者需透析或移植治疗。

综合眼科检查包括散瞳后眼底检查、彩色眼底照相,必要时行荧光造影检查。有任何程度黄斑水肿、严重 NPDR 或任何 PDR 的患者,应该立即转诊给有治疗糖尿病视网膜病变丰富经验的眼科医师。高危 PDR、临床明显的黄斑水肿和部分严重 NPDR 患者,进行激光光凝治疗可以降低失明的危险。糖尿病黄斑水肿是抗血管内皮生长因子(VEGF)治疗的指征。由于阿司匹林不增加视网膜出血的风险且有心脏保护作用,视网膜病变的存在不是阿司匹林治疗的禁忌证。重度 NPDR 应尽早接受视网膜光凝治疗;PDR 患者存在威胁视力情况时(如玻璃体积血不吸收、视网膜前出现纤维增殖、黄斑水肿或视网膜脱离等)应尽早行玻璃体切割手术,争取尽可能保存视力。

所有 T2DM 确诊时和 T1DM 确诊 5 年后应该使用简单的临床检测手段(如 10 g 尼龙丝、音叉振动觉检查等)筛查糖尿病周围神经病变,只有当临床表现不典型时才需要进行电生理学检查;此后至少每年检查一次。除非临床特征不典型,一般不需要进行电生理学检查或转诊给神经病学专家。目前糖尿病周围神经病变尚缺乏有效治疗方法,早期严格控制血糖并保持血糖稳定是防治糖尿病神经病变最重要和有效的方法;其他如甲钴胺、α-硫辛酸、前列腺素类似物、醛糖还原酶抑制剂、神经营养因子等有一定的改善症状和促进神经修复的作用;对痛性糖尿病神经病变可选用抗惊厥药(卡马西平、普瑞巴林和加巴喷丁等)、选择性 5-羟色胺和去甲肾上腺素再摄取抑制剂(度洛西汀)、三环类抗忧郁药物(阿米替林、丙米嗪)减轻神经病变相关的特定症状,改善患者的生活质量。

对所有糖尿病患者每年进行全面的足部检查,以确定溃疡和截肢的危险因素。足部检查应该包括视诊、评估足动脉搏动、保护性感觉丢失的检查(10 g 单尼龙丝＋以下任何一项检查:128 Hz 音叉检查振动觉,针刺感,踝反射或振动觉阈值)。对所有糖尿病患者都应给予糖尿病足自我保护的教育并提供一般的足部自我管理的教育。对于足溃疡及高危足患者,尤其有足溃疡或截肢病史者,推荐多学科管理。吸烟、有 LOPS、畸形或既往有下肢并发症者,应该转诊给足病专家进行持续性预防治疗和终身监护。首次筛查外周动脉病变时,应该包括跛行的病史并评估足动脉搏动。明显跛行或踝肱指数异常者,应该进行进一步的血管评估。对高危足应防止外伤、感染,积极治疗血管和神经病变。对已发生足部溃疡者要鉴别溃疡的性质,给予规范化处理,以降低截肢率和医疗费用。对高足压患者的治疗,除根据引起足压增高的原因给予相应处理外,国外的临床经验已证明,治疗性鞋或鞋垫使压力负荷重新分配,有预防足溃疡发生的作用,尤其是对曾发生过足溃疡和有足畸形的患者效果更好。

所有糖尿病患者应行心理和社会状态评估和随访,及时发现和处理抑郁、焦虑、饮食紊乱和认知功能损害等。

(十)糖尿病合并妊娠及 GDM 的管理

糖尿病合并妊娠及 GDM 均与先兆子痫、大于胎龄儿、剖宫产及肩难产等母婴并发症有关,故整个妊娠期糖尿病控制对确保母婴安全至关重要。由于胎儿发生先天性畸形危险性最大的时期是停经 9 周前及受孕 7 周内,因而糖尿病妇女应在接受胰岛素治疗使血糖控制达标后才受孕。受孕前应进行全面检查,由糖尿病医师和妇产科医师共同评估是否合适妊娠。尽早对 GDM 进行诊断,确诊后即按诊疗常规进行管理。医学营养治疗原则与非妊娠患者相同,务使孕妇体重正常增长。应选用胰岛素控制血糖;虽然国外有文献报道二甲双胍和格列本脲应用于妊娠期患者有效、安全,但我国目前尚未批准任何口服降糖药用于妊娠期高血糖的治疗。密切监测血糖,GDM 患者妊娠期血糖应控制在餐前及餐后 2 小时血糖值分别≤5.3、6.7 mmol/L,特殊情况下可测餐后 1 小时血糖(≤7.8 mmol/L);夜间血糖不低于 3.3 mmol/L;妊娠期 HbA1c 宜<5.5%。糖尿病合并妊娠患者妊娠期血糖控制应达到下述目标:妊娠早期血糖控制勿过于严格,以防低血糖发生;妊娠期餐前、夜间血糖及 FPG 宜控制在 3.3～5.6 mmol/L,餐后峰值血糖 5.6～7.1 mmol/L,HbA1c<6.0%。无论 GDM 或糖尿病合并妊娠,经过饮食和运动管理,妊娠期血糖达不到上述标准时,应及时加用胰岛素进一步控制血糖。

密切监测胎儿情况和孕妇的血压、肾功能、眼底等。计划怀孕或已经怀孕的女性糖尿病患者应该进行综合性眼科检查,综合评价糖尿病视网膜病发生和/或发展风险。妊娠前 3 个月应进行眼科检查,随后整个妊娠期间和产后 1 年密切随访。根据胎儿和母亲的具体情况,选择分娩时间和方式。产后注意对新生儿低血糖症的预防和处理。GDM 患者应在产后 6～12 周用 OGTT 及非妊娠糖尿病诊断标准筛查是否有永久性糖尿病,如果血糖正常,应至少每 3 年进行一次糖尿病筛查。

(十一)围术期管理

糖尿病与手术应激之间有复杂的相互影响:糖尿病血管并发症可明显增加手术风险,糖尿病患者更易发生感染及伤口愈合延迟;而手术应激可显著升高血糖,甚至诱发糖尿病急性并发症,增加术后病死率。择期手术前应尽量将空腹血糖控制<7.8 mmol/L 及餐后血糖<10 mmol/L;接受大、中型手术者术前改为胰岛素治疗;并对可能影响手术预后的糖尿病并发症进行全面评估。需急诊手术而又存在酸碱、水电解质平衡紊乱者应及时纠正。术中、术后密切监测血糖,围术期患者血糖控制在 8.0～10.0 mmol/L 较安全。

(十二)免疫接种

年龄≥6 个月的糖尿病患者每年都要接种流感疫苗。所有≥2 岁的糖尿病患者须接种肺炎球菌多糖疫苗。年龄>65 岁的患者如果接种时间超过 5 年者需再接种一次。再接种指征还包括肾病综合征、慢性肾脏疾病及其他免疫功能低下状态,如移植术后。年龄在 19～59 岁的糖尿病患者如未曾接种乙肝疫苗,应该接种。年龄≥60 岁的糖尿病患者如未曾接种乙肝疫苗,也可以考虑接种。

(李希强)

第二节　糖尿病酮症酸中毒

糖尿病酮症酸中毒(DKA)是由于胰岛素不足和升糖激素不适当升高引起的糖、脂肪、蛋白质和水盐与酸碱代谢严重紊乱综合征。糖尿病酮症酸中毒的发生与糖尿病类型有关,T1DM 有发生糖尿病酮症酸中毒的倾向,有的 T1DM 患者以糖尿病酮症酸中毒为首发表现;T2DM 患者亦可被某些诱因诱发糖尿病酮症酸中毒。常见的诱因有急性感染、胰岛素不适当减量或突然中断治疗、饮食不当(如过量或不足、食品过甜和酗酒等)、胃肠疾病(如呕吐和腹泻等)、脑卒中、心肌梗死、创伤、手术、妊娠、分娩和精神刺激等。有时可无明显诱因,严重者有神志障碍,可因并发休克和急性肾衰竭等而导致死亡。

随着糖尿病防治水平的提高,糖尿病酮症酸中毒的总体发病率和发病密度逐年下降。除了年龄是影响发病密度的重要因素外,≤35 岁的年轻女性因糖尿病酮症酸中毒而住院者反而增加,其原因可能主要与糖尿病酮症酸中毒的预防不力有关。

一、病因与发病机制

糖尿病酮症酸中毒的发病机制主要涉及两个方面。一是胰岛素绝对缺乏(T2DM 发生糖尿病酮症酸中毒时与 T1DM 一样)。有人检测 T2DM 和 T1DM 患者发生糖尿病酮症酸中毒时的血清 C 肽,均为不可检出。二是拮抗胰岛素的升糖激素(如胰高血糖素、生长激素和皮质醇等)分泌增多。任何诱因均可使此两种情况进一步加重。

(一)T1DM 因严重胰岛素缺乏导致糖尿病酮症酸中毒

胰岛素缺乏是发生糖尿病酮症酸中毒的病因和发病基础。胰岛素缺乏时,伴随着胰高血糖素等升糖激素的不适当升高,葡萄糖对胰高血糖素分泌的抑制能力丧失,胰高血糖素对刺激(精氨酸和进食)的分泌反应增强,导致肝和肾葡萄糖生成增多和外周组织利用葡萄糖障碍,加剧血糖的进一步升高,并使肝脏的酮体生成旺盛,出现酮症或酮症酸中毒。除了胰高血糖素外,升高血糖的激素还包括儿茶酚胺、糖皮质激素和生长激素等,这些升糖激素在糖尿病酮症酸中毒的发生中起了重要作用。

T1DM 和 T2DM 均可发生糖尿病酮症酸中毒,但 T1DM 比 T2DM 常见。近年来的研究及临床观察发现,成人隐匿性自身免疫性糖尿病(LADA)可能以酮症起病。但 T1DM 和 T2DM 导致胰岛素缺乏的原因有所不同。T1DM 本身即有胰岛素绝对缺乏,依赖胰岛素而生存,中断胰岛素治疗、胰岛素泵使用不当、胰岛素泵发生障碍而"停止"胰岛素治疗或加上诱发因素都可诱发糖尿病酮症酸中毒,严重患者可在无任何诱因的情况下发生糖尿病酮症酸中毒。

(二)T2DM 因急性应激诱发糖尿病酮症酸中毒

通常情况下,T2DM 的胰岛素分泌为相对不足,一般不会发生自发性糖尿病酮症酸中毒。T2DM 患者发生糖尿病酮症酸中毒时均存在 1 个或多个诱因,如严重外伤、手术、卒中、心肌梗死、器官移植和血液透析等,有时是因为使用了抑制胰岛素分泌或拮抗胰岛素作用的药物所致,如糖皮质激素、生长激素、二氮嗪、苯妥英钠、肾上腺素、氢氯噻嗪或奥曲肽等。

(三)其他原因引起或诱发糖尿病酮症酸中毒

引起糖尿病酮症酸中毒的其他原因均属少见。糖尿病与非糖尿病均可发生酮症酸中毒,但糖尿病患者发生的酮症酸中毒(即 DKA)往往更严重。

1.酮症倾向性糖尿病

酮症倾向性糖尿病(KPD)患者糖尿病酮症酸中毒发作时没有明确的诱因,主要见于 T1DM。

2.糖尿病酒精性酮症酸中毒

糖尿病患者饮用过量酒精而引起酒精性酮症酸中毒,伴或不伴糖尿病酮症酸中毒;而非糖尿病者亦可因饮酒过量而引起酒精性酮症酸中毒。因此,单纯的酒精性酮症酸中毒应与糖尿病患者的糖尿病酮症酸中毒鉴别,因为前者只需要补液即可,一般不必补充胰岛素。

3.月经相关性糖尿病酮症酸中毒

女性 T1DM 患者在每次月经期发生糖尿病酮症酸中毒和高血糖危象,糖尿病酮症酸中毒发作与月经周期一致而无诱发糖尿病酮症酸中毒的其他因素存在(月经性糖尿病酮症酸中毒/高血糖症)。

4.药物所致的代谢性酸中毒

该病可危及生命。引起代谢性酸中毒的药物很多,如抗病毒制剂和双胍类等。根据酸中毒的病理生理特征,一般可分为以下几种类型:①肾脏排 H^+ 障碍,如 I 型与 IV 型肾小管酸中毒;②H^+ 的负荷增加,如酸性药物和静脉营养支持治疗等;③HCO_3^- 丢失过多,如药物所致的严重呕吐与 II 型肾小管性酸中毒等。药物所致的代谢性酸中毒的病因诊断主要依赖于药物摄入史,一般可根据动脉血气分析、血清阴离子隙和血清渗透隙等确定诊断。

5.恶性生长抑素瘤

该病罕见,患者因大量分泌生长抑素而出现抑制综合征,表现为酮症酸中毒、低胃酸症、胆石症、脂肪泻、贫血和消瘦,酮症酸中毒的发生与肿瘤分泌大分子生长抑素有关。

(四)过度脂肪分解导致酮体堆积和代谢性酸中毒

由于脂肪动员和分解加速,血液和肝脏中的非酯化脂肪酸(游离脂肪酸,FFA)增加。在胰岛素绝对缺乏的情况下,FFA 在肝内重新酯化受阻而不能合成甘油三酯(TG);同时由于糖的氧化受阻,FFA 的氧化障碍而不能被机体利用;因此,大量 FFA 转变为酮体。糖尿病酮症酸中毒时,酮体被组织利用减少,肾脏因失水而使酮体排出困难,从而造成酮体在体内堆积。含产酮氨基酸的蛋白质分解也增加酮体的产生。血酮升高(酮血症)和尿酮排出增多(酮尿)统称为酮症。酮体中的乙酰乙酸(AcAc)和 β-羟丁酸(OHB)属有机酸性化合物,在机体代偿过程中消耗体内的碱储备。早期由于组织利用及体液缓冲系统和肺与肾的调节,pH 可保持正常;当代谢紊乱进一步加重,血酮浓度继续升高并超过机体的代偿能力时,血 pH 降低,出现失代偿性酮症酸中毒;当 pH<7.0 时,可致呼吸中枢麻痹和严重肌无力,甚至死亡。另一方面,酸中毒时,血 pH 下降使血红蛋白与氧亲和力降低(Bohr 效应),可使组织缺氧得到部分改善。如治疗时过快提高血 pH,反而加重组织缺氧,诱发脑水肿和中枢神经功能障碍,称为酮症酸中毒昏迷。所有以上因素均加重酮症。当酮体在体内堆积过多,血中存在的缓冲系统不能使其中和,则出现酸中毒和水、电解质代谢紊乱。

二、临床表现

酮体在体内堆积依程度的轻重分为酮症和糖尿病酮症酸中毒,前者为代偿期,后者为失代偿期。T1DM 合并糖尿病酮症酸中毒的患者多较年轻,可无诱因而自发;T2DM 合并糖尿病酮症酸中毒多为老年糖尿病患者,发病前多有诱发因素和多种并发症;酮症倾向性糖尿病和 LADA 患者可以糖尿病酮症酸中毒为首发临床表现。根据酸中毒的程度,糖尿病酮症酸中毒分为轻度、中度和重度 3 度。轻度仅有酮症而无酸中毒(糖尿病酮症);中度除酮症外,还有轻至中度酸中毒(DKA);重度是指酸中毒伴意识障碍(糖尿病酮症酸中毒昏迷),或虽无意识障碍,但二氧化碳结合力<10 mmol/L。

(一)糖尿病酮症酸中毒引起失水/电解质丢失/休克

糖尿病酮症酸中毒时,一方面使葡萄糖不能被组织利用;另一方面拮抗胰岛素作用的激素(其中主要是儿茶酚胺、胰高血糖素和糖皮质激素)分泌增多,肝糖原和肌糖原分解增多,肝内糖异生作用增强,肝脏和肌肉中糖释放增加。两者共同作用的后果是血糖升高。

1.失水

大量的葡萄糖从尿中排出,引起渗透性利尿,多尿症状加重,同时引起水和血清电解质丢失。

严重失水使血容量减少,可导致休克和急性肾衰竭;失水还使肾血流量减少,酮体从尿中排泄减少而加重酮症。此外,失水使血渗透压升高,导致脑细胞脱水而引起神志改变,但糖尿病酮症酸中毒患者的神志改变与酸中毒程度无直接关系。一般认为,糖尿病酮症酸中毒是由下列因素的综合作用引起的:①血糖和血酮浓度增高使血浆渗透压上升,血糖升高的 mmol 值与血浆渗透压的增值(Δmmol)相等;细胞外液高渗时,细胞内液向细胞外转移,细胞脱水伴渗透性利尿。②蛋白质和脂肪分解加速,渗透性代谢物(经肾)与酮体(经肺)排泄带出水分,加之酸中毒失代偿时的厌食、恶心和呕吐,使水摄入量减少,丢失增多,故患者的水和电解质丢失往往相当严重。③在一般情况下,失水多于失盐;失水引起血容量不足,血压下降甚至循环衰竭。

2.电解质平衡紊乱

渗透性利尿、呕吐及摄入减少、细胞内外水分及电解质的转移及血液浓缩等因素均可导致电解质平衡紊乱。血钠正常或减低,早期由于细胞内液外移引起稀释性低钠血症;进而因多尿和酮体排出致血钠丢失增加,失钠多于失水而引起缺钠性低钠血症;严重高脂血症可出现假性低钠血症。如失水超过失钠,血钠也可增高(缺钠性高钠血症)。由于细胞分解代谢增加,磷在细胞内的有机结合障碍,磷自细胞释出后由尿排出,引起低磷血症。低磷血症导致红细胞 2,3-二磷酸甘油减少,使血红蛋白与氧的亲和力增加,引起组织缺氧。

3.血压下降和休克

多数患者的多尿、烦渴多饮和乏力症状加重,但亦可首次出现。如未及时治疗,病情继续恶化,于2~4天发展至失代偿阶段,出现食欲减退、恶心和呕吐,常伴头痛、烦躁和嗜睡等症状,呼吸深快,呼气中有烂苹果味(丙酮气味)。病情进一步发展,出现严重失水,尿量减少、皮肤黏膜干燥和眼球下陷,脉快而弱,血压下降和四肢厥冷。到晚期,除食欲降低外,多饮、多尿和体重减轻的症状加重,患者常感显著乏力。失水较明显,血容量减少和酸中毒最终导致低血容量性休克。血压下降使肾灌注量降低,当收缩压<9.3 kPa(70 mmHg)时,肾滤过量减少引起少尿或无尿,严重时发生急性肾衰竭。各种反射迟钝甚至消失,终至昏迷。患者还可有感染等诱因引起的临床表现,但常被糖尿病酮症酸中毒的表现掩盖。

(二)其他临床表现

1.消化道症状

多数患者有不同程度的消化道症状,如恶心、呕吐、腹痛或上消化道出血等。少数患者腹痛剧烈,酷似急腹症,以儿童及老年患者多见。易误诊,应予以注意。其发病机制尚不明了,可能主要与酸中毒有关。

急性食管坏死综合征少见,但后果严重。病因与糖尿病酮症酸中毒、酒精摄入、血栓栓塞、组织低灌注状态、胃内容物腐蚀、胃肠-食管麻痹、幽门梗阻、感染和血管病变有关。主要表现为上消化道出血、上腹部疼痛、呕吐、厌食和发热等;实验室检查可见贫血和粒细胞升高。食管镜检可见黏膜变黑和糜烂,黑色的食管与胃贲门的界线清晰。活检组织可发现坏死黏膜组织。

2.感染表现

有些患者可有体温降低而潜在感染,需要警惕。如果入院时为低体温,经治疗后,体温升高,常提示合并有感染。

3.脑水肿

糖尿病酮症酸中毒时的脑水肿是患者死亡的主要原因之一(20%~60%),发病机制未明,主要有两种见解,一种观点认为,脑水肿是糖尿病酮症酸中毒本身的表现之一,可能主要与个体差异和代谢紊乱的严重程度有关;但更多的学者认为,脑水肿是糖尿病酮症酸中毒治疗过程中的并发症,过度使用胰岛素和补水,导致血清与脑组织的渗透压失平衡,水分随渗透压差进入脑组织。在形成糖尿病酮症酸中毒的过程中,脑细胞内产生了多种渗透型物质,同时下丘脑分泌的 AVP 亦增多,以保存脑细胞的水分,但当血清葡萄糖浓度和渗透压下降时,这些物质便成为驱使水分向脑细胞转移的主要因素。

糖尿病酮症酸中毒的患者发生神志模糊和昏迷有多种可能。除糖尿病酮症酸中毒外,最常见的原因为脑水肿。脑水肿可分为症状性和无症状性(亚临床型)两种,症状性脑水肿见于约1%的糖尿病酮症酸中毒患者,而无症状性脑水肿相当常见,经 MRI 证实(脑室变窄)者高达50%以上,而且绝大多数是在治疗中发生的,提示目前的糖尿病酮症酸中毒治疗措施有促发脑水肿可能。引起脑水肿的主要原因是无溶质的自由水增加。自由水一般有3个来源:一是饮水(如入院前)使胃内潴留的自由水进入循环;二是使用了较大剂量的无电解质的葡萄糖溶液(如5%葡萄糖溶液);三是糖尿病酮症酸中毒治疗后,原来依靠脂肪酸供能的脑组织突然改为葡萄糖供能,结果因代谢而产生较多的自由水。严重失水使血液黏稠度增加,在血渗透压升高、循环衰竭及脑细胞缺氧等多种因素的综合作用下,出现神经元自由基增多,信号传递途径障碍,甚至 DNA 裂解和线粒体失活,细胞呼吸功能及代谢停滞,出现不同程度的意识障碍和脑水肿。

4.急性心血管事件和器官衰竭

老年人和病情严重或治疗不及时者,可诱发心肌梗死、脑卒中或心力衰竭。糖尿病酮症酸中毒所致的代谢紊乱和病理生理改变经及时、正确的治疗可以逆转。因此,糖尿病酮症酸中毒的预后在很大程度上取决于及时诊断和正确处理。但老年人、全身情况差和已有严重慢性并发症者的死亡率仍很高,主要原因为糖尿病所并发的心肌梗死、肠坏死、休克、脑卒中、严重感染和心肾衰竭等。妊娠并糖尿病酮症酸中毒时,胎儿和母亲的死亡率明显增高。妊娠期反复发作糖尿病酮症酸中毒是导致胎儿死亡或胎儿宫内发育迟滞的重要原因之一。

5.严重低体温

糖尿病酮症酸中毒患者出现严重低体温往往提示其预后极差,死亡率极高。病理生理变化的一个显著特征是发生肾近曲小管上皮细胞糖原蓄积现象(阿-埃细胞现象),肾近曲小管上皮细胞糖原蓄积并伴有核下肾小管上皮细胞空泡变性,其发生机制未明。主要见于糖尿病酮症酸中毒,可能与低体温和糖代谢严重紊乱有关。

三、诊断

糖尿病酮症酸中毒的诊断并不困难。对昏迷、酸中毒、失水和休克的患者,要想到糖尿病酮症酸中毒的可能性,并作相应检查。如尿糖和酮体阳性伴血糖增高,血 pH 和/或二氧化碳结合力降低,无论有无糖尿病病史,都可诊断为糖尿病酮症酸中毒。糖尿病合并尿毒症和脑血管意外时,可出现酸中毒和/或意识障碍,并可诱发糖尿病酮症酸中毒,因此应注意两种情况同时存在的识别。

(一)从应激/饮酒/呕吐/表情淡漠患者中筛查糖尿病酮症酸中毒

临床上,当糖尿病患者遇有下列情况时要想到糖尿病酮症酸中毒的可能:①有加重胰岛素绝对或相对缺乏的因素,如胰岛素突然减量或停用、胰岛素失效、感染、应激、进食过多高糖、高脂肪食物或饮酒等;②恶心、呕吐和食欲减退;③呼吸加深和加快;④头昏、头痛、烦躁或表情淡漠;⑤失水;⑥心率加快、血压下降,甚至是休克;⑦血糖明显升高;⑧酸中毒;⑨昏迷。

（二）根据糖尿病病史/血糖-血酮明显升高/酸中毒确立糖尿病酮症酸中毒诊断

糖尿病酮症酸中毒临床诊断不难,诊断依据:①糖尿病病史,以酮症为首发临床表现者则无;②血糖和血酮或血 β-羟丁酸明显升高;③呼气中有酮味;④呼吸深快、有失水征和神志障碍等。糖尿病酮症酸中毒的诊断流程如图 6-1 所示。临床上遇有昏迷者要首先想到糖尿病酮症酸中毒可能。

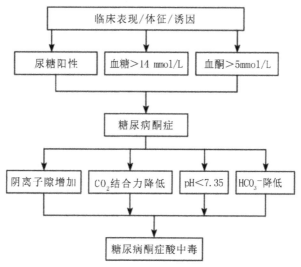

图 6-1　糖尿病酮症酸中毒的诊断流程

1.血酮明显升高

血酮明显升高伴 pH 和碳酸氢根降低是糖尿病酮症酸中毒典型特征。酮体包括乙酰乙酸(AcAc)、β-羟丁酸(OHB)和丙酮。正常情况下,葡萄糖无氧糖酵解的终产物为丙酮酸,在丙酮酸羧激酶的作用下,被氧化为乙酰乙酸。糖尿病酮症酸中毒时,三羧酸循环受阻,乙酰乙酸不能被氧化代谢,在还原型辅酶Ⅰ(NADH)的参与下被氧化为 β-羟丁酸,后者在肝细胞线粒体内自动地转化为丙酮,三者合称为酮体,其中,乙酰乙酸和 β-羟丁酸为强酸,可被血液中的缓冲系统所中和。如果所产生的酮体被全部中和,则只发生酮血症;如果不能被全部中和则引起酮症酸中毒。丙酮可经肺部排泄,患者呼气中有酮味(烂苹果味)。血酮体升高定量检查常在 5 mmol/L 以上,严重病例可达 25～35 mmol/L。特别是 β-羟丁酸升高。正常时,血中 β-羟丁酸与乙酰乙酸比值为 1;而糖尿病酮症酸中毒时,则比值常在 10 以上。故直接测定血中 β-羟丁酸比测定酮体更为可靠。

目前糖尿病酮症酸中毒的诊断标准的定量指标(如血清 HCO_3^- 和 pH)和定性指标(如血酮体和尿酮体)均缺乏特异性,HCO_3^- 18 mEq/L 相当于 β-羟丁酸 3.0 mmol/L(儿童)和 3.8 mmol/L(成人)。如果用β-羟丁酸诊断糖尿病酮症酸中毒,那么其与 HCO_3^-、pH 和血糖的不一致率在 20% 以上。糖尿病酮症酸中毒患者在入院时的 HCO_3^- 和血糖没有相关性,而血糖与 β-羟丁酸的相关性也不强。由于 HCO_3、pH 和血糖受许多因素(尤其是复合性酸碱平衡紊乱和高氯血症)的影响,因而只要可能,就应该用血清 β-羟丁酸(儿童 3.0 mmol/L,成人 3.8 mmol/L)作为糖尿病酮症酸中毒的诊断切割值。但是,硝基氢氰酸盐检测酮体不能测得 β-羟丁酸。急诊室一般只测 β-羟丁酸。糖尿病酮症酸中毒时,应同时测定酮体的 3 种组分或血 β-羟丁酸。酮症时要排除酒精中毒可能。异丙醇中毒者的血丙酮明显升高,可致血酮体阳性反应,但患者无酮尿,β-羟丁酸和乙酰乙酸不升高,血糖正常。

2.血糖升高

一般在 16.7～33.3 mmol/L(300～600 mg/dL),如血糖＞33.3 mmol/L 时多伴有高渗性高血糖状态或有肾功能障碍。

3.严重酸中毒

血二氧化碳结合力和 pH 降低,剩余碱负值(＞－2.3 mmol/L)和阴离子间隙增大与碳酸盐的降低程度大致相等。糖尿病酮症酸中毒患者偶见碱血症,多因严重呕吐、摄入利尿药或碱性物质补充过多所致。碳酸氢根(HCO_3^-)常＜10 mmol/L,阴离子间隙(AG)因酮体堆积或同时有高乳酸血症而增大。

(三)其他检查有助于糖尿病酮症酸中毒病情和并发症判断

1.血电解质

血钠降低(＜135 mmol/L),但也可正常。当输入大量生理盐水后,常因高氯性酸中毒而加重糖尿病酮症酸中毒,因而建议使用平衡溶液。由于摄入不足和排出过多,糖尿病酮症酸中毒的钾缺乏显著,但由于酸中毒和组织分解加强,细胞内钾外移,故治疗前的血钾可正常或偏高,但在补充血容量、注射胰岛素和纠正酸中毒后,常发生严重的低钾血症,可引起心律失常或心搏骤停。糖尿病酮症酸中毒治疗前,因分解代谢旺盛、多尿和酸中毒等,虽然磷的丢失严重,但血磷多数正常。但是,在开始胰岛素治疗后至恢复饮食前的一段时间内,一方面因血磷得不到及时补充,另一方面又因血磷随葡萄糖一起进入细胞内,以及尿磷丢失,血磷可能迅速下降。血磷下降的程度与速度主要与以下因素有关:①禁食或饮食中缺乏磷的供应;②连续使用数天以上的大剂量葡萄糖液和胰岛素,如每天的胰岛素用量在 50～100 U 以上和葡萄糖在 200 g/d 以上;③肾功能相对较好,无肾衰竭并发症或严重感染等促进机体分解代谢的并发症(分解代谢时伴有软组织磷的输出);④酸中毒纠正过于迅速;⑤伴有临床型或亚临床型急性肾衰竭,且尿量在 2 500 mL/d 以上。

糖尿病酮症酸中毒产生过多的 β-羟丁酸、非酯化脂肪酸和乳酸等有机酸,抑制肾小管尿酸排泄,出现一过性高尿酸血症,但一般不会引起急性痛风性关节炎发作。

2.血白细胞计数

不论有无感染的存在,因为存在应激、酸中毒和脱水等情况,故糖尿病酮症酸中毒患者的周围血白细胞计数常升高,特别是中性粒细胞增高很明显,如无感染存在,治疗后常迅速恢复正常。

3.酶活性测定

血清淀粉酶、谷草转氨酶和谷丙转氨酶可呈一过性增高,一般在治疗后 2～3 天恢复正常。如果血清淀粉酶显著升高且伴有腹痛和血钙降低,提示糖尿病酮症酸中毒诱发了急性胰腺炎。肥胖、糖尿病神经病、严重高甘油三酯血症和高脂肪饮食是急性胰腺炎的主要危险因素。

4.血尿素氮和肌酐

血尿素氮和肌酐可轻至中度升高(多为肾前性)或正常。一般为肾前性,经治疗后恢复正常。原有糖尿病肾病者可因糖尿病酮症酸中毒而加速肾损害的速度,恶化肾功能。

5.尿液检查

尿糖和尿酮阳性或强阳性。肾损害严重时,尿糖和尿酮阳性强度可与血糖和血酮值不相称,随糖尿病酮症酸中毒治疗恢复而下降,但肾脏有病变时可不下降或继续升高。此外,重度糖尿病酮症酸中毒缺氧时,有较多的乙酰乙酸被还原为 β-羟丁酸,此时尿酮反而阴性或仅为弱阳性,糖尿病酮症酸中毒病情减轻后,β-羟丁酸转化为乙酰乙酸,使尿酮再呈阳性或强阳性,对这种血糖-酸中毒-血酮分离现象应予认识,以免错误判断病情。部分患者可有蛋白尿和管型尿,随糖尿病酮症酸中毒治疗恢复可消失。

6.其他特殊检查

胸部 X 线检查有助于确定诱因或伴发的肺部疾病。心电图检查可发现低钾血症、心律失常或无痛性心肌梗死等病变,并有助于监测血钾水平。

四、鉴别诊断

(一)饥饿性酮症及酒精性酮症

糖尿病酮症酸中毒应与饥饿性酮症和酒精性酮症酸中毒鉴别,鉴别的要点是饥饿性酮症或酒精性酮症时,血糖不升高。饥饿性酮症者有进食少的病史,虽有酮症酸中毒,但无糖尿病史,血糖不高和尿糖阴性是其特征。酒精性酮症酸中毒有饮酒史,但无糖尿病病史,血糖不高,尿糖阴性,易于鉴别。妊娠合并糖尿病酮症酸中毒时的血糖水平不一,多数明显升高,少数患者的血糖稍微升高、正常甚至在发生糖尿病酮症酸中毒之前有过低血糖病史。鉴别的要点是血酮体(β-羟丁酸)测定。

(二)其他

糖尿病酮症酸中毒患者昏迷只占少数,此时应与低血糖昏迷、高渗性高血糖状态及乳酸性酸中毒等相鉴别(表 6-3)。

表 6-3　糖尿病并发昏迷的鉴别

	酮症酸中毒	低血糖昏迷	高渗性高血糖状态	乳酸性酸中毒
病史	糖尿病及 DKA 诱因史	糖尿病,进餐少/活动过度史	多无糖尿病史,感染/呕吐/腹泻史	肝衰竭/心力衰竭/饮酒/苯乙双胍
起病症状	慢,1~4 天,厌食/恶心/口渴/多尿/嗜睡等	急,以小时计,饥饿/多汗/手抖等表现	慢,1~2 周,嗜睡/幻觉/抽搐等	较急,1~24 小时,厌食/恶心/昏睡
体征				
皮肤	失水/干燥	潮湿/多汗	失水	失水/潮红
呼吸	深而快	正常	快	深、快
脉搏	细速	速而饱满	细速	细速
血压	下降或正常	正常或稍高	下降	下降
化验				
尿糖	++++	阴性或+	++++	阴性或+
尿酮	+~+++	阴性	阴性或+	阴性或+
血糖	16.0~33.3 mmol/L	降低,<2.5 mmol/L	>33.3 mmol/L	正常或增高
血钠	降低或正常	正常	正常或显著升高	正常或增高
pH	降低	正常	正常或稍低	降低
CO_2CP	降低	正常	正常或降低	降低
乳酸	稍升高	正常	正常	显著升高
血浆渗透压	正常或稍高	正常	显著升高	正常
血渗透压隙	稍升高	正常	正常或稍升高	明显升高

1.高渗性高血糖状态

高渗性高血糖状态以血糖和血渗透压明显升高及中枢神经系统受损为特征。糖尿病酮症酸中毒和高渗性高血糖状态(HHS)是高血糖危象的两种不同表现。高渗性高血糖状态的特点有：①血糖和血浆渗透压明显高于糖尿病酮症酸中毒的患者；②血酮体阴性或仅轻度升高；③临床上中枢神经系统受损症状比糖尿病酮症酸中毒的患者明显,故不难鉴别,应当注意的是糖尿病酮症酸中毒可与高渗性昏迷合并存在(如高钠性高渗性昏迷)。此种情况时,血钠升高特别明显。

2.乳酸性酸中毒

乳酸性酸中毒一般发生在服用大量苯乙双胍或饮酒后。糖尿病乳酸性酸中毒(DLA)患者多有服用大量苯乙双胍(降糖灵)病史,有的患者在休克、缺氧、饮酒或感染等情况下,原有慢性肝病、肾病和心力衰竭史者更易发生。本病的临床表现常被各种原发病所掩盖。休克时,可见患者呼吸深大而快,但无酮味,皮肤潮红。实验室检查示血乳酸＞5 mmol/L,pH＜7.35 或阴离子隙＞18 mmol/L,乳酸/丙酮酸(L/P)＞3.0。血清渗透压隙升高提示急性酒精中毒或其他有毒渗透性物质中毒可能。

3.低血糖昏迷

患者有胰岛素、磺脲类药物使用过量或饮酒病史及 Whipple 三联症表现,即空腹和运动促使低血糖症发作,发作时血浆葡萄糖＜2.8 mmol/L 和供糖后低血糖症状迅速缓解。患者亦无酸中毒和失水表现。低血糖症反复发作或持续时间较长时,中枢神经系统的神经元出现变性与坏死,可伴脑水肿、弥漫性出血或节段性脱髓鞘；肝脏和肌肉中的糖源耗竭。低血糖症纠正后,交感神经兴奋症状随血糖正常而很快消失,脑功能障碍症状则在数小时内逐渐消失。但如低血糖症较重,则需要数天或更长时间才能恢复；严重而持久的低血糖昏迷(＞6 小时)可导致永久性脑功能障碍或死亡。

4.水杨酸盐中毒伴肾损害

老年人常因心血管疾病及其他疾病长期服用阿司匹林类解热止痛药,有的患者可发生慢性中毒(用量不一定很大)。主要原因可能是老年人对此类药物的代谢清除作用明显下降,或伴有肾功能不全时,其慢性蓄积程度急剧增加,后者又可导致水杨酸盐性肾损害。其临床表现可类似于糖尿病酮症酸中毒,测定血浆药物浓度有助于诊断。治疗同糖尿病酮症酸中毒,活性炭可吸附胃肠道内未吸收的残存药物,严重患者或急性中毒可考虑血液透析。

5.腹部急性并发症

腹痛可见于 1/3～1/2 的糖尿病酮症酸中毒患者,慢性酒精中毒和麻醉药物成瘾为糖尿病酮症酸中毒腹痛的高危因素。糖尿病酮症酸中毒患者出现急性腹痛可能有多种原因,必须认真鉴别。

(1)糖尿病酮症酸中毒所致的腹痛：腹痛较轻,位置不定,伴或不伴恶心、呕吐和腹泻,此可能是糖尿病酮症酸中毒本身(尤其是酸中毒)的一种表现,血常规检查和粪便常规检查无特殊发现,并随着糖尿病酮症酸中毒的缓解而消失。

(2)腹部急性疾病：如急性阑尾炎、急性胰腺炎(尤其多见于高甘油三酯血症患者)、腹膜炎、肠梗阻、功能性/器质性肠套叠、弧菌性胃肠炎和坏死性筋膜炎等；值得注意的是,糖尿病酮症酸中毒合并急腹症时,后者的临床表现往往很不典型,因此对任何可疑对象均需要进行必要的实验室检查(如超声、胰淀粉酶和脂肪酶等),早期确立诊断。

6.糖尿病酮症酸中毒伴脑卒中

老年或原有高血压的糖尿病患者可因糖尿病酮症酸中毒而诱发脑血管意外,如果患者的酸中毒、失水与神志改变不成比例,或酸中毒已经基本纠正而神志无改善,尤其是出现神经定位体征时,要想到脑卒中可能。可有失语、神志改变和肢体瘫痪等体征,伴脑萎缩可表现智力下降、记忆力差和反应迟钝等。病史、定位检查及脑脊液检查有助于鉴别。CT 和 MRI 有重要鉴别意义。

大约 10% 的糖尿病酮症酸中毒患者合并有糖尿病酮症酸中毒相关性脑卒中,除了最常见的脑水肿外,还包括动脉出血性脑梗死和缺血性脑梗死。同时,糖尿病酮症酸中毒因炎症和凝血机制障碍可合并弥散性血管内凝血(DIC)。在目前报道的病例中,糖尿病酮症酸中毒相关性脑卒中的主要表现形式有动脉缺血性脑卒中、脑静脉血栓形成和出血性脑卒中;临床鉴别均较困难,出凝血指标检查可提供诊断线索,影像检查以 MRI 为首选,其敏感性近 100%。CT 诊断的主要缺点是对脑水肿不敏感。

五、治疗

糖尿病酮症酸中毒患者的抢救应该在专科医师的持续指导下进行。抢救的措施与病情监测项目需要做到目的明确,预见性强。糖尿病酮症酸中毒所引起的病理生理改变,经及时正确治疗是可以逆转的。因此,糖尿病酮症酸中毒的预后在很大程度上取决于早期诊断和正确治疗。对单有酮症者,仅需补充液体和胰岛素治疗,持续到酮体消失。糖尿病酮症酸中毒是糖尿病的一种急性并发症,一旦确诊应住院治疗,严重者应立即进行抢救。治疗措施包括:纠正失水与电解质平衡;补充胰岛素;纠正酸中毒;去除诱因;对症治疗与并发症的治疗;加强护理与监测。

(一)迅速纠正失水与电解质紊乱

糖尿病酮症酸中毒常有严重失水,血容量与微循环灌注不足,导致一些危及生命的并发症,故失水的纠正至关重要。首先是扩张血容量,以改善微循环灌注不足,恢复肾灌注,有助于降低血糖和清除酮体。

1.补液总量

补液总量可按发病前体重的 10% 估计。补液速度应先快后慢,如无心力衰竭,在开始 2 小时内输入 1 000～2 000 mL,以便较快补充血容量,改善周围循环和肾功能;以后根据血压、心率、每小时尿量及周围循环状况决定输液量和输液速度,在第 3～6 小时内输入 1 000～2 000 mL;一般第 1 个24 小时的输液总量为 4 000～5 000 mL,严重失水者可达 6 000～8 000 mL。如治疗前已有低血压或休克,快速补液不能有效升高血压时,应输入胶体溶液,并采用其他抗休克措施。老年或伴心脏病和心力衰竭患者,应在中心静脉压监护下调节输液速度及输液量。患者清醒后鼓励饮水(或盐水)。

2.补液种类

补液的原则仍是"先盐后糖、先晶体后胶体、见尿补钾"。治疗早期,在大量补液的基础上胰岛素才能发挥最大效应。一般患者的失水在 50～100 mL/kg,失钠在 7～10 mmol/kg,故开始补液阶段宜用等渗氯化钠溶液。如入院时血钠>150 mmol/L 或补液过程中血钠逐渐升高(>150 mmol/L)时,不用或停用等渗盐溶液,患者无休克可先输或改输 0.45% 半渗氯化钠溶液,输注速度应放慢。绝大多数伴有低血压的糖尿病酮症酸中毒患者输入等渗盐水 1 000～2 000 mL后,血压上升。如果血压仍<12.0/8.0 kPa(90/60 mmHg),可给予血浆或其他

胶体溶液100～200 mL,可获得明显改善。如果效果仍差,可静脉给予糖皮质激素(如地塞米松10 mg或氢化可的松100 mg),甚至可适当予以血管活性药物(如多巴胺和多巴酚丁胺等),同时纠正酸中毒。应用糖皮质激素后,应适当增加胰岛素的剂量。当血糖降至13.8 mmol/L,应改输5%葡萄糖液。糖尿病酮症酸中毒纠正后,患者又可口服,可停止输液。

3.输液速度

脑水肿是导致患者死亡的最重要原因,输液速度过快是诱发脑水肿的重要原因之一。有心、肺疾病及高龄或休克患者,输液速度不宜过快,有条件者可监测中心静脉压,以指导输液量和输液速度,防止发生肺水肿。如患者能口服水,则采取静脉与口服两条途径纠正失水。单纯输液本身可改善肾脏排泄葡萄糖的作用,即使在补液过程中不用胰岛素,也使血糖明显下降。在扩容阶段后,输液速度不宜过快,过快则因尿酮体排泄增快,可引起高氯性酸中毒和脑肿胀。

近年来,人们主张即使在严重失水情况下,也仅仅应用生理盐水(0.9%NaCl),并尽量少用或不用碱性液体纠正酸中毒。为了防止血糖的快速波动,可使用两套输液系统对血糖的下降速度进行控制,这是预防脑水肿的主要措施。

(二)合理补充小剂量胰岛素

糖尿病酮症酸中毒发病的主要病因是胰岛素缺乏,一般采用低剂量胰岛素治疗方案,既能有效抑制酮体生成,又可避免血糖、血钾和血浆渗透压下降过快带来的各种风险。给予胰岛素治疗前应评估患者的以下病情:①是否已经使用了胰岛素(与使用胰岛素的剂量相关);②患者的有效循环功能和缺血缺氧状态(与胰岛素的使用途径有关);③糖尿病酮症酸中毒的严重程度与血糖水平;④是否伴有乳酸性酸中毒或高渗性高血糖状态。有人用计算机系统来协助计算胰岛素的用量,认为有助于减少胰岛素用量和住院时间。

1.短效胰岛素持续静脉滴注

最常采用短效胰岛素持续静脉滴注。开始以0.1 U/(kg·h)(成人5～7 U/h)胰岛素加入生理盐水中持续静脉滴注,通常血糖可依2.8～4.2 mmol/(L·h)的速度下降,如在第1小时内血糖下降不明显,且脱水已基本纠正,胰岛素剂量可加倍。每1～2小时测定血糖,根据血糖下降情况调整胰岛素用量。

当血糖降至13.9 mmol/L(250 mg/dL)时,胰岛素剂量减至每小时0.05～0.1 U/kg(3～6 U/h),至尿酮稳定转阴后,过渡到平时治疗。在停止静脉滴注胰岛素前1小时,皮下注射短效胰岛素1次,或在餐前胰岛素注射后1～2小时再停止静脉给药。如糖尿病酮症酸中毒的诱因尚未去除,应继续皮下注射胰岛素治疗,以避免糖尿病酮症酸中毒反复。胰岛素持续静脉滴注前是否加用冲击量(负荷量)无统一规定。一般情况下,不需要使用所谓的负荷量胰岛素,而持续性静脉滴注正规(普通,速效)胰岛素(每小时0.1 U/kg)即可。如能排除低钾血症,可用0.1～0.15 U/kg胰岛素静脉推注,继以上述持续静脉滴注方案治疗。

2.胰岛素泵治疗

按T1DM治疗与教育程序(DTTPs)给药,以取得更好疗效,降低低血糖的发生率。儿童患者在胰岛素泵治疗过程中,如反复发作糖尿病酮症酸中毒,建议检查胰岛素泵系统,排除泵失效的因素(如机械故障)。这样可达到安全控制血糖,避免糖尿病酮症酸中毒或低血糖的发作。目前应用的胰岛素泵大多采用持续性皮下胰岛素输注(CSII)技术。使用胰岛素或超短效胰岛素类似物,并可根据患者血糖变化规律个体化地设定1个持续的基础输注量及餐前追加剂量,以模拟人体生理性胰岛素分泌。新近发展的胰岛素泵采用螺旋管泵技术,体积更小,携带方便,有多种基础输注程序选择和报警装置,其安全性更高。

3.皮下或肌内注射胰岛素

轻度糖尿病酮症酸中毒患者也可采用皮下或肌内注射胰岛素。剂量视血糖和酮体测定结果而定。采用基因重组的快作用胰岛素类似物(如诺和锐等)治疗儿童无并发症的糖尿病酮症酸中毒也取得很好的效果。

4.5%葡萄糖液加胰岛素治疗

在补充胰岛素过程中,应每小时用快速法监测血糖1次。如果静脉滴注胰岛素2小时,血糖下降未达到滴注前血糖的30%,则胰岛素滴入速度加倍,达到目标后再减速。血糖下降也不宜过快,以血糖每小时下降3.9~6.1 mmol/L为宜,否则易引起脑肿胀。当血糖下降到13.8 mmol/L时,则改输5%葡萄糖液。在5%葡萄糖液中,按2:1[葡萄糖(g):胰岛素(U)]加入胰岛素。酮体消失或血糖下降至13.8 mmol/L时,或患者能够进食即可停止输液,胰岛素改为餐前皮下注射。根据血糖监测结果以调整胰岛素剂量。

(三)酌情补钾和补磷

糖尿病酮症酸中毒时的机体钾丢失严重,但血清钾浓度高低不一,经胰岛素和补液治疗后可加重钾缺乏,并出现低钾血症。一般在开始胰岛素及补液治疗后,只要患者的尿量正常,血钾<5.5 mmol/L即可静脉补钾,以预防低钾血症的发生。在心电图与血钾测定监护下,最初每小时可补充氯化钾1.0~1.5 g。若治疗前已有低钾血症,尿量≥40 mL/h时,在胰岛素及补液治疗同时必须补钾。严重低钾血症(<3.0 mmol/L)可危及生命,此时应立即补钾,当血钾升至3.5 mmol/L时,再开始胰岛素治疗,以免发生心律失常、心脏骤停和呼吸肌麻痹。

1.补钾

在输液中,只要患者没有高钾血症,每小时尿量在30 mL以上,即可在每500 mL液体中加入氯化钾(10%)溶液10 mL。每天补钾总量为4~6 g。在停止输液后还应口服钾制剂,每天3 g,连服1周以上,以完全纠正体内的缺钾状态。

2.补磷

糖尿病酮症酸中毒时,体内有磷缺乏,但血清磷可能降低、正常甚至升高。当血磷浓度<1.0 mg/dL时,可致心肌、骨骼肌无力和呼吸阻抑。如果患者的病情重,病史长且血磷明显降低应考虑补磷。补磷的方法主要是迅速恢复自然进食,尤其是及时进食富含无机磷的食物,如牛奶和水果等;如果血磷在0.4 mmol/L以下,可能诱发溶血和严重心律失常,应紧急口服中性磷制剂或静脉滴注无机磷。

国外有人主张补充磷酸钾,特别是儿童和青少年糖尿病酮症酸中毒患者。糖尿病酮症酸中毒患者的红细胞中因磷缺乏而有2,3-二磷酸甘油酸(2,3-DPG)缺乏,从而使红细胞氧离曲线右移,不利于组织获得氧供,但在糖尿病酮症酸中毒时存在的酸中毒可使血pH降低以代偿,一旦酸中毒被纠正,这种代偿功能即不存在而使组织缺氧加重。不过补磷未列为糖尿病酮症酸中毒的常规治疗。血磷显著降低,且在治疗过程中仍不上升者可一般每小时给予12.5 mmol/L的缓冲性磷酸钾,由于磷酸盐可明显降低血钙。应在补磷过程中监测血清钙和磷,以免引起低钙血症或严重的高磷血症。

(四)严重酸中毒时小量补碱

酮体产生过多可发生酸中毒。轻度酸中毒(血pH>7.0)时,一般不需补充碱性药物。经补液和胰岛素治疗后即可自行纠正,不必补碱。重度酸中毒时,外周血管扩张,心肌收缩力降低,可导致低体温和低血压,并降低胰岛素敏感性,当血 pH 低至 7.0 时,可抑制呼吸中枢和中枢神经功能,诱发脑损伤和心律失常,应予以抢救。

1.补碱原则和方法

补碱宜少、宜慢。符合前述补碱标准者,可静脉滴注 5% 碳酸氢钠 200 mL,当血渗透压很高时,可考虑配用 1.25% 碳酸氢钠等渗溶液(3 份注射用水加 1 份 5% 碳酸氢钠溶液)输注。补碱过多和过快易发生不良结果:①增加尿钾丢失;②二氧化碳透过血-脑屏障比 HCO_3^- 快,二氧化碳与水结合后形成碳酸,使脑细胞发生酸中毒;③补碱过多,可使脑细胞内外渗透压失衡而引起脑水肿;④补碱后,红细胞释氧功能因血 pH 升高而下降,使组织缺氧加重;⑤治疗后酮体消失,原来与酮体结合血液中的缓冲系统特别是碳酸/碳酸氢钠缓冲系统重新释放,加上所补的碳酸氢钠,故可引起反跳性碱中毒。如果糖尿病酮症酸中毒患者在治疗前神志不清,经治疗后神志恢复,而在补碱过程中又出现神志不清,要考虑补碱过多过快而引起的脑水肿可能;⑥补液治疗容易发生高氯性酸中毒,其原因与大量生理盐水引起氯负荷和高氯性酸中毒有关,高氯性酸中毒可能进一步加重原有的酸中毒。

当血 pH 降至 6.9~7.0 时,50 mmol 碳酸氢钠(约为 5% 碳酸氢钠 84 mL)稀释于 200 mL 注射用水中(pH<6.9 时,100 mmol 碳酸氢钠加 400 mL 注射用水),以 200 mL/h 的速度静脉滴注。此后,以 30 分钟至 2 小时的间隔时间监测血 pH,pH 上升至 7.0 以上停止补碱。

2.过多过快补碱的危害

过多过快补充碱性药物可产生不利影响:①二氧化碳透过血-脑屏障的弥散能力快于碳酸氢根,快速补碱后脑脊液 pH 呈反常性降低,引起脑细胞酸中毒,加重昏迷;②血 pH 骤然升高,而红细胞 2,3-二磷酸甘油降低和高糖化血红蛋白状态改变较慢,使血红蛋白与氧的亲和力增加,加重组织缺氧,有诱发和加重脑水肿的危险;③促进钾离子向细胞内转移,可加重低钾血症,并出现反跳性碱中毒,故补碱需十分慎重。

(五)抢救和处理其他并发症

1.休克、心力衰竭和心律失常

如休克严重且经快速输液后仍不能纠正,应考虑合并感染性休克或急性心肌梗死的可能,应仔细查找,给予相应处理。年老或合并冠状动脉病(尤其是急性心肌梗死)、输液过多等可导致心力衰竭和肺水肿,应注意预防,一旦出现,应予相应治疗。血钾过低和过高均可引起严重心律失常,应在心电监护下,尽早发现,及时治疗。

2.脑水肿

糖尿病酮症酸中毒性脑水肿可以发生于新诊断的 T2DM 治疗之前,但绝大多数的脑水肿是糖尿病酮症酸中毒的最严重并发症,病死率高,可能与脑缺氧、补碱过早过多过快、血糖下降过快和补液过多等因素有关。脑水肿易发生于儿童及青少年糖尿病并发糖尿病酮症酸中毒者。这些并发症在治疗过程中是可以避免的,如严密监测血糖、血钾、心电图及观察神志改变等。关于脑水肿发生的原因及机制目前尚不清楚。临床有学者观察到儿童发生脑水肿与基础状态的酸中毒、血钠和血钾的异常及氮质血症有关。糖尿病酮症酸中毒经治疗后,高血糖已下降,酸中毒改善,但昏迷反而加重,应警惕脑水肿的可能。可用脱水剂、呋塞米和地塞米松治疗。

严重的弥漫性脑水肿(恶性脑水肿)因最终形成脑疝而死亡。这些患者即使幸存,也多遗留广泛而严重的神经-精神-躯体并发症,如运动障碍、视力下降、健忘或植物人状态。因此,如果临床表现能确认存在严重的弥漫性脑水肿,并经 CT 证实,应该施行减压式双额颅骨切除术,紧急降低颅内压。

3.肾衰竭

糖尿病酮症酸中毒时失水和休克,或原来已有肾病变,以及治疗延误等,均可引起急性肾衰竭。强调预防,一旦发生,及时处理。

(六)防治和监测糖尿病酮症酸中毒并发症

1.对症治疗

酸中毒可引起急性胃扩张,用5‰碳酸氢钠液洗胃,清除残留食物,以减轻呕吐等消化道症状,并防止发生吸入性肺炎和窒息。护理是抢救糖尿病酮症酸中毒的重要环节,按时清洁口腔和皮肤,预防压疮和继发性感染与院内交叉感染,必须仔细观察和监测病情变化,准确记录生命体征(呼吸、血压和心率),以及神志状态、瞳孔大小、神经反应和水出入量等。

2.抗感染

感染常为糖尿病酮症酸中毒的诱因,也可以是其伴发症;呼吸道及泌尿系统感染最常见,应积极治疗。因糖尿病酮症酸中毒可引起低体温和白细胞升高,故不能单靠有无发热或血常规来判断感染。糖尿病酮症酸中毒的诱因以感染最为常见,且有少数患者可以体温正常或低温,特别是昏迷者,不论有无感染的证据,均应采用适当的抗生素以预防和治疗感染。鼻-脑毛霉菌病虽罕见,但十分严重,应早期发现,积极治疗。

存在免疫缺陷的糖尿病酮症酸中毒患者可能发生致命的接合菌感染,早期受累的软组织主要是鼻、眼球和脑组织,继而扩散至肺部及全身,两性霉素B、卡泊芬净和泊沙康唑有较好疗效,配合高压氧治疗和免疫调节剂可增强疗效。

3.输氧

糖尿病酮症酸中毒患者有组织缺氧,应给予输氧。如并发休克、急性肾衰竭或脑水肿,应采取措施进行治疗。在治疗过程中需避免发生低血糖症或低钾血症。少见的并发症有横纹肌溶解症,可导致急性肾衰竭。

4.护理及监测

在治疗糖尿病酮症酸中毒的同时,应积极控制感染、降低颅内压和防治脑功能障碍。如果并发了脑卒中,除了大量出血患者需要手术治疗外,急性(24~36小时)缺血性脑梗死采用溶栓剂治疗可取得很好效果,但动脉出血性脑卒中患者属于禁忌。急性期后,动脉缺血性脑卒中和脑静脉栓塞的儿童患者应长期使用抗凝治疗,一般建议首选低分子量肝素,继而口服华法林3个月。成年患者应控制高血压,重组的人Ⅶa因子可能降低复发率。一般糖尿病酮症酸中毒病例不建议进行预防性抗凝治疗。

昏迷者应监测生命体征和神志改变,注意口腔护理,勤翻身,以防压疮。定时监测血糖、酮体、血钾、CO_2CP和经皮二氧化碳分压的变化,以便及时调整治疗措施。

(李希强)

第三节　糖　尿　病　足

糖尿病足是指发生于糖尿病患者,与局部神经异常和下肢远端血管病变相关的足部感染、溃疡和/或深层组织破坏,它是糖尿病下肢神经病变和血管病变的结果。病变累及从皮肤到骨与关节的各层组织,严重者可发生局部或全足坏疽,需要截肢。国际糖尿病足工作组(IWGDF)将糖尿病足定义为糖尿病累及的踝以下全层皮肤创面,而与这种创面的病程无关。糖尿病患者因足病而造成截肢者比非糖尿病者高5～10倍,糖尿病足是引起糖尿病患者肢体残废的主要原因,严重地威胁着糖尿病患者的健康。

一、发病率和危险因素

(一)糖尿病足发病率与病期/年龄/吸烟/高血压/冠心病/血脂异常相关

2004年,全国14所三甲医院协作,对糖尿病足患者进行了调查,634例糖尿病足与周围血管病变患者中,男性占57.7%,女性42.3%;平均年龄(65.65±10.99)岁,70～80岁的足病发生率最高,达37.60%。这些患者大多有糖尿病并发症或者心血管病的危险因素,如吸烟率37%、高血压57%、冠心病28%和血脂异常29%;脑血管病26%;下肢动脉病27%;肾病40%;眼底病42%;周围神经病69%。386例合并足溃疡,47%为皮肤表面溃疡;35%的溃疡累及肌肉;18%的溃疡累及骨组织;70%合并感染。平均住院(25.70±19.67)天。我国北方地区的糖尿病足患者较南方地区更重,截肢率更高。最近报道的17家三甲医院联合调查了2007年1月至2008年12月期间住院的慢性足溃疡患者,结果发现住院慢性溃疡患者中糖尿病患者占到33%,是2006年多家医院调查住院慢性溃疡患者中糖尿病(4.9%)的8倍多。据国外调查,85%的糖尿病截肢起因于足溃疡。糖尿病患者截肢的预后较差,有学者报道了截肢患者随访5年,其死亡率将近40%。下肢血管病变、感染和营养不良是截肢的主要原因。

糖尿病足及截肢的治疗和护理给个人、家庭和社会带来沉重的经济负担。美国2007年的糖尿病医疗费用高达1160亿美元,其中糖尿病足溃疡的治疗费用占33%。国内2004年调查的糖尿病足与下肢血管病变患者的平均住院费用约1.5万元。未来20年中,发展中国家T2DM的发病率将急剧升高,糖尿病足和截肢防治的任务繁重。

(二)神经病变/血管病变/足畸形/胼胝是糖尿病足的高危因素

病史和临床体检发现有下列情况(危险因素)时,应特别加强足病的筛查和随访:①既往足溃疡史;②周围神经病变和自主神经病变(足部麻木、触觉或痛觉减退或消失、足部发热、皮肤无汗、肌肉萎缩、腹泻、便秘和心动过速)和/或缺血性血管病(运动引起的腓肠肌疼痛或足部发凉);③周围血管病(足部发凉和足背动脉搏动消失);④足部畸形(如鹰爪足、压力点的皮肤增厚和Charcot关节病)和胼胝;⑤糖尿病的其他慢性并发症(严重肾脏病变,特别是肾衰竭及视力严重减退或失明);⑥鞋袜不合适;⑦个人因素(社会经济条件差、独居老年人、糖尿病知识缺乏者和不能进行有效足保护者)。其中,糖尿病足溃疡最重要的危险因素是神经病变、足部畸形和反复应力作用(创伤),糖尿病足部伤口不愈合的重要因素是伤口深度感染和缺血。

二、发病机制

发病机制未完全阐明,糖尿病足与下列因素有密切关系。

(一)感觉神经病是糖尿病足的重要诱因

60%～70%的糖尿病患者有神经病变,多呈袜套样分布的感觉异常、感觉减退或消失,不能对不合适因素进行调整,如袜子过紧、鞋子过小和水温过高等。自主神经病使皮肤出汗和温度调节异常,造成足畸形、皮肤干燥、足跟烫伤、坏疽和皲裂,皮肤裂口成为感染的入口,自主神经病变常与 Charcot 关节病相关。运动神经病变引起跖骨和足尖变形,增加足底压力,还可使肌肉萎缩。当足底脂肪垫因变形异位时,足底局部的缓冲力降低,压力增大,指间关节弯曲变形,使鞋内压力增加导致足溃疡。

(二)下肢动脉闭塞引起足溃疡和坏疽

糖尿病患者外周血管动脉粥样硬化的发生率增加,血管疾病发生年龄早,病变较弥漫。下肢中、小动脉粥样硬化闭塞,血栓形成,微血管基膜增厚,管腔狭窄,微循环障碍引起皮肤-神经营养障碍,加重神经功能损伤。足病合并血管病变者较单纯神经病变所致的足病预后差。缺血使已有溃疡的足病难以恢复。

(三)免疫功能障碍导致足感染

多核细胞的移动趋化功能降低,噬菌能力下降,感染使代谢紊乱加重,导致血糖增高,酮症又进一步损害免疫功能。80%以上的足病患者至少合并 3 种糖尿病慢性并发症或心血管危险因素。一旦发生足的感染,往往难以控制,用药时间长,花费大而疗效差。有时仅仅是皮肤水疱就可并发局部感染,严重者需要截肢(趾)。

(四)生长因子调节紊乱和慢性缺氧参与发病过程

糖尿病足溃疡患者一氧化氮合酶及精氨酸酶活性增加,而转化生长因子-β(TGF-β)浓度降低,一氧化氮合酶的代谢增强损伤组织,精氨酸酶活性增强使基质沉积。有学者发现,IGF-2 在正常人、糖尿病和糖尿病患者有并发症 3 组患者的上皮细胞中均可见,在溃疡边缘最明显,而IGF-1 在非糖尿病的上皮细胞可见,在糖尿病未损伤的皮肤颗粒层和棘层表达减少,而在溃疡的基底层缺乏,成纤维细胞缺乏 IGF-1。基底层和成纤维细胞缺乏 IGF-1 使溃疡延迟愈合。高血糖引起慢性缺氧,与大血管和微血管病变造成的慢性缺氧一起损害溃疡愈合,是糖尿病足溃疡经久不愈的原因之一。Catrina 等将皮肤细胞和从糖尿病足溃疡及非糖尿病溃疡的活检标本置入不同糖浓度和不同氧张力条件下培养,发现高糖阻止了细胞对缺氧的感知与反应。这种机制可能也是糖尿病足溃疡持久不愈的重要解释。糖尿病足的形成与转归见图 6-2。

三、分级和临床表现

神经病变、血管病变和感染导致糖尿病足溃疡和坏疽,根据病因或病变性质分为神经性、缺血性和混合性。根据病情的严重程度进行分级,使用标准方法分类以促进交流、随访和再次评估。

(一)根据病因分为神经性/神经-缺血性/单纯缺血性溃疡三类

最常见足溃疡的部位是前足底,常为反复机械压力所致,由于周围神经病变引起的保护性感觉缺失,患者不能感觉到异常的压力变化,没有采取相应的预防措施,发生溃疡后极易并发感染,溃疡难以愈合,最后发生坏疽。因此,足溃疡和坏疽往往是神经病变、压力改变、血液循环障碍和感染等多种因素共同作用的结果。

1.神经性溃疡

神经病变起主要作用,血液循环良好。足病通常是温暖的,但有麻木感,皮肤干燥,痛觉不明显,足部动脉搏动良好。神经病变性足病的后果是神经性溃疡(主要发生于足底)和神经性关节病(Charcot 关节病)。

2.神经-缺血性溃疡

神经-缺血性溃疡常伴有明显的周围神经病变和周围血管病变,足背动脉搏动消失。足凉而有静息痛,足部边缘有溃疡或坏疽。

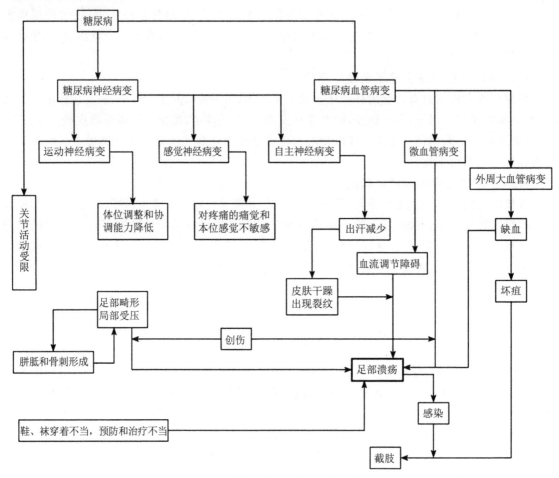

图 6-2　糖尿病足发病机制与转归

3.单纯缺血性溃疡

单纯缺血性溃疡较少见,单纯缺血所致的足溃疡无神经病变。糖尿病足溃疡患者初诊时约50％为神经性溃疡,50％为神经-缺血性溃疡。国内糖尿病足溃疡主要是神经-缺血性溃疡。

(二)临床应用多种糖尿病足分级/分期标准

1.Wagner 分级

Wagner 分级主要是依据解剖学为基础的分级,也是最常用的经典分级方法。Wagner 分级重点关注溃疡深度和是否存在骨髓炎或坏疽(图 6-3)。

(1)0 级:存在足溃疡的危险因素。常见的危险因素为周围神经和自主神经病变、周围血管病变、以往足溃疡史、足畸形(如鹰爪足和夏科关节足)、胼胝、失明或视力严重减退、合并肾脏病变特别是肾衰竭、独立生活的老年人、糖尿病知识缺乏者和不能进行有效的足保护者。目前无足溃疡的患者应定期随访,加强足保护教育、必要时请足病医师给予具体指导,以防止足溃疡的发生。

(2)1 级:足部皮肤表面溃疡而无感染。突出表现为神经性溃疡,好发于足的突出部位,即压力承受点(如足跟部、足或趾底部),溃疡多被胼胝包围。

(3)2 级:表现为较深的穿透性溃疡,常合并软组织感染,但无骨髓炎或深部脓肿,致病菌多为厌氧菌或产气菌。

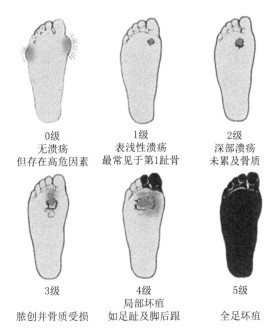

图 6-3　**糖尿病足溃疡的 Wagner 分级**

1.鹰爪趾(呈鹰爪样足趾);2.凸出;3.跖囊炎;4.跖囊网状炎;

5.夏科关节/骨性突出;6.感觉异常,皮肤干燥,血管疾病

(4)3 级:深部溃疡常波及骨组织,并有深部脓肿或骨髓炎。

(5)4 级:局限性坏疽(趾、足跟或前足背),其特征为缺血性溃疡伴坏疽,常合并神经病变(无严重疼痛的坏疽提示神经病变),坏死组织表面可有感染。

(6)5 级:全足坏疽,坏疽影响到整个足部,病变广泛而严重。

2.Texas 分级与分期

Texas 分级与分期强调组织血液灌注和感染因素。德州大学(University of Texas)分类是在解剖学分类的基础上加入了分期,无感染无缺血的溃疡(A 级)、感染溃疡(B 级)、缺血性非感染溃疡(C 级)、缺血性感染溃疡(D 级)。该分类分期方法评估了溃疡深度、感染和缺血程度,考虑了病因与程度两方面的因素。截肢率随溃疡深度和分期严重程度而增加,随访期间的非感染非缺血性溃疡无一截肢。溃疡深及骨组织者的截肢率高 11 倍。感染与缺血并存,截肢增加近 90 倍。从更好反映临床病情程度上考虑,推荐采用该分类方法,但在实际应用中,多数仍然采用 Wagner 分类。

3.Foster 分类

Foster 等提出一种简单易记的糖尿病足分类方法。1 级:正常足;2 级:高危足;3 级:溃疡足;4 级:感染足;5 级:坏死足。3~5 级还可进一步分为神经性和缺血性。1~2 级主要是预防,3~5 需要积极治疗。3 级神经性溃疡患者需要支具和特制鞋;4 级患者需要静脉用抗生素,缺血患者需要血管重建;5 级患者需要应用抗生素和外科处理,缺血患者需要血管重建。

我国习惯上将糖尿病足坏疽分为湿性坏疽和干性坏疽,国外则不如此分类。湿性坏疽指的是感染渗出较多的坏疽,其供血良好;干性坏疽是缺血性坏疽,由于动脉供血差,而静脉回流良好,因此坏疽呈干性。处理上,前者相对容易,以抗感染为主;后者必须在改善血液供应基础上采取局部措施。

4.PEDIS 分类

国际糖尿病足工作组从 2007 年起推荐采用 PEDIS 分类。P 指的是血液灌注，E 是溃疡面积，D 是溃疡深度，I 是感染，S 是感觉。该分类清楚地描述了足溃疡的程度和性质，特别适合用于临床科研。

四、辅助检查与诊断

(一)辅助检查协助糖尿病足诊断

糖尿病足的辅助检查主要包括足溃疡检查、影像检查、神经功能检查、动脉供血检查和足压力测定等。建立一种能够实际操作的、适合当地卫生医疗条件的筛查程序，登记每例糖尿病足患者。筛查能及时发现有危险因素的患者，筛查项目既包括糖尿病相关的全身性检查如眼底、血压、尿蛋白、神经功能和心血管系统等，也包括足的重点局部检查等。筛查本身不需要复杂的技术，但应该由训练有素的人员完成，需要对患者下肢和足病作出精确诊断。

电生理测定和定量检测振动觉与温度觉阈值对于糖尿病足的诊断有重要价值，但难以用于临床常规筛查。简单的音叉检查可用于诊断神经病变，缺血性糖尿病足应接受多普勒超声和血管造影。认真查找所有足溃疡及其可能的病因，评价神经病变、缺血性病变和感染因素的相对重要性，因为不同类型的防治方法是不同的。需要强调的是，临床上常规的物理检查基本能够帮助作出正确诊断和判断预后。如果患者的足背动脉和胫后动脉均搏动良好，皮肤温度正常，足的血供应无严重障碍。关键是要求患者脱鞋检查，而这点在繁忙的门诊往往难以做到。

合并感染时，需明确感染的程度、范围、窦道大小、深度及有无骨髓炎。通常情况下，一般体格检查很难判定足溃疡是否合并感染及感染的程度和范围。局部感染的征象包括红肿、疼痛和触痛。但这些体征可以不明显甚至缺乏；更可靠的感染表现是脓性分泌物渗出、捻发音(产气细菌所致)或深部窦道。应用探针探查感染性溃疡时，如发现窦道，探及骨组织，要考虑骨髓炎，并用探针取出溃疡深部的标本作细菌培养。新近的研究证实，探针触及骨组织基本上可以诊断为骨髓炎，具有很高的诊断敏感性和特异性。针吸取样具有特异性，但缺乏敏感性。皮肤表面溃疡培养的细菌常是污染菌，缺乏特异性。特殊检查的目的是确定有无深部感染及骨髓炎。X 线片发现局部组织内气体说明有深部感染，X 线片上见到骨组织被侵蚀，提示存在骨髓炎。判断困难时应行 MRI 检查。

(二)Charcot 关节病增加糖尿病足溃疡危险性

Charcot 关节病患者常有长期的糖尿病病史，且伴有周围神经病变和自主神经病变，如直立性低血压和麻痹性胃扩张。Charcot 关节病的病因未明，其起病与神经病变有关，诱因是创伤。创伤可较轻微，但可能伴有小骨折。Charcot 关节病好发于骨质疏松者。创伤后成骨细胞活性增加，骨组织破坏成小碎片，在修复过程中导致畸形，进而引起慢性关节病。反复损伤导致关节面与骨组织破坏，足溃疡危险性增加。急性 Charcot 关节病可与局部感染或炎症性关节病混淆。Charcot 关节病造成的畸形和功能丧失是可预防的，因此需要及早发现和早期治疗。在 X 线片上，可见到 Charcot 关节病的特征性改变，但病变早期很难识别。由于局部血流增加，骨扫描常显示早期骨摄入 ^{99m}Tc增加；MRI 能早期发现应力性骨损伤。

(三)影像检查显示糖尿病足的性质与程度

一般表现为动脉内膜粗糙，不光滑，管壁增厚。管腔不规则、狭窄伴节段性扩张，管径小，管腔内有大小不等的斑块或附壁血栓。血管迂曲狭窄处的血流变细,频谱增宽;严重狭窄处可见湍流及彩色镶嵌血流,血流波形异常。收缩期峰值流速增快,狭窄远端的血流减慢;静脉血流障碍。

X 线检查和核素扫描显示局部骨质破坏、骨髓炎、骨关节病、软组织肿胀、脓肿和气性坏疽等病变。足骨骨髓炎可行⁹⁹ᵐTc-ciprofloxacin 闪烁扫描检查,以确定病变的程度与性质。

(四)神经系统检查评价足保护性感觉

较为简便的方法是采用 10 g 尼龙丝检查。取 1 根特制的 10 g 尼龙丝,一头接触于患者的大足趾、足跟和前足底外侧,用手按住尼龙丝的另一头,并轻轻施压,正好使尼龙丝弯曲,患者足底或足趾此时能感到足底尼龙丝,则为正常,否则为异常。异常者往往是糖尿病足溃疡的高危者,并有周围神经病变。准确使用 10 g 尼龙丝测定的方法为:在正式测试前,在检查者手掌上试验 2~3 次,尼龙丝不可过于僵硬;测试时尼龙丝应垂直于测试处的皮肤,施压使尼龙丝弯曲约 1 cm,去除对尼龙丝的压力;测定下一点前应暂停 2~3 秒,测定时应避开胼胝,但应包括容易发生溃疡的部位;建议测试的部位是大足趾,跖骨头 1、2、3、5 处及足跟和足背。如测定 10 个点,患者仅感觉到 8 个点或不足 8 个点,则视为异常。另一种检查周围神经的方法是利用音叉或 Biothesiometer 测定振动觉。Biothesiometer 的功能类似于音叉,其探头接触于皮肤(通常为大足趾),然后调整电压,振动觉随电压增大而增强,由此可以定量测出振动觉。

神经电生理检查可了解神经传导速度和肌肉功能。甲襞微循环测定简便、无创,出结果快,但特异性不高,微循环障碍表现为:①管襻减少,动脉端变细、异形管襻及襻顶淤血(>30%);②血流速度缓慢,呈颗粒样、流沙样或为串珠样断流;③管襻周边有出血和渗出。

目前有多种糖尿病足分类和计分系统,多数已经得到临床验证,使用方便。简单的分类计分主要用于临床诊疗,而详细的分类和计分系统更适合于临床研究。

周围感觉定性测定很简单,如将音叉或一根细的不锈钢小棍置于温热水杯中,取出后测定患者不同部位的皮肤感觉,同时与正常人(检查者)的感觉进行比较。定量测定是利用皮肤温度测定仪如红外线皮肤温度测定仪,这种仪器体积小,测试快捷、方便,准确性和重复性均较好。

现已研制出多种测试系统测定足部不同部位的压力,如 MatScan 系统或 FootScan 系统等。这些系统测定足部压力的原理是让受试者站在有多点压力敏感器的平板上,或在平板上行走,通过扫描成像,传送给计算机,在屏幕上显示出颜色不同的脚印,如红色部分为主要受力区域,蓝色部分为非受力区域,以了解患者有无足部压力异常。此法还可用于步态分析,糖尿病足的步态分析可为足部压力异常的矫正提供依据。

(五)血管检查确定缺血性足病的程度与范围

踝动脉-肱动脉血压比值(ABI)是非常有价值的反映下肢血压与血管状态的指标,正常值 0.9~1.3;<0.9 为轻度缺血,0.5~0.7 为中度缺血,<0.5 为重度缺血。重度缺血容易发生下肢(趾)坏疽。正常情况下,踝动脉收缩压稍高于或相等于肱动脉,如果踝动脉收缩压过高[高于 29.3 kPa(220 mmHg)或 ABI>1.3],应高度怀疑下肢动脉粥样硬化性闭塞。此时,应测定足趾血压。足趾动脉较少发生钙化,测定踝动脉或足趾动脉需要多普勒超声听诊器或特殊仪器(仅能测定收缩压)。如果用多普勒超声仍不能测得足趾收缩压,则可采用激光测定。多功能血管病变诊断仪检查包括趾压指数(TBI,即趾动脉压/踝动脉压比值)和踝压指数(ABI,即踝动脉压/肱动脉压比值)。评判标准:以 ABI 或 TBI 值为标准,<0.9 为轻度供血不足;0.5~0.7 易出现间歇性跛行;0.3~0.5 可产生静息性足痛;<0.3 提示肢端坏疽的可能性大。如果有足溃疡,这种溃疡在周围血供未得到改善之前不能愈合。

血管超声和造影检查均可用于了解下肢血管闭塞程度、部位和有无斑块,既可为决定截肢平面提供依据,又可为血管旁路手术做准备。糖尿病患者下肢动脉血管造影的特点是下肢动脉病变的患病率高和病变范围广。如果严重足坏疽患者行踝以下截肢手术后,创面持久不愈,应该采用血管减数造影,明确踝动脉以下血管是否完全闭塞。踝动脉以下血管闭塞者应从膝以下截肢。有的患者长期夜间下肢剧痛,其最常见的病因是动脉闭塞。

踝部血管网(内踝血管网、外踝血管网和足底深支吻合)是否开通及其开通血管的数目影响足溃疡的预后。有学者发现,当3组踝部血管网均参与侧支形成时,足溃疡引起的截肢率明显降低;较少的踝部血管网参与侧支循环是与糖尿病足截肢率和大截肢率相关密切的危险因素。

经皮氧分压(transcutaneous oxygen tension,$TcPO_2$)的测定方法为采用热敏感探头置于足背皮肤。正常人足背皮肤氧张力>5.3 kPa(40 mmHg)。$TcPO_2$<4.0 kPa(30 mmHg)提示周围血液供应不足,足部易发生溃疡或已有的溃疡难以愈合。$TcPO_2$<2.7 kPa(20 mmHg)者的足溃疡无愈合可能,需要进行血管外科手术以改善周围血供。如吸入100%氧气后,$TcPO_2$提高1.3 kPa(10 mmHg),说明溃疡的预后较好。

五、预防

糖尿病足的处理涉及糖尿病专科、骨科、血管外科、普通外科、放射科和感染科等多个专科,需要医师和护士的密切配合,在国外,还有专门的足病师。糖尿病足患者的相关知识教育十分重要,可降低患病率,预防严重并发症,避免截肢。糖尿病足防治中需要多学科合作、专业化处理和预防为主。糖尿病足部溃疡和截肢的预防开始于糖尿病确诊时,且应坚持始终。患者每年应检查1次,如有并发症,则应每季度检查1次。如有足部溃疡,应立即治疗使溃疡愈合。

(一)足部护理和定期检查是预防的关键措施

具体的足部保健措施有:①避免赤脚行走。②每天以温水洗脚和按摩,局部按摩不要用力揉搓。洗脚时,先用手试试水温,以免水温高而引起足的烫伤。洗脚后用毛巾将趾间擦干。足部用热水袋保暖时,切记用毛巾包好热水袋,不能使热水袋与患者皮肤直接接触。③修剪趾甲或厚茧、鸡眼时,避免剪切太深或涂擦腐蚀性强的膏药。④出现皮肤大疱和血疱时,不要用非无菌针头等随意刺破,应在无菌条件下处理。请专业人员修剪足底胼胝。⑤足部皮肤干燥时可涂搽少许油脂。⑥鞋跟不可过高,宜穿宽大(尤其是鞋头部)透气的软底鞋。有足病危险因素尤其是有足底压力异常者应着特制的糖尿病鞋,使足底压力分布科学合理,避免局部高压,降低足溃疡的发生。避免异物进入鞋内。

(二)矫正足压力异常和增加足底接触面积有良好预防效果

尽量减少局部受压点的压力和局部的机械应力,避免发生局部压力性溃疡。

六、治疗

糖尿病足溃疡不愈主要与神经血管病变和早期处理不当有关,患者的感染、截肢和死亡概率明显增加。糖尿病足的治疗包括基础治疗和局部治疗。基础治疗包括控制血糖和血压、纠正血脂异常和营养不良及戒烟等。局部治疗包括抗感染、改善下肢供血、局部减压和促进创面愈合,严重足病需要进行外科手术治疗,甚至截肢。

(一)控制代谢紊乱是足病处理的基础治疗

糖尿病治疗的基本原则和方法与一般糖尿病相同,但是需要注意的是足部严重感染时,患者的能量消耗大,所以饮食治疗在一段时期内可以适当放宽。应用胰岛素使血糖控制在正常或接近正常范围内。由于患者往往合并有多种糖尿病慢性并发症,如自主神经病、肾病和心血管疾病,特别需要注意在血糖监测的基础上调整胰岛素剂量,注意教育和管理患者的饮食,避免低血糖症。营养不良如低蛋白血症、贫血和低脂血症常见于严重足病的患者,是足溃疡乃至截肢的重要因素,因此应加强支持治疗,必要时输注血浆、清蛋白或复方氨基酸液。营养不良和低蛋白血症所致水肿的治疗主要是纠正营养不良状态,必要时采用利尿剂治疗。

高血压和血脂异常的治疗原则与一般糖尿病相似。但是,严重足病患者往往因营养不良而合并有低脂血症。

(二)神经性溃疡处理的关键是减轻局部压力

90%的神经性溃疡可以通过保守治疗而愈合。处理的关键是减轻局部压力,如特殊的矫形鞋或全接触石膏托(TCC)。处理胼胝可以减轻局部压力和改善血液循环,是促使神经性溃疡愈合的有效手段。糖尿病患者的胼胝处理需要专业化,如果胼胝中间有溃疡,应该将溃疡周围的胼胝予以剔除,因为局部隆起的过度角化组织不利于溃疡愈合。

(三)多种措施改善下肢血液供应

一般用扩张血管、活血化瘀、抗血小板和抗凝等药物改善微循环功能:①口服 PGE_1 制剂的临床疗效确切。脂微球包裹的前列腺素 E_1(PGE_1)制剂:具有作用时间长和靶向性好的优势,可扩张血管,改善循环功能。一般以 $10\sim20\ \mu g$ 加入生理盐水 $250\sim500\ mL$ 中静脉滴注,1 次/天,$2\sim4$ 周为 1 个疗程。②西洛他唑和沙格雷酯:治疗轻中度的下肢动脉病变均有一定的疗效。③低分子右旋糖酐:$250\sim500\ mL$ 静脉滴注,1 次/天。④山莨菪碱(654-2):使小静脉舒张,减少毛细血管阻力,增强微血管自律运动,加快血流速度;减轻红细胞聚集,降低血液黏滞度,减少微小血栓的形成,同时还降低微血管的通透性,减少渗出。但该药可诱发尿潴留及青光眼,应用时应注意观察。由于新近已经有多种疗效较为确切和不良反应小的抗血小板和扩血管药物,山莨菪碱制剂临床上已经很少应用。

介入治疗已经广泛地应用于治疗下肢动脉闭塞症。膝以下的动脉闭塞一般可采用深部球囊扩张术。膝以上的局限性动脉狭窄可采用支架植入治疗。尽管部分患者在接受介入治疗后有发生再狭窄的可能,但不妨碍血管介入治疗糖尿病合并下肢动脉闭塞症,因为介入治疗后的血管开通和下肢循环的改善可促使足溃疡愈合和避免截肢。手术后患肢可形成侧支循环,从而避免下肢的再次截肢。但是,10%~15%的患者治疗效果不理想,仍然需要截肢。截肢手术后要给予康复治疗,帮助患者尽快利用假肢恢复行走。由于一侧截肢后,另一侧发生溃疡或坏疽的可能性增加,因而必须对患者加强有关足保护的教育和预防。

一些研究认为,自体骨髓或外周血干细胞移植能促进缺血下肢的新生血管生成,适用于内科疗效不佳、下肢远端动脉流出道差而无法进行下肢搭桥的患者及年老体弱或伴发其他疾病不能接受手术的患者,这种方法操作简单,无明显不良反应,具有良好的应用前景。根据中华医学会糖尿病学分会的立场声明,干细胞移植治疗糖尿病等下肢动脉缺血性病变的安全性和有效性需要更有力的循证医学证据来验证和支持,目前尚未将干细胞移植治疗作为糖尿病下肢血管病变的常规治疗。

(四)根据病情处理糖尿病足溃疡

根据溃疡的深度、面积大小、渗出物多少及是否合并感染来决定换药的次数和局部用药。如神经-缺血性溃疡通常没有大量渗出物,因此不能选用吸收性很强的敷料;如合并感染而渗出较多时,敷料选择错误可以使创面泡软,病情恶化,引起严重后果。一般可以应用负压吸引治疗(VAC)清除渗液。或者应用具有强吸收力的藻酸盐敷料。为了保持伤口湿润,可选择水凝胶敷料处理干燥的伤口,逐步清创。尽量不要选择棉纱敷料,否则会引起伤口干燥和换药时疼痛。合并感染的伤口应该选择银离子敷料。

1.伤口床一般处理

在溃疡的治疗中起重要作用。治疗原则是将慢性伤口转变为急性伤口。利用刀和剪等手术器械清除坏死组织是正确治疗的第一步。缺血性溃疡和大面积溃疡需要逐步清除坏死组织。缺血性溃疡伤口干燥,需要用水凝胶湿润,蚕食清创。需要在充分的支持治疗下进行彻底清创。坏死的韧带和脂肪需要清除,骨髓炎时需要通过外科手术清除感染骨。无感染和肉芽组织生长良好的大面积溃疡可以进行皮瓣移植治疗。

当发生严重软组织感染,尤其是危及生命的感染时,清创、引流和控制感染是第一位的。在清除感染组织后应解决局部供血问题。如果清创面积大,而解决局部缺血不及时有力,有可能造成大面积组织坏死甚至坏疽,此时必须根据下肢血管造影结果尽早决定截肢平面。经典的足溃疡感染征象是局部红肿热痛、大量渗出、皮肤色泽变化和溃疡持久不愈合。糖尿病患者由于存在血管神经并发症,感染的临床表现可能不明显。

处理溃疡时,局部应用生理盐水清洁是正确的方法,避免用其他消毒药物,如雷氟诺尔等。厌氧菌感染可以局部使用过氧化氢溶液,然后用生理盐水清洗。局部庆大霉素等抗生素治疗和654-2治疗缺乏有效的循证医学根据。严重葡萄球菌感染时,可以局部短期用碘伏直至出现肉芽组织生长。

2.抗感染治疗

合并有严重感染、威胁肢体和生命的感染,即有骨髓炎和深部脓肿者,常需住院治疗。在血糖监测的基础上胰岛素强化治疗。可采用三联抗生素治疗,如静脉用第二和第三代头孢菌素、喹诺酮类抗菌药和克林霉素等。待细菌培养结果出来后,再根据药物敏感试验选用合适的抗生素。表浅的感染可采取口服广谱抗生素,如头孢霉素加克林达霉素。不应单独使用头孢霉素或喹诺酮类药物,因为这些药物的抗菌谱并不包括厌氧菌和一些其他革兰阳性细菌。深部感染治疗应首先静脉给药,以后再口服维持用药数周(最长达12周)。深部感染可能需要外科引流,包括切除感染的骨组织和截肢。在治疗效果不满意时,需要重新评估溃疡情况,包括感染的深度、微生物的种类、药物敏感和下肢血液供应情况,以及时调整治疗措施。

国际糖尿病足工作组推荐的静脉联合应用抗生素治疗的方案为:①氨苄西林/头孢哌酮(舒巴坦);②替卡西林/克拉维酸;③阿莫西林/克拉维酸;④克林霉素加一种喹诺酮;⑤克林霉素和第二代或第三代头孢类抗生素;⑥甲硝唑加一种喹诺酮。多重耐药增加和耐甲氧西林的金黄色葡萄球菌(MRSA)的增加意味着需要选择新的抗生素。

3.辅助药物和其他措施

难以治愈的足溃疡可采用生物制剂或生长因子类物质治疗。Dermagraft含有表皮生长因子、胰岛素样生长因子、角化细胞生长因子、血小板衍生生长因子、血管内皮生长因子、α-转运生长因子和β-转运生长因子,以及基质蛋白如胶原1和胶原2、纤维连接素和其他皮肤成分,是一种人皮肤替代品,可用以治疗神经性足溃疡,促进溃疡愈合,改善患者的生活质量。愈合困难的足溃疡宜采用自体血提取的富含血小板凝胶治疗。这种凝胶不仅具有加速止血和封闭创面的特点,而且含有丰富的生长因子,能加速创面愈合。

2011年,国际糖尿病工作组公布新版糖尿病足溃疡感染诊治指南,专家小组复习了7 517篇文献,其中25篇属于随机对照研究,4篇为队列研究。专家组的结论是,已经报道的多种治疗方法如创面用抗生素、新型敷料、高压氧、负压吸引、创面用生物合成材料(包括血小板和干细胞在内的细胞材料),以及激光、电磁和微波等措施,只有负压吸引技术有足够的循证医学证据证明其有效性,高压氧治疗也有统计学意义的治疗效果。其他措施均缺乏循证依据。

高压氧治疗有利于改善缺氧状况,当下肢血管闭塞时,氧合作用指数下降,血乳酸升高,且代偿性血管舒张等加重水肿。此时若在3个绝对大气压下吸入100%氧气可提高组织氧含量,降低血乳酸。高压氧适用于Wagner分级中3、4级或较严重、不易愈合的2级溃疡,但高压氧治疗的长期效果不明。对于非厌氧菌的严重感染患者,尤其是合并肺部感染者不宜用高压氧治疗。用带有真空装置的创面负压治疗有较好疗效,并对创面负压治疗的适应证、方法和评估作出了详细规定。

(五)严重糖尿病足需要外科处理

1.严重足趾-跖趾关节感染

严重足趾-跖趾关节感染一般需要进行半掌或其他方式截肢。截肢前需要进行下肢血管造影检查,以了解血管病变水平。年轻患者的截肢位置应尽可能低,尽可能保留肢体功能。而老年患者的重点是保存生命,保证截肢创面的一期愈合。截肢手术后要给予康复治疗。老年糖尿病足患者合并多种疾病,发生急性下肢动脉栓塞的风险高,需要及时给予溶栓治疗。

当糖尿病足感染或坏疽影响到足中部和后跟,必须在截肢或保守治疗中进行选择。Caravaggi等报道,采取夏科关节手术(跗中切断术),经过1次或2次手术后取得了良好效果。该种手术可以避免足病变患者大截肢。如果患者的病变严重,应该行重建手术,如血管置换、血管成形或血管旁路术。但糖尿病患者下肢血管重建(特别是血管成形)术有争议。坏疽患者在休息时有疼痛及广泛的病变不能手术者要给予截肢。截肢前应行血管造影,以决定截肢水平。重建术包括受损关节的复位及融合术,但不能用于有坏疽或感染未控制者。术后约需5个月的时间达到固定,此期间患肢避免负重,术后加强一般治疗和支持治疗。全层皮肤缺损较大的溃疡可考虑皮肤移植,但要求伤口无坏死组织及感染,无暴露的肌腱、骨或关节,无不可清除的瘘或窦道。

2.难治性溃疡

难治性溃疡可以采用外科手术治疗。手术的目的是减少足部畸形,改善足的外观,减轻疼痛,改善血液循环,减少溃疡形成,避免或减少截肢范围,尽量保留功能。趾伸肌腱延长术主要适用于跖趾关节过伸畸形或背侧脱位者。屈肌腱移位术主要适用于可屈性锤状趾畸形矫正。趾间关节成形术主要适用于固定性锤状趾畸形伴趾背或趾尖胼胝形成的治疗。跖骨头截骨短缩跖趾关节成形术主要适用于固定性锤状趾畸形伴跖趾关节脱位、跖底胼胝或溃疡的治疗。但是,这种治疗有严重的局部并发症。有学者认为,如果足跟溃疡能被避免,肌腱延长手术是治疗糖尿病前足和第1足趾处神经性溃疡的可选择方法。坏疽患者在休息时有疼痛及广泛的病变不能手术者,要给予有效的截肢。

3.神经压迫

感觉运动性周围神经病变患者常合并有神经压迫,下肢神经手术减压可降低高危糖尿病足和深部窦道的发生率。

4.夏科关节病

夏科关节病的治疗主要是长期制动。患者可以用矫形器具,鞋子内用特殊的垫子。如足底反复发生溃疡，可以给予多种适用于神经性糖尿病足溃疡和夏科关节的关节石膏支具，以减轻局部压力，同时又可在支具上开窗，使溃疡面暴露易于换药。支具不但可以使病变关节制动，还可以改变和纠正神经病变所致的足部压力异常。外科手术治疗夏科关节病是治疗的重要手段。手术方式包括切除踝骨和踝关节的残余物、松弛软组织、足的重排列和固定。6 周后除去手术处理的固定物，再用石膏支具 6 周。3 个月后，以矫正器替代石膏支具并让患者穿特制的鞋。

5.血管严重缺血

血管严重缺血治疗主要有经皮腔气囊血管成形术（PTA）和分流术（BGP）两种。前者是用带扩张球的导管逆行插入病变的血管以成形血管。当管腔完全闭塞或狭窄长度＞10 cm，严重肝肾功能障碍时禁用该方法。BGP 是用血管重建的方法恢复肢体灌注指数，多采用逆向隐静脉分流术，流入动脉多为周围动脉，流出动脉为足背动脉，适用于丧失行走能力的患者及不愈合的溃疡或坏疽。禁忌证为严重末端肢体缺血、器质性脑病长期卧床和膝部严重屈曲挛缩等。对于不稳定型心绞痛或充血性心力衰竭和急性肾功能不全的患者，应待病情稳定后再进行手术。总体上，糖尿病患者的下肢动脉闭塞性病变往往是多节段和远端病变更重，膝以下的动脉狭窄一般采取深部球囊扩张治疗。

6.钙化性小动脉病

钙化性小动脉病（calcific arteriolopathy，CAP）又称钙化性尿毒症性小动脉病（CUA），是动脉钙化的严重并发症。糖尿病是引起动脉钙化和 CAP 的常见原因，如果体格检查时发现局部组织缺血、淤血、血管扩张、小动脉钙化结节形成、四肢近端皮肤溃疡和组织坏死等，应想到 CAP 可能，并采用合适的影像检查予以证实。

（章慧玲）

第四节　痛　　风

痛风是嘌呤代谢障碍所致的一组异质性慢性代谢性疾病，其临床特点为高尿酸血症、反复发作的痛风性急性关节炎、间质性肾炎和痛风石形成；严重者呈关节畸形及功能障碍，常伴尿酸性尿路结石。本病常伴有肥胖、2 型糖尿病、血脂异症、高血压、动脉硬化和冠心病等。它们的发病机制有相同之处，并以胰岛素抵抗为最根本的病因，临床上称为代谢综合征。高尿酸血症和痛风仅为本综合征中的一种表现。

本病可分为原发性和继发性两类，其中原发性痛风占绝大多数。

一、病因与发病机制

(一)原发性高尿酸血症和痛风

由先天性嘌呤代谢障碍引起，其发病机制有以下两个方面：①多基因遗传缺陷引起肾小管的尿酸分泌功能障碍，尿酸排泄减少，导致高尿酸血症。②嘌呤代谢酶缺陷，如磷酸核糖焦磷酸合酶（PRS）活性增加、次黄嘌呤-鸟嘌呤磷酸核糖转移酶（HGPRT）缺陷症、腺嘌呤磷酸核糖转移酶（APRT）缺陷症及黄嘌呤氧化酶活性增加均可致血尿酸增高。前 3 种酶缺陷属于 X 伴性连锁遗传，后者可能为多基因遗传。痛风患者中因尿酸生成增多所致者仅占 10% 左右，大多数均由尿酸排泄减少引起。

(二)继发性高尿酸血症和痛风

主要病因有：①某些遗传性疾病，如Ⅰ型糖原累积病、Lesch-Nyhan综合征；②某些血液病，如白血病、多发性骨髓瘤、淋巴瘤及恶性肿瘤化疗或放疗后，因尿酸生成过多致高尿酸血症；③慢性肾病，因肾小管分泌尿酸减少而使尿酸增高。④药物如呋塞米、依他尼酸、呋塞米、吡嗪酰胺、阿司匹林等均能抑制尿酸排泄而导致高尿酸血症。

二、临床表现

原发性痛风多见于中、老年人，男性占95％，女性多于绝经期后发病，常有家族遗传史。此外，痛风与胰岛素抵抗有关，较多患者伴有肥胖、2型糖尿病、高脂血症、高血压、动脉硬化和冠心病等(代谢综合征)。痛风的临床自然病程可分为4个阶段：无症状期、急性关节炎期、间歇期和慢性关节炎期。临床上，一般仅在发生关节炎时才称为痛风。

(一)无症状期

仅有血尿酸持续性或波动性增高。从血尿酸增高至症状出现可长达数年至数十年。仅有血尿酸增高而不出现症状者，称为无症状性高尿酸血症。

(二)急性关节炎期

急性关节炎是原发性痛风的最常见首发症状。初发时往往为单一关节受累，继累及多个关节。以拇趾的跖趾关节为好发部位，其次为足底、踝、足跟、膝、腕、指和肘。第一次发作通常在夜间，数小时内出现红肿、热及明显压痛，关节迅速肿胀，伴发热、白细胞增多与血沉增快等全身症状。疼痛较剧烈，压痛明显，患者常在夜间痛醒而难以忍受。受寒、劳累、酗酒、食物过敏、进富含嘌呤食物、感染、创伤和手术等为常见诱因。

(三)间歇期

多数数月发作一次，有些患者终身只发作一次或相隔多年后再发。通常病程越长，发作越多，病情也越重。

(四)慢性关节炎期

多见于未经治疗或治疗不规则的患者。其病理基础是痛风石在骨关节周围组织引起的炎症性损伤(慢性痛风性关节炎)。此期发作较频，间歇期缩短，疼痛日渐加剧。尿酸盐沉积在软骨、滑膜、肌腱和软组织中形成的痛风石为本期的特征性表现，以耳郭及跖趾、指间、掌指、肘等关节较常见，亦可见于尺骨鹰嘴滑车和跟腱内。痛风石形成过多和关节功能毁损造成手、足畸形。痛风石溃破，可检出含白色粉末状的尿酸盐结晶。

(五)肾脏病变

病程较长的痛风患者约1/3有肾脏损害，表现为以下三种形式。

1.痛风性肾病

为尿酸盐在肾间质组织沉积所致。早期可仅有间歇性蛋白尿和镜下血尿，随着病程进展，蛋白尿逐渐转为持续性，肾脏浓缩功能受损，出现夜尿增多、等渗尿等。晚期发展为慢性肾功能不全。部分患者以痛风性肾病为最先的临床表现，而关节症状不明显，易与肾小球肾炎和原发性高血压性肾损害相混淆。

2.尿酸性肾石病

以尿酸性肾结石为首发表现。细小泥沙样结石可随尿液排出，较大结石常引起肾绞痛、血尿及尿路感染。

3.急性肾衰竭

由于大量尿酸盐结晶堵塞肾小管、肾盂甚至输尿管所致。患者突然出现少尿甚至无尿,如不及时处理可迅速发展为急性肾衰竭。

继发性痛风的临床表现常较原发性者严重,肾石病多见,但关节症状多不典型,病程不长,常被其原发病的症状所掩盖而不易发觉,须引起注意。

三、诊断与鉴别诊断

(一)诊断依据

根据诱因、家族史、泌尿道尿酸结石史及典型的关节炎表现等,应考虑为痛风。以下检查可确定诊断,并以前三项最为重要:①血尿酸增高,但少数患者在急性痛风发作时可正常。②关节腔滑囊液旋光显微镜检查可发现白细胞内有双折光的针形尿酸盐结晶。③痛风石活检或穿刺检查可证实为尿酸盐结晶。④X线检查可见,在受累关节骨软骨缘有圆形或不整齐穿凿样透亮缺损(尿酸盐侵蚀骨质所致)。⑤CT扫描见灰度不等的斑点状痛风石影像,或在MRI的T_1和T_2影像中呈低至中等密度的块状阴影。两项检查联合进行可对多数关节内痛风石作出准确的诊断。急性关节炎期诊断有困难者,可用秋水仙碱作诊断性治疗。如为痛风,服秋水仙碱后症状迅速缓解,具有特征性诊断意义。

(二)鉴别诊断

本病急性关节炎期需与风湿性关节炎、类风湿关节炎急性期、化脓性关节炎、创伤性关节炎等鉴别。慢性关节炎期需与类风湿关节炎及假性痛风等鉴别。

四、治疗

原发性痛风目前尚无根治方法,但控制高尿酸血症可使病情逆转。

(一)一般防治

蛋白质摄入量限制在每天每千克标准体重1g左右,并忌进高嘌呤食物(心、肝、肾、沙丁鱼等),戒酒,避免诱发因素。鼓励多饮水,使每天尿量在2 000 mL以上。当尿H^+浓度在1 000 nmol/L(pH6.0以下)时,需碱化尿液。如口服碳酸氢钠1～2 g,每天3次,使尿H^+浓度维持在630.9～316.3 nmol/L(pH 6.2～6.5)。晨尿酸性时,晚上加服乙酰唑胺250 mg,以增加尿酸溶解度,避免结石形成。不宜使用抑制尿酸排泄的药物。

(二)急性关节炎期的治疗

1.秋水仙碱

为治疗痛风急性发作的特效药。一般于服药后6～12小时症状减轻,24～48小时内得到缓解。常规剂量为每小时0.5 mg或每2小时1 mg口服,直至症状缓解或出现腹泻等胃肠道不良反应,或虽用至最大剂量(6 mg)而病情无改善时停用。静脉注射秋水仙碱能迅速获得疗效,且其在白细胞的浓度较高,并保持24小时恒定。一次静脉注射秋水仙碱后,经10天仍能检出。剂量为2 mg,以生理盐水10 mL稀释,注射时间不少于5分钟,如病情需要,每隔6小时后可再给予1 mg(以相当于5～10倍容积生理盐水稀释),总剂量不超过4 mg。静脉注射药液漏出血管外,可引起组织坏死,须予预防。秋水仙碱可导致骨髓抑制、肝细胞损害、秃发、精神抑郁、肌麻痹、呼吸抑制等,在有骨髓抑制及肝肾损害的患者中更易出现。必须应用者需减量,并密切观察病情变化。血白细胞减少者禁用。

2.非甾体抗炎药

包括吲哚美辛、萘普生、布洛芬、保泰松和羟布宗等,吲哚美辛的开始剂量为 50 mg,每 6 小时一次,症状缓解后按此剂量继用 24～72 小时,以后逐渐减量至每次 25 mg,每天 2～3 次。亦可选用选择性环氧化酶抑制剂,如尼美舒利等。

3.糖皮质激素

能迅速缓解急性发作,但停药后易复发,因此只在秋水仙碱、非甾体抗炎药治疗无效或者禁忌时采用。

4.其他

关节疼痛剧烈者可口服可待因 30～60 mg,或肌内注射哌替啶 50～100 mg。降低血尿酸的药物在用药早期可使进入血液中的尿酸增多,有诱发急性关节炎的可能,故在痛风的急性期不宜使用。

(三)间歇期和慢性关节炎期处理

虽经上述治疗,关节炎不易控制、症状仍反复发作者,可用小剂量秋水仙碱维持治疗,每天0.5～1 mg。

1.抑制尿酸合成药物

别嘌醇通过抑制黄嘌呤氧化酶使尿酸生成减少,与促进尿酸排泄药物合用可使血尿酸迅速下降,并动员沉积在组织中的尿酸盐,使痛风石溶解。常用剂量为 100 mg,每天 2～4 次(最大剂量 600 mg/d)。待血尿酸降至 0.36 mmol/L 或以下时,逐渐减量。

2.促进尿酸排泄的药物

此类药物主要通过抑制肾小管对尿酸的重吸收,增加尿尿酸排泄而降低血尿酸水平。适用于肾功能正常,每天尿尿酸排泄不多的患者。用药剂量宜小,服药期间应每天口服碳酸氢钠 3～6 g,以碱化尿液;并注意多饮水,保持每天尿量在 2 000 mL 以上;不宜与水杨酸、噻嗪类利尿剂、呋塞米、依他尼酸等抑制尿酸排泄的药物同用。常用药物有丙磺舒、磺吡酮及苯溴马隆等。对于24 小时尿尿酸排泄＞3.57 mmol(600 mg)或已有尿酸性结石形成者,有可能造成尿路阻塞或促进尿酸性结石的形成,故不宜使用。

继发性痛风的治疗主要是针对原发病的病因,降低血尿酸的药物首选别嘌醇。促进尿酸排泄的药物因有可能加重肾脏负担,一般较少使用。

五、预后

如无肾脏病变引起肾功能不全,原发性痛风的预后是良好的。大约 15% 左右的患者死于肾衰竭。

(章慧玲)

第五节　代谢综合征

代谢综合征是由于存在肥胖(尤其是腹型)、糖调节受损或 2 型糖尿病、高血压和血脂紊乱、胰岛素抵抗、微量清蛋白尿及高尿酸血症等,以引起多种物质(糖、脂、蛋白质)代谢异常为基础的病理生理改变,促发动脉粥样硬化等多种危险因素的聚集,最终导致各种心脑血管疾病的发生和发展的临床综合征,本征亦称为 X 综合征或胰岛素抵抗综合征。

近年由于其最主要危害是导致各种心脑血管疾病,故又称为代谢性心血管综合征。因为代谢综合征实质上是一系列心血管疾病危险因子的聚集状态,患者是心血管疾病的高危人群,尤其近年来,由于经济的高速发展,人们的饮食、生活方式发生了巨大改变,由此而促发代谢综合征的发病率快速增长,并有年轻化的趋势。代谢综合征已俨然成为严重威胁人类健康的公共卫生问题。

一、病因及发病机制

代谢综合征是在多基因遗传背景上,多种环境因素作用下发生的。胰岛素抵抗是其发病的中心环节和基本的致病基础,糖脂代谢紊乱是其基础病理改变,而氧化应激是引起血管炎症反应和内皮细胞功能紊乱,最终导致各种心血管事件的发生。

二、临床表现

随着研究的深入,代谢综合征临床表现所涉及内容越来越丰富,除常见的项目外,尚提出如高尿酸血症、高血凝低纤溶状态(高血浆纤溶酶原激活物抑制物 1 血症)、高胰岛素原血症、脂肪肝、高 C 反应蛋白(CRP)血症、高瘦素(leptin)、低脂联素(adiponectin)血症、多囊卵巢综合征(PCOS)、高同型半胱氨酸血症等均可能为代谢综合征的组成成分,而且还可能不断有新的成员加入,但对各种成分在代谢综合征和心血管疾病的发生、发展中的相对重要性及其诊断标准,还有待进一步明确。

本节仅对代谢综合征的重要组成成分,如肥胖、胰岛素抵抗、微量清蛋白尿等作简要叙述,余皆见其相应章节。

三、诊断及工作定义

目前,对代谢综合征的诊断标准尚在探索和研究之中,尚无一致认同的、统一的诊断标准,为适应当前研究和临床防治工作的需要,世界卫生组织在 1999 年提出了其工作定义为:在存在糖调节受损(IGR)或糖尿病和/或胰岛素抵抗(即指在正常血糖高胰岛素钳夹试验中所测定的葡萄糖摄取率中低于下四分位数)为前提条件下,同时存在下列成分中 2 个或 2 个以上者,可判断为代谢综合征:①动脉压≥18.7/12.0 kPa;②血浆甘油三酯(TG)≥1.7 mmol/L 和/或 HDL-C 男性<0.9 mmol/L,女性<1.0 mmol/L;③中心型肥胖即腰臀比男性>0.9,女性>0.85 和/或 BMI>30 kg/m^2;④尿清蛋白排泄量≥20 μg/min 或清蛋白/肌酐比值≥30 mg/g。

2001 年,美国"国家胆固醇教育计划"成人治疗组第三次报告(ATP-Ⅲ)中又提出另一个工作定义,即凡符合下列 3 个或 3 个以上条件者可诊断为代谢综合征:①腰围:男性>102 cm,女性>88 cm;②TG>1.69 mmol/L(150 mg/dL);③HDL-C:男性<1.04 mmol/L(40 mg/dL),女性<小于 1.29 mmol/L(50 mg/dL);④动脉压高于 17.3/11.3 KPa。⑤空腹血糖值高于 6.1 mmol/L(110 mg/dL)。

两者的不同处是:①两者均包含糖耐量异常(前者广,包括空腹葡萄糖受损、葡萄糖耐量减退、DM 和胰岛素抵抗)、高血压、肥胖(前者用腰臀比和 BMI,而后者仅用腰围)和血脂紊乱(前者仅占一项,而后者 TG 和 HDL-C 各占一项),但各项成分权重显然不同,前者以糖耐量异常尤 IR 为前提,强调了胰岛素抵抗综合征的概念,而后者既并列了各成分的重要性,又过于强调了血脂紊乱的重要性,仅血脂指标占 2 项。②两者在各项的诊断值不一致。③前者包括有微量蛋白尿,后者没有微量蛋白尿。

最近,我国卫健委疾病控制司和中华医学会糖尿病学分会在《中国糖尿病防治指南》中提出了建议采用前者,但有所不同。①肥胖的诊断值暂用中国肥胖问题工作组所提出的:超重:BMI 24～27.9,肥胖:BMI 为 28。中心性肥胖腰围的数值:男≥85 cm,女≥80 cm。②胰岛素抵抗的评估可采用中国人群中稳态模式评估公式-HOMA-IR 的下四分位数,但不作为基本判定指标,仅用于资料积累以进一步判断此指标的应用价值。

四、防治

代谢综合征的临床表现复杂和多样,故必须针对个体的具体临床表现,逐一采取相应的治疗措施的综合性防治措施。首先,大多数代谢综合征最基本病理机制是胰岛素抵抗,故首先应强调建立健康的生活方式,如合理饮食、适当运动、减轻体重、戒烟、少酒等,通过各种药物及时纠正,长期维持,正常或接近正常水平(即要求治则达标)的血糖、血脂、血压、血粘度水平;缓解和减轻氧化应激状态,血管轻中度炎症反应,调整血凝与纤溶、血管内皮功能,延缓和减轻动脉粥样硬化的进程,最终减少微血管和大血管病变所致的各类心、脑、肾、视网膜等疾病的发生和发展,并做好各级的防治工作,提高人类整体的健康卫生水平。

代谢综合征是多种心血管病危险因子的聚集状态,实质上是发生心脑血管疾病的"温床"和高危人群,应强调尽早、长期、综合性防治原则,各相关学科的密切配合,共同努力,才能避免和减轻 21 世纪人类面临的代谢性心血管疾病迅速增加和年轻化的严重威胁。

(李希强)

第六节　皮质醇增多症

一、概述

皮质醇增多症是由于肾上腺皮质分泌过量的糖皮质激素(主要是皮质醇)所致,主要临床表现为满月脸、多血质、向心性肥胖、皮肤紫纹、痤疮、高血压和骨质疏松等。病因有多种,因垂体分泌 ACTH 过多所致者称为库欣病。

二、病因与发病机制

(一)垂体性皮质醇增多症

垂体性皮质醇增多症即库欣病,因垂体分泌过量的 ACTH 引起。皮质醇增多症患者约占皮质醇增多症患者总数的 70%。70%～80%患者存在垂体 ACTH 微腺瘤(直径<10 mm),大部分病例发病位置在垂体,切除微腺瘤可治愈;其余为下丘脑功能失调,切除微腺瘤后仍可复发。ACTH 微腺瘤并非完全自主性,此组肿瘤分泌皮质醇可被大剂量地塞米松抑制。约 10%患者存

在 ACTH 大腺瘤,可有蝶鞍破坏,并可侵犯邻近组织,极少数为恶性肿瘤,伴远处转移。少数患者垂体无腺瘤,而呈 ACTH 细胞增生,增生的原因尚不清楚,有些可能为下丘脑功能紊乱,CRH 分泌过多所致。此型患者肾上腺增生为双侧性,极少数为单侧性。

(二)异位 ACTH 综合征

垂体以外的肿瘤组织分泌过量有生物活性的 ACTH,使肾上腺皮质增生并分泌过量皮质醇,由此引起的皮质醇增多症为异位 ACTH 综合征。异位 ACTH 综合征占皮质醇增多症患者总数的 10%～20%。随着人们对本病认识的提高,本病的发生率会更高。异位分泌 ACTH 的肿瘤可分为缓慢发展型和迅速进展型两种。迅速进展型肿瘤瘤体大,恶性程度高,发展快,肿瘤较易发现。但常常因病程太短,典型的皮质醇增多症临床表现尚未显现患者已死亡。缓慢发展型肿瘤瘤体小,恶性程度低,发展慢,这类患者有足够的时间显现出典型的皮质醇增多症临床表现,临床上难以和垂体性皮质醇增多症鉴别。最常见的是肺癌(约占 50%),其次为胸腺癌和胰腺癌(各约占 10%)。

(三)原发性肾上腺皮质肿瘤

原发性肾上腺皮质肿瘤可为腺瘤(约占 20%)或腺癌(约占 5%)。这些肿瘤的生长和分泌功能为自主性,不受垂体 ACTH 的控制,此组肿瘤分泌皮质醇一般不被大剂量地塞米松抑制。肿瘤分泌大量皮质醇,反馈抑制垂体 ACTH 的释放,患者血中 ACTH 降低,肿瘤外同侧及对侧肾上腺皮质萎缩。引起皮质醇增多症的腺瘤一般较引起原发性醛固酮增多症者为大,直径多为2～5 cm。引起皮质醇增多症的皮质腺癌一般体积较大,晚期可转移至淋巴结、肝、肺等处。切面常具坏死、出血,往往也有核异型和核分裂,但是不能只根据细胞的形态来决定肿瘤是否为恶性,而必须看肿瘤细胞是否浸润或穿过包膜,或侵入淋巴结、血管中。

(四)肾上腺皮质结节样增生

根据发病机制及病理变化特点可分为以下几种。①不依赖 ACTH 性双侧肾上腺皮质小结节样增生:此病又称原发性色素性结节性肾上腺病或皮质增生不良症。此病少见,患者多为儿童或青年,一部分为家族性。肾上腺皮质总重量不大,有多个小结节。皮质醇分泌过量,超大剂量地塞米松不能将其抑制;血 ACTH 低或测不到。目前认为此病是一种肾上腺的自身免疫性疾病。②不依赖 ACTH 性双侧肾上腺皮质大结节样增生:又称腺瘤样增生。表现为双侧性,体积可大于腺瘤,多个结节融合在一起。原因不明,多数学者认为是由于 ACTH 的过量分泌导致肾上腺皮质在增生的基础上形成结节。这些结节往往具有很强的自主性,血 ACTH 低或测不到,皮质醇的分泌一般不被大剂量地塞米松抑制。

三、临床表现与并发症

典型的病例比较容易诊断。患者有特殊的外貌,望诊即可明确诊断。有些病例需经过比较详细的实验室检查才能确诊。有些患者可在疾病早期以严重的生殖系统功能障碍为主,如女性出现闭经,男性出现勃起功能障碍。大多数患者因肥胖、乏力就诊。少数患者以高血压及糖尿病起病。以下分述各系统的表现。

(一)特征性外貌

患者大多呈特征性外观:满月面,向心性肥胖,腹部膨出,而四肢显得相对细小,锁骨上及颈背部有脂肪堆集,形成所谓水牛背。本病患者呈向心性肥胖者约占 60%,其余患者虽有不同程度肥胖,但不呈典型向心性,少数患者体形正常。大多数患者面部红润光泽,皮脂溢出现象明显,呈多血质外观。多血质外观的主要原因是由于蛋白质分解过度,皮肤变薄,血色易于显露。蛋白质分解过度使毛细血管壁抵抗力减低,皮肤容易发生瘀点及瘀斑。紫纹也为本病特征性表现之一,发生部位多见于下侧腹部、臀部、大腿部。紫纹的形状为中央宽、两端细,呈紫红或淡红色,常为对称性分布。

(二)心血管系统

约 75% 的皮质醇增多症患者有高血压。高血压的严重程度不一,50% 以上患者舒张压超过 16.0 kPa(100 mmHg)。一般在疾病早期,血压只轻微升高。病程长者,高血压的发生率增加,且严重程度也成比例增加。长期高血压可导致心、肾、视网膜的病理变化,心脏可肥大或扩大,但心力衰竭并不多见。经适当治疗,病愈之后,血压下降或恢复正常。

(三)精神症状

约有 2/3 患者有精神症状。轻者表现为情绪不稳定、烦躁易怒、焦虑、抑郁、注意力不集中及记忆力减退,欣快感较常见,偶尔出现躁狂。患者大多有失眠或早醒。严重者可出现精神变态,包括严重忧郁、幻觉、幻想、妄想狂,甚至企图自杀。

(四)性腺功能障碍

女性多数有月经紊乱或闭经,且多伴有不孕。男性患者睾丸小而软,男性特征减少,性欲减退,勃起功能障碍及前列腺缩小。如肾上腺皮质雄性激素分泌增多,可导致痤疮、女子多毛,严重者表现为女性男性化。

(五)糖代谢紊乱

糖代谢紊乱为本病重要表现之一,约 70% 病例有不同程度的糖代谢紊乱。其中一部分患者空腹血糖即高于正常,其余患者糖耐量试验显示糖耐量减退。糖皮质激素过多所致糖尿病的特点是,即使血糖很高,发生酮症者甚少,患者对胰岛素不敏感,微血管病变极罕见。皮质醇增多症被控制后,糖耐量可恢复正常。

(六)电解质紊乱

大量的皮质醇有潴钠排钾作用,从而引起高血压、水肿、多尿、低血钾。但明显的低血钾性碱中毒主要见于肾上腺皮质癌和异位 ACTH 综合征,可能与其分泌大量具有盐皮质激素作用的去氧皮质酮有关。

(七)骨质疏松

由于皮质醇促进蛋白分解,骨基质减少,钙沉着受影响,导致骨质疏松。骨质疏松以胸椎、腰椎及骨盆最为明显,患者常诉腰痛及全身疼痛。骨质疏松严重者,可出现脊椎压缩性骨折。

(八)对感染抵抗力减弱

皮肤真菌感染多见。化脓性细菌感染不易局限化,感染后炎症反应往往不显著,发热不高,易于漏诊。

(九)皮肤色素沉着

多见于异位 ACTH 综合征患者,因肿瘤产生大量的 ACTH、人 β-促脂解素、ACTH 前身物氨基端肽,其内均包含有促黑色素细胞活性的肽段,使皮肤色素明显加深。

四、诊断与鉴别诊断

(一)临床诊断

皮质醇增多症的诊断一般分两步:①确定是否为皮质醇增多症,必须有高皮质醇血症的实验室依据;②进一步检查明确皮质醇增多症的病因。患者若有满月面、向心性肥胖、水牛背、皮肤紫纹、多血质、皮肤薄等典型临床表现,则可为皮质醇增多症的诊断提供重要线索。有典型临床表现者约占80%,其余的可只有其中的几项。有些患者表现不典型,须和其他疾病如单纯性肥胖、高血压、糖尿病、多囊性卵巢综合征等相鉴别。有典型临床表现者,亦应除外因长期应用糖皮质激素或饮用乙醇饮料引起的类皮质醇增多症。

影像检查对皮质醇增多症的病因鉴别及肿瘤定位是必不可少的。首先应确定肾上腺是否有肿瘤。目前,肾上腺CT薄层扫描及B超检查已为首选。肾上腺放射性核素[131]I-胆固醇扫描对区别双侧肾上腺增生还是单侧肾上腺肿瘤有较大价值。若影像学检查提示肾上腺双侧增生,则应检查是否有垂体瘤或垂体以外的异位ACTH分泌瘤的可能。垂体ACTH瘤中80%~90%为微腺瘤,目前分辨率最好的蝶鞍CT的微腺瘤发现率为60%,蝶鞍MRI检查优于CT。放射介入技术的引入对皮质醇增多症的病因和定位诊断更为精确。选择性双侧岩下窦取血测定ACTH、肾上腺静脉取血测定皮质醇和醛固酮,以及分段取血测定ACTH技术能更加明确垂体ACTH瘤、异位ACTH瘤或肾上腺肿瘤的诊断。

(二)检验诊断

各型皮质醇增多症均有糖皮质激素分泌异常、皮质醇分泌增多,失去昼夜分泌节律,且不能被小剂量地塞米松抑制。24小时尿游离皮质醇和尿17-羟皮质类固醇排泄升高。血尿常规和生化测定可为本病的诊断提供线索,但确诊依赖皮质醇与ACTH的实验室结果与动态试验。

1.血液常规

皮质醇增多症患者的红细胞和血红蛋白增多,中性粒细胞增高,嗜酸性粒细胞、淋巴细胞减少。

2.血糖、电解质

皮质醇增多症患者的血清钾偏低,血糖偏高,葡萄糖耐量试验减退。

3.血、唾液皮质醇的测定及其昼夜节律变化

(1)测定方法:放射免疫分析、化学发光免疫分析。

(2)标本:血清、血浆、唾液。血清标本在室温下放置不宜超过8小时;如血清标本8小时内不能进行检测,则应置2~8℃保存,2~8℃冷藏不宜超过48小时。超过48小时不能检测的标本应置-20℃以下保存。避免反复冻融。

(3)参考范围:①血皮质醇在上午8时的参考值为140~690 nmol/L,下午4时:80~330 nmol/L;②唾液皮质醇为8.39~8.99 nmol/L;午夜超过7.5 nmol/L(0.27 μg/dL),清晨超过26.7 nmol/L(1.0 μg/dL)即可诊断;但各实验室应建立自己的正常值范围。

(4)临床诊断价值和评价:①皮质醇增多症患者血浆皮质醇水平增高。②血皮质醇浓度的变化有节律,一般上午最高,下午逐渐下降,夜间及清晨最低。皮质醇增多症时血中皮质醇虽基本维持正常的昼夜节律形式,但波动甚大,而基础水平高于正常。③因唾液中只存在游离状态的皮质醇,并与血中游离皮质醇浓度平行,且不受唾液流率的影响,故唾液皮质醇水平的昼夜节律改变和午夜皮质醇低谷消失是皮质醇增多症患者较稳定的生化改变。④血浆皮质醇水平实际上反映体内ACTH的水平。因此除近期服用氢化可的松或可的松外,影响血ACTH水平的因素如昼夜节律、应激状态、生活事件及激素类用药均可导致血浆皮质醇水平的异常波动。而血浆皮质醇的半衰期为80分钟,长于ACTH,因此血浆皮质醇对外来刺激反应稍滞后于ACTH。这可影响血浆皮质醇和ACTH同步测定的意义。⑤由于雌激素可诱导肝脏皮质醇结合蛋白合成增加,

因此孕妇和口服避孕药者日间皮质醇水平往往可达 50 μg/dL,但皮质醇和皮质类固醇结合球蛋白解离速度很快,故应以入睡后 1 小时皮质醇测定值为准。⑥甲状腺素可调节皮质醇的代谢速度,但不影响下丘脑-腺垂体-肾上腺轴的反馈,因此甲亢和甲减时均不影响血浆皮质醇的水平。⑦体重对皮质醇无很大影响,但严重营养不良可影响皮质醇的代谢,使血皮质醇水平升高。年龄与血浆皮质醇水平无关,但出生 9 个月到 1 年的婴儿体内尚未建立昼夜节律,且刚出生几天内血皮质醇水平低于皮质酮,故此时血浆皮质醇水平偏低。

4.24 小时尿游离皮质醇

(1)检测方法:同血皮质醇。

(2)标本:24 小时尿液。塑料容器中预先加入 33% 乙酸或盐酸 20 mL,置冰块上,准确留取 24 小时尿,记录尿量,混合后用有盖试管取约 10 mL 置冰盒内送检。

(3)参考范围:88.3~257.9 nmol/24 h。

(4)临床诊断价值和评价:①体内的游离型和结合型皮质激素及它们的代谢产物 90% 以上从尿中排泄,未被蛋白结合的部分(包括葡萄糖醛酸苷、硫酸酯和游离皮质醇)都从尿排出。尿游离皮质醇测定对诊断高皮质醇血症的患者灵敏度高,且患者与健康人的数值几乎没有重叠,仅 1%~2% 可能有重叠,尿游离皮质醇排出与血皮质醇呈正比。增多见于皮质醇增多症、甲状腺功能亢进、部分单纯性肥胖者及先天性肾上腺增多症。减少则见于肾上腺皮质功能减退、垂体前叶功能减退、甲状腺功能减退、全身消耗性疾病、恶病质和肝硬化等,结果 <27.6 nmol/24 h 可排除皮质醇增多症,但低值不能诊断皮质功能低下,因留取标本、肾脏疾病等因素可导致错误结果,应做兴奋试验。②24 小时尿游离皮质醇在诊断皮质醇症方面,其特异性及准确性远较 17-羟类固醇及 17-酮类固醇为优。24 小时尿游离皮质醇测定可以避免血皮质醇的瞬时变化,也可以避免血中皮质类固醇结合球蛋白浓度的影响,对皮质醇增多症的诊断有较大的价值,诊断符合率达 90%~100%。值得注意的是,非皮质醇增多症中也有 7%~8% 患者的 24 小时尿游离皮质醇升高,且利尿剂和进高盐饮食,也可使尿游离皮质醇增高。

5.血浆 ACTH

(1)测定方法:放射免疫分析、化学发光免疫分析。

(2)标本:血清、血浆。血浆标本应用塑料管分装,不应用玻璃试管,血清标本在室温下保存不应超过 8 小时,2~8 ℃冷藏不应超过 48 小时,可在 -20 ℃以下长期保存,避免反复冻融。血浆 ACTH 的半衰期仅为 8 分钟左右,在室温下不稳定,可被血细胞和血小板的酶降解,并可黏附于玻璃和塑料表面致使所测值偏低。

(3)参考范围:0~18.9 pmol/L。

(4)临床诊断价值和评价:皮质醇增多症可引起血中 ACTH 升高。患者处于如发热、疼痛、外伤等急性应激状态时,ACTH 分泌均会升高。而严重抑郁症,尤其是老年患者体内的 ACTH 水平也高于健康人。

6.尿 17-羟皮质类固醇(17-OHCS)

(1)方法:液相色谱法。

(2)标本:24 小时尿,以醋酸或盐酸 10 mL 防腐,记录尿量。

(3)参考范围:8 岁以下 <4.1 μmol/24 h(1.5 mg/24 h 尿);8~12 岁 <12.4 μmol/24 h 尿(4.5 mg/24 h 尿);12~18 岁为 6.4~29.7 μmol/24 h 尿(2.3~10.9 mg/24 h 尿);成年男性为 8.3~33.2 μmol/24 h 尿(3.1~12 mg/24 h 尿);成年女性为 6.9~27.6 μmol/24 h 尿(2.5~

10 mg/24 h尿)。

（4）临床诊断价值和评价。

17-OHCS增多见于：①皮质醇增多症、异位ACTH肿瘤；②肾上腺性征异常综合征、11-β羟化酶缺乏症；③甲状腺功能亢进症、肥胖症、手术、各种应激。

17-OHCS减少见于：①肾上腺皮质功能减退（原发或继发）、艾迪生病，血浆ACTH升高，ACTH刺激试验无反应或反应减低；②垂体功能减退症，如ACTH单独缺乏症、希恩综合征；③先天性肾上腺皮质增生症如21-羟化酶缺陷症、17-羟化酶缺陷症；④医源性皮质功能减退症，如长期使用类固醇皮质激素、肾上腺皮质失用性萎缩；⑤其他原因，如甲状腺功能减退症、肝硬化、肾功能不全等。

（三）鉴别诊断

1.单纯性肥胖

肥胖可伴有原发性高血压、糖耐量减低、月经稀少或闭经，皮肤也可能出现皮纹、痤疮、多毛，24小时尿17-OHCS和17-KS排出量比正常升高，与皮质醇增多症表现相似。但单纯性肥胖脂肪分布不是向心性，而是分布对称均匀，无皮肤菲薄及多血质改变，皮纹大多为白色，有时可为淡红色，但一般较细。血浆皮质醇、24小时尿游离皮质醇、24小时尿检查均在正常范围；小剂量地塞米松抑制试验大多能被抑制；X线检查蝶鞍无扩大，亦无骨质疏松；B超检查双侧肾上腺无异常发现。

2.2型糖尿病性肥胖

2型糖尿病可有肥胖、高血压，检查有糖耐量降低、24小时尿17-OHCS偏高，需与之鉴别。但与皮质醇增多症有下列不同：血浆皮质醇正常，正常昼夜节律存在；24小时尿游离皮质醇正常；其肥胖亦非向心性。

3.颅骨内板增生症

多见于女性，临床表现有肥胖、多毛症、高血压及神经精神症状，需与之鉴别。但与皮质醇增多症不同在于：其肥胖以躯干及四肢显著；无皮质醇分泌过多引起的代谢紊乱表现；颅骨X线片显示额骨及其他颅骨内板增生，而无蝶鞍扩大改变；无骨质疏松改变。

五、治疗

皮质醇增多症治疗的目标为：①将每天皮质醇分泌量降至正常范围；②切除任何有害健康的肿瘤；③不产生永久性内分泌缺陷；④避免长期激素替代。

皮质醇增多症是由脑垂体ACTH分泌过多造成的，直接处理垂体似乎更合理，以使皮质醇增多症患者的临床征象、ACTH和皮质醇的水平恢复到正常。实际上，除肾上腺皮质腺瘤手术切除有良好的效果外，还没有一种疗法是完美无缺的。当前的主要治疗手段包括手术、放疗及药物治疗。

（一）垂体性皮质醇增多症

垂体切除术主要用于那些具有较大垂体瘤的皮质醇增多症患者。如果保留垂体，可能会侵犯视神经或由于压迫周围组织造成神经学上的损伤。全垂体切除的不利之处为常规通过前额途径，是一个大手术，而且随着垂体的切除会导致垂体其他功能的低下。早在1970年经蝶垂体瘤摘除术开展前已广泛开展，该手术如果由有经验的外科医师施行，治愈率提高，并发症非常小，而且很少复发。

垂体手术前应先行垂体CT检查，做好垂体肿瘤的定位诊断。部分垂体较大腺瘤及可由

CT、MRI 定位的微腺瘤均可通过经鼻经蝶鞍垂体微腺瘤摘除。有人报道 CT 扫描未能找到垂体微腺瘤者,经鼻经蝶手术探查时,90%患者仍能发现微腺瘤。术前测定岩下窦静脉血和周围静脉血 ACTH 比值,以及进一步测定双侧岩下窦静脉血 ACTH 的差别,则能帮助确定是否存在垂体微腺瘤及定位垂体腺瘤。患者术后可能出现激素撤退症状,需补充生理剂量的肾上腺糖皮质激素直到下丘脑-垂体-肾上腺(HPA)轴恢复正常;对于症状严重者,可短期静脉内使用超生理剂量的肾上腺糖皮质激素治疗。建议在术后第 1 周内停用肾上腺糖皮质激素或改用小剂量地塞米松,测定上午的血清皮质醇浓度以评估手术效果。如停用激素,必须密切观察患者是否出现肾上腺皮质功能不全症状。

垂体放射治疗一直是作为皮质醇增多症行肾上腺切除术后,对垂体肿瘤的一种补充治疗。对怀疑垂体肿瘤手术切除不彻底或晚期垂体肿瘤合并心肾功能不全、糖尿病、年老体弱者,也可考虑放射治疗。垂体放射治疗的类型有两种,一种是外照射,通常采用高能直线加速器治疗,也可应用^{60}Co 行大剂量垂体照射,此法虽然有一定的疗效,但远期并发症多,如放射性脑病、脑软化等;另一种是内照射,将^{198}Au 或^{90}Y 植入垂体内行内照射,有效率为 65%,一般对垂体功能无明显不良影响。总之,垂体放疗照射定位不精确,照射剂量无法准确控制,容易损伤垂体周围组织,疗程长,疗效出现慢,并发症多,常不被患者所接受。近年来,国内、外兴起的立体定向放射外科治疗技术为垂体腺瘤的治疗开辟了新途径。立体定向放射外科是利用立体定向的方法,选择性地确定正常及病变组织的颅内靶点,使用大剂量管束电离射线,精确地集中照射靶点而产生局灶性组织破坏,达到治疗疾病的目的。

对皮质醇增多症,在有条件的地区应首选针对垂体 ACTH 瘤进行治疗,可采用经鼻、经蝶手术或立体定向放射治疗。对垂体手术疗效不满意者或影像学无垂体瘤表现的患者,可针对 ACTH 的靶器官肾上腺进行手术治疗,通常采取一侧肾上腺全切、另一侧大部切除+垂体放射治疗。这样一方面去除皮质醇的来源,使皮质醇增多症得到缓解;另一方面保留的部分肾上腺仍具有分泌功能,可免除长期替代治疗。垂体肿瘤的积极治疗或放疗又可以预防术后 Nelson 综合征的发生。常将两侧肾上腺手术分两期进行,先行病变明显的一侧肾上腺全切除,再观察随访。此法既明确了诊断,又可经腰部切口手术,手术风险小。如术后内分泌症状基本缓解,可继续随访;如临床症状和实验室检查指标显示皮质醇增多仍很明显,则应择期对另一侧肾上腺再行大部切除(80%)。有学者主张,在双侧肾上腺全切除后再行部分肾上腺组织自体移植术。但因难以做到带血管蒂移植,往往以组织块种植为主,所以成活率不高。随着临床移植技术的提高,近年来肾上腺组织自体种植的成活率已有所提高。有报道显示,种植成活的肾上腺组织也能有效地分泌部分皮质激素,至少能减少糖皮质激素的替代治疗量。

(二)肾上腺病变的处理

1.肾上腺肿瘤

肾上腺肿瘤包括肾上腺皮质腺瘤和腺癌。

腺瘤的治疗方法简单,只要诊断明确,可行腺瘤切除。术前定位明确者经腰部第 10 或 11 肋间切口,术前定位不明确者可经腹切口行双侧肾上腺探查。腺瘤大多有包膜,容易分离,可完整摘除。如边界不清,可行同侧肾上腺切除术。目前,大多数肾上腺腺瘤可行经腹或经后腹腔途径的腹腔镜手术。腹腔镜手术具有创伤小、恢复快等优点,已逐步替代开放性手术成为肾上腺手术的金标准。腺瘤多数为单侧性,而对侧肾上腺往往是萎缩的,所以术后恢复期激素的调整非常重要。由于术中解决应激状态及术后的替代治疗常使用大剂量糖皮质激素,使下丘脑及垂体进一步遭受抑制,所以术后在了解肾上腺皮质功能的条件下,逐渐减少激素用量。单侧肾上腺切除者术中给予氢化可的松 100 mg 静脉滴注,术后维持 1～2 天。若对侧肾上腺萎缩者,则在补充皮质激素的同时应用 ACTH。一侧全切另一侧部分切除者,应用氢化可的松从 300 mg/d 逐步减量,一周后改为口服泼尼松,25 mg/d,逐步减量到 12.5 mg/d,视情况维持 2～3 周。在停止替代治疗前应全面了解肾上腺皮质功能,如化验尿 17-OHCS、17-KS 及血尿皮质醇等。如一年以上肾上腺功能仍不能恢复者,恐怕需要终身替代治疗。双侧肾上腺全切除者需终身服用皮质激素。

肾上腺皮质腺癌也以手术治疗为主,越早越好,早期尚未转移者疗效为佳。对肿瘤局限于肾上腺区域者,行单侧肾上腺根治性切除术;若肿瘤已发生远处转移,原发肿瘤组织和转移处均应尽力切除,这样可提高药物治疗和局部放疗的效果。对肿瘤小、边界清晰者,可经腰背切口。肿瘤较大、界限不清或有浸润者,可取胸腹联合切口或单侧肋缘下弧形切口,将肿瘤、肾上腺、同侧淋巴结一并切除。对侵犯肾脏、下腔静脉壁或腔静脉有瘤栓者,应做同侧肾切除、腔静脉壁的部分切除和腔静脉瘤栓取出术。肾上腺皮质癌发展快,淋巴转移早,发现时约 2/3 患者已有周围组织的浸润,患者术后 5 年存活率仅 25%,预后差。

2.原发性肾上腺皮质增生

这类患者往往血 ACTH 降低,而影像学检查又无法发现肾上腺区域明显的占位性病变。有学者认为对这类患者应首先行病变严重(即体积较大侧)一侧肾上腺全切除术,如症状缓解满意,则可继续随访观察;如症状仍较严重,可再行另一侧肾上腺大部切除术。此类患者术后预后比较好,常不需终身激素替代措施。

(三)异位 ACTH 综合征

对于异位 ACTH 综合征,首选的治疗方法是切除原发肿瘤,切断异位 ACTH 分泌的来源。但往往明确诊断时,肿瘤已无法切除。此时,一方面可行肿瘤的化疗、放疗,另一方面可应用药物治疗减轻皮质醇增多症的症状。在以下情况,也可选用双侧肾上腺全切或一侧全切、另一侧次全切以缓解症状:①异位 ACTH 综合征诊断明确,但未找到原发肿瘤;②异位 ACTH 肿瘤已广泛转移,无法切除,而高皮质醇血症症状严重;③异位 ACTH 肿瘤已经找到,但无法切除,患者情况尚能接受肾上腺手术。

(四)药物治疗

药物治疗是皮质醇增多症治疗的一个重要方面,但只是一种辅助治疗,适用于衰弱或新近心肌梗死不能手术者,以及垂体、异位 ACTH 肿瘤或肾上腺肿瘤未能成功切除者。影响肾上腺分泌的有酮康唑、氨鲁米特、美替拉酮和米托坦;影响 ACTH 分泌的有赛庚啶和溴隐亭。无论是作用于垂体或肾上腺,均需长期服药,且有一定的不良反应,不能达到完全治愈的效果。

1.皮质醇合成抑制剂

(1)酮康唑:是咪唑类似物,对碳链酶及 17-羟化酶均有抑制作用。用法:每次 0.3 g,每天 3 次口服。皮质醇水平降至正常后适当减量。不良反应包括肾上腺皮质功能不足、肝功能异常和肝脏毒性反应。

(2)氨鲁米特:是格鲁米特的衍生物,主要作用是阻断胆固醇向孕烯醇酮的转变,同时也阻断甲状腺素的合成。用法:每次 0.25 g,每天 3 次口服。用药 1 周后,皮质醇增多症的临床表现可获得不同程度的缓解。不良反应包括头痛、头晕、皮疹及胃不适等。

(3)美替拉酮:甲吡酮,为 11β-羟化酶的抑制剂。价格昂贵,国内很少应用。用法:每天 1～2 g,分 4 次口服。

2.ACTH 抑制剂

(1)赛庚啶:为 5-羟色胺受体拮抗剂。垂体性皮质醇增多症患者 ACTH 分泌增加可能与 5-羟色胺的紊乱有关。Krieger 等首先提出用赛庚啶治疗皮质醇增多症,每天服用 24 mg,3～6 个月后可见血浆 ACTH 及皮质醇下降,临床症状缓解,但不是全部患者都有效。文献曾报道 40 例,取得满意缓解的达 60%。在体外已证实,该药对肿瘤或分泌 ACTH 的异位肿瘤有直接效应。用法:每次8 mg,每天 3 次口服,连续 6 个月以上。不良反应包括嗜睡、口干、恶心、眩晕等,大剂量时可出现精神错乱和共济失调。

(2)甲磺酸溴隐亭:为多巴胺受体激动剂,大剂量能抑制 CRF、ACTH 分泌。一项研究中,口服2.5 mg溴隐亭之后,13 例患者中有 6 例血浆 ACTH 和皮质醇明显下降。1 例异位 ACTH 分泌的支气管类癌患者,ACTH 亦被抑制。用法:5～10 mg,每天分 3～4 次口服。不良反应包括口干、恶心、呕吐、便秘、头晕、直立性低血压、失眠、小血管痉挛等。

(章慧玲)

第七节　甲状腺功能亢进症

甲状腺是人体最大的内分泌腺体,其分泌的甲状腺激素(TH)促进机体物质代谢、能量代谢以及机体的生长、发育。甲状腺功能亢进症(简称甲亢)是指由于多种因素导致甲状腺功能亢进、TH 分泌过多,造成以神经、循环、消化等系统兴奋性增高和代谢亢进为主要临床表现的疾病总称。

甲状腺功能亢进以弥漫性毒性甲状腺肿,又称 Graves 病最为常见,大约占所有甲亢患者的 85%。Graves 病女性患者较男性多见,男女之比为 1:(4～6),多发在 20～40 岁。该病是一种器官特异性自身免疫性疾病,其发病机制尚未完全阐明。一般认为其发病机制是以遗传易感性为背景,在精神创伤、感染等诱发因素的作用下,引起体内免疫系统功能紊乱,产生异质性免疫球蛋白(自身抗体)而致病。

一、临床表现

本症临床表现与患者年龄、病程和 TH 分泌过多的程度有关。Graves 病典型临床表现主要为甲状腺激素分泌过多综合征、甲状腺肿、眼征。老年人和儿童的临床表现常不典型。

(一)甲状腺激素分泌过多综合征

1.高代谢综合征表现

T_3、T_4 分泌过多及交感神经兴奋性增高,能量、糖、脂肪、蛋白质代谢增加,体重降低,糖耐量异常。

2.心血管系统表现

心动过速、心律失常、第一心音亢进、心脏扩大、收缩期高血压,其中心率静息或睡眠时仍快。

3.神经系统表现

易激动、焦虑烦躁、失眠紧张等,伸舌和双手平举向前时有细震颤,腱反射活跃。

4.消化系统表现

食欲亢进,多食消瘦,大便频繁,肝功能异常。

5.血液和造血系统表现

白细胞总数降低,淋巴细胞比例增高,血小板寿命缩短,偶可引起贫血。

6.肌肉骨骼系统表现

肌肉软弱无力,可有甲亢性肌病。

7.内分泌系统表现

甲状腺激素分泌过多综合征可影响性腺和肾上腺皮质功能,早期甲亢患者促肾上腺皮质激素(ACTH)分泌增加,重症患者肾上腺皮质功能可能相对减退或不全。

8.生殖系统表现

女性患者常有月经稀发、闭经,男性患者常有勃起功能障碍,偶见乳腺发育。

9.皮肤及肢端表现

部分患者有典型小腿胫前对称性黏液性水肿,常与浸润性突眼同时或在之后发生。少数患者存在指端粗厚。

(二)甲状腺肿

甲状腺肿主要表现为弥漫性、对称性甲状腺肿大,质软(病史久或食用含碘食物较多者质地可坚韧)、无压痛,吞咽时上下移动,也有甲状腺肿大不对称或肿大不明显者。肿大的甲状腺上、下叶外侧可扪及震颤(腺体上部较明显),可听到连续性或以收缩期为主的吹风样杂音的血管杂音,以上为 Graves 病的重要诊断特征。

(三)眼征

Graves 病患者有 $25\% \sim 50\%$ 伴有不同程度的眼病,其中突眼为重要而又较特异的体征之一。

(四)特殊临床表现及类型

儿童期甲亢临床表现与成人相似,一般后期均伴有发育障碍。18 周岁前一般采用抗甲状腺药物(ATD)治疗,但治疗效果不如成人。

淡漠型甲亢多见于老人,发病较隐匿;症状不典型,常以某一系统的表现突出;眼病和高代谢综合征表现较少,甲状腺常不肿大,但结节发生率较高;血清 TT_4 测定可在正常范围内;全身症状较重。

妊娠期甲亢主要有妊娠合并甲亢和人绒毛膜促性腺激素(HCG)相关性甲亢两种。妊娠合并甲亢者,时有类似甲亢的临床表现,如有体重不随妊娠时间相应增加、四肢近端肌肉消瘦、静息时每分钟心率超过 100 次表现之一者,应疑及甲亢。HCG 相关性甲亢者,可因大量 HCG 刺激 TSH 受体而出现甲亢,甲亢症状轻重不一,血清 FT_3、FT_4 升高,TSH 降低或不可测出,血 HCG 显著升高,属一过性。

亚临床型甲亢血 T_3、T_4 正常,而 TSH 显著降低,低于正常值下限,不伴有或有轻微的甲亢症状。亚临床型甲亢可发生于 Graves 病早期、手术或放射碘治疗后、各种甲状腺炎恢复期的暂时性临床症状,也可持续存在,成为甲亢的一种特殊临床类型,少数可进展为临床型甲亢。

T_3 型甲亢的临床表现与寻常型相同,一般较轻,但血清 TT_3 与 FT_3 均增高,TT_4、FT_4 正常甚至偏低。

二、实验室检查

(一)TSH 测定

TSH 由脑垂体分泌,是调节甲状腺功能的重要激素。甲状腺功能改变时,TSH 的波动较 T_3、T_4 更迅速、显著,是反映下丘脑-垂体-甲状腺轴功能的敏感指标,对亚临床型甲亢和亚临床型甲减的诊断有着重要意义。大部分甲亢患者 TSH 低于正常低值,但垂体性甲亢患者 TSH 不降低或升高。

(二)血清甲状腺激素水平测定

1.血清 TT_4 与 TT_3

TT_4、TT_3 是反映甲状腺功能重要的指标,不同方法及实验室测定结果差异较大。TT_4、TT_3 的增高可提示甲亢,一般二者浓度平行变化,但在甲亢初期与复发早期,TT_3 上升往往很快,约是正常值的 4 倍,TT_4 上升较 TT_3 缓慢,仅为正常值的 2.5 倍,因此 TT_3 适用于轻型甲亢、早期甲亢、亚临床型甲亢及甲亢治疗后复发的诊断,也是诊断 T_3 型甲亢的特异指标。

TT_4、TT_3 可与甲状腺结合球蛋白(TBG)等特异性结合,且结合率高。TBG 水平变化对 TT_4 的影响较 TT_3 更大些。妊娠、雌激素、病毒性肝炎等可使 TBG 升高,TT_4、TT_3 测定结果出现假性增高;雄激素、低蛋白血症(严重肝病、肾病综合征)、糖皮质激素等可使 TBG 下降,测定结果出现假性降低。

2.血清 FT_4 与 FT_3

血清 FT_4、FT_3 不受 TBG 变化的影响,敏感性、特异性均高于 TT_3、TT_4,更能准确地反映甲状腺的功能状态,但是在不存在 TBG 影响因素的情况下,仍推荐测定 TT_3、TT_4,因其指标稳定,可重复性好。

3.血清 rT_3

rT_3 是 T_4 降解的产物,几乎无生理活性。可在一定程度上反映甲状腺的功能,其血浓度的变化与 T_3、T_4 维持一定比例,基本与 T_4 变化一致。Graves 病初期或复发早期可仅有 rT_3 升高。

(三)甲状腺自身抗体测定

1.TRAb(TSH 受体抗体)

TRAb 包括 TSH 受体抗体、甲状腺刺激抗体(TSAb)和甲状腺刺激阻断抗体(TSBAb)三类。TSH 受体抗体阳性提示存在针对 TSH 受体的自身抗体;TSAb 有刺激 TSH 受体、引起甲亢的功能,是 Graves 病的致病性抗体;TSBAb 可引起甲减。TRAb 检测对初发 Graves 病早期诊断、预测 ATD 治疗后甲亢复发、预测胎儿或新生儿甲亢的可能性有一定的意义。测定方法较多,但易出现假阴性和假阳性结果。

2.甲状腺过氧化物酶抗体(TPOAb)和甲状腺球蛋白抗体(TgAb)

这两种抗体水平能提示自身免疫性疾病的病因。

(四)甲状腺摄^{131}I 率

^{131}I 摄取率诊断甲亢的符合率可达 90%。摄^{131}I 率升高/减低表示甲状腺的摄碘功能亢进/减退,可鉴别甲亢的病因,不能反映病情严重程度与治疗中的病情变化。摄取率降低,提示亚急性甲状腺炎、安静型甲状腺炎、产后甲状腺炎;摄取率升高,提示缺碘性甲状腺肿;若摄取率升高且伴随高峰前移,提示 Graves 病、多结节性甲状腺肿伴甲亢。随着 TH 和 TSH 检测普遍开展及监测敏感度的不断提高,^{131}I 摄取率已不作为甲亢诊断的常规指标。孕妇及哺乳期妇女禁

止做本测定。

(五)促甲状腺激素释放激素(TRH)兴奋试验

TRH 能促进 TSH 的合成与释放,甲亢患者 T_3、T_4 增高,反馈抑制 TSH 的分泌,因此 TSH 不受 TRH 兴奋。甲亢患者一般 TSH 水平无明显增高;TSH 有升高反应可排除 Graves 病;TSH 无反应还可见于垂体疾病伴 TSH 分泌不足、甲状腺功能"正常"的 Graves 眼病等。

三、影像学检查

甲状腺超声检查可测定甲状腺的体积,组织的回声,是否存在甲状腺结节,尤其是临床不易触摸到的小结节,并可确定结节的数量、大小和分布,鉴别甲状腺结节的性状。

核素扫描检查时,甲亢患者颈动、静脉可提前到 6～8 秒显像(正常颈静脉12～14 秒显像,颈动脉 8～12 秒显像),甲状腺在 8 秒时显像,其放射性逐渐增加,显著高于颈动、静脉显像。

甲状腺 CT 可清晰地显示甲状腺和甲状腺与周围组织器官的关系,可发现微小病灶,测定甲状腺的体积和密度,了解甲状腺与周围器官的横向关系,有助于结节性甲状腺肿的诊断。眼部 CT 能清楚地显示眼眶内的结构,评估眼外肌受累及眼球后浸润情况,对眼眶的多种疾病的鉴别诊断有较高价值,尤其是眼球突出的病因诊断。

MRI 多用于确定甲状腺以外病变的范围,对确定肿块与其周围血管的关系价值大于 CT 或其他影像学检查。眼部 MRI 较 CT 能更清晰显示眶内多种软组织的结构和病变范围。但体内有金属物且不能取出时禁做 MRI 检查。

四、诊断标准

(一)功能诊断

甲亢病例诊断一般根据病史和临床表现,配合实验室检查来确诊。临床有高代谢及神经、循环、消化等系统兴奋性增高和代谢亢进的病例,尤其是有甲状腺肿大或突眼者应考虑存在本病可能,小儿、老年或伴有其他疾病的轻型甲亢或亚临床型甲亢临床表现不典型,需要辅以相应的实验室检查。

血 FT_3、FT_4(或 TT_3、TT_4)增高、敏感 TSH(sTSH)＞0.1 mU/L 者考虑甲亢;仅 FT_3 或 TT_3 增高,FT_4、TT_4 正常者可考虑为 T_3 型甲亢;血 TSH 降低,而 FT_3、FT_4 正常者,符合亚临床型甲亢。必要时可进一步做敏感 TSH(sTSH)/超敏感 TSH(uTSH)测定和/或 TRH 兴奋试验。

(二)鉴别诊断

较多亚急性甲状腺炎患者有发热等全身症状,且甲状腺肿大疼痛,伴有甲亢症状,T_3、T_4 升高、TSH 及 [131]I 摄取率降低。安静型甲状腺炎患者的甲状腺呈无痛性肿大,病程呈甲亢-甲减-正常过程。在甲亢阶段时 T_3、T_4 升高,[131]I 摄取率降低;甲减阶段 T_3、T_4 降低,[131]I 摄取率升高。

兼有桥本甲状腺炎和 Graves 病的患者有典型的甲亢临床表现和实验室检查结果,血清 TgAb 和 TPOAb 高滴度,甲亢症状很少自然缓解。少数患桥本假性甲亢(桥本一过性甲亢)患者由于疾病致滤泡破坏,甲状腺激素漏出引起一过性的甲亢,T_3、T_4 升高,[131]I 摄取率降低,症状常在短期内消失。

甲亢与非甲亢疾病的鉴别,见表 6-4。

表 6-4　甲亢与非甲亢疾病的鉴别

疾病	相同点	不同点
糖尿病	多食易饥,少数甲亢糖耐量减低	无甲状腺肿,甲状腺部位无血管杂音且功能正常
非毒性甲状腺肿	甲状腺肿大,^{131}I 摄取率可增高	单纯性甲状腺肿无甲亢症状与体征,^{131}I 摄取率高峰不前移,T_3 抑制试验阴性,甲状腺功能正常
神经官能症	神经、精神症状相似	神经官能症无高代谢症状群、突眼、甲状腺肿,甲状腺功能正常
更年期综合征	情绪不稳定,烦躁失眠、出汗	更年期甲状腺不肿大且功能基本正常
嗜铬细胞瘤	交感神经兴奋症状	无甲状腺肿,甲状腺功能正常,常有高血压

五、治疗原则

目前,治疗甲亢一般采用药物治疗、放射性^{131}I 治疗、手术治疗,治疗时应根据患者具体情况和个人意愿等选择治疗方法。一般情况下年龄较小、病情轻、甲状腺轻中度肿大患者多选择药物治疗;而病情较重、病程长、甲状腺中重度肿大患者多采用^{131}I 或手术等根治性治疗方法。儿童患者应先考虑用药物治疗,尽可能避免使用^{131}I 治疗。

(一)甲亢的一般治疗

舒缓精神,避免情绪波动,适当休息并给予对症、支持治疗,补充足够热量和营养(糖、蛋白质和 B 族维生素等),忌碘饮食。

(二)甲亢的药物治疗

甲亢治疗药物有抗甲状腺药物、碘及碘化物及 β 受体阻滞剂。

1.抗甲状腺药物

抗甲状腺药物的临床疗效较肯定,治愈率 40%～60%;方便、经济、使用较安全,一般不会导致永久性甲减。但该类药物在临床应用具有局限性,主要是因为治疗用药疗程长 1～2 年至数年,停药后复发率高,可达 50%～60%,少数患者伴发肝损害或粒细胞减少症等。

(1)药物分类:抗甲状腺药物分为硫脲类和咪唑类,前者的代表药物是硫氧嘧啶、丙硫氧嘧啶,后者为甲巯咪唑(他巴唑)、卡比马唑(甲亢平)。

(2)药物疗程:治疗疗程有长程疗法、短程疗法及阻断-替代疗法等。短疗程法的服药时间小于 6 个月,治愈率 40%;长疗程法的服药时间在 1.5 年以上,治愈率 60%。长程疗法分为初治期、减量期、维持期,药物剂量一般根据病情选择。长程疗法因其治疗效果好而常用,治疗一旦开始一般不宜中断,治疗中如出现症状缓解但甲状腺肿或突眼恶化的情况时,抗甲状腺药物应酌情减量并可加用 L-甲状腺素钠(L-T_4)25～100 $\mu g/d$ 或甲状腺片 20～60 mg/d。

(3)停药指征:长程疗法的停药指征一般为甲亢症状完全缓解;甲状腺肿缩小、血管杂音消失;抗甲状腺药物维持量小;血 T_3、T_4、TSH 正常;T_3 抑制试验及 TRH 兴奋试验正常;TSAb 明显下降或转阴;足疗程。停药时甲状腺明显缩小并且 TSAb 阴性,停药后复发率低;停药时甲状腺肿大或 TSAb 阳性,停药后复发率高,此类患者应延长治疗时间。

(4)注意事项:应用抗甲状腺药物应注意其不良反应,需经常检测肝肾功能和血常规。

2.碘及碘化物

一般用于术前准备和甲亢危象。术前准备时先用 ATD 控制症状,术前 2～3 周应用大剂量碘,使甲状腺减轻充血,质地变韧,便于手术,减少出血。

3.β 受体阻滞剂

用于甲亢初治期的辅助治疗,也可用于术前准备或甲状腺危象。改善患者心悸等交感神经兴奋状态,并抑制 T_4 向 T_3 的转化。

(三)手术治疗

甲状腺次全切手术主要是用手术方法切除部分甲状腺组织以减少甲状腺激素的产生,达到治疗甲亢的目的。治愈率可达 70% 以上,治疗后复发率较药物治疗低,但可引起多种并发症。

手术治疗甲亢的适应证:中、重度甲亢,服药无效、复发或不愿长期服药者;甲状腺巨大,有压迫症状者;胸骨后、结节性甲状腺肿伴甲亢者。禁忌证:较重或发展较快的浸润性突眼者;合并心、肝、肾、肺疾病,不能耐受手术者;妊娠早期(3 个月前)及晚期(6 个月后);轻症可用药物治疗者。

术前用抗甲状腺药物治疗至症状控制,患者甲状腺功能接近正常,心率每分钟 < 80 次,T_3、T_4 在正常范围内。为减少术中出血,术前 2 周加服复方碘溶液。若患者对 ATD 有不良反应或不能缓解症状,可尝试普萘洛尔加碘剂的准备方法。

(四)放射性碘治疗

甲状腺有高度摄取和浓集碘的能力,^{131}I 释放出 β 射线可破坏甲状腺滤泡上皮而减少 TH 分泌,还能抑制甲状腺内淋巴细胞的抗体生成,增强了疗效。^{131}I 治疗具有迅速、简便、安全、疗效明显等优点,且疗程短、治愈率高、复发率低。接受 ^{131}I 治疗时应注意:服 ^{131}I 治疗前 2~4 周避免应用碘剂及含碘的药物;服 ^{131}I 前应空腹,服药 2 小时后方可进食;服药后患者应与家人隔离,尤其是与儿童和妊娠妇女,餐具和水杯与家人分开使用;非妊娠期妇女在接受 ^{131}I 治疗后半年内不宜妊娠;定期复查及随访。

(五)Graves 眼病的治疗

Graves 眼病以男性多见,43% 的患者甲亢与 Graves 眼病同时发生,44% 甲亢先于 Graves 眼病发生,还有 5% 的患者仅有明显突眼而无甲亢症状,称其为甲状腺功能正常的 Graves 眼病。

非浸润性突眼无须特别处理,突眼会随甲状腺功能恢复正常而消失。治疗 Graves 眼病时,对于有临床型甲亢或亚临床型甲亢证据的患者应采取有效的抗甲亢治疗,甲状腺功能恢复正常可使眼睑挛缩、凝视、眶周水肿等症状减轻,可更准确地评价眶内受累程度,选择适当的治疗方案。严重突眼不宜行甲状腺次全切除术,慎用 ^{131}I 治疗。

1.Graves 眼病的局部治疗

高枕卧位;限制钠盐及使用利尿剂减轻水肿;戴有色眼镜保护眼睛,防止强光及灰尘刺激;睡眠时使用抗生素眼膏;睡眠时可用眼罩或盐水纱布敷眼。

2.Graves 眼病的全身治疗

(1)抗甲状腺药物:主要用于甲亢伴明显突眼者,可稳定甲状腺功能,有利于突眼恢复。在治疗过程中应避免发生甲低及 TSH 升高,必要时可用 L-T_4(100~200 μg/d)或干甲状腺片(60~120 mg/d)与 ATD 联用。

(2)免疫抑制剂及非特异性抗炎药物:泼尼松每次 10~20 mg,每天 3 次,早期疗效较好,症状好转后减量。一般 1 个月后再减至维持量 10~20 mg/d,也可隔天给予最小维持量而逐渐停药。对糖皮质激素不敏感或有禁忌证的 Graves 眼病患者,可考虑试用奥曲肽,据报道该药物对于抑制球后组织增生有一定的效果。也可试用免疫抑制剂,但需注意白细胞减少等不良反应。多数研究证实,糖皮质激素和环孢素 A 合用临床效果优于单独使用糖皮质激素。

（3）球后放疗：一般大剂量皮质激素治疗无效或有禁忌证无法使用时考虑应用。

（4）眼眶减压手术对改善突眼和眼部充血症状效果较好。

（章慧玲）

第八节　甲状腺功能减退症

甲状腺功能减退症（简称甲减）是指各种原因引起的甲状腺激素（TH）合成、分泌或生物效应不足所导致的一组疾病。甲减女性较男性多见，男女之比为1∶（5～10），且随年龄增加患病率逐渐上升。新生儿甲减发生概率约为1∶4 000，青春期甲减发病率降低，成年后再次上升。甲减病因较复杂，按起病时间可分为呆小病（克汀病）、幼年型甲减、成年型甲减。

一、病因

呆小病甲状腺功能减退始于胎儿或新生儿，病因有两种：地方性呆小病，即因母体缺碘，供应胎儿的碘不足，胎儿 TH 合成不足或甲状腺发育不全而造成神经系统不可逆的损害；散发性呆小病，胎儿甲状腺发育不全或 TH 合成发生障碍。

幼年型甲状腺功能减退起病于青春期发育前儿童，病因与成人患者相同。成年型甲状腺功能减退起病于成年者，主要有甲状腺激素（TH）缺乏、促甲状腺激素（TSH）缺乏及周围组织对 TH 不敏感三种类型。

（一）TH 缺乏

原发性 TH 缺乏，病因不明。

继发性 TH 缺乏，常见于甲状腺破坏，如手术切除，放射性碘或放射线治疗后；抗甲状腺药物（ATD）治疗过量，摄入碘化物过多，使用过氯酸钾、碳酸锂等；其他因素有甲状腺炎、慢性淋巴细胞性甲状腺炎、伴甲状腺肿或结节的甲状腺功能减退、晚期甲状腺癌和转移性肿瘤。

（二）血清 TSH 缺乏

TSH 缺乏分为垂体性和下丘脑性。前者常见于肿瘤、手术、放疗和产后垂体坏死；后者常见于下丘脑肿瘤、肉芽肿、慢性疾病或放疗。

（三）TH 不敏感综合征

TH 受体基因突变、TH 受体减少或受体后缺陷所致，有家族发病倾向。

二、临床表现

TH 减少可引起机体各系统功能代谢减慢，功能降低。甲减的临床表现一般取决于起病年龄和病情的严重程度，重者可引起黏液性水肿，甚至黏液性水肿昏迷。亚临床型甲减无明显甲减症状与体征，但存在发展为临床型甲减的可能性，也可造成动脉粥样硬化和心血管疾病，妊娠期亚临床甲减可能影响后代的神经智力发育。

（一）呆小病

如甲减发生于胎儿和婴幼儿时期，一般起病较急，可阻碍大脑和骨骼生长发育，导致智力低下和身材矮小，且多不可逆。呆小病患儿起病越早病情越严重。患儿表现为体格及智力发育缓慢、反应迟钝、颜面苍白、眼距增宽、鼻根宽且扁平、鼻梁下陷、口唇厚、舌大外伸、四肢粗短、出牙换牙延迟、骨龄延迟、行走晚且呈鸭步,心率慢、脐疝多见,性器官发育延迟,成年后矮小。

(二)幼年型甲减

幼年型甲减的临床表现介于成人型与呆小病之间。幼儿发病者与呆小病相似,只是发育迟缓和面容改变不如呆小病显著;较大儿童及青春期发病者,类似成人型甲减,但伴有不同程度的生长阻滞。

(三)成年型甲减

成年型甲减多见于中年女性,男女比例为 1:(5~10),发病缓慢、隐匿,有时长达 10 余年才表现出典型症状,主要表现为代谢率减低和交感神经兴奋性下降,及时治疗多可逆。

1.一般表现

出汗减少、怕冷、动作缓慢、精神萎靡、疲乏嗜睡、智力减退、食欲下降、体重增加、大便秘结,有的出现黏液性水肿面容(表情淡漠、水肿、眼睑下垂,鼻、唇增厚,毛发脱落无光泽)。

2.低代谢综合征

疲乏嗜睡、行动迟缓,记忆力减退,怕冷无汗,体温低于正常。

3.皮肤表现

苍白或姜黄色,皮肤粗糙、多鳞屑和角化,指甲生长缓慢、厚脆。

4.神经精神系统表现

记忆力、理解力减退、反应迟钝、嗜睡、精神抑郁、严重者可发展为猜疑性精神分裂症,重者多表现为痴呆、木僵或昏睡、共济失调或眼球震颤。

5.肌肉与关节表现

肌肉软弱乏力、偶见重症肌无力,收缩与松弛均缓慢延迟,肌肉疼痛、僵硬,黏液性水肿患者可伴有关节病变,偶有关节腔积液。

6.心血管系统表现

心动过缓、心音低弱、心脏扩大、常伴有心包积液、血压可升高,久病者易发生动脉粥样硬化及冠心病。

7.消化系统表现

食欲减退、便秘、腹胀,甚至麻痹性肠梗阻或黏液性水肿巨结肠,可有胃酸缺乏、贫血。

8.内分泌系统表现

男性勃起功能障碍,女性月经过多、经期长、不孕、溢乳,肾上腺皮质功能偏低、血和尿皮质醇降低。

9.呼吸系统表现

呼吸浅而弱,对缺氧和高碳酸血症不敏感。

10.黏液性水肿昏迷表现

嗜睡、低体温(<35 ℃)、呼吸减慢、血压下降、心动过缓、四肢肌肉松弛、反射减弱或消失,甚至昏迷、休克。

三、实验室检查

(一)生化检查

1.血红蛋白和红细胞

本病可致轻、中度正常细胞正色素性贫血,小细胞低色素性或大细胞型贫血。

2.血脂

甲状腺性甲减胆固醇常升高,继发性甲减胆固醇正常或降低。

3.血氨基酸

同型半胱氨酸(Hcy)增高。

4.其他

血胡萝卜素升高,尿 17-酮类固醇、17-羟皮质类固醇降低,糖耐量试验呈扁平曲线,胰岛素反应延迟。

(二)心功能检查

心电图示低电压、窦性心动过缓、T 波低平或倒置,偶有 PR 间期延长(AV 传导阻滞)及 QRS 波时限增加,心肌酶谱升高。

(三)影像学检查

成骨中心出现和生长迟缓(骨龄延迟),成骨中心骨化不均匀呈斑点状(多发性骨化灶),骨骺与骨干的愈合延迟。X 片上心影常为弥漫性双侧增大。甲状腺核素扫描检查可发现和诊断异位甲状腺。

(四)甲状腺激素测定

1.血清总 T_4(TT_4)和血清总 T_3(TT_3)

诊断轻型甲减和亚临床甲减时,TT_4 较 TT_3 敏感,TT_4 降低而 TT_3 正常是早期诊断甲减的指标之一。较重者血 TT_3 和 TT_4 均降低,轻型甲减的 TT_3 不一定下降。TT_4、TT_3 受甲状腺结合球蛋白(TBG)影响,检查结果可出现偏差。

2.血清游离 T_4(FT_4)和游离 T_3(FT_3)

FT_4 和 FT_3 不受 TBG 变化的影响,其敏感性与特异性均高于 TT_4 和 TT_3。甲减患者一般 FT_4 和 FT_3 均下降,轻型甲减、甲减初期以 FT_4 下降为主。

3.血清 TSH 测定

TSH 测定是诊断甲减最主要的指标。甲状腺性甲减,TSH 可升高;垂体性或下丘脑性甲减,常降低,并可伴有其他腺垂体激素分泌低下。当 sTSH(敏感 TSH)≥5.0 mU/L,加测 FT_4、甲状腺球蛋白抗体(TgAb)和甲状腺过氧化物酶抗体(TPOAb),以明确诊断亚临床型甲减或自身免疫性甲状腺病。也可用 TSH 筛查新生儿甲减。

4.TPOAb 和 TgAb 测定

TPOAb 和 TgAb 是确定自身免疫甲状腺炎的主要指标。亚临床型甲减患者存在高滴度的 TgAb 和 TPOAb,进展为临床型甲减的可能性较大。

(五)动态兴奋试验

TRH 兴奋试验:原发性甲减 TSH 基础值升高,TRH 刺激后升高增强;垂体性甲减 TRH 刺激后多无反应;下丘脑性甲减受刺激后 TSH 升高并多呈延迟反应。

四、诊断标准

甲减病例诊断一般根据病史、临床表现和体格检查,再配合实验室检查来确诊。原则是以 TSH 为一线指标,如血 TSH>5.0 mU/L 应考虑可能存在原发性甲减。单次 TSH 测定不能诊断为甲减,必要时可加测 FT_4、FT_3 等,对于处在 TSH 临界值者要注意复查。

(一)甲减诊断思路

甲减临床表现缺乏特异性,轻型甲减易漏诊,如有以下表现之一,可考虑存在甲减的可能:乏力、虚弱、易于疲劳但无法解释;反应迟钝,记忆力明显下降;不明原因的虚浮、体重增加;怕冷;甲状腺肿,无甲亢表现;血脂异常,尤其是总胆固醇、低密度脂蛋白增高;心脏扩大,有心力衰竭样表现但心率不快。血清 TSH 和 FT_4 正常可排除甲减。

(二)呆小病的早期诊断

呆小病的早期诊断极为重要。早日确诊可尽可能避免或减轻永久性智力发育缺陷。婴儿期诊断本病较困难,应仔细观察其面貌、生长、发育、皮肤、饮食、大便、睡眠等各方面情况,必要时做有关实验室检查。应注意呆小病的特殊面容与先天性愚型(伸舌样痴呆称唐氏综合征)鉴别。

(三)特殊类型甲减的诊断

TSH 不敏感综合征的临床表现不均一。对于无临床表现的患者,诊断较困难。TH 不敏感综合征有三种类型,即全身不敏感型、垂体不敏感型及周围不敏感型。

(四)甲减与非甲状腺疾病鉴别

甲减与非甲状腺疾病贫血、慢性肾炎等疾病,在某些病理性体征上的表现相同,若不能掌握其各自的不同,容易误诊。甲减与非甲状腺疾病鉴别见表 6-5。

表 6-5　甲减与非甲状腺疾病的鉴别

非甲状腺疾病	相同点	不同点
贫血	贫血	甲减可引起血清 T_3、T_4↓和 TSH↑
慢性肾炎	黏液性水肿,血 T_3、T_4 均减少,尿蛋白可为阳性,血浆胆固醇可增高	甲减者尿液正常、血压不高,肾功能大多正常
肥胖症	水肿,基础代谢率偏低	肥胖症 T_3、T_4、TSH 均正常
特发性水肿	水肿	特发性水肿下丘脑-垂体-甲状腺功能正常

注:TSH 为促甲状腺素

五、治疗原则

(一)治疗目标

甲减确诊后应及早使用甲状腺制剂替代治疗,一般需终身服药,并根据体征对症治疗。治疗的主要目标是控制疾病,使甲减临床症状和体征消失,将 TSH、TT_4、FT_4 值维持在正常范围内,对于垂体性及下丘脑性甲减,则以把 TT_4、FT_4 值维持在正常范围内作为目标。

(二)替代治疗

替代治疗的药物主要有干甲状腺片、L-甲状腺素钠(L-T_4)、L-三碘甲腺原氨酸(L-T_3)。替代治疗甲状腺激素用量受甲减病情及并发症、患者年龄、性别、生活环境及劳动强度等多种因素的影响,因此替代治疗需个体化调整用药剂量。

甲减药物治疗剂量与患者的病情、年龄、体重、个体差异有关。临床上有时需要更换替代制剂,替代过程中,需重视个体的临床表现,根据患者不同的情况而定,必要时复查血清 TSH、T_4、T_3、血脂等。

(1)呆小病越早治疗疗效越好,并需要终身服用药物替代治疗。

（2）幼年型黏液性水肿的治疗与较大的呆小病患儿相同。

（3）成人型黏液性水肿应用甲状腺激素替代治疗原则强调"治疗要早，正确维持，适量起始，注意调整"等，必须从小剂量开始应用。

（4）黏液性水肿昏迷是一种罕见的重症，可危及生命，多见于老年患者，预后差。$L\text{-}T_4$ 作用较慢，需选用作用迅速的 $L\text{-}T_3$。

（5）亚临床甲减患者 TSH 水平高于正常，游离 T_3/T_4 正常，无明显甲减症状。若得不到及时的治疗，可转化成典型甲减。血清 TSH 4.5～10 mU/L，可暂不给予 $L\text{-}T_4$，每 6～12 个月随访甲状腺功能；血清 TSH＞10 mU/L，可给予 $L\text{-}T_4$ 替代治疗。

（6）妊娠期甲状腺激素缺乏，对胎儿的神经、智力发育影响较大，应进行筛查。一般认为妊娠早期 TSH 参考范围应低于非妊娠人群 30%～50%，TT_4 浓度大约为非妊娠期的 1.5 倍。若妊娠期间 TSH 正常，TT_4＜100 nmol/L，则可诊断低 T_4 血症。妊娠如前已确诊甲减，应调整 $L\text{-}T_4$ 剂量，待血清 TSH 恢复至正常范围再怀孕；妊娠期间发生甲减，应立即使用 $L\text{-}T_4$ 治疗。

（7）TSH 不敏感综合征治疗取决于甲减的严重程度。对于临床上无甲减症状，且发育正常，血清 T_3、T_4 正常，仅血清 TSH 增高，这种患者是否需补充 TH 尚无统一意见，有待进一步观察研究。替代治疗一般使用 $L\text{-}T_4$ 和干甲状腺片，TSH 不敏感综合征的治疗特别强调早期诊断和早期治疗，并维持终身。

（8）TH 不敏感综合征目前无根治方法。可根据疾病的严重程度和不同类型选择治疗方案，并维持终身。轻型临床上无症状患者可不予治疗。有症状者宜用 $L\text{-}T_3$，剂量应个体化，但均为药理剂量。周围型甲减患者有些 $L\text{-}T_3$ 剂量使用到 500 μg/d，才使一些 TH 周围作用的指标恢复正常。全身型甲减者用 $L\text{-}T_3$ 治疗后血清 TSH 水平可降低，甲减症状改善。

（章慧玲）

第九节　甲状旁腺功能亢进症

一、原发性甲状旁腺功能亢进症

甲状旁腺功能亢进症分为原发性、继发性和三发性三种。原发性甲状旁腺功能亢进症是由于甲状旁腺本身病变引起的甲状旁腺激素（parathyroid hormone，PTH）的合成与分泌过多所引起的一系列病变，累及机体多个器官。其主要临床表现为反复发作的肾结石、消化性溃疡、精神改变和广泛的骨损害，严重者可发生骨折。PTH 可刺激骨再建，导致高钙血症、低磷血症和血碱性磷酸酶升高。

（一）病因

本病病因尚未完全明了，部分患者有家族史。甲状旁腺腺瘤最为常见，约占总数的 85%，绝大多数为单个腺瘤，常位于甲状旁腺下极。6%～10% 甲状旁腺腺瘤位于胸腺、心包或食管后。甲状旁腺腺瘤一般瘤体较小，重 0.5～5.0 g，也可大至 10～20 g（正常甲状旁腺每个平均重 25 mg），有完整的包膜，主要由主细胞构成，从组织学上有时难与增生区分。

约 10％的病例为甲状旁腺增生,常累及 4 个腺体,外形不规则,无包膜,其中主要是主细胞。有时增生组织周围可形成假包膜,易误诊为多发性甲状旁腺腺瘤。有家族史的原发性甲状旁腺功能亢进症常伴有多发性内分泌腺肿瘤(multiple endocrine neoplasia,简称 MEN)可与垂体瘤和胰岛细胞肿瘤同时存在,即 MEN-1。也可与嗜铬细胞瘤和甲状腺髓样癌同时存在,即 MEN-2。有家族史的原发性甲状旁腺功能亢进症也可不伴有其他内分泌腺疾病。MEN-1 的基因位于 11q13 染色体上,增大的腺体属于单克隆肿瘤。这提示,MEN-1 基因的产物也许是一种肿瘤抑制物,其缺失会导致肿瘤发生。散发的甲状旁腺腺瘤也有等位基因的缺失,提示其发病机制相似。11p PTH基因和11q 细胞周期蛋白 D 基因(cyclin D)的重新排列可能与甲状旁腺腺瘤的形成有关。MEN-2A 基因位于第 10 对染色体上,MEN-2B 的发病与原胚细胞遗传性突变和各种内外环境刺激所致的获得性基因异常有关。DNA 错配修复基因可能参与散发甲状旁腺肿瘤的发生。甲状旁腺腺癌所致的甲状旁腺功能亢进症较为少见,约占 2％以下。部分甲状旁腺腺癌发展缓慢,早期切除可获痊愈,部分病例发展迅速,向远处转移至肺、肝和骨等。此外,维生素 D 受体的表达也与原发性甲状旁腺功能亢进症有关。

(二)病理

腺瘤最多见,呈黄红色或黄褐色,可呈囊性结构。术中触摸可引起瘤体出血而使体积增大。腺瘤多为主细胞型,其次为水样透明细胞型或二者的混合型,嗜酸性粒细胞型少见。甲状旁腺增生一般表现为四个腺体都增生肥大,个别患者表现为一个腺体增生,2/3 病例是主细胞增生,镜下难与腺瘤区分。如肿瘤侵破包膜或进入血管,则癌瘤可能性较大。

(三)病理生理

PTH 分泌增加可加速骨转换,降低骨密度。PTH 大量分泌导致骨吸收增加,钙自骨组织进入血液循环,引起高钙血症。PTH 可促进 25-(OH)D3 在肾转化为 1,25-(OH)2D3,后者是促进肠钙吸收的重要激素,进一步加重高钙血症。PTH 还抑制肾小管对无机磷的重吸收,尿磷排出增加,血磷降低,出现低磷血症。由于肿瘤的自主性,高血钙不能抑制甲状旁腺素的分泌,血钙持续升高。如肾功能完好,尿钙排泄量增加使血钙稍有下降,但加重肾负荷。PTH 持续增高使骨组织广泛脱钙,严重时形成纤维囊性骨炎。骨基质分解,羟脯氨酸自尿排泄增多。尿钙、磷排出增多,导致肾结石和肾钙盐沉积在软组织,导致迁徙性钙化,如发生在肌腱和软骨,可引起关节部位疼痛。PTH 还抑制肾小管重吸收碳酸氢盐,使尿液碱化,进一步促进肾结石形成,同时出现高氯血症性酸中毒。后者使血浆清蛋白与钙结合减少,游离钙增加,加重高钙血症的症状,同时也增加骨盐溶解,加重骨吸收。原发性甲状旁腺功能亢进症患者尿 cAMP 增加,是 PTH 作用于肾小管上皮细胞的结果,也是本病的诊断依据之一。给予外源性 PTH 后,尿磷和尿 cAMP 不会进一步增加。患者血清碱性磷酸酶(ALP)增高,伴有严重骨吸收或纤维囊性骨炎者的成骨细胞活性增加。羟脯氨酸是骨基质的主要成分,这些患者的尿羟脯氨酸排出增加。血清 ALP 增高与尿羟脯氨酸排出增加均是骨转换增加的重要标志。

(四)临床表现

本病起病缓慢,临床表现多种多样。临床上有相当一部分患者血清钙和PTH 增高,但持续多年不出现症状。本病多见于 20～50 岁成年人,40 岁以后发病率显著增高,也可见于儿童与老年人。女性多于男性,是男性的 2 倍左右。本病的主要临床表现可归纳为以下几方面。

1.高钙血症

高钙血症引起的症状包括记忆力减退,注意力不集中,情绪不稳,轻度个性改变,抑郁和嗜睡。由于症状无特异性,患者可被误诊为神经症。神经肌肉系统可出现四肢无力,以近端肌肉为甚,可误诊为原发性神经肌肉疾病。神经系统症状的轻重与高钙血症的严重程度有关。当血清钙超过 3 mmol/L 时,症状明显,严重时可出现明显精神症状如幻觉、狂躁,甚至木僵或昏迷。消化系统由于平滑肌张力下降,胃肠蠕动减弱,出现食欲减退、腹胀、消化不良、便秘、恶心和呕吐,钙离子易沉积于有碱性胰液的胰管和胰腺内而引起急性胰腺炎,还可出现十二指肠溃疡,与高钙血症引起的血清胃泌素增高和胃酸分泌增加有关。如为 MEN-1 的一部分,常伴有胰岛胃泌素瘤,分泌大量胃泌素,引起顽固性消化性溃疡,除十二指肠球部外,溃疡还可发生胃窦、十二指肠降段或空肠上段等处,称为 Zollinger-Ellison 综合征。血压正常的轻度高钙血症原发性甲状旁腺功能亢进症患者的心血管功能正常,左心室舒张时间短于对照组,但仍处于正常范围,提示交感神经兴奋性增高。软组织钙化影响肌腱和软骨,引起非特异性关节痛。皮肤钙盐沉积可引起皮肤瘙痒。角膜 3 点和 9 点处发生的钙化称为带状角膜病,裂隙灯下可清楚看到,在高钙血症伴低磷血症时最易发生。肺、肾等处也可出现异位钙化。

2.骨骼系统

早期可出现骨痛,主要位于腰背部、髋部、胸肋部和四肢,局部有压痛。后期表现为纤维囊性骨炎,出现骨骼畸形和病理性骨折,身材变矮,四肢骨弯曲,髋内翻,行走困难,甚至卧床不起。部分患者可出现骨囊肿,表现为局部骨隆起,膨大变形,即棕色瘤。除弥漫性脱钙外,X 线还可发现指骨内侧和锁骨远端骨膜下皮质吸收与颅骨斑点状脱钙,对本病有诊断价值。多发性骨折和牙槽骨吸收牙松动易脱落等改变也有诊断价值。骨转换增加,骨吸收速度超过骨形成,骨矿质日渐减少,CT 扫描或骨密度仪监测骨密度改变可发现有无进行性骨质减少。

3.泌尿系统

长期高钙血症可影响肾小管浓缩功能,出现多尿、夜尿和口渴等症状,还可出现肾结石和肾实质钙化。肾结石主要由草酸钙与磷酸钙组成,可出现反复发作的肾绞痛与血尿。X 线发现结石多为双侧,短期内增多或增大。尿路结石可诱发尿路感染或引起尿路梗阻,如不及时治疗,可诱发慢性肾盂肾炎,进一步影响肾功能。肾钙盐沉着症可导致肾功能逐渐减退,最后引起肾功能不全。

(五)实验室和辅助检查

1.血液检查

血清钙正常范围为 2.2～2.6 mmol/L,多次超过 2.75 mmol/L 或血清游离钙超过 1.28 mmol/L应高度怀疑本病。血钙和血磷之间关系密切,其间的乘积女性不应低于 35,男性不低于 40(以 mg/dL 计算)。早期患者血清钙可波动,多次测定较为可靠。如同时伴有维生素 D 缺乏、肾功能不全或低清蛋白血症,血清总钙可以不高。血清总钙可根据血清蛋白浓度的改变进行简单的校正(人血清清蛋白每低于正常均值,血清总钙值上调 1 mg/dL,反之亦然)。血浆钙离子不受血浆蛋白干扰,低蛋白血症的甲状旁腺功能亢进症患者血清总钙可不高,但钙离子增高,所以此时应测定离子钙水平。甲状旁腺功能亢进症患者血清磷降低,但肾功能不全时血清磷不低,甚至升高。血清 ALP 常增高,骨病变严重者尤为明显。血清骨钙素也明显增高。血氯常升高,氯/磷比值大于33,血碳酸氢盐常降低,可出现代谢性酸中毒。

2.尿液检查

尿钙常增加。由于 PTH 减少钙的清除率,所以当血清钙低于 2.87 mmol/L(11.5 mg/dL)时,尿钙增高可不明显。PTH 有增加肾脏磷清除的作用,所以尿磷常增高。尿磷排泄受饮食中磷含量的影响,故其诊断意义不如尿钙增加。尿 cAMP 增加,但注射外源性 PTH 后,尿 cAMP 不再进一步增加。尿总 cAMP 排出量是反映循环 PTH 生物活性的敏感指标。原发性甲状旁腺功能亢进症患者尿总 cAMP 排出量增高,成功切除甲状旁腺腺瘤后 1 小时即明显下降。许多恶性肿瘤分泌的甲状旁腺激素相关肽也可增加尿 cAMP 的排泄。尿羟脯氨酸来自骨基质中的胶原纤维,甲状旁腺功能亢进症患者常增加。与血清 ALP 增高一样,尿羟脯氨酸排出增加提示明显的骨骼受累,说明破骨细胞活跃、骨吸收加速。骨吸收的其他指标包括尿吡啶啉、脱氧吡啶啉、骨 I 型胶原分解产物 NTX 和胶联蛋白也明显增高。长期高钙血症可影响肾浓缩功能,出现多尿与等渗尿,甚至引起肾功能不全。

3.血清 PTH 测定

血清 PTH 常明显增高。采用免疫化学发光技术检测 PTH 原形可大幅提高其敏感性和特异性,可以作为原发性甲状旁腺功能亢进症的诊断依据之一。该法测定的正常范围为 1~10 pmol/L,正常均值为 3.42 pmol/L。正常情况下,循环中生物活性 PTH 浓度较低(<50 pg/mL),大部分为无生物活性的中间段和羧基端片段。这些片段经肾脏清除,肾脏受损可使其蓄积,浓度升高。因此,对用中间段和羧基端有特异性的抗血清测定无生物活性的激素片段,有助于区别正常人与甲状旁腺功能亢进症患者。新开展的高灵敏度"双位点"免疫放射分析法使用两种抗体:一个针对氨基端区,一个针对羧基端区,可测出完整的、具有生物活性的 PTH,减少肾脏对测定结果的影响。

4.其他

(1)磷清除率测定:本试验应在正常钙、磷饮食情况下进行。正常人平均为(10.8±2.7)mL/min。本病患者常增加 50% 以上。

(2)肾小管磷重吸收率测定:在正常钙、磷饮食下进行。正常人为 84%~96%,平均 90.7±3.4%。本病患者可降至 79% 以下。

(3)皮质醇抑制试验:给予患者泼尼松 30 mg/d(分 2 次口服),连续 10 天。原发性甲状旁腺功能亢进症患者血清钙不下降,而其他原因引起的高钙血症如结节病、多发性骨髓瘤、维生素 D 中毒和乳碱综合征等血清钙明显下降,但多数恶性肿瘤伴发高钙血症患者的血清钙不一定下降。大量糖皮质激素可能有抗维生素 D 作用。

(4)氢氯噻嗪试验:口服 50~100 mg,一天 2 次,共 4 天,如果血清钙升高达 2.7 mmol/L(11 mg/dL),则有甲状旁腺功能亢进症的可能。

(六)影像学检查

近年用 ^{99m}Tc(锝)-sestambi 扫描可发现 85%~100% 的甲状旁腺腺瘤。CT、MRI、超声亦有助于定位,但它们的敏感性均低于 ^{99m}Tc(锝)-sestambi 扫描。

(七)诊断和鉴别诊断

本病的诊断主要根据临床表现和实验室检查。如患者有反复发作尿路结石、骨痛、X 线显示骨膜下皮质吸收、囊肿样变化、多发性骨折或畸形等,高钙血症、低磷血症、血清 ALP 增高、尿钙增高,基本可以确诊。需要时还可做甲状旁腺功能试验如肾小管磷重吸收率、皮质醇抑制试验等。临床上高度怀疑原发性甲状旁腺功能亢进症,触诊或 CT 检查若能肯定甲状旁腺肿瘤的部位,应考虑手术探查。

为确定诊断,尚需测定血清 PTH。早期无症状患者的血清 PTH 增高同时伴高钙血症是其唯一诊断依据,其他原因所致血钙增高(如结节病和维生素 D 缺乏)可抑制 PTH 分泌,所以血清

PTH 常降低或测不到。早期仅表现为高钙血症的原发性甲状旁腺功能亢进症患者还应与某些恶性肿瘤鉴别,如肺癌和肾癌。这些肿瘤可分泌一种与 PTH 受体结合的蛋白质,产生与 PTH 相似的作用,称为 PTH 相关蛋白(PTHrP),引起高钙血症与低磷血症。这些患者血清 PTH 降低或测不到,常有原发癌的临床表现,如将肿瘤切除,血清钙可下降。若肿瘤部位较隐匿,患者也可仅表现出高钙血症。因此,原因不明的高钙血症必须除外肿瘤的可能性。多发性骨髓瘤也有骨痛、骨质疏松和高钙血症,患者血沉加快、免疫球蛋白升高、尿本周蛋白阳性和贫血有助于鉴别,骨穿检查可确诊。

继发性甲状旁腺功能亢进症患者血清 PTH 也明显增高,但血清钙常正常或降低,多见于慢性肾功能不全和维生素 D 缺乏症。长期应用噻嗪类利尿剂也可引起轻度高钙血症,停药后可恢复正常。年轻无症状或仅血 PTH 轻度增高者的高钙血症可能是家族性低尿钙性高钙血症,而不一定是原发性甲状旁腺功能亢进症。

(八)治疗

外科手术是治疗原发性甲状旁腺功能亢进症唯一有效的方法。本病原则上应手术治疗,若高钙血症极轻微,或年老、体弱不能手术可试用药物治疗。

1.手术探查

手术探查时,如仅一个甲状旁腺肿大,提示为单个腺瘤,应予切除。如四个腺体均增大,提示为增生,则应切除三个腺体,第四个切除 50%,必要时可作冷冻切片。异位甲状旁腺大多位于纵隔内,可沿甲状腺下动脉分支搜寻,有时包埋在甲状腺中。如手术成功,24 小时内血清钙即开始下降。常在 3~5 天内下降至正常低值或出现低钙血症,但一般不严重。这是因为本病患者血清 1,25-(OH)2D3 增高,肠钙吸收良好,所以手术后低钙血症只需给予高钙饮食或口服钙剂即可。由于纤维囊性骨炎患者骨饥饿诱发继发性严重低钙血症,或剩留的甲状旁腺血液供应发生障碍,手术后可出现严重低钙血症。如血清钙持续在 2 mmol/L 以下,可出现 Chvostek 征与 Trousseau 征或手足搐搦,可静脉注射 10%葡萄糖酸钙 10 mL,必要时一天内可重复 2~3 次,或置于 5%葡萄糖溶液中静脉滴注。滴注速度取决于低钙的严重程度和患者对治疗的反应。如 2~3 天内仍不能控制症状,可加用维生素 D 制剂。骨化三醇[1,25-(OH)2D3,0.25~1.0 μg/d]作用快,停药后作用消失也快。如同时伴有低镁血症,应加以纠正,阻碍 PTH 分泌。可给予 10%硫酸镁 10 mL 或 20%硫酸镁 5 mL 肌内注射,每天 3 次,或静脉滴注 3~5g/d,但需复查血清镁。早期患者仅表现为高钙血症与血清 PTH 增高者,可不立即手术,但必须定期随访观察。

2.西咪替丁

可阻滞 PTH 的合成和分泌,血钙可降至正常,但停药后出现反跳升高。可试用于手术禁忌的患者。

3.处理高钙危象

原发性甲状旁腺功能亢进症患者有时可出现重度高钙血症,伴明显脱水,严重威胁生命,应予紧急处理。静脉滴注大量生理盐水可缓解高钙血症,根据脱水情况每天补 4~6 L。必要时,可用血液透析或腹膜透析降低血钙。当血清钙降至 3.25 mmol/L 以下时,患者就相对安全了。降钙素可抑制骨吸收,每天 2~8 U/kg 皮下或肌内注射,也可治疗高钙血症。

(九)预后与预防

手术后患者一般恢复良好。骨骼病变逐步改善,血清 ALP 也逐渐下降。若肾功能已有损害,恢复较为困难。少数患者术后有持续低钙血症,血清磷逐渐升高,提示有永久性甲状旁腺功能减退的可能,需长期补充钙剂与维生素 D。

二、继发性甲状旁腺功能亢进症

继发性甲状旁腺功能亢进症是由于各种原因所致的低钙血症,刺激甲状旁腺增生肥大,分泌过多 PTH,见于肾功能不全和骨软化。

(一)病因和病理

常见的各种病因有肾病和肾功能不全,各种原因所致的骨软化,肠钙吸收不足和氟骨症。由于靶细胞对 PTH 抵抗所致的假性甲状旁腺功能减退导致的低血钙也可以诱发甲状旁腺功能亢进症。维生素 D 受体表达的减少可损害 1,25-(OH)2D3 介导的甲状旁腺功能,引起继发性甲状旁腺功能亢进症。

(二)诊断和鉴别诊断

根据病史、实验室检查和 X 线可做出诊断。

(三)治疗

主要为原发病的治疗,去除刺激 PTH 分泌的因素,补充钙剂、活性维生素 D。

三、三发性甲状旁腺功能亢进症

在继发性甲状旁腺功能亢进症的基础上,甲状旁腺受持久低血钙刺激,部分增生组织转变为腺瘤,自主分泌过多的 PTH,称为三发性甲状旁腺功能亢进症,临床上较为少见。此时,血钙由低或正常转为升高,骨病变同原发性甲状旁腺功能亢进症。手术切除甲状旁腺腺瘤或过度增生的甲状旁腺应慎重,对年老患者更应慎重。

(章慧玲)

第十节　甲状旁腺功能减退症

一、概述

甲状旁腺功能减退症(甲旁减)是由于血中甲状旁腺激素(PTH)缺乏或 PTH 不能充分发挥其生物效应所致。主要改变是骨吸收障碍,骨钙释放受阻,肾小管重吸收钙减少,因而尿钙排出增多;同时肠道吸收钙也减少,最终导致血钙降低。甲状旁腺至靶组织细胞之间任何一个环节的缺陷,均可引起甲状旁腺功能减退。根据病理生理分为血清免疫活性 PTH(iPTH)减少、正常和增多性甲状旁腺功能减退症。临床上也可分为继发性、特发性和假性甲状旁腺功能减退症,其中以继发性甲状旁腺功能减退症较为常见,最多见者为甲状腺手术时误伤甲状旁腺所致;也可因甲状旁腺增生,手术切除腺体过多引起本病;因甲状腺功能亢进而作放射性碘治疗,或恶性肿瘤转移至甲状旁腺而导致本病者较少见。特发性甲状旁腺功能减退症属自身免疫性疾病,可单独存在,也可与其他内分泌腺功能减退合并存在。

二、诊断依据

(一)病史

(1)由甲状腺或甲状旁腺手术引起者,一般起病较急,常于术后数天内发病,少数也可于术后数月开始逐渐起病。

(2)特发性者以儿童常见,也可见于成人。

(3)症状的轻重取决于低血钙的程度与持续时间。①神经肌肉应激性增加的表现:早期可仅有感觉异常、四肢麻木、刺痛、手足僵硬。当血钙明显下降(血清总钙<1.80 mmol/L)时,常可出现典型的手足搐搦。发作时先有口周、四肢麻木、刺痛,继之手足僵硬,呈双侧对称性手腕及掌指关节屈曲,指间关节伸直,拇指内收,其余四指并拢呈鹰爪状;此时双足常呈强直性伸展,足背呈弓形;严重时可累及全身骨骼肌和平滑肌,发生喉痉挛、支气管痉挛,甚至呼吸困难、发绀及窒息等。如累及心肌可发生心动过速等。②患者发作时可表现为精神异常,如兴奋、焦虑、恐惧、烦躁不安,幻想、妄想、定向力失常等。慢性发作的患者,常有记忆力及智力减退。③除以上典型的发作表现外,部分患者可表现为局灶性癫痫发作,或类似癫痫大发作,甚至也可发展为癫痫持续状态。也有部分患者表现为舞蹈症。④发作常因寒冷、过劳、情绪激动等因素而诱发,女性在月经前后也易发作。

(二)查体

(1)病程较长者,多可发现皮肤粗糙、色素沉着,毛发脱落,指(趾)甲脆裂等改变。仔细检查眼晶状体,可发现不同程度白内障。小儿患者多有牙齿钙化不全、牙釉质发育不良、生长发育障碍、贫血等。

(2)神经肌肉应激性增高,常用下述方法检查。①面神经叩击试验(佛斯特征 Chvostek 征):检查者用中指弹击耳前面神经外表皮肤,可引起同侧口角、鼻翼翕动,重者同侧面肌亦可有抽动(弹击点应为自耳垂至同侧口角连线的外 1/3 与内 2/3 交界点)。②束臂加压试验(陶瑟征 Trousseau 征):将血压计袖带包绕于上臂,将血压计气囊充气,使血压维持在收缩压与舒张压之间 2~3 分钟,同侧出现手搐搦为阳性。

上述试验有助于发现隐性搐搦。

(三)实验室及辅助检查

(1)血清钙降低,总钙含量<1.8 mmol/L,血清游离钙含量≤0.95 mmol/L,可出现症状。

(2)多数患者血清无机磷增高,可达 1.94 mmol/L,不典型的早期病例,血磷可以正常。

(3)血清碱性磷酸酶正常或稍低。

(4)血清免疫活性 PTH(iPTH)浓度,多数低于正常,也可在正常范围。

(5)尿钙、磷均下降。

(6)尿 cAMP 和羟脯氨酸减少。

(7)心电图:可呈现 QT 间期延长,T 波异常等低血钙表现。

(8)脑电图:表现为阵发性慢波,单个或多数极慢波。过度换气常可诱发异常脑电波。发作间歇期脑电图也可正常。

(9)X 线检查:头颅 X 线片或 CT,可见基底节钙化,骨质也较正常致密。骨骼 X 线片可见骨密度增加,牙周硬板加宽和长骨骨膜下新骨形成。

内科学临床治疗思维与康复

三、诊断及鉴别诊断

凡有反复发作手足搐搦伴低血钙者,均应疑及本病。甲状腺或甲状旁腺手术后发生者,诊断较易,特发性者,常由于起病缓慢,症状隐匿易被忽略,或被误诊为神经官能症、癫痫、脑风湿病、癔症、精神病及智力发育不全等。但如能多次测定血、尿钙及磷,则大多数可获确诊。

诊断的主要依据有以下几点。

(1)慢性反复发作的手足搐搦,且排除呼吸性或代谢性碱中毒、低血钾、低血镁及癔症。

(2)低血钙、高血磷。

(3)除低血钙的其他原因,如肾功能不全、慢性腹泻、低蛋白血症、维生素 D 缺乏及碱中毒等。

(4)除去佝偻病及软骨病。

(5)血清 iPTH 多数显著低于正常。

四、防治

(一)手术操作应仔细

当进行甲状腺、甲状旁腺或颈部其他手术时,应细致操作,避免切除或损伤甲状旁腺,防治甲旁减的发生。

(二)搐搦发作时的处理

立即静脉注射 10%葡萄糖酸钙 10 mL,每天 1～3 次。对有脑损伤、喉痉挛、惊厥的严重患者,可在静脉注射后采用 10%葡萄糖酸钙 60～70 mL,加入 5%～10%葡萄糖液 500～1 000 mL 中,静脉滴注维持。如搐搦发作仍频繁,可辅以镇静剂、苯妥英钠等。

如属于术后暂时性甲旁减,一般在数天或 1～2 周内可渐恢复,只需补钙,不需过早补充维生素 D 制剂。如症状持续 1 月以上且血钙低,则考虑为永久性甲旁减,需补充维生素 D。

(三)间歇期的处理

1.饮食

高钙、低磷饮食。

2.钙剂应长期口服

以元素钙为标准,每天需 1.0～1.58 μg,如葡萄糖酸钙、乳酸钙、氯化钙、碳酸钙中分别含元素钙 9%,13%,27%,40%。氯化钙对胃的刺激性大,应加水稀释后服。碳酸钙在小肠内转换为可溶性钙后方可吸收,易导致便秘。钙剂宜每天分 3～4 次咬碎后服下。

3.维生素 D 及其衍生物

维生素 D_2 5 万～10 万 IU/d 或维生素 D_3 30 万 IU 肌内注射,1/2～1 个月注射 1 次;也可用双氢速甾醇(AT10),每毫升含 1.25 mg 每天 1 次,口服,以后渐增,每周根据血、尿钙调整,当血钙达 2.0 mmol/L 即不再增加。其作用较维生素 D_2 或维生素 D_3 强,一般从小剂量开始,如 0.3 mg/d。如效果仍不佳,血钙仍低可用 1,25(OH)$_2$D$_3$(骨化三醇)0.25 μg,每 2 天加 0.25 μg,最大可用至 1.0 μg/d。上述维生素 D 制剂过量,均可引起血钙过高症,导致结石及异位钙化,故在用药期间应每月或定期复查血钙、磷及尿钙,调整药量维持血钙在 2～2.5 mmol/L 为宜。

4.氯噻酮

每天 50 mg,口服,配合低盐饮食,可减少尿钙排出,提高血钙水平。

5.其他

血磷过高者,应辅以低磷饮食,或短期用氢氧化铝 1.0 g,每天 3 次,口服。少数患者经上述治疗后血钙正常,但仍有搐搦发作,应疑及同时有低镁血症的可能,经血镁测定证实后可肌内注射 25％硫酸镁5 mL,每天 2 次,必要时也可用 50％硫酸镁 10 mL,加入 5％葡萄糖盐水 500 mL中,静脉滴注。需注意监测血镁,以防过量。

6.甲状旁腺移植

近年有报告采用同种异体或胎儿甲状旁腺移植治疗本症,并于近期取得一定疗效,但其远期疗效尚需进一步研究。

(章慧玲)

第十一节　腺垂体功能减退症

腺垂体功能减退症是由不同病因引起腺垂体全部或大部受损,导致一种或多种垂体激素分泌不足所致的临床综合征。成年人腺垂体功能减退症又称为西蒙病,生育期妇女因产后腺垂体缺血性坏死所致者,称为希恩综合征,儿童期发生腺垂体功能减退,因生长发育障碍而形成垂体性矮小症。本节主要介绍成人腺垂体功能减退症。

一、病因与发病机制

由垂体本身病变引起的腺垂体功能减退症称原发性,由下丘脑以上神经病变或垂体门脉系统障碍引起者称继发性腺垂体功能减退症(表 6-6)。

表 6-6　腺垂体功能减退症的病因

原发性	继发性
垂体肿瘤	垂体柄破坏
鞍内肿瘤	创伤,手术
鞍旁肿瘤	肿瘤及血管瘤
缺血性坏死	下丘脑及中枢神经疾病
产后	肿瘤
糖尿病	炎症
其他	浸润
感染	营养不良
医源性	外源性激素抑制
手术切除	其他
放射治疗	
垂体卒中	
垂体浸润	
其他	

(一)垂体、下丘脑附近肿瘤

垂体瘤为引起本症的最常见原因,常压迫正常腺垂体;颅咽管瘤、脑膜瘤,下丘脑或视交叉附近的胶质瘤、错构瘤、松果体瘤或垂体卒中等也可压迫垂体;转移癌、淋巴瘤、白血病、组织细胞增多症引起的本病少见。

(二)产后腺垂体坏死及萎缩

常发生于产后大出血(胎盘滞留、前置胎盘)、产褥感染、羊水栓塞或感染性休克等,引起垂体血管痉挛或弥散性血管内凝血(DIC),因垂体-门脉系统缺血而导致垂体坏死。妊娠时,由于雌激素刺激垂体分泌较多催乳素,垂体明显增生肥大,体积较孕前增长 2～3 倍。增生肥大的垂体受蝶鞍骨性限制,在急性缺血肿胀时极易损伤,加以垂体门脉血管无交叉重叠,缺血时不易建立侧支循环,因此本症主要见于产后大出血。神经垂体的血流供应不依赖门脉系统,故产后出血一般不伴有神经垂体坏死。

(三)手术、创伤或放射性损伤

垂体瘤摘除、放疗,或鼻咽癌等颅底及颈部放疗后均可引起本症。颅底骨折、垂体柄挫伤可阻断神经与门脉系统的联系而导致腺垂体及神经垂体功能减退。

(四)感染和炎症

各种病毒性、结核性、化脓性脑膜炎、脑膜脑炎、流行性出血热、病毒、真菌等均可引起下丘脑-垂体损伤而导致功能减退。

(五)遗传性(先天性)腺垂体功能减退

在腺垂体的胚胎发育中,由于同源框转录因子突变导致一种(生长激素)或多种垂体分泌的激素异常。PIT1 基因显性突变引起生长激素、催乳素、促甲状腺激素缺乏,PROP1 基因突变的患者伴有生长激素、促甲状腺激素、催乳素、LH 和促卵泡素缺乏。核转录因子 HESX1、PITX1、PITX2 三个基因的任何一个有突变均可导致鼻中隔-视力发育不全综合征、下颌面骨发育不全综合征或 Rieger 综合征,这些综合征包括一种或多种垂体激素的缺乏。POUF1 的突变可致严重的腺垂体功能减退,并有垂体的形态异常。

(六)其他

空泡蝶鞍、动脉硬化可引起垂体梗死,颞动脉炎、海绵窦血栓常导致垂体缺血,糖尿病性血管病变引起缺血坏死等。长期大剂量糖皮质激素治疗也可抑制相应垂体激素的分泌,突然停药可出现单一性垂体激素分泌不足的表现。

二、病理

随病因而异。产后大出血、休克等引起者,垂体前叶呈大片缺血性坏死,严重者仅腺垂体的后上方、柄部、中部与神经垂体无累及,垂体动脉有血栓形成。久病者垂体明显缩小,大部分为纤维组织,仅留少许较大嗜酸性粒细胞和少量嗜碱性粒细胞。靶腺如性腺、甲状腺、肾上腺皮质呈不同程度的萎缩。内脏普遍缩小,心脏呈褐色变性,生殖器官显著萎缩。

三、临床表现

本症的临床表现取决于各种垂体激素减退的速度及相应靶腺萎缩的程度。腺垂体组织毁坏在 50% 以上时,出现临床症状;破坏至 75% 时,症状明显;达 95% 以上时,症状常较严重。一般促性腺激素及催乳素受累最早出现且较严重;其次为促甲状腺激素,促肾上腺皮质激素缺乏较少见。

(一)促性腺激素和催乳素分泌不足症状

产后无乳,乳腺萎缩,长期闭经与不育为本症的特征。毛发常脱落,尤以腋毛、阴毛为明显,眉毛稀少或脱落。男性胡须稀少,伴阳痿。性欲减退或消失,如发生在青春期前可有第二性征发育不全。女性生殖器萎缩,宫体缩小,会阴部和阴部黏膜萎缩,常伴阴道炎。男性睾丸松软缩小,肌力减退。

(二)促甲状腺激素分泌不足症状

属继发性甲状腺功能减退,但临床表现较原发性者轻,患者常诉畏寒,皮肤干燥而粗糙,较苍白、少光泽、少弹性、少汗等。较重病例可有食欲缺乏、便秘、精神抑郁、表情淡漠、记忆力减退、行动迟缓等。有时伴精神失常而有幻觉、妄想、木僵或躁狂,或发生精神分裂症等,心电图示心动过缓、低电压、心肌损害、T波平坦、倒置等表现。

(三)促肾上腺皮质激素分泌不足症状

患者常有极度疲乏,体力软弱。有时厌食、恶心、呕吐、体重减轻、脉搏细弱、血压低。重症病例有低血糖症发作,对外源性胰岛素的敏感性增加。肤色变浅,由于促肾上腺皮质激素-促脂素(ACTH-βLPH)中黑色素细胞刺激素(MSH)减少所致,故与原发性肾上腺皮质功能减退症的皮肤色素沉着相反。

(四)生长激素不足症状

成人中一般无特殊症状,儿童可引起生长障碍。

(五)垂体内或其附近肿瘤压迫症状

最常见者为头痛及视神经交叉受损引起偏盲甚至失明等。X线示蝶鞍扩大,床突被侵蚀与钙化点等病变,有时有颅压增高症状。垂体瘤或垂体柄受损,门脉阻断时,由于多巴胺作用减弱催乳素分泌增多,女性呈乳溢、闭经与不育,男性诉阳痿。

根据上述症状,临床上又可分为下列四型:①混合型,最常见;②性功能减退型,亦常见;③继发性黏液性水肿型,少见;④低血糖型,最少见。

四、并发症

有继发性肾上腺皮质功能减退和本病的混合型病例,可发生下列并发症:

(一)感染

常表现为肺部、泌尿道和生殖系统的细菌性感染,有时亦可伴有真菌及其他微生物感染。

(二)垂体危象及昏迷

各种应激,如感染、腹泻、呕吐、失水、饥饿、受寒、中暑、手术、外伤、麻醉、酗酒及各种镇静安眠药,降血糖等药物作用下常可诱发垂体危象及昏迷。可表现为高热($>40\ ℃$),低温($<30\ ℃$),低血糖,循环衰竭,水中毒等。出现精神失常、谵妄、高热、低温、恶心、呕吐、低血糖、昏厥、昏迷等症状。

五、实验室检查

可疑患者需进行下丘脑、垂体与靶腺激素测定,兴奋试验将有助于了解相应靶腺激素的储备及反应性,可明确病变部位(下丘脑或垂体)。

(一)下丘脑-垂体-性腺轴功能检查

女性主要测定血促卵泡素、LH及雌二醇;男性测定血促卵泡素、LH和睾酮。黄体生成激素释放激素(LHRH)兴奋试验可协助定位诊断,如静脉注射 LHRH 100~200 μg 后于 0、30、45、60 分钟抽血测促卵泡素、LH,正常多在 30~45 分钟时出现高峰。如促卵泡素、LH 升高,但反应较弱或延迟提示病变在下丘脑,如无反应,提示为腺垂体功能减退。

(二)下丘脑-垂体-甲状腺轴功能检查

T3、T4、FT3、FT4、促甲状腺激素均低于正常。疑为下丘脑病变所致时,需作促甲状腺素释放激素兴奋试验。

(三)下丘脑-垂体-肾上腺皮质轴功能检查

24 小时尿 17-羟类固醇皮质激素,游离皮质醇及血皮质醇均低于正常,血 ACTH 可降低。促肾上腺皮质激素释放激素兴奋试验有助于确定病变部位,垂体分泌 ACTH 功能正常者,静脉注射促肾上腺皮质激素释放激素 1 μg/kg 后,15 分钟 ACTH 可达高峰,ACTH 分泌功能减退患者的反应减退或无反应。

(四)下丘脑-垂体-生长激素轴功能检查

80%~100%的患者生长激素储备降低。故此项检查对于轻型、部分性腺垂体功能减退者的诊断意义较大。但正常人生长激素的分泌呈脉冲式,有昼夜节律,且受年龄、饥饿、运动等因素的影响,故一次性测定血清生长激素水平并不能反映生长激素的储备能力。必要时可作 24 小时尿生长激素测定(优于一次性血清生长激素测定)。生长激素释放激素(GHRH)兴奋试验可进一步明确病变部位。

六、诊断与鉴别诊断

本病诊断主要根据临床表现结合实验室资料和影像学发现,但须与下列两组疾病鉴别。

(一)神经性厌食

多为年轻女性,主要表现为厌食、消瘦、精神抑郁、固执、性功能减退,闭经或月经稀少,第二性征发育差,乳腺萎缩,阴毛、腋毛稀少,体重减弱、乏力、畏寒等症状。内分泌功能除性腺功能减退较明显外,其余的垂体功能正常。

(二)多靶腺功能减退

如 Schimidt 综合征患者有皮肤色素加深及黏液性水肿,而腺垂体功能减退者往往皮肤色素变淡,黏液性水肿罕见,腺垂体激素升高有助于鉴别。

七、治疗

(一)注意营养及护理

患者宜进高热量、高蛋白及富含维生素膳食,还需提供适量钠、钾、氯,但不宜过度饮水。尽量预防感染、过度劳累与应激刺激。

(二)激素替代治疗

激素替代治疗必须因人而异。下丘脑和垂体激素替代治疗仅限于生长激素和 ACTH;LHRH 主要用于下丘脑性功能减退者的治疗。大多数患者宜用靶腺激素替代治疗。

1.补充糖皮质激素

最为重要,且应先于甲状腺激素的补充,以免诱发肾上腺危象。首选氢化可的松(可的松、泼尼松等需经肝脏转化为氢化可的松)。剂量应个体化,较重病例每天 30 mg(相当于可的松 37.5 mg,泼尼松 7.5 mg),服法应模仿生理分泌,如每天上午 8 时服全日量 2/3,下午 2 时服 1/3 较为合理。随病情调节剂量。如有感染等应激时,应加大剂量。

2.补充甲状腺激素

须从小剂量开始,以免加重肾上腺皮质负担,诱发危象。可用干甲状腺片,从小剂量开始,每天 10～20 mg,数周内逐渐增加到 60～120 mg,分次口服。如用 L-T4,开始每天 25 μg,每 2 周增加 25 μg 直至每天用量 75～100 μg。对年老、心脏功能欠佳者,如立即应用大量甲状腺激素,可诱发心绞痛,对同时有肾上腺皮质功能减退者应用甲状腺激素宜慎重。最好同时补充小量糖皮质激素及甲状腺激素。

3.补充性激素

育龄期妇女,病情较轻者需采用人工月经周期治疗。每天可用己烯雌酚 0.5～1 mg 或炔雌醇,每天口服 0.02～0.05 mg,连续服用 25 天,在最后 5 天(21～25 天),每天同时加用甲羟孕酮 6～12 mg 口服,或每天加黄体酮 10 mg 肌内注射,共 5 天。在停用黄体酮后,可出现撤退性子宫出血,周期使用可维持第二性征和性功能。必要时可用人绝经期促性素(H mg)或绒毛膜促性素(HCG)以促进生育。如下丘脑疾病引起者还可用 LHRH(以输液泵作脉冲式给药)和氯米芬,以促进排卵。男性患者可用丙酸睾酮,每周二次,每次 25～50 mg,肌内注射,或用庚酸睾酮每 2 周肌内注射 200 mg,可改善性欲,促进第二性征发育,增强体力。亦可联合应用 H mg 和 HCG 或 LHRH,以促进生育。

(三)病因治疗

包括垂体瘤手术切除或放疗等。

(四)垂体危象处理

(1)快速静脉注射 50%葡萄糖溶液 40～60 mL,继以 10%葡萄糖生理盐水静脉滴注,以抢救低血糖症及失水等。

(2)液体中加入氢化可的松,每天 200～300 mg,或用地塞米松注射液作静脉或肌内注射,亦可加入液体内滴入。

(3)有周围循环衰竭及感染者其治疗参见有关章节。

(4)低温者,可用热水浴疗法,电热毯等将患者体温回升至 35 ℃以上,并开始用小剂量糖皮质激素和甲状腺制剂治疗。

(5)高热者,用物理降温法,并及时去除诱发因素,慎用药物降温。

(6)水中毒者,可口服泼尼松 10～25 mg 或可的松 50～100 mg 或氢化可的松 40～80 mg,以后每 6 小时用 1 次。不能口服者用氢化可的松 50～200 mg(地塞米松 1～5 mg),加入 50%葡萄糖液 40 mL,缓慢静脉注射。

禁用或慎用吗啡等麻醉剂,巴比妥安眠剂、氯丙嗪等中枢神经抑制剂及各种降血糖药物,以防止诱发昏迷。

八、预后

重症患者常因产后大出血休克死亡,或因重度感染而死亡;轻者可带病延至数十年,但常呈虚弱状态。轻症患者,如能再度怀孕,可一度好转,有的患者可完全恢复正常。但也可因再度大出血而使病情加重或猝死。轻症患者经适当治疗后,其生活质量可如正常人。

(章慧玲)

第十二节　甲状腺肿瘤

大多数甲状腺肿瘤来源于甲状腺的滤泡上皮,少数来自滤泡旁细胞、非甲状腺组织或为转移癌。甲状腺肿瘤多见于女性,男女比例为 1∶2.5～3.0。

一、病因与发病机制

甲状腺肿瘤的病因及发病机制未明。与甲状腺癌发病有关的病因可分为细胞生长分化的刺激因素与突变因素,前者具有促甲状腺激素依赖性而后者在刺激因素被抑制时,单独难以形成肿瘤;如两者合并存在,致肿瘤的作用显著增强。

(一)放射线照射

甲状腺癌的发病率与急性 X 线和/或 γ 射线的照射量相关。核辐射激活癌基因而导致甲状腺细胞癌变。接触射线的时间越长,年龄越小,发病率越高。

(二)内分泌激素

促甲状腺激素长期分泌过多,发生甲状腺肿瘤的危险性增加。甲状腺癌好发于女性,并且在妊娠期生长加速。

(三)遗传因素

部分甲状腺髓样癌患者有家族史(常染色体显性遗传)。有 1‰～2‰ 的家族性腺瘤样息肉病发生甲状腺乳头状癌。甲状腺髓样癌常是Ⅱ型多发性内分泌肿瘤综合征(MEN-2)的表现之一,MEN-2 与种系细胞 RET 原癌基因突变有关,患者除甲状腺髓样癌外,还可发生嗜铬细胞瘤和甲状旁腺功能亢进症等。体细胞的 RET 基因突变见于一些散发性甲状腺髓样癌患者。此外,甲状腺癌的突变型 P53mRNA、P53 蛋白的表达明显增加,同时呈高甲基化状态。C-MYC 在甲状腺癌中亦呈高表达,却呈低甲基化状态。7 号染色体长臂上存在许多抑癌基因,如发生缺失可导致甲状腺癌及其他肿瘤,5 号染色体与 17 号染色体的非平衡易位可导致 P53 基因丢失或点突变而导致甲状腺癌。

(四)其他

有些良性甲状腺瘤、甲状腺结节和甲状腺癌的病因与促甲状腺激素受体基因缺陷有关,分化良好的癌细胞存在促甲状腺激素受体基因的活化型突变以及 G 蛋白兴奋性 α 亚基基因突变。

二、病理

(一)甲状腺腺瘤

女性多见。肿瘤生长缓慢,有完整的纤维包膜。边界清楚,表面光滑,质地稍硬。滤泡状腺瘤可分为巨滤泡性(或胶质性)腺瘤、胎儿性(或小滤泡性)腺瘤、胚胎性腺瘤及非毒性腺瘤,常见出血、水肿、纤维化、钙化、骨化及囊性变等继发性改变。

(二)甲状腺癌

1.乳头状癌

多为单个结节,少数为多发或双侧结节。质地较硬,边界不规则。

2.滤泡状癌

多为单发,少数为多发或双侧结节。其恶性程度高于乳头状癌,质实而硬韧,边界不清。

3.未分化癌

恶性程度高,可迅速发生广泛的局部浸润,形成双侧弥漫性甲状腺肿块。局部皮肤温度增高,肿块边界不清,与周围组织粘连,常转移至局部淋巴结。

4.髓样癌

又称甲状腺滤泡旁细胞癌、淀粉样间质髓样癌或 C 细胞癌。MEN-2A 包括甲状腺髓样癌、嗜铬细胞瘤及甲状旁腺瘤。MEN-2B 包括甲状腺髓样癌、嗜铬细胞瘤及黏膜神经瘤。与 MEN 无关的髓样癌为圆形或椭圆形结节,质硬,易侵蚀甲状腺内淋巴管,转移至气管旁、食管旁或纵隔淋巴结,也可经血行转移至肺、骨骼或肝脏。

三、临床表现

常表现为"颈部肿块"或经影像学检查发现的"意外结节(意外瘤)"。肿瘤的生长速度和功能状况对良恶性的鉴别意义有限,有些甲状腺癌亦可自主分泌 T3、T4("热结节")。甲状腺癌多为单个结节,形态不规则,质硬而无明显压痛,常与周围组织粘连而致活动受限或固定。若发生淋巴结转移,常伴有颈中下部、胸锁乳突肌旁肿大的淋巴结。一般单结节比多结节、小的实质性结节比囊性结节的甲状腺癌可能性大。家族型甲状腺髓样癌常为双侧肿块,并可有压痛。

肿瘤较大时可压迫周围组织,出先呼吸困难、吞咽困难及声音嘶哑或远处转移的临床表现。甲状腺髓样癌可有肠鸣音亢进、气促、面颈部阵发性皮肤潮红、血压下降及心力衰竭等类癌综合征表现。

四、实验室和辅助检查

(一)甲状腺功能测定

血清 T4、T3、促甲状腺激素正常。131I 扫描可了解肿瘤的摄碘功能。

(二)血清甲状腺球蛋白测定

主要用于甲状腺癌的复发判断。先测基础血清甲状腺球蛋白(Tg)浓度(不停用 L-T4)、继用 rhTSH 滴注,连续 2d 后再测定血 Tg,必要时可加做 131I 扫描。当血促甲状腺激素很低时,一般测不到血清 Tg,使用重组的人促甲状腺激素(rhTSH)后,Tg 分泌增多,一般升高 10 倍以上;分化程度差的肿瘤升高<3 倍。如血清 Tg 高于正常,提示肿瘤复发。

(三)血清降钙素测定及五肽胃泌素兴奋试验

甲状腺髓样癌患者在滴注钙剂后,血清降钙素(CT)进一步升高,而正常人无此反应。如经五肽胃泌素兴奋后,血 CT 浓度≥100 pg/mL,要考虑 C 细胞癌可能。

(四)甲状腺针穿活检

细针(或粗针)穿刺活检获取甲状腺组织标本可明确病理诊断。

(五)基因突变分析

高度怀疑为家族型甲状腺髓样癌者,可用 RET 基因突变分析来协助诊断,并对其家庭成员进行筛选。

(六)超声检查

可分析肿块或结节的位置、大小和性质,帮助鉴别良恶性肿块。甲状腺腺瘤常为圆形、边界清楚的实体性肿块,而囊肿或肿块囊性变可显示囊内液性暗区,甲状腺癌则可呈边界不清、回声不均匀图像。

(七)甲状腺核素扫描

如血清 Tg 水平>10 ng/mL,可用 131I(剂量为 3.7 GBq,100 mCi)行甲状腺扫描,以确定是否复发或转移。131I 或 ^{99m}锝扫描可显示甲状腺肿块的大小、位置、形态、数目及功能状态。

(八)CT 和 MRI 检查

甲状腺良性肿瘤常为甲状腺实质的孤立结节,边缘光滑锐利,其内密度均匀。甲状腺癌常为不规则或分叶状软组织密度不均匀肿块,与周围组织分界不清,增强扫描呈不规则钙化。如 CT 显示的病变欠满意或欲重点了解病变与毗邻组织的关系,可选用 MRI 检查。

五、诊断与鉴别诊断

临床上,凡有甲状腺结节(尤其是速增大的单结节)患者都要想到甲状腺癌可能。细针(或粗针)抽吸细胞学检查是鉴别甲状腺肿块病变性质的简单、易行而较可靠方法。如果细针穿刺失败,可换用粗针抽吸活检以提高诊断率。穿刺获得的细胞也可作细胞遗传学和分子生物学(如癌基因与抑癌基因突变等)分析。必要时,可选用相应的实验室检查和特殊检查来明确诊断。

六、治疗与预防

(一)手术治疗

甲状腺癌一经诊断或高度怀疑甲状腺癌者,均需尽早手术治疗。术前服用 L-T4,抑制癌的细胞扩散,使手术操作更容易。术中应仔细探查颈部淋巴结,如有淋巴结受累,应行颈部淋巴结清扫术。术后 4 周可根据甲状腺癌的组织类型、是否转移与浸润来进行放射碘扫描或放射碘治疗,并应用 L-T4 抑制血促甲状腺激素水平在 0.1~0.3 mU/L 以下。

一般每 3~6 月复查一次。必要时可定期行 B 超或 CT(MRI)检查。如高度怀疑有复发,而上述影像检查阴性,可考虑作 201 铊,或 ^{99m}Tc(^{99m}Tc-sestamibi)或 PET 扫描,以确定复发病灶的部位和程度。

(二)放射性 131I 治疗

停用 L-T4。当血清促甲状腺激素上升到 50 mU/L 时,服用 131I 5~10 mCi,72 小时后行全身扫描。如发现残留的甲状腺癌组织或转移灶,可施以 50~60 mCi 131I,如为有功能的转移癌则剂量加倍。一般 131I 的总量为 100~150 mCi。1~2d 后可继以 L-T4 将血清促甲状腺激素抑制到<0.1 mU/L 或对促甲状腺素释放激素无反应为止。定期的 131I 扫描要根据患者的情况而定,以每 6 个月一次为宜。如果前次扫描已发现有转移病灶,则需要再次行 131I 全身扫描。而对甲状腺球蛋白不高,前次 131I 扫描证明无转移的患者,则不需再次扫描,但可在手术 1 年后重复扫描。扫描显示复发,则再次使用 131I 治疗,并且剂量较前次要大,但 131I 的总治疗量不超过 500 mCi。扫描显示无复发,则继续使用 L-T4 治疗。

(三)外放射治疗

未分化癌可采用放射线治疗,乳头状、滤泡状及髓样癌一般不采用放疗。但当乳头状、滤泡状癌组织无摄碘功能,或术后有高降钙素血症,或难以切除的复发癌、残余癌和骨转移癌,亦可用外放射治疗。

(四)化疗

晚期甲状腺癌或未分化癌可试用环磷酰胺、多柔比星等治疗。

(五)经皮乙醇注射治疗

对拒绝行 131I 治疗或手术治疗的良性结节、无功能性甲状腺结节、高功能结节或甲状腺腺瘤可考虑用此法治疗。

七、预后

与肿瘤的组织类型有关。未分化癌恶性程度高,其治疗往往是姑息性的。乳头状癌预后好,常通过近全部甲状腺切除、长期的 TH 的抑制治疗及 131I 治疗具有摄碘功能的转移灶,可降低甲状腺癌的复发率。滤泡状癌常因转移至肺和骨,较乳头状癌恶性程度高、侵袭力大,预后差。

(章慧玲)

第十三节　垂　体　瘤

垂体瘤是一组由垂体及颅咽管残余上皮细胞来源的肿瘤。临床上有明显症状者约占颅内肿瘤的 10%,无症状的微腺瘤较常见。以前叶的腺瘤占大多数,来自后叶者少见。本病患者男性略多于女性,发病年龄大多在 30～50 岁。

一、病因和发病机制

垂体瘤的病因及发病机制尚未完全阐明,曾提出过两种学说,即垂体细胞自身缺陷学说和下丘脑调控失常学说。现基本统一起来,认为垂体瘤的发展可分为起始阶段和促进阶段。在起始阶段,垂体细胞自身缺陷是起病的主要原因;在促进阶段,下丘脑调控失常等因素发挥重要作用。即某一垂体细胞发生突变,导致原癌基因激活和/或抑癌基因的失活,然后在内外因素的作用下,单克隆的突变细胞不断增殖,逐渐发展为垂体瘤。

(一)瘤细胞自身缺陷

运用分子生物学技术已弄清大多数有功能的及无功能性垂体腺瘤属单克隆源性,来源于某单个突变细胞的无限制增殖。发生突变的原因为原癌基因的激活和/或抑癌基因的失活。已查出的主要癌基因有 GSP、GIP2、RAS、HST 及 PTTG 等;已查出的主要抑癌基因有 MEN-1、P53、NM23 及 CDKN$_2$A 等。其中 GSP 基因突变在 40% 的生长激素瘤、10% 的无功能腺瘤和 6% 的 ACTH 瘤中发现。GSP 基因及 GIP2 基因的激活使内源性 GTP 酶活性受抑,Gs 蛋白及 Gi2 蛋白的 α 亚基持续活化。这两种癌基因产物可直接引起核转录因子如 AP-1,CREB 和 Pit-1 的活化,使激素分泌增多并促进肿瘤生长。

抑癌基因如 MEN-1 失活的原因为位于 11q13 的等位基因缺失。多种腺垂体肿瘤的发病机制均涉及抑癌基因 P16/CD-KN2A 的失活,该基因的 CpG 岛发生频繁甲基化是导致失活的原因。

(二)旁分泌与自分泌功能紊乱

下丘脑的促垂体激素和垂体内的旁分泌或自分泌激素可能在垂体瘤形成的促进阶段起一定作用。GHRH 有促进生长激素分泌和生长激素细胞有丝分裂的作用。分泌 GHRH 异位肿瘤可引起垂体生长激素瘤。转 GHRH 基因动物可导致生长激素细胞增生,进而诱发垂体瘤,表明GHRH 增多可诱导某些垂体瘤的形成。某些生长因子如 PTH 相关肽(PTHrP)、血小板衍化生长因子(PDGF)、转化生长因子 α 和 β(TGFα 和 TGFβ)、IL、IGF-1 等在不同垂体瘤中都有较高水平的表达,它们可能以旁分泌或自分泌的方式促进垂体瘤细胞的生长和分化。

(三)下丘脑调节功能紊乱

下丘脑抑制因子可减弱对肿瘤的生长。肾上腺性 Cushing 综合征患者在做肾上腺切除术后,皮质醇对下丘脑促肾上腺皮质激素释放激素分泌的负反馈抑制减弱,促肾上腺皮质激素释放激素分泌增多,易发生 ACTH 瘤(Nelson 综合征)。慢性原发性甲状腺功能减退症患者可发生垂体促甲状腺激素瘤。这些都说明缺乏正常的靶腺激素负反馈机制及随后的下丘脑调节功能紊乱对垂体腺瘤的发生起了促发作用。

二、分类和病理

垂体瘤的分类:①根据细胞所分泌的激素可分为催乳素瘤、生长激素瘤、ACTH 瘤、促甲状腺激素瘤、Gn/α 亚单位瘤等,肿瘤可为单一激素性或多激素性;②根据肿瘤大小可分为微腺瘤(直径<10 mm)和大腺瘤(直径>10 mm);③根据肿瘤扩展情况及发生部位可分为鞍内、鞍外和异位性垂体瘤;④根据免疫组化和电镜特征进行分类。

90%的垂体瘤为良性腺瘤,少数为增生,极少数为癌。多数为单个,小的呈球形或卵圆形,表面光滑,大者呈不规则结节状,有包膜,可侵蚀和压迫视交叉、下丘脑、第三脑室和附近的脑组织与海绵窦。微腺瘤在临床上常仅有内分泌症状或无症状。电镜下发现催乳素及生长激素瘤细胞内颗粒较大,催乳素细胞内致密型颗粒直径可达 1 200 nm,稀少型颗粒直径约为 250 nm。生长激素细胞内的颗粒次之,直径 350~450 nm。ACTH 瘤细胞内致密型颗粒直径为 250~450 nm。促甲状腺激素瘤及 LH/促卵泡素瘤极罕见。仅从电镜形态尚难以确定其分泌功能,需结合免疫组织化学方法来识别分泌功能和细胞类型。

三、临床表现

垂体瘤的起病大都缓慢而隐潜,早期可无症状,有些始终无症状,或仅在头部 CT 或 MRI 检查时发现。临床表现主要有下列三类症状。

(一)腺垂体受压症状

由于腺瘤体积增大,正常的垂体组织受压而萎缩,引起垂体促激素分泌减少(垂体-门脉系统受压致 PIF 减少,催乳素增多除外)和相应周围靶腺萎缩。尤其以 LH/促卵泡素分泌减少致闭经、不育或阳痿最早发生而多见。其次为促甲状腺激素分泌不足引起的继发性甲状腺功能减退症,ACTH 不足引起的继发性肾上腺皮质功能减退症者较少见。临床上以复合症状较常见,有时肿瘤可侵及垂体柄和垂体-门脉系统,使 PIF 作用减弱,催乳素增高,女性多诉闭经、不育;男性伴阳痿。本病有 60%~80%患者的血清催乳素升高,性功能减退常为首发症状。

(二)垂体周围组织压迫症状

此组症状除头痛外多属晚期表现。

1.神经刺激症状

大多数患者诉头痛,早期呈持续性钝痛,位于前额、双颞侧、眶后等处,也可呈胀痛伴阵发性加剧,系由于肿瘤压迫或侵蚀硬脑膜或蝶鞍隔膜或牵引血管外膜神经纤维所致。

2.视神经、视交叉及视神经束压迫症状

肿瘤向上前方鞍外生长时常压迫视神经、视交叉和/或神经束而引起双颞侧、同侧或 1/4 视野缺损等,视力常减退,甚至失明。眼底检查可见视神经色泽浅淡,视盘萎缩。

3.下丘脑疾病综合征

肿瘤向上生长可影响下丘脑功能和结构,发生各种下丘脑疾病综合征。

4.海绵窦综合征

肿瘤向两侧及后方发展侵蚀海绵窦可发生第Ⅲ、Ⅳ、Ⅵ颅神经受压、眼球运动障碍与突眼,第Ⅴ神经受累时可发生三叉神经痛或面部麻木等。

5.脑脊液鼻漏

见于腺瘤向下发展破坏蝶鞍鞍底与蝶窦时,常合并脑膜炎。

(三)激素分泌异常症状

1.垂体激素分泌增多

由于肿瘤分泌的垂体激素不同,临床上呈相应的垂体激素分泌增多表现。

(1)巨人症与肢端肥大症:由于生长激素腺瘤分泌过多生长激素所致。发病在青春期前,骨骺未融合者为巨人症,发生在青春期后,骨骺已融合者为肢端肥大症,巨人症患者有时在骨骺融合后继续受生长激素过度刺激可发展为肢端肥大性巨人症。

(2)皮质醇增多症:系垂体 ACTH 瘤分泌过多 ACTH 引起。表现为双侧肾上腺皮质增生,外周血皮质醇增高(Cushing 病)。

(3)溢乳-闭经综合征:有两种机制,一是由于垂体瘤分泌催乳素过多,二是由于肿瘤向蝶鞍上扩展使下丘脑的 PIF(多巴胺)分泌减少。

(4)垂体性甲状腺功能亢进症:垂体促甲状腺激素瘤罕见。临床特点为甲状腺功能亢进、甲状腺肿大及血清促甲状腺激素水平显著增高,且不被促甲状腺素释放激素兴奋。

(5)Nelson 综合征:双侧肾上腺被全切除后,原已存在的 ACTH 瘤进行性增大,分泌大量 ACTH 和/或 MSH(为 ACTH 与 β-LPH 的片断)。除皮质醇增多症的原有表现外,主要特征为全身皮肤色素沉着呈进行加重及垂体瘤逐渐增大产生的压迫症状。血清 ACTH 及 MSH 明显升高。

2.垂体激素分泌减少

垂体瘤患者的垂体激素分泌减少的表现一般较轻,进展较慢,直到腺体有 3/4 被毁坏后,临床上才出现明显的腺垂体功能减退症状。其中性腺功能减退约见于 3/4 的患者。甲状腺功能减退不如性腺功能减退常见,但亚临床甲状腺功能减退症较为多见。如不出现严重的应激状态,肾上腺皮质功能通常可维持正常,但在应激时可出现急性肾上腺皮质功能减退症(肾上腺危象)。伴腺垂体功能减退症者的面容苍白,皮肤色素较浅,可能与黑色素细胞刺激素的分泌减少有关。

垂体腺瘤有时可因出血、梗死而发生垂体急性出血征群(垂体卒中),其发生率为 5%～10%。起病急骤,表现为额部或一侧眶后剧痛,可放射至面部,并迅速出现不同程度的视力减退,严重者可在数小时内双目失明,常伴眼球外肌麻痹,尤以第Ⅲ对颅神经受累最为多见,也可累及第Ⅳ、Ⅵ对颅神经。并可出现神志模糊、定向力障碍、颈项强直甚至昏迷。

四、实验室和辅助检查

（一）下丘脑-垂体-靶腺功能检查

无功能性垂体瘤不分泌具有生物学活性的激素，但可合成和分泌糖蛋白激素的 α 亚单位，高 α 亚单位血症可作为肿瘤的标志物，对于动态观察病情也有一定价值。

（二）影像学检查

正侧位头颅 X 线照片示蝶鞍增大、鞍底下陷、有双底，鞍背变薄向后竖起，鞍结节变钝，向前上移位，前床突相对延长，蝶鞍变形，入口增大如杯状，伴骨质吸收破坏。凡此均见于较大腺瘤向鞍外生长侵蚀者，故大多为晚期表现。早期微腺瘤局限于鞍内者无上述表现。除个别向鞍上发展者外，一般无颅压增高征。CT 示垂体瘤密度高于脑组织，可检出微腺瘤。脑室、脑池移位有助于较大腺瘤的诊断。增强后可提高肿瘤检出率，尤其可提示鞍上、鞍旁肿瘤的发展，并有助于与空泡蝶鞍鉴别。MRI 对垂体软组织的分辨力优于 CT，可弥补 CT 的不足。

五、诊断和鉴别诊断

垂体瘤诊断应包括三部分：①垂体瘤的确定；②明确垂体瘤类型和性质；③了解垂体功能及其周围组织受累情况。根据上述临床表现、影像学发现，辅以各种内分泌检查等，一般可获诊断。但蝶鞍增大者常须除外空泡蝶鞍综合征，原发性者多见于中年多产妇、体胖而少内分泌症状与颅压升高表现的患者，内分泌功能试验大多正常或轻微异常，蝶鞍呈球形增大，无骨质破坏等发现，CT 扫描往往可获确诊。继发性者有垂体瘤等手术或放射治疗史，不难鉴别。功能性腺瘤均有临床特征和内分泌失常佐证，无功能性者则须注意除外鞍旁多种疾病，包括垂体外肿瘤（脑膜瘤、胶质瘤和各种转移癌等）、炎症与肉芽肿、变性、血管瘤等，蝶鞍大小可正常或增大，垂体功能正常或偏低，神经症状较明显且早于内分泌功能异常，CT 等检查可协助诊断。颅咽管瘤较多见于小儿及青少年，半数以上有鞍上钙化。

MRI 冠状位扫描显示鞍区一个 1.5 cm 大小的高信号区，向鞍上生长，压迫视交叉。

六、治疗

除对症与支持治疗外，垂体瘤治疗有三种方案：手术切除、放射治疗和药物治疗。

（一）手术治疗

除催乳素瘤首先采用药物治疗外，其他垂体瘤均宜及早手术摘除。鞍内肿瘤一般采用经蝶显微外科手术切除，术后视力与视野恢复或改善可达 70%，有功能垂体腺瘤术后内分泌症状可有明显好转甚至消失，并发症少，死亡率较低。对于大腺瘤向鞍上及鞍外生长者，要考虑开颅手术切除，但手术治愈率低，术后并发症（如尿崩症和腺垂体功能低下症）较多，死亡率较高。术后需辅以放疗或药物治疗。伴垂体功能低下者尚需激素替代治疗。

（二）放射治疗

放射治疗适用于手术切除不彻底或可能复发的垂体瘤及原发性或转移性癌病例。年老体弱不适于手术者也可以采用。目前较多采用深度 X 线、60 钴或高能重粒子治疗（质子束、α 粒子束）。一般总剂量为 40～50 Gy，4～5 周为 1 个疗程。此外尚有内照射法，在手术时用 32 磷胶体物（如 Cr32PO4 胶体混悬液）、198 金胶液注入鞍内或 198 金、90 钇植入。γ-刀（γ-knife）立体放射治疗适用于包括垂体瘤在内的颅内深部肿瘤或生长缓慢的微腺瘤。

（三）药物治疗

按腺垂体功能情况,治疗上可分为两组。

1.腺垂体功能减退者

根据靶腺受损的情况,给予适当的激素替代治疗。

2.腺垂体功能亢进者

(1)溴隐亭:为多巴胺促效剂,可抑制催乳素分泌,用于催乳素瘤的治疗,详见下述。溴隐亭能刺激正常垂体释放生长激素,但在肢端肥大症时却能抑制其分泌,剂量较大,每天 7.5～60 mg 以上。对溴隐亭类药物抵抗者可改用卡麦角林或 quinagolide 治疗。

(2)赛庚啶:为血清素受体抑制剂,可抑制血清素刺激的促肾上腺皮质激素释放,对 Cushing 病及 Nelson 综合征有效。一般每天 24～32 mg,有嗜睡、多食等不良反应。

(3)生长抑素类似物:奥典肽或兰乐肽的作用时效较生长抑素长,可治疗生长激素瘤。奥曲肽的常用量为 100 μg,每天 3 次。

七、预后

采用经颅手术切除垂体瘤主要为解除视神经、视交叉受压、挽救视力、视野,而内分泌功能紊乱很难纠正,向蝶窦内伸展的肿瘤手术死亡率为 4%～5%。经蝶窦显微外科手术切除垂体腺瘤的疗效可达 60%～90%,垂体微腺瘤易于完全切除,手术疗效较理想,手术死亡率为 0.4%～2%。复发者如能及时诊断和手术或放疗,其有效率可在 80% 以上。

（章慧玲）

第七章

内科常见疾病的康复治疗

第一节 神经系统常见疾病的康复治疗

一、脑卒中康复

(一)概述

脑卒中具有高发病率、高致残率的特点,中国每年新发脑卒中患者约 200 万人,其中 70%～80% 的脑卒中患者因为残疾不能独立生活。脑卒中康复是降低致残率最有效的方法,也是脑卒中组织化管理模式中的关键环节。本节主要参考美国卒中协会 2016 年发布的成人卒中康复指南,结合我国康复工作现状,为脑卒中的诊治及康复治疗提供依据。

(二)定义与术语

1.定义

脑卒中是一种突然起病的脑血液循环障碍性疾病,又称脑血管意外或中风,指有脑血管病的患者,因各种诱发因素引起脑内动脉狭窄、闭塞或破裂,因而造成急性脑循环障碍,临床表现为一过性或永久性脑功能障碍或体征。

2.术语

我国对于脑卒中的表述较多,常用的术语包括:①卒中;②脑卒中;③脑血管意外;④中风。世界卫生组织将"卒中"这一术语从 20 世纪 70 年代沿用至今。"卒中"或"脑卒中"是临床实践、临床研究或公共卫生评估的常用术语。

(三)流行病学

我国居民第三次死因调查显示,脑血管病已成为第一位的死因,死亡率高于欧美国家 4～5 倍,是日本的 3.5 倍,甚至高于泰国、印度等发展中国家。我国脑血管病的年发病率约为 219/10 万,年死亡率为 116/10 万,每年新发病例至少在 200 万人以上,每年死亡至少 150 万人。

(四)病因及病理生理

脑卒中病因可以是单一的,也可以是多种病因联合所致,与全身性血管病变、局部脑血管病变及血液系统病变等有关。

1.血管壁病变

以高血压性动脉硬化和动脉粥样硬化所致的血管损害最常见,其次为结核、梅毒、结缔组织疾病和钩端螺旋体等多种原因所致的动脉炎,以及先天性血管病(如动脉瘤、血管畸形和先天性狭窄)和各种原因(外伤、颅脑手术、插入导管、穿刺等)所致的血管损伤,药物、毒物、恶性肿瘤等所致的血管病损等。

2.心脏病和血流动力学改变

高血压、低血压或血压的急骤波动,以及心功能障碍、传导阻滞、风湿性或非风湿性瓣膜病、心肌病及心律失常,特别是心房纤颤。

3.血液成分和血液流变学改变

包括各种原因所致的高黏血症,如脱水、红细胞增多症、高纤维蛋白原血症和白血病等,以及凝血机制异常,特别是应用抗凝剂、服用避孕药物和弥散性血管内凝血等。

4.其他病因

包括空气、脂肪、癌细胞和寄生虫等栓子,脑血管受压、外伤、痉挛等。部分脑卒中患者的病因不明。

(五)脑卒中分型诊断

可分为缺血性脑卒中、脑出血及蛛网膜下腔出血。

1.缺血性脑卒中

(1)根据缺血时间分型。①短暂性脑缺血发作:症状、体征持续时间<24小时。②可逆性缺血性神经功能损害:症状、体征持续>24小时,<3周。③小卒中:症状、体征持续<1周。④大卒中:症状、体征持续>1周。

(2)根据影像学改变分型:在多数情况下,患者发病数天后其CT检查才能清楚地显示出病灶范围,故对超早期患者进行准确的影像学分型较为困难。①腔隙性梗死:梗死灶面积<1.5 cm。②小梗死:梗死灶面积1.5~3 cm。③大梗死:梗死灶面积>3 cm。④其他:CT检查未见相应的低密度改变者为阴性。

2.脑出血

主要是根据出血的部位、血肿大小、破入脑室与否、累及中线结构的程度来进行分型诊断治疗。

(1)壳核出血:可按血肿范围及破入脑室与否分为5型。Ⅰ型:血肿扩展至外囊;Ⅱ型:血肿扩展至内囊前肢;Ⅲa型:血肿扩展至内囊后肢;Ⅲb型:血肿扩展至内囊后肢,破入脑室;Ⅳa型:血肿扩展至内囊前后肢;Ⅳb型:血肿扩展至内囊前后肢,破入脑室;Ⅴ型:血肿扩展至内囊、丘脑。

(2)丘脑出血:可按血肿的范围,有无破入脑室,可分为3型,每型分为两个亚型。Ⅰ型:血肿局限于丘脑;Ⅱ型:血肿扩展至内囊;Ⅲ型:血肿扩展至下丘脑或中脑。未破入脑室为a亚型,破入脑室为b亚型。

(3)脑叶(皮质下)出血:依据血肿大小和脑室受压情况而定,可分为出血量小于30 mL,31~50 mL及大于50 mL。

(4)小脑出血:病变靠近脑干,在出现恶化之前多无明显先兆。

(5)脑干出血。

3.蛛网膜下腔出血

(1)CT分型。①出血程度:可分为5型。Ⅰ型:无出血所见;Ⅱ型:蛛网膜下腔一部分存在弥漫性薄层出血(1 mm);Ⅲ型:在蛛网膜下腔有较厚(1 mm以上)出血或局限性血肿;Ⅳ型:伴脑实质或脑室内积血。②体积大小。小型:直径小于2 cm,体积小于4.2 mL;中型:直径在2～4 cm,或体积在4.3～33.5 mL;大型:直径大于4 cm,体积大于33.5 mL。

(2)病因分型。①动脉瘤:美国动脉瘤协作研究组提出如下标准。Ⅰ级,无症状;在末次出血后完全恢复。Ⅱ级,轻度:神志清楚,有头痛,无重要神经系统功能障碍。Ⅲ级,中度:昏睡,有头痛和颈项强直,无大脑半球功能障碍;清醒,出血后基本恢复,遗有大脑半球功能障碍。Ⅳ级,重度:神志不清,但无重要神经系统功能障碍;昏睡或反应迟钝,有大脑半球功能障碍(如偏瘫、失语、精神症状)。Ⅴ级:去大脑强直,对刺激反应消失。②脑动静脉畸形:按动静脉累及的部位分型。表浅型:主要累及软脑膜和皮质;深部型:主要侵犯皮质下白质。髓质型:主要累及髓质动脉和静脉。旁中央型:主要侵犯基底节、脑室、胼胝体、脑干和小脑。多发或广泛型:累及广泛多部位。

(六)三级康复管理

1.三级康复网络构建

各级医疗机构与卫生行政主管部门需共同参与建立完整的脑卒中三级康复网络。脑卒中急性期患者应尽可能首先收入卒中单元或神经内科进行多学科治疗,包括早期康复评价、康复护理和康复治疗。再经过多学科协调的康复医学科或康复中心的治疗,以及进行社区康复,从而接受全面系统的三级康复管理,以期获得最佳的功能水平,减少并发症。

"一级康复"是指患者早期在医院急诊室或神经内科的常规治疗及早期康复治疗;"二级康复"是指患者在康复病房或康复中心进行的康复治疗;"三级康复"是指在社区或家中的继续康复治疗卒中单元是脑卒中住院患者的组织化医疗管理模式,采取多学科、多专业人员的团队工作方式,强调早期康复治疗。在从医院到家庭的过渡中要考虑个体化的出院计划,这样也有利于顾及患者和家庭/看护者对康复资源的偏好。应指派病例管理人员或专业工作人员监督患者在治疗活动中的依从性,确定所参与的康复计划是否有效。也可以考虑使用替代性的交流和支持方法进行随访(如电话访问、远程医疗或基于互联网的支持),特别是对于偏远地区的患者。

2.三级预防

早期开展脑卒中三级预防宣教,获益较大。一级预防(病因性预防或根本性预防)指某个体只存在上述危险因素一种或几种而没有脑血管的先兆或表现时,积极治疗存在的危险因素,对高血压、高脂血症、高黏血症、糖尿病等进行防治,进行良好生活习惯的指导,调整饮食结构、戒烟,预防动脉粥样硬化的发生,降低脑血管病的发病率;二级预防(发病期的预防)指个体已存在危险因素、已出现卒中先兆如若短暂性脑缺血性发作,给予早期诊断早期治疗,防止严重脑血管病发生;三级预防(疾病后期阶段的预防)指已患卒中的患者,此时机体对疾病已失去调节代偿的能力,将出现伤残或死亡的结局,在疾病后期采取有效的治疗措施,可延缓或避免疾病的恶化、致残或死亡,使机体逐步恢复健康。

(七)康复评定

1.主要功能障碍的康复评定

(1)患者一般情况评定:一般包括患者性别、年龄、职业、家庭成员,以及致病因素、发病时间、现病史与既往史、临床诊断、主要脏器功能状态、残疾评级及康复目标等。

（2）躯体功能评定：运动功能评定、感觉功能评定、意识障碍评定、认知功能评定、泌尿功能评定。其中运动功能评定项目有肌张力、反射、协调与平衡评定；异常运动模式的评定包括联合反应、联带运动、特定痉挛姿势的评定、功能性活动障碍的评定、躯干控制能力的评定、步行能力的评定、手功能评定等。

（3）言语吞咽功能的评定：包括听、说、读、写能力的评定，构音障碍的评定，吞咽功能的评定。

（4）心理功能评定：包括抑郁症、焦虑状态、患者个性等。此项评定由心理医师主持。

（5）脑卒中后并发症的评定：一般包括肩-手综合征、肩痛、肩关节半脱位、肌肉萎缩、关节挛缩、骨质疏松等项目的评定。

（6）社会功能的评定：一般包括生活能力评定，即转移或移动能力、日常生活活动能力，以及就业能力评定、独立能力评定、生活质量的评定等。

（7）个人及环境因素评定：基于作业治疗，对患者所处环境进行评定，分析引起作业受限的个人和环境因素，从而可针对性地对个人和环境采取干预措施，促进患者的作业表现。包括患者爱好、职业、所受教育、经济条件、家庭环境等。

2.整体运动功能的评定

脑卒中整体运动功能常用方法包括 Brunnstrom 评定法、Fugl-Meyer 评定法、上田敏法、Lindmar 法、MAS 法、Rive RMead 法。Brunnstrom 评定法是历史悠久且沿用至今的脑卒中运动功能评定方法，是评定的基础；Fugl-Meyer 评定法、上田敏法、Lindmar 法均是由 Brunnstrom 评定法的原则细化而来的方法；MAS 则是根据运动再学习理论制定的；Rive RMead 法是以日常生活活动中的运动功能为依据制定的。

3.躯干控制能力的评定

脑卒中患者躯干控制能力是四肢运动发展的基础，只有在良好的躯干控制能力的基础上，患者才可能获得较好的坐位平衡、站位平衡，以及上、下肢的运动能力。

4.步行能力的评定

步态是人体在行走时的姿势，是人体通过髋、膝、踝、足趾的一系列连续活动使身体沿着一定方向移动的过程。可利用力学、解剖学及生理学知识对人体行走状态进行客观分析，为康复治疗提供依据。可使用偏瘫步行能力评定或 Holden 步行功能分类。

5.手功能的评定

手的操作功能包括粗大和精细的运动。针对患者手功能进行评定，可以在标准环境下观察患者用电脑、手写、扣纽扣、系鞋带、用钥匙开门等活动，并观察其钩状抓握、圆柱状抓握、球形抓握和指腹捏、指尖捏、侧捏、三指捏等功能。手功能对人的生活、工作、学习有着重要意义，因此，脑卒中后手功能的评定不可忽视。临床中也可采用一些量表进行评估。脑卒中患者手功能主要采用偏瘫手功能分级、偏瘫手的功能检查及 Carroll 上肢功能测试进行评定。

6.脑卒中肩部并发症的评定

（1）肩-手综合征：肩手综合征是脑卒中后的常见并发症，绝大多数在发病后 1～3 个月期间发生，以发生在发病 1 个月左右为多见，也有些在发病后 6 个月出现。可分为 4 期，根据症状进行评定。

（2）肩痛：同样为脑卒中后常见并发症，表现为肩部疼痛、麻木感、烧灼样痛或难以忍受的感觉等，肩关节活动明显受限、症状出现的时间可在发病早期，即迟缓期，也可于发病后几个月。疼痛常严重影响康复预后，同时患者产生情绪障碍和心理障碍。

（3）肩关节半脱位：肩关节半脱位好发于 Brunnstrom Ⅰ～Ⅱ期肌张力弛缓阶段，因此多数出现在脑卒中发病后 1 个月之内。肩关节半脱位本身并无疼痛，但它极易受损伤进而引起疼痛。肩关节半脱位的评定包括体格检查和 X 线检查。

（八）康复治疗

急性脑卒中患者进行早期的活动可以防止深静脉血栓、皮肤病变、关节挛缩、便秘和肺炎等并发症。早期康复治疗包括关节活动度训练、床上良肢位摆放和体位改变等，早期康复还应当包括鼓励患者重新开始肢体活动和参与社会活动。适当的康复训练能够改善脑卒中患者的功能预后，这是现代康复实践的理念，特别是对损伤程度较轻的患者。

1.上肢运动功能康复

应强调进行功能性任务训练，即任务导向性训练。需重复进行训练以促进功能的习得，并定期、逐渐地提高任务难度。对于符合条件的患者（患侧腕伸展达到 10°，每个手指伸展达到 10°，没有感觉和认知功能的缺损），可以开展强制诱导的运动治疗或改良的强制性运动疗法，两种方案主要在强制训练持续时间和限制健手使用时间方面有差异，每天 6 小时，每周训练 5 天，连续两周。推荐进行运动想象治疗、镜像疗法、动作观察训练、双侧肢体同时训练和虚拟现实训练。

常规训练的同时辅以功能性电刺激可以更好地改善上肢运动功能。可以进行瘫痪上肢机器人训练。对于发病几个月内仅有极小自主活动能力的患者或伴有肩关节半脱位的患者，也可以考虑应用神经肌肉电刺激治疗。中医传统疗法中针灸可以提高瘫痪肢体的运动功能，对于肢体痉挛严重的患者则可以给予按摩治疗缓解肌张力。

痉挛较重的上肢肌力训练可采用渐进式抗阻训练。常规康复治疗结合肌电生物反馈治疗、功能性电刺激治疗也有帮助。

2.下肢功能康复

脑卒中后大部分患者有不同程度的下肢功能障碍，卒中后步态受限患者应进行强化、多次重复的移动性任务训练。推荐减重步行训练用于脑卒中 3 个月后有轻到中度步行障碍的患者，可以作为传统康复治疗的一个辅助方法。若脑卒中早期病情稳定，轻到中度步行障碍的患者在严密监护下可以试用减重步行训练作为传统治疗的一个辅助方法。对于足下垂的脑卒中患者可使用踝足矫形器，以代偿足下垂、改善移动能力，同时改善瘫痪侧踝膝关节生物力学和步行能量消耗。有条件的机构可以在脑卒中早期阶段应用运动再学习方案来促进脑卒中后运动功能的恢复。

常规康复训练和功能性电刺激相结合可以更好地改善脑卒中患者步行能力，可以考虑将功能性电刺激作为踝足矫形器的一种替代方法来治疗足下垂。可以将机器人辅助运动训练结合传统康复疗法来改善卒中后运动功能和移动性，也可利用虚拟现实（VR）技术改善步态。

脑卒中早期应重视瘫痪下肢肌肉的肌力训练，针对相应肌肉进行的渐进式抗阻训练、交互性屈伸肌肉肌力强化训练可以改善脑卒中瘫痪肢体的功能。针对相应的肌肉进行功能性电刺激、肌电生物反馈疗法，结合常规康复治疗，可以提高瘫痪肢体的肌力和功能。

3.痉挛的康复

痉挛可以导致肌肉短缩、姿势异常疼痛和关节挛缩。由于挛缩会限制受累关节的活动，引起疼痛，所以会妨碍康复并限制患者恢复的潜力。早期治疗是关键，公认的治疗措施包括被动扩大关节活动度，促进关节主动运动，联合应用抗痉挛药物治疗，包括注射肉毒毒素治疗。痉挛的治疗应该是阶梯式的，开始采用保守的疗法，逐渐过渡到侵入式疗法，治疗痉挛首选无创的治疗方法,如抗痉挛良肢位摆放、关节活动、痉挛肌肉的牵拉和伸展、夹板疗法等方法。如果是全身性肌肉痉挛的患者,建议使用口服抗痉挛药物。对局部肌肉痉挛影响功能和护理的患者,建议使用A型肉毒毒素局部注射治疗。对以下肢为主的难治性肌肉痉挛的患者,可试用鞘内注射巴氯芬,或者选择性脊神经后根切断术等。

4.感觉功能障碍康复

脑卒中后感觉功能障碍主要包括躯体感觉、视觉、听觉,进行相应评估后早期借助各种感觉刺激进行治疗。感觉再训练可用于卒中患者的躯体感觉减退,提高感觉分辨能力。可以将经皮神经电刺激与常规治疗结合或使用间歇式气压治疗促进感觉恢复。

对于卒中后伴有视听觉障碍的患者,推荐代偿性扫视训练提高扫视和阅读能力,常规训练结合棱镜技术有助于患者代偿视野缺损。听力障碍患者应进行专科检查,推荐使用合适的助听器,并利用交流策略及合理降低周围噪声来改善功能。

5.认知障碍的康复

认知康复训练可提高注意力、记忆力、视觉偏侧忽略和执行功能。可使用一些特殊类型的记忆力训练。例如提高视空间记忆的总体加工,以及为基于语言的记忆构建语义框架,使用音乐治疗以提高言语记忆。运动锻炼可考虑作为改善卒中后认知和记忆的辅助疗法。

一些代偿策略可以改善记忆功能,包括内化策略(例如视觉意象、语义组织、分散练习)和外部记忆辅助技术(例如笔记本、寻呼系统、电脑和其他提示装置)。

6.情绪障碍的康复

卒中后抑郁可发生于脑卒中后各时期,在发病初期,对患者和家属进行卒中后抑郁的流病学和治疗方面的教育,早期开展基于各种护理模式的持续沟通交流可以减轻卒中后抑郁的发生。

抑郁的早期有效治疗非常重要,因为可能对康复转归产生积极的影响。可考虑联合药物与非药物治疗卒中后抑郁,例如光疗法作为辅助治疗常与选择性 5-羟色胺再摄取抑制剂一起使用。音乐疗法对卒中后心境障碍有积极的效果。重复性经颅磁刺激可以缓解抑郁症状。患者教育、咨询服务和社会支持可考虑作为脑卒中后抑郁治疗的组成部分。

7.语言和交流障碍的康复

脑卒中后最常见的交流障碍是失语症和构音障碍。

(1)失语症:卒中早期对患者听、说、读、写、复述等障碍进行评价,并给予相应的简单指令训练、口颜面肌肉发音模仿训练、复述训练。口语交流严重障碍的患者可以试用文字阅读、书写或交流板进行交流。

(2)构音障碍:关于构音障碍的康复,应进行针对性治疗或者最大化地保存残存功能,可改善患者的语言能力,例如强制性疗法、语音治疗和语义治疗,或使用手势语。强制性疗法通过主动抑制一些语言,迫使患者应用卒中后的语言,并集中进行训练。

8.吞咽障碍的康复

吞咽障碍的治疗与管理最终目的是使患者能够达到安全、充分、独立摄取足够的营养及水分。有吞咽障碍的患者建议应用口轮匝肌训练、舌运动训练、增强吞咽反射能力的训练、咽喉运动训练、空吞咽训练、冰刺激、神经肌肉电刺激等方法进行吞咽功能训练。也建议采用改变食物性状和采取代偿性进食方法如姿势和手法等改善患者吞咽状况。

9.尿便障碍的康复

脑卒中后发生膀胱和直肠功能障碍很常见,可能是脑卒中后各种相关损害的综合结果。脑卒中患者在急性期留置尿管便于液体的管理,防止尿潴留,减少皮肤破溃,但是脑卒中后使用尿管超过 48 小时将增加尿道感染的危险性。肠道管理的目标是保证适当的液体、容量和纤维素的摄入,帮助患者建立一个规律的如厕时间。应调整作息时间与患者以前的大便习惯相一致,同时使用大便软化剂和适当的缓泻药。

10.心肺功能障碍的康复

脑卒中卧床患者应尽早离床接受常规的运动功能康复训练,以提高患者的心血管功能。下肢肌群具备足够力量的卒中患者,建议进行增强心血管适应性方面的训练,如活动平板训练、水疗等。重症脑卒中合并呼吸功能下降、肺内感染的患者,建议加强床边的呼吸道管理和呼吸功能康复,以改善呼吸功能、增加肺通气和降低卒中相关性肺炎的发生率和严重程度,改善患者的整体功能。

11.日常生活活动的康复

所有卒中患者都应接受适合其个体需求并最终适应出院环境的日常生活活动训练。日常生活活动训练可采用功能性任务和特定任务训练来实现,强制性运动治疗有助于改善日常生活活动。除患者主动训练日常生活活动外,建议家属给予脑卒中患者更多的关心和支持,加强康复护理,以提高患者的生活质量。

(九)并发症的防治

1.挛缩

对于可能发生挛缩的患者,采用辅具能够使肌肉持续保持拉长状态来维持关节活动度。对已发生关节挛缩的患者可采用支具扩大关节活动度,可考虑采用连续矫正石膏或静态可调节夹板来缓解轻、中度的肘部和腕部挛缩。手部缺乏主动活动能力的患者可考虑使用搁手/腕夹板,并辅以定期牵伸治疗。

2.骨质疏松

建议患者脑卒中后减少卧床时间,早期进行康复干预、预防和治疗脑卒中后骨质疏松。可以通过增加体力活动来降低卒中后骨质疏松症的风险和严重程度脑卒中患者定期进行骨密度测定对骨质疏松的预防及治疗有较大帮助。早期床边康复训练 4 周以上的骨质疏松患者在进行负重练习前,应再次评价骨密度,避免骨折风险。

3.肩关节半脱位

脑卒中后肩关节半脱位的预防重于治疗。通过正确的体位摆放、护理人员恰当的操作、选取合适的康复训练项目,可预防肩关节半脱位的发生。持续肩关节位置保持训练可以改善肩关节半脱位,对已经发生肩关节半脱位的患者可使用支持性装置和肩带防止进一步脱位。推荐可能发生和已发生肩关节半脱位的患者对冈上肌和三角肌进行功能性电刺激。

4.肩痛

注意脑卒中患者卧床、坐轮椅时的体位摆放以及在训练中的正确辅助方法,避免肩关节过度屈曲、外展以及双手做高举过头的肩关节运动,避免用力牵拉肩关节。脑卒中软瘫期时可用吊带预防肩部损伤和肩痛,软瘫期过后是否该使用吊带预防肩痛仍有争议。神经肌肉电刺激和功能性电刺激有治疗和预防肩痛的作用,早期治疗效果更好,慢性期则无效。

5.肩手综合征

适度抬高患肢并配合被动活动,结合神经肌肉电刺激治疗肩手综合征。进行镜像治疗以改善感觉障碍。对于手肿胀明显的肩手综合征患者推荐服皮质醇类激素改善症状。外用加压装置有利于减轻肢体末端肿胀。

6.深静脉血栓

早期运动是预防深静脉血栓的有效方法。对于病情允许活动的患者,应鼓励其早期活动,以减少深静脉血栓等亚急性期并发症。脑出血患者在急性住院期间可使用间歇充气加压装置预防深静脉血栓,对有肺栓塞风险同时有抗凝禁忌的患者,可考虑安置临时或永久性下腔静脉滤器。

7.压疮

尽量减少或避免皮肤摩擦,提供适当的支撑面,减小皮肤压力。避免皮肤过度潮湿,保持充足的营养以预防皮肤破损。推荐定时翻身,保持良好的皮肤卫生。使用专门的床垫、轮椅坐垫和座椅,直到活动能力恢复。应避免使用圆形气圈垫。

8.跌倒

患者、家属及看护者均应接受预防跌倒的宣教。教育患者、患者家属及其看护者正确使用步态辅助器具、鞋子、转移工具、轮椅(比如轮椅的操纵方向、转移带的使用、安全带使用、前臂支撑设备、脚踏和刹车等)。

医护人员应掌握正确安全的转移和移动患者的方法,熟悉医院治疗设备及环境的安全隐患,告知患者其跌倒的风险并叮嘱患者预防或减少跌倒的注意事项。推荐出院后进入社区生活的卒中患者参加包含平衡训练的锻炼项目来减少跌倒风险。卒中患者应接受平衡功能、平衡信心和跌倒风险方面的评估。应对卒中患者提供平衡训练计划。卒中患者如需要改善平衡功能,应遵医嘱安装辅助装置或矫形器。

二、颅脑外伤康复

(一)概述

高速公路及机动车辆的普及,超高建筑的增多,以及无法预测的突发事件,使颅脑外伤的发病率明显增多,在各种神经系统疾病中,颅脑外伤的发病率及严重程度位居前列。颅脑外伤主要有 3 个关键要素:外界暴力、大脑功能改变和大脑病理改变。复杂的损伤机制和广泛的损伤部位,导致了颅脑损伤后功能的复杂性、多样性,常常出现临床表现与影像学不一致,功能与能力不匹配,不同时期患者的主要障碍可能不同,因此对颅脑损伤患者的功能障碍评价与康复强调全面性和个体化。

1.定义颅脑外伤

因外力导致大脑功能或者病理的改变而引起的暂时性或永久性神经功能障碍。

2.颅脑外伤发病率

流行病学颅脑外伤其发病率仅次于四肢损伤,约占全身各部位外伤的 20%。据 2007 年北京神经外科研究所的统计,颅脑外伤年发病率为 55.4/10 万人,随着交通发达,生产建设的发展,发病率将逐年上升。

3.分型

颅脑外伤按伤后脑组织与外界相通与否可分为开放性和闭合性两类,根据损伤机制与病理改变,将颅脑损伤分为原发性和继发性。前者为外力作用于头部后立即产生的脑组织损害如脑震荡、脑挫裂伤,后者为在原发性损伤的基础上而再次出现的病变如脑缺氧、缺血等。具体可分为:脑震荡、脑挫裂伤、脑干损伤及颅内血肿。

4.诊断

颅脑外伤的诊断是在有明确的直接或间接暴力作用于头部的情况下,常具有以下征象。

(1)伤后的意识障碍:包括伤后立即或随后出现的,是诊断的主要依据,是衡量颅脑损伤程度的一个可靠指标。

(2)阳性神经系统体征:如瞳孔变化及其他脑神经损害,语言障碍,视野缺损,运动、感觉及反射异常。

(3)颅内压增高的症状与体征:如血压升高、脉搏和呼吸变慢、头痛、呕吐、视神经水肿。

(4)颅脑 CT 扫描可发现损伤灶和中线结构偏移。

(二)康复评定

1.颅脑外伤严重程度的评定

颅脑外伤后常出现许多功能障碍,如认知、知觉、语言、运动和行为等来判断颅脑外伤严重程度。格拉斯哥昏迷量表在国际上被普遍用来判断急性损伤期的意识状况。格拉斯哥昏迷量表总分为 15 分。根据格拉斯哥昏迷量表计分和昏迷时间长短分为如下几项。轻度脑损伤:13～15 分,昏迷时间在 20 分钟以内。中度脑损伤:9～12 分,伤后昏迷时间为 20 分钟至 6 小时。重度脑损伤:≤8 分,伤后昏迷时间在 6 小时以上;或在伤后 24 小时内出现意识恶化并昏迷 6 小时以上。

在重度颅脑外伤中,持续性植物状态占 10%,是大脑广泛性缺血性外伤而脑干功能仍保留的结果。持续性植物状态标准:①认知功能丧失,无意识活动,不能执行指令;②保持自主呼吸和血压;③有睡眠-觉醒周期;④不能理解和表达语言;⑤能自动睁眼或刺痛睁眼;⑥可有无目的性的眼球跟踪活动;⑦下丘脑及脑功能基本正常。以上 7 个条件持续 1 个月以上。

最小意识状态是植物状态和觉醒之间的状态,指患者有严重的意识障碍,但既不符合昏迷也不符合植物状态的诊断,存在部分意识,如视追踪、听觉、疼痛觉、情感等反应,预后较植物状态好。最小意识状态的诊断标准:①遵从简单的指令;②不管正确性如何,可以用姿势或语言来回答是或否;③可被理解的语言;有目的性的行为,包括偶尔出现的与环境刺激有关的动作和情绪反应,而不是自主动作。以上 1 种或多种行为反复或持续存在。

2.认知功能、人格与情绪障碍评定

认知属于大脑皮质的高级活动范畴,它包括感觉、知觉、注意、记忆理解和智力。

人格是指个性心理特征,其测量可采用明尼苏达多相人格问卷或艾森克人格问卷。

情绪障碍包括抑郁和焦虑等,其评定可采用抑郁量表和焦虑量表。

3.运动障碍评定

多采用 Brunnstrom 评定法、Fugl-Meyer 评定法、上田敏法、改良 Ashworth 量表评定等。

(三)康复治疗

颅脑外伤患者的康复治疗要做到全面的康复,从早期的急诊外科手术、ICU 阶段开始,一直到后期的康复中心和家庭的康复指导,为患者做好从康复机构到社区康复的正确过渡。

1.早期康复治疗

颅脑外伤后,非手术治疗在治疗中占据着十分重要的地位,并且应采取综合性治疗措施。早期康复处理有助于预防并发症,如痉挛、压疮、异位骨化以及神经源性肠道和膀胱等问题。这些并发症如不积极防治,将给运动功能的恢复造成极大的困难,甚至成为不可逆的状态,严重影响患者以后的生活质量。康复目标:稳定病情,提高患者的觉醒能力,预防并发症,促进功能恢复。

(1)药物和外科手术治疗:目的是减轻脑水肿、治疗脑积水、清除血肿及脑灌注等。一般说来,一旦患者病情(包括基础疾病、原发疾病、合并症等)稳定48~72小时后,即使患者仍处于意识尚未恢复的状态,也应考虑加以康复治疗。

(2)支持疗法:给予高蛋白、高热量饮食,避免低蛋白血症,以利提高机体的免疫力,促进创伤的恢复及神经组织修复和功能重建。所提供的热量宜根据功能状态和消化功能情况逐步增加,蛋白质供应量为每天每千克体重1g以上,可以静脉输入高营养物质,如复方氨基酸、清蛋白等,同时保持水和电解质平衡。当患者逐渐恢复主动进食功能时,应鼓励和训练患者吞咽和咀嚼。

(3)保持良姿位:让患者处于感觉舒适、对抗痉挛模式、防止挛缩的体位。头的位置不宜过低,以利于颅内静脉回流;偏瘫侧上肢保持肩胛骨向前、肩前伸、肘伸展,下肢保持髋、膝微屈,踝中立位。要定时翻身、变换体位,防止压疮,肿胀和挛缩。可使用气垫床、充气垫圈,防止压疮的发生。

(4)促醒治疗:对意识障碍患者及植物状态患者应积极处理可逆性的影响因素,用药物、手术治疗等降低颅内压、改善脑循环、减少神经元损伤、促进神经功能恢复和苏醒。还应该增加各种刺激输入,以促进患者苏醒、恢复意识。①声音刺激:用适当音量让患者听患病前最喜爱听的曲目、广播节目、录音。患者家属讲述患者喜欢和关心的话题、故事以及读报纸给患者听等,唤起患者的记忆。在每次护理和治疗时大声对患者说明、强化。②视觉刺激:已自发睁眼者可用光线、电视画面等进行视觉刺激。③深、浅感觉刺激:对四肢和躯干进行拍打、按摩,从肢体远端至近端用质地柔软的毛刷或毛巾轻轻地摩擦皮肤,用冰摩擦后颈部皮肤等方法增加痛、温、触觉刺激。还可行四肢关节被动活动及神经肌肉电刺激等增加感觉刺激。④针灸治疗:在一定部位施行针灸、电针,也有较强的深浅感觉刺激作用,有利于促醒患者,同时也能减缓患者的肌肉萎缩。⑤高压氧治疗:高压氧能升高血氧浓度,在一定程度上可改善脑细胞的代谢状态,具有促醒和促进功能恢复的作用。

(5)呼吸道护理:排痰引流,保持呼吸道通畅每次翻身时用空心掌从患者背部肺底部顺序向上拍打至肺尖部,帮助患者排痰;指导患者做体位排痰引流。

(6)维持肌肉和其他软组织的弹性:防止挛缩或关节畸形进行被动关节活动,对易于缩短的肌群和其他软组织进行伸展练习,每天2次以保持关节、软组织柔韧性。

(7)尽早活动:一旦生命体征平稳、神志清醒,应尽早进行深呼吸、肢体主动运动、床上活动和坐位平衡、站位平衡训练,循序渐进。①起立床:可用起立床对患者进行训练,逐渐递增起立床的角度,使患者逐渐适应,预防体位低血压。②直立练习:在直立练习中注意观察患者的呼吸、心率和血压的变化。应让患者在其能耐受的情况下站立足够长的时间,以牵拉易于缩短的软组织,使身体负重,防止骨质疏松及尿路感染。站立姿势有利于预防各种并发症,可刺激内脏功能,如肠蠕动和膀胱排空;能改善通气;如自主神经功能正常,可降低增高的颅内压;还可以改善患者的心理等。

(8)物理因子治疗:对弛缓性瘫痪患者,可利用低频脉冲电刺激疗法增强肌张力、兴奋支配肌肉的运动或感觉神经,以增强肢体运动功能。

(9)矫形支具的应用:如果运动训练不能使肌肉足够主动拉长则应使用矫形器固定关节于功能位;对肌力较弱者给予助力,使其维持正常运动。

2.恢复期康复治疗

脑是高级神经中枢,是学习的重要器官。不同程度的脑损伤出现不同程度的认知障碍,以致学习困难。认知障碍是脑外伤后最常见最持久的症状之一。认知障碍康复训练方法有:注意力障碍训练、记忆力障碍训练、失用症训练、思维障碍训练、计算能力障碍训练、失认症训练。康复目标:减少患者的定向障碍和语言错乱,提高记忆、注意、思维、组织和学习能力;最大限度地恢复感觉、运动、认知言语功能和生活自理能力,提高生存质量。

(1)认知障碍的治疗。①记忆训练:记忆是一种动态的神经和认知进展,其特征在于三个独立的过程:编码,维护和检索。记忆是对过去感知过、体验过和做过的事情在大脑中留下的痕迹,是过去的经验在人脑的反映,是大脑对信息的接收、储存及提取的过程。改善记忆功能可辅助用尼莫地平 30 mg,每天 3 次,或石杉碱甲(哈伯因)100 μg,每天 3 次。进行记忆训练时,注意进度要慢,训练从简单到复杂,将记忆作业化整为零,然后逐步串接。每次训练的时间要短,开始要求患者记住的信息量要少,信息呈现的时间要长,以后逐步增加信息量。患者成功时应及时强化,给予鼓励,增强信心。②注意训练:选择患者感兴趣的图片,引导患者讲述看到的人物、情景等进行视觉跟踪训练;在计算机辅助下进行数字、文字、图片增加、删减游戏。其中删除作业训练要求治疗师先在电脑屏幕上写汉字或画图形等,然后要求患者用光标"删除"指定的汉字或图形,如患者能顺利完成任务则改变字母排列顺序并调整需删除文字,同时逐渐增加文字及图片数量,反复练习数次,治疗时间为 30 分钟,每天 2 次。③思维训练:包括数字排序、物品分类和解决问题能力。如解决问题能力训练,鼓励患者外出后自行回到病房,设想迷路后怎么办、门锁住了怎么办等;每天食堂人员订餐时,鼓励患者自行订菜,选择自己喜欢的菜肴种类、饭量等。

(2)知觉障碍的治疗。①功能训练法:在功能训练中,治疗是一个学习过程,要考虑每个患者的能力局限性,将治疗重点放在纠正患者的功能问题上,而不是放在引起这些问题的病因上,使用方法是代偿和适应。要对存在的问题进行代偿,首先要让患者了解自己存在的缺陷及其含义,然后教会其使用健存的感知觉功能技巧。适应指的是对环境的改进。训练中应注意用简单易懂的指令,并建立常规方法,用同样的顺序和方式做每个活动,并不断重复练习。②转移训练法:是需要一定知觉参与的活动练习,对其他具有相同知觉要求的活动能力有改善作用。使用特定的知觉活动,如样本复制、二维和三维积木、谜语这类活动可以促进日常生活活动的改善。③感觉运动法:通过给予特定的感觉刺激并控制随后产生的运动,可以对大脑感觉输入方式产生影响。单侧忽略:主要出现在左侧。进行一些刺激忽略侧的活动、改善环境,使患者注意偏瘫侧,如将食物、电灯、电话置于患者偏瘫侧,站在患者偏瘫侧与其交谈,进行躯体和视觉越过中线的活动,让患者指导它的存在。视觉空间丧失:在抽屉内、床头柜上只放少数常用的物品,对其中最多用的用鲜明颜色标出,使用语言性提示和触摸,多次重复进行练习,并练习从多种物品中找出特定的物品;练习对外形相似的物体进行辨认,并示范其用途。空间关系辨认:适当的分级活动可帮助患者恢复掌握空间关系的能力,先练习从包含 2 项内容的绘画中选择 1 项适当内容,逐渐升级到较为正常的刺激水平。④空间位置:练习将钢笔放入杯中,并描述两种物品的不同位置。

(3)行为障碍的治疗:颅脑外伤患者的行为障碍是多种多样的行为异常的治疗目的是设法消除不正常,不为社会所接受的行为,促进其亲社会行为。治疗方法如下:①创造适合行为治疗的环境:环境安排应能保证增加适当行为出现的概率,尽量降低不适当行为发生的概率。稳定、限制的住所与结构化环境,是改变不良行为的关键。②药物:一些药物对患者的运动控制、运动速度、认知能力和情感都有一定效果。多应用对改善行为和抑制伤后癫痫发作有效而不良反应较少的药物,如卡马西平、乙酰唑胺、氯巴占等。③行为治疗:行为障碍可分为正性行为障碍和负行为障碍。正性行为障碍表现为攻击他人,而负性行为障碍常表现为情绪低落、感情淡漠,对一些能完成的事不愿意做。治疗原则：①对所有恰当的行为给予鼓励；②拒绝奖励目前仍在继续的不恰当行为；③在每次不恰当行为发生后的短时间内，杜绝一切奖励性刺激；④在不恰当行为发生后应用预先声明的惩罚；⑤在极严重或顽固的不良行为发生后，给患者以其厌恶的刺激。

3.后遗症期康复治疗

颅脑外伤患者经过临床处理和正规的早期和恢复期的康复治疗后，各种功能已有不同程度的改善，但部分患者仍遗留不同程度的功能障碍。因此后遗症期康复以社区康复、家庭康复、职业康复、社会康复等为主。康复目标使患者学会应对功能不全的状况，学会用新的方法代偿功能不全，增强患者在各种环境中的独立和适应能力，回归社会。

(1)日常生活活动能力训练：利用家庭或社区环境继续加强日常生活活动能力的训练，强化患者自我照顾的能力，逐步与外界社会直接接触。学习乘坐交通工具、购物等。

(2)职业训练：颅脑外伤患者中大部分是青壮年，其中不少在功能康复后尚需要重返工作岗位以及部分患者需要更换工作。应尽可能对患者进行有关工作技能的训练。

(3)矫形器和辅助器具的应用：有些患者需要应用矫形器改善功能。对运动障碍患者可能需要使用各种助行工具；生活自理困难时，可能需要各种自助辅具等。

(四)预后

除病情严重程度外，伤前因素、损伤因素和伤后因素都可能影响到颅脑损伤患者的长期预后。有研究通过用分类和回归树分析方法、基于国际疾病分类编码的简易综合创伤评分方法和氢质子磁共振波谱分析等方法预测患者的长期预后，均发现有一定相关性和应用价值。具体可能与年龄、损伤或残疾严重程度、情绪、并发症及环境因素等有关。

三、脊髓病康复治疗

(一)概述

脊髓病是各种致病因素导致的脊髓病变。因致病因子不同，常采取手术或药物等不同治疗方式。该病常引起患者不同程度的运动、感觉和二便等方面功能障碍，并引起一系列并发症。因而，康复治疗是脊髓病稳定期管理中不可或缺的一部分，有利于恢复患者的生理功能，提高日常生活活动能力，促进社会参与能力的改善，帮助患者早日回归社会或工作岗位。

1.定义

脊髓病是指非生物源性致病因子所致的脊髓灰质或白质部分或系统病变。病理学上一般无炎性细胞渗出，而有缺血、坏死、神经病变和髓鞘脱失等病理改变。

2.流行病学

流行病学本病可见于任何年龄，但以青壮年多见，男女发病率无明显差异，也无明显地域性差异。

3.常见病因

脊髓病患者的病史中常有物理、化学损伤、代谢缺陷、遗传、中毒等因素。外伤、压迫、血管病变或其他不明原因也常常是脊髓病的致病因素。

4.病理改变及分型

在各种致病因素作用下，脊髓发生缺血、坏死、神经病变和髓鞘脱失等病理改变，进而造成运动、感觉和自主神经等方面的功能障碍。根据本病的致病因素，可分为先天性(如脊髓空洞症)、营养代谢障碍性(如亚急性联合变性)、中毒性、脊髓压迫症、脊髓血管病等类型。

(二)临床诊断

脊髓病常表现为肢体瘫痪和感觉缺失,伴或不伴排便、排尿障碍等括约肌功能障碍及其他自主神经功能障碍的症状。根据本病的临床症状,病史中有物理、化学损伤、代谢缺陷、遗传、中毒等因素,或外伤、压迫或血管病变等致病因子,结合影像学、神经电生理检查等可诊断本病,必要时可完善脑脊液检查。

(三)临床治疗

急性期患者应卧床休息,给予富含热量和维生素的饮食,配合相应药物治疗以促进神经功能恢复。必要时可予糖皮质激素或血浆置换治疗。

(四)康复评定

(1)运动功能采用徒手肌力评定方法,测定 C5-T1 和 L2-S1 各脊髓节段的代表性肌肉群肌力。

(2)感觉功能采用 ASIA 量表评定感觉功能,选择 C2-S5 各脊髓节段的关键感觉点,分别测定左右两侧的针刺觉和轻触觉。

(3)日常生活活动能力评定采用改良 Barthel 指数评定患者日常生活活动能力。

(五)康复治疗

1.上肢运动功能

对于上肢瘫痪患者,应进行针对上肢和手功能的运动疗法,加强肱二头肌和肱三头肌的力量训练,增强上肢支撑力,并配合手抓握力训练。病变节段较高时,应注意同时训练肩部和肩胛带的肌肉。根据肌力分级制订相应训练方案:1 级肌力推荐在器械或治疗师徒手辅助下进行被动运动;2 级肌力推荐在器械或治疗师徒手辅助下进行主动助力运动;3 级及以上肌力推荐进行主动和抗阻运动。

进行上肢运动疗法同时可配合物理因子干预,有助于改善上肢肌力,防止瘫痪肌肉萎缩。可选用的方法有神经肌肉电刺激、功能性电刺激、调制中频电治疗、干扰电治疗、超短波治疗及肌电生物反馈等。可尝试使用无创性脑部刺激技术,推荐低频重复经颅磁刺激模式。

针灸对改善上肢瘫痪肢体肌力也有一定帮助,可选用温针、电针或普通针刺等方式。

对于需要长期使用轮椅的患者,还应在增强上肢肌力和耐力的同时训练操控轮椅的能力,提高日常生活活动能力,减少依赖程度。

可考虑配合针对提高上肢功能的作业疗法,有助于改善上肢独立运动能力。患者卧床时,利用辅具将上肢托起,使上肢位置高于肩部,预防上肢水肿。根据不同病变节段,设计或使用不同器具维持上肢主要关节活动度,扩大并强化上肢肌力训练,从简单到复杂的功能性活动中掌握各种姿势下的上肢运动控制能力。

2.下肢运动功能与步行

与上肢的肌力训练一样,也应根据肌力分级制订下肢的肌力训练方案:1 级肌力进行被动运动;2 级肌力进行主动助力运动;3 级及以上肌力进行主动和抗阻运动。

常规下肢运动疗法配合功能性电刺激、神经肌肉电刺激及中频电刺激等物理因子疗法有助于改善瘫痪下肢肌力及功能,其效果优于单一下肢运动疗法。

针灸对改善瘫痪下肢功能有一定帮助,建议在常规物理治疗基础上配合针灸治疗促进下肢功能恢复,可选用普通针刺、温针或电针等方式。

若患者条件许可,应尽早行站立和步行训练。可采用垫上移动、承重活动平板及下肢机器人辅助的步行训练等方法。必要时,可考虑使用膝-踝-足支具完成下肢步行训练,使用双拐进行步行、上下台阶、上下楼梯、上下斜坡及站起训练。

原发病情稳定后,可采用内收肌和跟腱牵伸的方式维持髋关节及踝关节的关节活动度,并行扩大关节活动度和强化肌力的治疗。必要时对瘫痪下肢选择合适的夹板固定,并准确组合使夹板适合患者下肢功能需求。

3.感觉功能

治疗前可选用 ASIA 量表评估感觉障碍程度,并通过左右侧及上下侧对比对感觉障碍部位进行大致定位。

治疗应遵循以下原则:①必须先纠正异常肌张力;②施加各种感觉刺激适时适量,防止不当刺激造成的肌张力增高;③感觉功能训练需要反复多次进行;④每次感觉训练应分别在有和无视觉反馈两种条件下进行,排除视觉刺激干扰;⑤多种感觉训练方法相结合,感觉和肢体运动训练相结合,以增加感觉输入,共同促进感觉功能恢复;⑥根据感觉障碍评定结果选择适当康复治疗方法和器具,循序渐进、由易到难、由简单到复杂。

应综合进行触觉、深感觉、实体觉和质地觉等各种感觉训练。还应进行感觉刺激识别及功能性感觉再训练,可配合 Rood 技术进一步增强感觉训练效果。

经皮神经电刺激对提高感觉功能有一定帮助,常规感觉功能训练联合经皮神经电刺激有助于改善感觉功能障碍。

针灸治疗对改善感觉障碍也有一定帮助,可考虑常规物理治疗基础上配合使用针灸治疗。

对于感觉过敏区域或存在不舒服感觉区域,建议使用感觉脱敏训练,可减轻过敏区域的不适感。

4.排尿功能

脊髓病变后易发生神经源性膀胱,应通过病史、体格检查和辅助检查的采集及专科评估、尿动力学检查和神经电生理评估等方法综合评估膀胱功能。可配合 Qualiveen 量表评估神经源性膀胱严重程度及对患者生活质量的影响。

若发病初期即出现排尿障碍,应尽早经尿道留置尿管导尿,及时排空膀胱,预防泌尿系统并发症。每隔 2~3 小时定期开放尿管,并配合膀胱冲洗。严禁为诱发自主排尿而进行挤压、叩击膀胱等动作。病情稳定后尽早开始间歇导尿排空膀胱,可采用无菌间歇导尿或清洁间歇导尿两种方式,推荐无菌间歇导尿。

应对神经源性膀胱进行准确分类,根据分类结果制订膀胱功能训练的个体化长期康复治疗方案,原则上应保证膀胱压力处于安全范围,提高排尿能力,减少膀胱残余尿量,预防泌尿系统并发症。

对于感觉传入障碍引起的神经源性膀胱,若为感觉减退或延迟,可予膀胱腔内电刺激;若为感觉过敏,可予骶神经或阴部神经调节等神经调控手段、A 型肉毒毒素 300 U 膀胱壁注射或行为疗法。

对于运动传出障碍引起的神经源性膀胱,若为逼尿肌过度活跃,应予间歇导尿联合使用抗胆碱能药物;如抗胆碱能药物无效,可予膀胱壁 A 型肉毒毒素 300 U 注射并联合膀胱训练。也可考虑骶神经或阴部神经调节等神经调控手段诱发自主排尿功能。若为逼尿肌无力,建议间歇导尿促进膀胱排空,并配合 Crede 手法、Valsalva 动作或扳机点手法等辅助排尿,也可考虑联合膀胱腔内电刺激、骶神经前根刺激、α 受体阻滞剂或拟胆碱能药物。发生压力性尿失禁时,应增加对盆底肌肉训练或盆底肌肉电刺激。

传统医学有助于改善排尿能力,减少残余尿量,在常规康复治疗基础上配合采用按摩、艾灸、穴位敷贴及针灸等方法可促进膀胱排尿功能恢复。

建议患者出院后对排尿功能制订长期康复治疗和随访计划。随访内容包括病史、体格检查、实验室和影像学检查。根据神经源性膀胱的类型、治疗效果、病情转归等因素决定选择是否进一步行影像尿动力学、膀胱尿道造影或膀胱镜检查,必要时调整随访间隔时间。

5.首先对患者进行排便功能及其影响因素进行详细检查和康复评定,制订个体化康复管理和治疗计划,采用安全、有效的辅助装置或器具,配合手法刺激或栓剂插入等技术促进排便,形成规律性排便习惯,及时处理并注意预防可能出现的神经源性肠道问题。需要监测以下项目。

(1)排便日期和时间。

(2)直肠刺激到排便完成所用时间。

(3)使用的排便辅助用具及技术。

(4)便量及颜色、性状。

(4)不良反应。

(6)计划外的排便。

无论住院还是出院后康复治疗,应训练患者建立每天规律性排便习惯,合理安排每天排便时间,逐步重建排便反射。建议定期利用手指刺激直肠诱发反射性蠕动波,通过重建直肠肛门反射促进排便。也可配合始于盲肠、顺着结肠走向顺时针的腹部按摩促进直肠蠕动。以上两种方法无效时,可考虑灌肠法促进排便。也可单独或配合 Brindley 型骶神经前根（$S_1 \sim S_4$）刺激诱发排便。

应根据患者出院时情况配备合适的肠道管理设备,并额外为高位截瘫患者配备指状肛管刺激器或栓剂插入器。出院前应教会患者正确使用肠道管理设备,避免继发损伤。出院回归社区和居家康复前,应根据患者经济条件、功能障碍程度和护理人员水平等因素对居家布局进行必要改造。建议定期由康复治疗师进行随访,以便及时发现肠道管理问题并提供合理的解决方案。

传统医学对改善排便功能有一定帮助,常规康复治疗基础上可配合按摩、穴位埋线、穴位注射、穴位敷贴及针灸等方法促进排便功能恢复。

6.呼吸功能

需要对患者进行全面评估,包括病史、体征、膈肌活动度、呼吸类型和咳嗽力量,并完善血液生化、胸部 X 线及 CT 检查及肺功能检查。

处于发病早期的危重患者,需密切监测生命体征和血氧饱和度,C_4 节段及以上病变时建议尽早行气管切开改善通气功能。应定期吸痰或配合翻身、拍背以促进排痰。当患者可自主吞咽口水,自主咳嗽、咳痰,并且监测动脉血气在正常范围内,完善喉镜检查,气道无明显狭窄时可考虑拔除气管切开套管。

病情稳定后应继续坚持定期吸痰,充分气道湿化。若患者可自主活动,嘱其规律翻身及变换体位促进排痰;若患者活动障碍,由康复治疗团队成员辅助其定时翻身及体位排痰。可配合胸部节律性叩击及人工辅助咳嗽等物理治疗手段协助排痰。积极训练患者呼吸功能,从腹式呼吸开始,逐步过渡到膈肌抗阻训练;同时应进行胸锁乳突肌及斜方肌抗阻训练以补偿胸式呼吸。若患者条件允许,可联合吹气球法、缩唇呼吸法或深呼吸法等增强呼吸功能。对于胸壁活动欠佳,可予手法牵引或关节松动训练。

常规呼吸功能训练配合物理因子治疗更有助于改善呼吸功能,推荐使用功能性电刺激和中频电刺激等电疗法。

7.日常生活活动能力

需要进行日常生活活动能力的综合评估,常用改良 Barthel 指数、功能独立性测量量表等。

应对患者进行床上活动转移、轮椅活动及转移、坐起、站立、进食与饮水、仪表修饰及更衣等方面的日常生活活动能力训练。

对于病情稳定的患者,还应进行职业康复治疗,减少其日常生活依赖程度,增强社会参与能力,有助于早日重返工作岗位和社会。

应在患者康复治疗期间定期评估其日常生活活动能力,根据评估结果制订后续康复治疗计划,并判断是否需要继续住院接受阶段性专业康复治疗和护理。

8.心理功能

发病初期应同时启动心理康复干预,并贯穿整个康复治疗过程。若患者条件许可,可于出院后定期返院复诊,并可就相关心理及情绪问题进行专业咨询。

应使用各种心理评估量表对患者的心理状态及情绪进行综合评估,并根据评估结果制订心理康复干预计划,选择恰当心理干预手段。建议采用支持性心理疗法、生物反馈和认知行为治疗等方法改善心理、精神行为异常。在康复治疗过程中,心理治疗师还可配合日常文体活动锻炼及必要的心理疏导来引导患者积极配合治疗并克服治疗过程中的困难,提高疗效。

(六)康复护理

早期应将患者摆放于仰卧位或侧卧位,瘫痪肢体保持功能位,足底放足托或穿硬底鞋以防止足下垂。

嘱患者于发病后 1~2 天开始进食,优先考虑经口进食,必要时辅以静脉肠外营养。饮食应合理搭配及少量多餐,尽量选择富有营养、易消化、含纤维素较多的食物,避免摄入产气食物。加强健康宣教,建议患者多饮水,每天摄水量保证在 1 500 mL 以上。若患者同时使用糖皮质激素治疗原发疾病,应多食高钾、低钠食物,注意增加含钙食物的摄入及补充维生素 D。

(七)预防与预后

1.预防

减少物理、化学及中毒因子的接触,有助于预防因上述原因导致的脊髓病。注意营养均衡,保持每天适量的维生素摄入,并及时治疗胃肠道等疾病,改善胃肠吸收功能,有助于预防营养代谢障碍因素引起的脊髓病。

2.预后

该病多起病隐匿,进展缓慢,常规治疗难于改善功能障碍。预后取决于脊髓伤害的程度、病变范围及并发症情况。MRI 提示脊髓内广泛信号改变、病变范围累及脊髓节段多,合并泌尿系统感染、压疮、肺部感染等常提示预后不良。如不配合康复治疗,预后常较差。

五、脑性瘫痪康复指南

(一)概述

脑性瘫痪简称脑瘫,是导致儿童肢体残疾最常见的原因之一,致残率高、病因复杂、危险因素众多,绝大部分脑瘫往往同时存在其他伴发疾病,包括智力发育障碍、癫痫、言语语言障碍、吞咽障碍等,严重影响患儿生活质量,给社会、家庭造成巨大的精神和经济负担,是人类尚未攻破的医学难题之一。随着脑瘫康复诊疗技术水平不断提高，越来越多的脑瘫得到不同程度康复干预，实现功能恢复、生活质量改善，更好地重返社会。

脑瘫是一组持续存在的中枢性运动和姿势发育障碍、活动受限综合征，这种综合征是由于发育中的胎儿或婴幼儿脑部非进行性损伤所致。脑瘫全球患病率约为 2‰，我国脑瘫患病率约为 2.46‰。据估计，我国<14 岁脑瘫儿童约有 500 万。成年脑瘫是儿童的 3 倍。绝大部分脑瘫确切发病机制尚未明了，可能由于发育不成熟的大脑(产前、产时或产后)先天性发育缺陷(畸形、宫内感染)或获得性(早产、低出生体重、窒息、缺氧缺血性脑病、核黄疸、外伤、感染)等非进行性脑损伤所致。

(二)临床诊断与治疗

脑瘫诊断应当具备以下四项必备条件：①中枢性运动障碍持续存在婴幼儿脑发育早期(不成熟期)发生；②运动和姿势发育异常；③反射发育异常；④肌张力及肌力异常。脑瘫临床分型可分为六型：痉挛型四肢瘫、痉挛型双瘫、痉挛型偏瘫、不随意运动型、共济失调型、混合型。

脑瘫治疗以康复治疗为主，必要时结合 24 小时肌张力管理、医疗干预、手术治疗等。不同生长发育期脑瘫的运动功能、障碍程度及环境状况各不相同，因此不同时期的康复治疗策略也有所不同：婴儿期以建立并发展其感知觉、语言、智力、社会及行为功能为主；幼儿期以发展运动功能、重视心理、社会功能发育为主；学龄前期强调主动运动训练，为入学做准备；学龄期以适应学校环境，学会独立，培养自我解决问题及需求的能力；青春期以提高日常生活活动能力，开展职业前培训为主；成人期除了必要的功能训练与生活自理能力训练外，还需要培养健康的生活方式，开展积极的身体活动，预防慢性疾病发生发展。

(三)康复评定

脑瘫康复评定可以全面了解脑瘫生理、心理、社会功能，综合分析个人、环境因素对其病情的影响，明确严重程度，为制订规范化和个体化康复计划提供依据。

1.运动功能评定

持续性运动障碍及姿势异常是脑瘫的核心表现。运动功能评定前，需评定肌张力与肌力。通常采用改良 Ashworth 痉挛量表评定肌张力，采用徒手肌力检查可评定肌肉力量。

(1)粗大运动功能评定：粗大运动功能分级系统能客观地反映脑瘫粗大运动功能发育情况，分为 5 个级别，Ⅰ级为最高，Ⅴ级为最低。粗大运动功能评定量表评估脑瘫运动功能，分为 88 项和 66 项，从卧位与翻身、坐位、爬和膝立位、立位、行走与跑跳五个功能区评估脑瘫粗大运动技能。分数越高提示粗大运动功能越好。此外还可以采用全身运动质量评估、Alberta 婴幼儿运动量表、Peabody 运动发育量表 2、丹佛发育筛查测验等进行脑瘫粗大运动功能评定，其中 Alberta 婴幼儿运动量表是一个通过观察来评估 0~18 个月龄或从出生到独立行走这段时期婴儿运动发育的工具，注重运动质量评估。

(2)精细运动功能评定：脑瘫儿童手功能分级系统适用于 4~18 岁脑瘫，针对日常生活操作物品能力进行分级。PDMS-2 精细运动功能分测验、Melbourne 单侧上肢评定量表、偏瘫儿童手功能评定、AHA 量表等也可以进行脑瘫精细运动功能评定。

(3)步态分析：痉挛型脑瘫患儿步行常表现出特殊的病理步态(剪刀步态等)，对患儿下肢运动功能、姿势等产生不利影响。步态分析在脑瘫患儿的临床诊疗、康复锻炼中起着重要的作用。在临床中可分析异常步态、辅助评价治疗效果、协助选择合适的辅助器具以及还可作为临床的教学和研究工具。其可分为定性法和定量法两种。在临床应用中，步态的视频资料是临床步态分析重要的组成部分。步态分析已越来越广泛地应用于临床诊断、疗效评定、机制研究等。

2.言语语言功能评定

(1)言语功能评定：脑瘫言语功能评定主要包括构音障碍、嗓音、语言流畅性、失用评定。构音障碍评定主要采用中国康复研究中心运动性障碍检测法和改良Frenchay构音障碍检测法。中国康复研究中心运动性构音障碍包括构音器官检查和构音检查，不仅可以评估脑瘫是否存在运动性构音障碍及程度，还可以指导治疗计划。改良Frenchay构音障碍检测法以构音器官功能性评定为主，判断构音障碍严重程度。

(2)语言功能评定：脑瘫语言发育迟缓的评定主要采用儿童语言发育迟缓评定(signsignificant relation，S-S法)、Peabody图片词汇测验、Illinois心理语言能力测验等。S-S法适用于1.5～6.5岁，因各种原因而导致语言发育水平处于婴幼儿阶段的儿童，检查内容包括符号形式与指示内容关系、基础性过程、交流态度三方面。Peabody图片词汇测验适用年龄为3岁3月龄至9岁3月龄儿童的词汇理解能力检查。

3.生活自理能力评定

生活自理能力评定主要包括自理、功能性活动、家务及认知与交流等方面的评定。儿童功能独立性评定量表评估儿童功能障碍程度以及看护者对儿童给予辅助的种类与数量，分数越高提示功能独立性越强，但儿童功能独立性评定量表需获得授权后方能使用。儿童能力评定量表是针对儿童功能障碍开发的量表，用于评定自理能力、移动、社会功能活动程度以及功能变化与年龄间的关系。

4.其他功能评定

根据临床表现与需求，脑瘫可以进行听力、视觉、认知、心理行为等评定。根据不同发育阶段的关键年龄所应具备的标准，参考和应用各类量表以及相关设备进行评定。

(四)脑瘫儿童期康复治疗

1.治疗目标

通过综合康复干预手段，使脑瘫在运动、认知、言语语言、社会适应等方面得到最大程度改善，充分发挥残存功能，促进脑瘫身心健康发展，提高生活质量，确保积极融入社会。

2.治疗原则

早期发现异常、早期干预，综合性康复，与日常生活相结合，遵循循证医学，早期开展教育康复，康复训练与游戏相结合，集中式康复与社区康复相结合。

3.康复治疗

越来越多的干预手段可用于脑瘫的康复治疗，包括物理治疗(运动疗法、物理因子疗法)、作业治疗、言语治疗、传统医学康复疗法等。目前我国脑瘫康复治疗以脑瘫综合康复、全面康复为主。近年来，国际脑瘫康复领域发表多篇综述评论脑瘫干预疗法循证依据。2013年有学者发表的一篇脑瘫干预方法系统综述，根据循证依据等级和推荐强度，采用"绿黄红灯"将脑瘫干预方法划分为有效、未明确和无效，现有的64种脑瘫干预方法，24％有明确、积极的疗效(绿灯)，70％未明确疗效(黄灯)，6％无效(红灯)，但这一结论仅表明现有治疗方法研究的循证级别，多种干预方法尚需通过大样本、多中心临床研究验证其治疗效果。

国内常用的脑瘫经典康复治疗技术，如神经易化技术、物理因子治疗、姿势控制、手功能训练、口肌训练、引导式教育、多感官刺激、文娱体育、心理疗法、游戏疗法、音乐疗法，可参考《中国脑性瘫痪康复指南(2015)》，本节将不再赘述。本节主要针对国际认可、具有高循证依据的几项康复治疗方法,以及常见的脑瘫联合康复治疗予以介绍。

(1)脑瘫康复治疗方法。

任务导向性训练:任务导向性训练基于运动控制理论,应用主动的任务性训练以改善运动功能。强调制订"功能性任务",要求患者通过主动的尝试来解决功能性任务内的问题并适应环境的改变。患者获得的是解决目标任务的方法,而不是单一的肌肉激动模式。任务导向性训练个体化治疗越具针对性,效果越显著。高循证依据研究证实,任务导向训练结合强制性诱导运动疗法或双手训练,可以有效改善脑瘫的手功能,提高生活自理能力。

强制性诱导运动疗法:强制性诱导疗法用于治疗脑瘫所致不对称性上肢功能障碍,可提高偏瘫型脑瘫上肢功能,已有大量高循证依据研究证实其疗效。强制性诱导运动疗法限制健侧肢体,同时强化使用患侧肢体,提高患侧上肢自发使用,防止出现患侧忽略。强制性诱导运动疗法是一种处方性、整合性、系统性治疗方案,包括3个主要部分:①重复性任务-导向训练;②坚持增强行为策略;③限制健侧,强迫使用患侧。健侧限制通常采用悬吊带、无指手套等方法。

情景聚焦疗法:情景聚焦疗法通过改变任务或环境的限制,鼓励脑瘫患者在自然环境下训练,允许使用代偿的运动策略,以促进功能表现。情景聚焦疗法无被动牵伸,无特定的肌力训练,选择脑瘫患者感兴趣或愿意尝试但实施有困难的活动,鼓励其主动解决问题,尽可能快地完成任务,从不断地尝试与失败中找到最佳方式。

身体素质训练:以增加下肢肌肉力量、改善心血管功能为主的运动训练(下肢肌肉力量训练、有氧训练、无氧训练、混合训练)对脑瘫患者有积极的疗效,改善粗大运动功能,提高身体素质。但是否可以提高脑瘫患者的日常活动能力与参与度、提高生活质量与自我满意度还有待进一步证实。

家庭康复:作为医疗机构康复的延伸,可选择强化目标-导向运动训练建立运动丰富的游戏环境,利用虚拟现实游戏,开展以家庭康复为基础的早期、强化、丰富而具体的目标导向干预,提高患者对康复治疗的接受性与主观能动性。但虚拟现实游戏的长期疗效尚有待证实。

(2)常见脑瘫联合康复治疗。

肉毒毒素注射治疗:肉毒毒素注射的主要目的是通过降低脑瘫痉挛肌肉的过度活动,创造一个时间窗,以提高运动和活动表现能力,适用于局部痉挛或肌张力障碍且妨碍其运动发育、影响护理卫生、生活质量等脑瘫患者,推荐使用BTX-A。注射前应根据脑瘫临床症状及异常姿势找出相关痉挛靶肌群,确定注射部位,明确相关危险因素、总剂量等。BTX-A最大作用时长为16~22周,重复注射应至少间隔3个月,参考注射适宜年龄为≥2周岁。脑瘫患者经肉毒毒素注射后,需结合针对性的功能康复,可提高患者的运动功能、改善临床症状、延缓手术时机。肉毒毒素联合其他康复治疗的具体方案取决于治疗目标、存在的主要症状、损伤的严重程度,以及是否需要应用康复技术获得新技能,或采用补偿性技术改变任务或环境需求以成功达到治疗目的。

矫形外科手术与康复:脑瘫手术治疗目的是缓解肌肉痉挛、平衡肌力、矫正畸形、调整肢体负重力线、改善功能,矫正局部畸形和挛缩,减少疼痛,为康复治疗创造有利条件,如矫形手术(肌腱延长、肌腱转移、旋转截骨术等)。脑瘫手术治疗通常是保守治疗无效时选择的干预方法,且6岁之前一般不进行治疗挛缩畸形的矫治手术。临床医师应根据脑瘫临床症状,严格掌握手术适应证,采用个性化手术方式,才能获得理想的治疗效果。必须强调,脑瘫手术治疗不能替代康复,故术前、术后都要进行综合康复治疗,以维持手术效果、进一步改善功能,包括系列疗法运动训练、日常生活训练、辅助器具使用等。良好的体位摆放以及合适的支持表面,可减少脑瘫术后压力性溃疡或压疮风险。

系列石膏与康复：系列石膏治疗主要应用于脑瘫肢体畸形发生发展早期或矫形术后早期，将肢体固定在功能位，避免肌肉与骨关节畸形的发生，或降低痉挛，改善不同肢体部位被动关节活动度，改善踝关节背屈，提高行走能力，保持矫形术后正常功能位，有助于提高康复疗效，具有潜在的临床意义。

康复辅助器具：根据功能活动所需，通常采用日常生活辅助器具、治疗性辅助器、矫形器等辅助器具提高脑瘫患者运动功能、改善日常生活自理能力、预防继发畸形等。近年来，随着人工智力的快速发展，辅助器具领域相继出现高端智力康复机器人，联合虚拟现实技术与人机交互界面，增加康复训练的趣味性，提高患者依从性，有助于提高康复疗效，节省人力成本。由于康复机器人价格昂贵，对部分地区及家庭而言，并非首选的康复手段。无论是常规康复辅助器具或高端智力康复机器人，对改善脑瘫患者功能独立性以及其他相关功能的证据水平均较低。

髋关节管理：脑瘫需要重视髋关节管理。15%～20%的脑瘫患者存在髋关节脱位的风险，要求临床医师定期监测脑瘫患者髋关节发育，并在合适的时间给予有效的干预，包括定期的临床检查和骨盆 X 线片拍摄，早期姿势体位控制，对高风险脑瘫患者实施预防性手术。粗大运动功能分级系统等级越高，下肢运动功能越差，越易发生髋关节脱位。髋关节监测包括临床体格、影像学、下肢长度和围度、关节活动度、疼痛、肌力、运动功能评定。在影像学检查中，<6 月龄新生儿采用超声检查最有价值（常用 Graf 法）；>6 月龄婴幼儿采用骨盆 X 线片检查明确是否发生髋关节脱位，确定脱位程度以及髋臼、股骨头发育情况，通常测量髋臼指数、股骨头偏移百分比、Shenton 线等参数。粗大运动功能分级系统 Ⅰ 级的脑瘫通常无须骨盆 X 线片复查，Ⅱ 级需要在 2 岁、6 岁进行骨盆 X 线片复查，Ⅲ～Ⅴ 级需每年 1 次骨盆 X 线片复查。脑瘫患者早期姿势体位控制或行预防性手术可预防髋脱位；若已发生髋脱位，0～6 月龄时采用 Pavilk 吊带治疗；6～18 月龄采用手法复位结合髋人字石膏治疗；>18 月龄采用切开复位及 Salter 骨盆截骨术，术后需要进行石膏或下肢矫形器固定，帮助下肢维持外展状态，牵伸痉挛肌肉。髋关节术前、术后需进行康复治疗，以恢复髋关节及下肢的正常活动，同时持续开展其他功能障碍康复治疗。髋关节术后家庭康复应指导家长为患者提供正确的外展位睡姿、抱姿，佩戴正确的髋关节矫形器。

脑瘫共患癫痫康复治疗：脑瘫患者癫痫发作有可能进一步加重脑损伤，危害患者认知和运动发育，直接影响康复疗效及预后。不同类型的脑瘫，癫痫的发病率不同，以痉挛型脑瘫癫痫发病率最高。脑瘫共患癫痫康复治疗原则：尽早全面控制癫痫临床发作及高度失律或睡眠癫痫等严重痫性放电，以防患者进一步发生癫痫性脑损伤。癫痫频繁发作期间应暂时回避有可能加重癫痫发作的康复治疗。对继续存在突发意识丧失、强直阵挛或失张力等全面性痫性发作患者，需转诊癫痫中心就诊，尽早控制其发作，减少躯体意外伤害。脑瘫共患癫痫康复治疗需注意：①遵循循序渐进原则，考虑患者病情和体质承受能力；②一旦出现癫痫复发或发作加重，应立即暂停所有康复治疗，以控制癫痫发作为主；③持续存在发作间期癫痫样放电的脑瘫，需定期进行脑电图随访及发育、认知功能评估。

(五)脑瘫成年期康复治疗

虽然成年脑瘫患者已经具备一定程度的主动运动能力、能有目的控制自身的行动姿势，但成年脑瘫患者同样面临着儿童期存在的一系列问题，如运动功能障碍、肌张力异常、步态异常、睡眠障碍等，还面临着与正常成年人一样的慢性疾病风险。因此，成年期康复治疗不仅仅针对脑瘫疾病本身的症状，还需要培养健康生活方式，增强体质，预防慢性疾病等。目前已有研究将全身振动训练、抗阻训练、功能性步态训练、生活自理能力训练等康复治疗用于成年脑瘫患者,以期有效提高成年脑瘫患者的生活自理能力、骨质强度、肌肉力量,改善步态功能,提高生活质量等,但证据等级均较低。积极的身体活动可改善成年脑瘫患者各项身体功能,预防慢性疾病的发生,同时提高患者的社会参与度,培养积极、健康的生活方式。目前尚无有关老年脑瘫患者康复的相关研究报道。

(六)预防

一级预防是脑瘫预防的重点,通过正确的措施预防各种导致脑瘫的原因,预防脑瘫的发生,如避免孕期、围产期、出生后不良因素发生。倡导科学的孕期保健、均衡饮食、定期产检、科学分娩、新生儿监护以及科学普及知识,提高脑瘫一级预防能力与水平。二级预防是对已造成伤害的脑瘫患者,采取各种措施如早期发现异常、早期干预,防止残疾或最大限度地降低残疾。三级预防是对已发生残疾的脑瘫患者,通过各种措施预防残障的发生,尽可能地保存现有的功能,通过各种康复治疗的方法和途径,预防畸形、挛缩的发生。

(李　丽)

第二节　心血管系统常见疾病的康复治疗

一、概述

心血管系统常见疾病的康复治疗是指在充分的药物治疗和必要的血管重建的基础上综合采用主动积极的身体、心理、行为和社会活动的训练与再训练,帮助患者缓解症状,改善心血管功能,在生理、心理、社会、职业和娱乐等方面达到理想状态,减少焦虑,增加回归正常生活的适应能力,提高生活质量。同时强调积极干预心血管疾病的危险因素,降低心血管病发病率,阻止或延缓疾病的发展过程,减轻残疾和减少再次发作的危险。

(一)定义

心血管系统疾病包括心脏和血管疾病,是严重威胁现代社会人类健康,引起死亡的主要疾病。本节主要讨论心脏康复,尤其是冠状动脉粥样硬化性心脏病(冠心病)的康复。近年来将冠心病分为急性冠脉综合征和慢性冠脉综合征两大类,前者包括不稳定型心绞痛、非 ST 段抬高的心肌梗死和 ST 段抬高的心肌梗死;后者包括稳定型心绞痛、冠脉正常的心绞痛(X 综合征)、无症状心肌缺血和缺血性心力衰竭。

心脏康复从最初的急性心肌梗死早期活动开始,到现在心脏康复的对象已经扩展到无合并症的心肌梗死恢复期患者、急性期存在合并症的患者、各种程度的心绞痛患者、冠状动脉搭桥术后及冠状动脉成形术后的患者、风湿性心脏病、高血压性心脏病、心肌病(包括心脏瓣膜手术后、充血性心力衰竭手术矫正或症状有改善者)、以及其他原因引起的心力衰竭、安置心脏起搏器者和心脏转复除颤器者、心脏移植后和心肺移植术后;而且适用于老年患者和儿童患者,甚至患有心血管疾病的妊娠妇女。

(二)流行病学

中国心血管病患病率及死亡率仍处于上升阶段。推算中国心血管病现患人数约 2.9 亿,其中脑卒中 1 300 万、冠心病 1 100 万、肺源性心脏病 500 万、心力衰竭 450 万、风湿性心脏病 250 万、先天性心脏病 200 万以及高血压 2.7 亿。中国心血管病死亡占居民疾病死亡构成 40% 以上,居首位,高于肿瘤及其他疾病。2004 年至今,心脑血管病住院费用年均增速远高于国内生产总值增速。我国心血管疾病负担日渐加重,已成为重大的公共卫生问题,防治心血管病刻不容缓。

(三)病理生理

血脂增高和血管壁损伤致冠状动脉壁脂质沉积形成粥样硬化斑块,在斑块破裂的基础上可以形成血栓,而导致血管狭窄乃至闭塞。粥样斑块脱落和血栓形成都可以造成血管闭塞和心肌梗死。病理生理的核心是心肌耗氧和供氧失平衡。

(四)危险因素

心血管病的病因尚不完全清楚,大量的研究表明本病是多因素作用所致,这些因素称为危险因素。研究证实,高血压、血脂异常(主要是胆固醇增高)、糖尿病、肥胖、吸烟、缺乏体力活动和不健康的饮食习惯,是心血管病主要的且可以改变的危险因素。除此之外还有遗传、性别、年龄等危险因素。

1.高血压

高血压是最常见的慢性非传染性疾病,是全球疾病负担比例最大的疾病,也是导致心血管病发生和死亡的重要危险因素。流行病学研究显示,收缩压从 15.3 kPa 开始与心血管风险呈连续正相关。临床研究显示,如果血压保持在理想水平(<16.0/10.7 kPa),可以预防我国成年人44.1% 的心血管病发病。高血压常和其他心血管病危险因素(如糖尿病、吸烟、肥胖、老年等)合并存在,进一步增高患者心血管病发病风险。

2.血脂异常

泛指包括血浆中胆固醇和/或甘油三酯水平升高(俗称高脂血症)及高密度脂蛋白胆固醇(HDL-C)降低在内的各种血脂成分的异常。我国多项前瞻性队列研究已证实,血清总胆固醇、血清低密度脂蛋白胆固醇增高或血清高密度脂蛋白胆固醇降低均可增加中国心血管病发病危险;还有研究证实非高密度脂蛋白、极低密度脂蛋白胆固醇及甘油三酯增高对中国心血管病风险也有预测作用。一项研究显示,2016－2030 年开展降脂治疗可以避免 970 万急性心肌梗死、780 万脑卒中、340 万心血管病死亡的发生。

3.糖尿病

是心、脑血管疾病的独立危险因素。一项持续 7 年的前瞻性全国性队列研究显示,糖尿病患者的全因死亡率显著高于无糖尿病者,糖尿病增加了缺血性心脏病和脑卒中风险,也增加了慢性肝病、感染、肝癌、胰腺癌、女性乳腺癌和生殖系统癌症死亡风险。中国心血管病死亡风险增加尤为突出,且农村高于城市。对糖尿病控制与并发症试验和英国前瞻性糖尿病研究人群的长期随访结果显示,早期强化血糖控制与长期随访中糖尿病微血管病变、心肌梗死及死亡的发生风险下降相关。

4.肥胖

超重与肥胖,包括以腹部脂肪堆积为特征的中心性肥胖,是高血压、糖尿病、心血管病及其他代谢性疾病的潜在危险因素。《中国居民营养与慢性病状况报告(2015 年)》显示,2012 年≥18 岁居民的超重率和肥胖率分别为 30.1% 和 11.9%。

5.吸烟

国内外研究均表明,吸烟增加冠心病、脑卒中等心血管病发病和死亡风险,呈剂量-反应关系,被动吸烟也可增加心血管病风险。吸烟是中国急性心肌梗死患者首要可纠正的心血管危险因素。戒烟可使冠心病、脑卒中发病风险及男性全因死亡风险降低,不吸烟或戒烟可在成年人中减少 3.6% 的心血管病发病,戒烟时间越长获益越多。

6.缺乏体力活动

是导致心血管病、2 型糖尿病和某些肿瘤的主要危险因素。1991—2011 年我国 9 省市调查显示,18～60 岁居民身体活动量呈明显下降趋势,其中职业相关身体活动下降最为明显,同时体育锻炼水平也处于较低水平。适宜的有氧运动可降低安静时的血压,改善心肺功能,同时改善焦虑情绪。

7.不健康饮食

我国 9.3 万人队列随访发现,保持 5 个膳食习惯(蔬菜水果≥500 g/d、鱼≥200 g/w、豆制品≥125 g/d、红肉<75 g/d、茶≥每月 50 g)中任意 2 个及以上,可预防成年人 5.1% 的心血管病发病。

(五)风险评估

国内外血脂异常防治和高血压指南多推荐根据个体的动脉粥样硬化性心血管病总体风险的分层来决定治疗的起始和目标水平。心血管病总体风险的评估是指根据心血管病多种危险因素的水平高低和组合来判断或预测一个人或一群人未来(5 年、10 年或余生)发生心血管病急性事件(急性心肌梗死、冠心病猝死和其他冠心病死亡以及急性卒中)的概率。总体风险评估还是检出高危个体的重要手段,有利于对心血管病进行早期预防和早期干预。总体风险评估也有助于防治人员对患者进行健康教育和患者进行自我健康管理,有助于提高患者的预防意识和依从性。

对于高危个体,应强化不良生活方式干预,如戒烟、控制体重、增加身体活动等,在临床医师指导下进行药物治疗,必要时进行心脏超声、颈动脉超声等详细的影像学检查,进一步评估心血管病风险。对于中危个体,应积极改变不良生活方式,如有必要可以在临床医师指导下进行相关治疗。对于低危个体,需提供健康生活方式指导以保持低危水平。

二、康复评定

心脏康复的康复评定是在心脏病临床诊断的基础上进行的进一步功能评估,是开展心脏康复的基础,贯穿整个心脏康复的始终,也是评估运动治疗风险、制订运动处方、评价康复效果以及判断疾病预后的主要依据。

(一)一般功能评定

包括以下几个方面。

(1)一般检查:测量心率、血压、身高、体重、体重指数(BMI)、腰围、血糖、血脂、脑钠肽、肝功能等生化检查。

(2)体力活动的主观感觉分级:如纽约心脏协会(NYHA)心脏功能分级、主观劳累程度分级。

(3)静态心脏功能评定:如心电图、超声心动图,必要时选择冠状动脉 CT、心脏核磁、心脏核素扫描等。

(4)静态肺功能评定:包含通气功能与通气储备评定。

(5)日常生活活动能力评定。

(6)精神心理评定:如 PHQ-9 抑郁检测量表、广泛性焦虑障碍量表(GAD-7)、汉密尔顿抑郁/焦虑量表、症状自评量表 SCL-90、艾森克人格问卷、匹兹堡睡眠质量指数等。

(7)药物及饮食评定。

(8)个体化的其他相关评定：如吸烟、饮酒、睡眠等。

(二)有氧运动能力评定

常用客观评定工具：心肺运动试验是心肺功能评定的"金标准"。包括：6 分钟步行试验、2 分钟踏步试验、200 米快速步行试验、递增负荷往返步行试验、2 分钟步行试验、100 米步行试验、400 米步行试验等。

(三)肌力与肌耐力评定

包括最大力量评定(1 RM)、握力计测试、30 秒椅子站立试验、30 秒手臂弯曲试验、原地坐下站立试验、俯卧撑、1 分钟仰卧起坐试验、爬楼梯试验。

(四)柔韧性评定

包括座椅前伸试验、坐位前伸试验、改良转体试验、抓背试验。

(五)协调性评定

包括指鼻试验、指-指试验、交替指鼻和对指试验、轮替试验、握拳试验、跟-膝-胫试验、拍膝试验、拍地试验。

(六)平衡能力评定

1.观察法

观察受试者坐、站和行走过程中的平衡状态。

2.量表法

Berg 平衡量表、Tinnetti 量表、"站起-走"计时测试。

3.平衡测试仪

平衡评定的"金标准"，包括本体感觉评估与测试系统、balance performance monitor (BMP)、Balance Master、Equitest。

4.徒手评定

起身行走试验、2.4 米起身行走试验、功能性前伸试验、单腿站立试验。

三、康复治疗

心血管疾病患者面临着心血管功能障碍、呼吸功能障碍、全身运动耐力减退、代谢功能障碍、心理障碍等问题。康复治疗分为 3 期：院内康复期、院外早期康复或门诊康复期以及院外长期康复期，为心血管疾病患者矫正危险因素，阻止或逆转潜在发展的动脉粥样硬化过程，辅助患者增强体力，提高生活质量，促使其在生理、心理、职业等方面都达到理想状态。

(一)第Ⅰ期：院内康复期

为住院心血管疾病患者提供康复和预防服务。在患者入院后脱离急性危险期之后即开始实施，其目的是帮助患者恢复体力及日常生活能力，使其出院时达到生活基本自理。

1.康复原则

打破绝对卧床传统观念，适当活动，减少或消除绝对卧床休息带来的不利影响。

2.康复目标

能够进行一般家庭活动而不出现心血管症状，低水平运动试验阴性，正常节奏连续步行达200 米，上下 1～2 层楼无症状或体征，运动能力达到 2～3METs，能够适应家庭生活，理解冠心病的危险因素及注意事项。

3.康复方案

根据患者的自我感觉,病情无加重、生命体征稳定、无并发症即可进行,尽量进行可以耐受的日常生活。

(1)早期病情评估:了解患者目前症状及药物治疗情况,明确冠心病的危险因素,制订干预计划。①患者目前症状及药物治疗情况,包括目前疾病、目前症状、既往史、目前用药情况和治疗效果。②冠心病的危险因素,包括吸烟、血脂异常、超重或肥胖、嗜酒、压力及心理相关问题和缺乏体力活动情况。

(2)患者教育:院内康复期的患者容易接受教育,分析发病诱因,避免再次发病,生命体征稳定即可进行生存教育,提醒戒烟。生存教育:帮助患者在家处理心脏突发问题。步骤:①请患者回顾心脏病发作时的症状和征兆。②关注胸痛或不适特征,告诉患者如何识别胸痛等不适症状是否与心脏病相关。③告诉患者如果采取有效治疗与康复,可使心脏事件再发可能性减小,但一旦发生应积极处理。步骤:停止正在从事的任何事情,马上坐下或躺下;如果症状1~2分钟后没有缓解,立即舌下含服硝酸甘油1片(0.5 mg);若3~5分钟后症状不缓解或加重,再舌下含服1片,必要时5分钟后再含服1片;如果经上述处理症状仍不缓解或不备有硝酸甘油应马上呼叫急救电话,就近就医。

(3)运动康复及日常生活指导:以循序渐进增加活动量为原则,进行可以耐受的日常生活活动。

床上活动:一般在床上做四肢各关节的主、被动活动。从远端肢体的小关节活动开始,活动时呼吸自然平稳,若没有任何症状,逐渐增加活动量;自己进食,垂腿于床边,吃饭、洗脸、刷牙、穿衣等日常生活活动可早期进行。

呼吸训练:主要指腹式呼吸。训练要点包括吸气时腹部鼓起,膈肌收缩下降,呼气时腹部凹陷,腹部收缩,吸气和呼气之间应均匀、连贯、缓慢,不可憋气。

坐位训练:是重要的康复起始点,开始坐时可有依托。如被子、枕头放在背后,将床头抬高。在依托坐位适应之后,患者可逐步过渡到无依托坐位。

步行训练:步行训练从床边站立开始,克服直立性低血压,在站立无问题后开始床边步行,病房内行走,再到走廊里。要注意避免上肢高于心脏水平的活动,因此类活动的心脏负荷增加很大,常是诱发意外的原因。

大便:患者大便务必保持通畅。在床边放置简易的坐便器,让患者坐位大便,其心脏负荷和能量消耗均小于卧床大便(3.6METs),也比较容易排便。禁忌蹲位大便或在大便时过分用力。如果出现便秘,应该使用通便剂。

上下楼:可以缓慢上下楼,一般每上一级台阶或者每下一级台阶可以休息,保证无其他症状和体征。

娱乐:可以进行有轻微体力活动的娱乐,可以室内外散步,医疗体操(如降压舒心操、太极拳等)。可以自己洗澡,但要避免过热、过冷的环境和洗澡水。可以做一些家务劳动及外出购物,但要循序渐进,逐步提高。活动强度为40%~50%最大心率。

康复方案调整与监护:如果患者在训练过程中没有不良反应,运动或活动时心率增加<10次/分,次日训练可以进入下一阶段。运动中心率增加在20次/分左右,则需要继续同一级别的运动。心率增加超过20次/分,或出现任何不良反应,则应该退回到前一阶段运动,甚至暂

时停止运动训练。

出院前评估及治疗策略：患者达到康复目标后可以安排出院。一般患者主张 3～5 天出院，但要确保患者可连续步行 200 米无症状和无心电图异常。

(4)出院计划：给予出院后的日常生活及运动康复的指导，评估出院前功能状态，并告知患者复诊时间，重点推荐患者参加院外早期心脏康复计划(Ⅱ期康复)。出院后每周需要门诊随访一次。

4.禁忌证

不稳定性心绞痛，血流动力学不稳定，血压异常，严重心律失常或心力衰竭，严重并发症，体温超过 38 ℃，急性心肌炎，未控制糖尿病、血栓形成等。

(二)第Ⅱ期：院外早期康复或门诊康复期

由于心血管疾病患者Ⅰ期康复时间有限，Ⅱ期康复为核心阶段，既是Ⅰ期康复的延续，也是院外(Ⅲ期)康复的基础，起着承上启下的枢纽作用。Ⅱ期康复一般是在出院后 1～6 个月介入，经皮冠状动脉介入治疗和冠状动脉旁路移植术于术后常规 2～5 周进行，包括急性冠脉综合征恢复期、稳定期心绞痛、行经皮冠状动脉介入治疗和行冠状动脉旁路移植术术后 6 个月内的患者等。出现以下情况应酌情延缓介入的时间：不稳定心绞痛发作期，心功能Ⅳ级，未控制的严重心律失常以及未控制的高血压(静息收缩压＞21.3 kPa 或静息舒张压＞13.3 kPa)。

1.康复原则

通过五大核心处方综合模型干预危险因素，包括药物处方、运动处方、营养处方、心理处方(睡眠管理)和戒烟限酒，为患者制订个体化的处方并实施，确保康复训练的安全、有效。

2.康复目标

在Ⅰ期康复的基础上，进一步提高患者的心肺耐力，改善其心肌缺血和心功能状况，提高日常生活能力和生活质量，为早日回归家庭、回归社会做准备。

3.康复方案

(1)运动处方：运动训练是Ⅱ期心脏康复的重要内容，分为低危、中危、高危三个等级。一个完整的运动方案应包括有氧运动、肌力与肌耐力训练、柔韧性训练及平衡功能训练四个部分，每个部分互相关联，并能达到提高心肺功能或骨骼肌功能、减轻体重、控制血糖、降低血脂等目的，以使患者提高生活质量、重返工作岗位。具体内容包括：运动方式、运动强度、运动时间、运动频率和注意事项。

(2)运动禁忌证：不稳定心绞痛、安静时收缩压＞26.7 kPa 或舒张压＞14.7 kPa 的患者、直立后血压下降＞2.7 kPa 并伴有症状者、重度主动脉瓣狭窄、急性全身疾病或发热、未控制的严重房型或室性心律失常、未控制的明显窦性心动过速(＞120 次/分)、未控制的心力衰竭、Ⅲ度房室传导阻滞且未植入起搏器、活动性心包炎或心肌炎、血栓性静脉炎、近期血栓栓塞、安静时 ST 段压低或抬高(＞2 mm)、严重的可限制运动能力的运动系统异常以及其他代谢异常，如急性甲状腺炎、低血钾、高血钾或血容量不足。

(3)有氧运动处方：行走、慢跑、骑自行车、游泳、健身操以及器械上完成的踏车、快走、划船等。运动强度：心肺运动试验测得的无氧阈(AT)、峰值摄氧量以及代谢当量是目前公认的制订有氧运动强度的最精确的方法，其他还包括主观劳累程度分级法、心率储备法。运动时间：建议初始从 20 分钟开始，逐步增加至 40～60 分钟。运动频率：每周 3～7 次。注意事项：只在感觉良好时运动，如出现发热、生理周期避免运动。根据患者病情，进行适当的准备运动和放松运动。

运动应循序渐进,逐渐增量,降低运动风险。运动中或运动后如出现肢体不适、无力、头晕、气短等,应立即停止运动,考虑重新调整运动处方,降低心血管风险。

(4)抗阻运动处方。根据是否借助器械可分为三大类:①半蹲、仰卧抬腿、桥式运动、引体向上等徒手抗阻训练;②弹力带、弹力管、哑铃等简易器械抗阻训练;③等速肌力测试仪、高拉机、腿部推蹬机等器械抗阻训练。运动强度:推荐初始上肢的抗阻训练强度为30%～40% 1 RM,下肢50%～60% 1 RM。结合主观劳累程度评分法,训练强度为 Borg 评分 11～14 分。随着患者的抗阻运动能力的提高,应循序渐进的提高阻力负荷,当患者能够轻松完成12～15 次动作,可上调5%的负荷重量。推荐在增加阻力或重量负荷之前先增加训练的重复次数,同时仍需多关注患者的主观感受。最终训练强度上肢不超过 60% 1 RM,下肢不超过 80% 1 RM。训练组数:每次训练 8～10 个肌群,每个肌群 2～3 组,每组重复 8～10 次动作,组间间隔 1～2 分钟。运动频率:建议每周抗阻训练 3 次/周,隔天一次为宜。注意事项:训练前必须有 5～10 分钟的运动热身,最大运动强度不超过 50%～60% 1 RM,切记运动过程中用力时呼气、放松时吸气,不要憋气,避免 Valsalva 动作。

(5)柔韧性训练处方:包括以下几个方面。运动方式:推荐静态拉伸,避免弹振式拉伸。运动强度:局部有牵拉感而无明显疼痛。运动时间:每次拉伸持续 10～30 秒,每个动作重复 2～3 次,左右交替进行。每次拉伸 8～10 个部位,训练总时间 10～15 分钟。运动频率:每周 3～5 次,鼓励患者每天一次。注意事项:柔韧性训练时,应避免穿着宽松或弹性较好的衣服,运动前应先排除不稳定关节、急恶性病变等禁忌部位,然后充分做好准备工作,推荐低水平的有氧运动。运动过程中切忌屏气,应根据患者感受适当增加训练强度,切忌做过分拉伸的动作。

(6)平衡训练处方:平衡能力可通过功能性前伸、单脚站立及器械评定等方法进行评定以及训练,训练原则为:双足至单足、睁眼至闭眼、静态到动态、强度由易到难,运动处方为 5～10 分/次、2～5 组/天、2～3 天/周。不管是老年人还是中、青年人都需要提高平衡功能,建立平衡功能储备,对减缓老年期平衡功能减退有帮助。在进行平衡训练前,充分做好准备活动,推荐低水平的有氧运动或小幅度的静态拉伸运动,训练过程中要时刻防范跌倒,若患者出现头晕、无力、气促等不适症状,应立即停止训练。

4.其他治疗方案

(1)药物处方:循证用药,控制心血管危险因素。心脏康复医师不仅需要为患者制订药物处方,熟练掌握心血管危险因素控制目标、心血管保护药物的选择和治疗靶目标,同时需要个体化调整药物剂量,注意药物不良反应,并教育、监督、鼓励患者坚持用药,及时发现患者的心理、生理和经济问题,适当调整治疗方案,提高用药的依从性。心血管保护药物包括:抗血小板聚集药、β受体阻滞剂、他汀类药物、血管紧张素系统抑制剂、血管紧张素受体-脑啡肽酶抑制剂等。具体用法此处不过多赘述。

(2)营养处方:心脏康复团队专业人员应掌握营养素与心血管疾病健康的关系、营养评估和处方制订方案。所有患者应接受饮食习惯评估,评估工具可采用饮食日记、食物频率问卷、脂肪餐问卷以及饮食习惯调查问卷等,评估患者对心血管保护性饮食的依从性,评估患者对营养知识的了解程度,纠正错误的营养认知。对于患者的营养处方,应结合患者的文化、饮食爱好以及心血管保护性饮食的原则制订。

(3)心理处方:心血管医师应有意识评估患者的精神心理状态,了解患者由于对疾病缺乏认识,而对疾病产生过分的担忧,了解患者的生活环境、经济状况和社会支持对患者病情的影响;若通过心理筛查自评量表,推荐采用 PHQ-9、GAD-7 评估患者的抑郁焦虑情绪,自律神经测定仪可以作为补充工具。对于评估结果提示为重度焦虑抑郁(PHQ-9 或 GAD-7≥15 分)的患者,请心脏康复团队精神科医师会诊。对于评估结果为轻度焦虑抑郁的患者(PHQ-9 或 GAD-7 评分5~9 分),尤其伴有躯体化症状的患者,心脏康复专业人员可先给予对症治疗,包括正确的疾病认知教育、运动治疗、抗抑郁药物对症治疗。

(4)戒烟处方:面对吸烟患者,心脏康复团队成员需要明确清晰的态度,坚持建议患者戒烟,实施个体化戒烟药物处方同时提供强有效的心理干预和心理支持,必要时使用戒烟药物辅助戒烟(一线戒烟药物:盐酸伐尼克兰、盐酸安非他酮、尼古丁替代治疗),以减轻神经内分泌紊乱对心血管系统的损害和提高戒烟成功率。同时建议患者避免暴露在工作、家庭和公共场所等烟草烟雾环境中。

(5)健康教育:健康教育应该贯穿整个心脏康复的始终,可通过开展不同的健康教育讲座,鼓励和支持患者设立短期和长期目标。一方面提高患者的健康知识和战胜疾病的信心,另一方面指导患者学会自我管理。开展健康教育前,应提前了解个体的文化程度、健康素养以及对健康知识的需求。

(6)促进职业回归:促进患者重返工作岗位,包括评估和运动处方两部分。评估除了常规的运动风险评估,还包括患者的职业特点评估。通过运动负荷试验结果获得患者的体能信息,结合各种活动的能量消耗水平和患者的工作特点,判断患者是否可以重返工作岗位。运动处方除了选择合适的运动强度外,运动形式的选择建议尽量接近工作中需要用到的肌群,设定的运动方式尽可能模拟工作中的运动模式,包括有氧运动、抗阻运动等。同时,注意监测训练过程中的不良反应,并及时对症处理。

(7)心血管康复其他方法:中国传统康复方法如太极拳、八段锦、养生气功、针灸等,有利于心血管病康复。此外,体外反搏作为缺血性心血管病患者辅助运动康复的一种方法,研究显示有助于改善心肌缺血和下肢缺血症状。

(三)第Ⅲ期:院外长期康复期

也称社区或家庭康复期。此期的关键是维持已形成的健康生活方式和运动习惯。低危患者的运动康复无须医学监护,中、高危患者的运动康复中仍需医学监护。对患者的评估十分重要,低危和部分中危可进一步院外康复,高危及部分中危应转上级医院继续康复。此外,纠正危险因素和心理社会支持仍需继续。

1.康复原则

个体化、循序渐进、持之以恒、兴趣性、全面性。

2.康复目标

巩固Ⅱ期康复成果,控制危险因素,改善或提高体力活动能力和心血管功能,恢复发病前的生活和工作。

3.康复方案

运动训练可以降低心血管疾病的易患因素,使外周组织产生适应性改变,也可对心脏本身产生直接作用,主要有心脏侧支循环形成、冠状动脉供血量提高和心肌内在收缩力的提高。包括有氧训练、循环抗阻训练、柔韧性训练、医疗体操、作业疗法、放松性训练、行为治疗、心理治疗等。运动训练中有氧运动是核心,但应注意运动相关的三个危险因素:年龄、病情和运动强度。每周总运动量 700~2 000 卡可达到训练效应;<700 卡/周只能维持身体活动水平,不能提高运动能

力；＞2 000卡/周则不增加训练效应。合适的运动量以运动时稍出汗，轻度呼吸加快但不影响对话，早晨起床时感舒适，无持续的疲劳感和不适感。

4.禁忌证

病情不稳定者；未控制的心力衰竭或急性心功能衰竭；血流动力学不稳定的严重心律失常；不稳定型心绞痛、近期心梗后的非稳定期；严重的未控制的高血压(安静血压＞26.7/14.7 kPa)等。

（李　丽）

第三节　骨关节常见疾病的康复治疗

一、骨折康复

（一）概述

1.定义

骨折是指骨或骨小梁的完整性受到破坏，或骨的连续性发生部分或完全中断。骨折后常伴有不同程度的软组织损伤，所以在骨折愈合的不同阶段对所有症状积极康复，减少患者的功能障碍，提高生活质量，重返社会。

2.流行病学

骨折是临床常见的创伤，根据社会不断变化，影响骨折危险因素也不同。我国的一些相关研究显示酒后驾车发生交通事故的危险性是非酒后驾车的3.59倍，交通事故占45.0%；老年人摔倒或滑倒占29.5%；建筑物上跌落占7.1%。

3.骨折的病因及愈合过程

导致骨折发生和发展的原因，可分外因和内因。外因是作用于人体的外来致伤暴力，其中有直接或间接暴力、肌肉拉力、积累性劳损力，健康骨骼受各种不同外来暴力的作用而断裂时，称为外伤性骨折，最为常见；内因是人体内部影响骨折发生发展的因素，其中有骨骼疾病、生理因素。

4.骨折的愈合过程

可分4期。

(1)血肿机化期：骨折局部形成血肿，出现创伤性反应，伤后6～8小时血肿内开始有肉芽组织新生，血肿被替代，并进一步演化为纤维结缔组织。

(2)原始骨痂形成期：骨折端成骨细胞开始增生，通过膜内化骨和软骨内化骨的过程，分别形成内骨痂、外骨痂和环状骨痂，4～8周完成。

(3)成熟骨板期：骨折端的骨痂内，新生的骨小梁逐渐增加，排列趋向规则，骨折端无菌性坏死部分经过血管和成骨细胞、破骨细胞的侵入，进行坏死骨的清除和形成新骨的代替过程，原始骨痂逐渐被改造成成熟的板状骨，8～12周完成。

(4)骨痂塑型期：骨组织结构根据人体运动，按照力学原理重新改造，最终达到正常骨骼和结构，骨折线完全消失，成人为2～4年，儿童则在2年以内。骨折的愈合程度是功能恢复的关键，在愈合过程中，应除去不利因素，且对愈合不同阶段的症状积极康复，加强骨折愈合。

5.骨折的分类

骨折分类的角度不同,其名称及种类各异。根据骨折的损伤程度及形态不同,分为完全性骨折和不完全性骨折;根据骨折处是否与外界相通,分为闭合性骨折和开放性骨折;根据骨折致伤原因,分为外伤性骨折、应力性骨折、病理性骨折;根据骨折整复后的稳定程度,分为稳定性骨折和不稳定骨折;根据骨折后就诊时间,分为新鲜骨折和陈旧骨折。

(二)临床表现与诊断

1.骨折的特征

(1)畸形:骨折端移位后,受伤部位的形状发生改变,如缩短、成角、旋转等畸形。

(2)活动异常:骨折后在肢体非关节部位不正常假关节的活动。

(3)骨摩擦音或骨摩擦感:骨折有移位者,骨折端互相摩擦产生骨摩擦音或骨摩擦感。有以下 3 项体征中任一种,即可初步诊断为骨折。①疼痛及压痛;②局部肿胀和瘀斑;③畸形和功能障碍。此 3 项可以在新鲜骨折时出现,也可以在软组织损伤及炎症时出现。

2.辅助检查

骨折的辅助检查有 X 线、CT、MRI 检查,根据受伤情况选择适合的辅助检查。X 线检查是骨折不可缺少的重要检查手段,在治疗前骨折的诊断;治疗中指导整复;复查时的愈合情况。X 线检查时需包含邻近一个关节在内。CT、MRI 检查可以确切的了解骨折情况、脏器损伤情况等。

3.临床诊断

一般骨折的诊断并无困难,尤其四肢骨干骨折,易于诊断。在骨折的诊断中,通过询问病史、体格检查,以及合适的辅助检查,综合分析资料,即可正确诊断。

4.并发症

骨折并发症是由于骨折本身,在骨折愈合过程中,或是在对其处理过程中所出现的全身和/或局部的异常现象。受暴力打击后,除发生骨折外,还可能有各种全身或局部的并发症。并发症分为早期并发症和晚期并发症,早期并发症有休克、感染、内脏损伤、重要血管损伤、脊髓损伤、周围神经损伤、脂肪栓塞;晚期并发症有坠积性肺炎、压疮、尿路感染及结石、损伤性骨化、关节僵硬、创伤性关节炎、缺血性骨坏死、缺血性肌挛缩、迟发性畸形、下肢深静脉血栓形成,坠积性肺炎、压疮、尿路感染及结石常见于长期卧床患者。并发症应以预防为主,已经出现则应及时诊断和妥善治疗。

(三)临床治疗

整复、固定和功能锻炼是治疗骨折的三个步骤,三者是互相配合的过程,也是骨折康复应遵循的三大原则。①复位是将移位的骨折端恢复正常或接近正常的解剖关系,重建骨的支架作用。复位分为解剖复位和功能复位。复位方法包括手法复位和切开复位。②固定是维持已经整复的位置,使其在良好的对位情况下达到牢固的愈合,防止移位。固定分为外固定和内固定,常用的外固定方法有夹板、石膏绷带及外固定支架等;内固定主要用于切开复位后,采用金属内固定物,有骨圆针、接骨板、螺丝钉、髓内针等。③功能锻炼是骨折后康复治疗的主要手段,可促进骨折愈合,防止或减少后遗症、并发症,鼓励患者及早进行。详见康复治疗。

(四)康复评定

骨折后康复评定判断有无运动功能障碍及程度、是否存在感觉障碍,指导制订康复计划,完善康复治疗,达到更好的效果。

1.骨折愈合的评定

(1)评定内容:包括骨折对位、对线情况,骨痂形成情况,是否有延迟愈合或不愈合,有无假关节、畸形愈合,有无感染、血管神经损伤、骨化性肌炎等。

(2)评定标准。①愈合时间:骨折的愈合时间因患者年龄、体质不同而异,并与骨折部位密切相关。②临床愈合标准:骨折断端局部无压痛;局部无纵向叩击痛;骨折断端无异常活动;X线片显示骨折线模糊,有连续性骨痂通过骨折线;功能测试:在解除外固定的情况下,上肢向前平伸持重 1kg 保持 1 分钟,下肢能连续徒手步行 3 分钟,并不少于 30 步;连续观察 2 周,骨折处不变形,观察的第 1 天为临床愈合日期。在评定时,注意安全,避免再次受伤。③骨性愈合标准:达到临床愈合标准的所有条件;X线显示骨痂通过骨折线,骨折线消失或接近消失,皮质骨界限消失。

2.肌力

骨折后,由于肢体运动减少,常发生肌肉萎缩,肌力下降。肌力检查是判定肌肉功能状态的重要指标,常用徒手肌力测试(mmT)法。

3.关节活动度

骨折后,由于关节内外粘连、关节挛缩,导致关节活动度受限。

4.肢体长度及周径测量

骨折可造成肢体长度和周径的变化,肢体长度测量时,上肢全长度由肩峰到中指尖端的距离;大腿长度从髂前上棘至膝关节内侧间隙的距离;小腿长度是从膝关节内侧间隙至内踝的距离。肢体周径测量时,选两侧肢体相对应的部位进行测量。大腿周径取髌骨上方 10 cm 处,小腿周径取髌骨下方 10 cm 处,并与健侧对比。

5.步态分析

下肢骨折后,容易影响到下肢的步行功能,可通过步态分析,了解有无异常步态及其性质和程度。

6.日常生活活动能力评定

对骨折后留有肢体功能障碍、影响日常生活者,应对其日常生活活动能力做出全面评定。对上肢骨折患者重点评定个人生活自理能力如穿衣、进食、个人卫生和上厕所等。

(五)康复治疗

骨折的愈合过程就是骨再生的过程,骨折的治疗不可避免的需要制动,但长时间制动会造成肢体的肿胀、肌肉萎缩、肌力和耐力下降、组织粘连、关节囊挛缩、骨质疏松、关节僵硬等局部并发症的发生,也可造成患者的心血管、消化、泌尿等系统的功能下降甚至受损,给患者本人和家庭造成了很大的伤害,而早期、科学的康复治疗可以预防或减少上述并发症的发生,解决骨折固定与运动之间的矛盾,促使骨折尽快痊愈。

1.骨折固定期/早期康复

愈合期康复是指骨折后第一阶段的康复治疗。由骨折的复位、固定等处理后,到骨折的临床愈合,一般需一至数月的时间。这一期的康复治疗目的主要是消除肿胀、缓解疼痛,预防并发症的发生和促进骨折愈合。目前,骨折的临床治疗存在着忽视愈合期康复的弊端,骨折临床愈合后再进行康复既错过了康复的最佳时期,又加大了康复的治疗难度,既增加了患者的痛苦,又造成额外的经济损失,因此骨折后的早期康复意义重大。

(1)主动运动。

上肢骨折:如全身情况许可,不应卧床;下肢骨折必须卧床休息,但应尽量缩短卧床时间;健肢和躯干应尽可能维持其正常活动；必须卧床者，卧床期间应加强护理，实施床上保健操，以改善全身状况，防止压疮、呼吸系统和泌尿系统疾病等并发症。

骨折固定部位：在复位稳定 1～2 天后，若局部疼痛减轻，被固定区域肌肉可以开始有节奏、缓慢的等长收缩练习，可从轻度收缩开始，逐渐增加用力程度，每次收缩持续数秒钟，每组 10 次，每天进行数次。肌肉等长收缩训练既可以防止失用性肌萎缩的发生，又可促进骨折端的紧密接触，克服分离趋势，并借助外固定物的三点杠杆作用所产生的反作用力，维持骨折复位后的位置，防止侧方及成角移位。

未固定部位：包括骨折近端与远端未被固定的关节，需进行各方向、全关节活动围的主动运动和抗阻运动，必要时可给予助力，一天数次，防止关节挛缩和肌肉萎缩。上肢应注意肩关节外展、外旋，掌指关节屈曲和拇指外展的训练，下肢应注意踝关节背屈运动，老年患者更应注意防止肩关节粘连和僵硬的发生。

关节内骨折：固定 2～3 周后，应每天取下外固定物，受累关节主动活动 6～10 次/天，逐步增加助力运动，每天 1～2 次，运动后再给予固定。如有可靠的内固定，术后 2～3 天，可进行持续被动运动治疗。关节内骨折的功能预后明显差于关节外骨折，常会遗留严重的关节功能障碍，早期的关节运动可以促进关节软骨的修复、减轻关节内外的粘连，并利用相应关节面的研磨作用帮助损伤关节的重新塑形。

（2）物理因子治疗：可改善肢体血液循环、消炎、消肿、减轻疼痛、减少粘连、防止肌肉萎缩及促进骨折愈合，如蜡疗、红外线、紫外线、音频电、超声波等；超短波疗法或低频磁疗可促进骨再生，加速骨折愈合。

（3）推拿治疗：采用轻柔的擦法、揉法等在未固定的近端和远端进行向心性的推拿，消除局部肢体的肿胀。

2.骨折愈合期康复

恢复期康复是指骨折后第二阶段的康复治疗。这一期的康复治疗目的主要是消除残存肿胀，软化和牵伸挛缩的纤维组织，增加关节活动范围和肌力，恢复肌肉的协调性和灵活性。骨折临床愈合后，往往存在不同程度的关节僵硬与肌萎缩，遗留不同程度的功能障碍，需及时进行康复治疗，以促使肢体运动功能及日常生活活动能力得到尽早地恢复。

（1）恢复关节活动度：运动疗法是恢复关节活动度的基本治疗方法，以主动运动为主，辅以助力运动、被动运动和物理治疗等。

主动运动：对受累关节进行各运动轴方向的主动运动，尽量牵伸挛缩、粘连的组织，不引起明显疼痛为度，循序渐进，逐步增加运动幅度，每一动作重复数次。主动运动可充分借助社区康复器材，如肩关节康复器、滚桶、大转轮等。

助力运动：刚去除外固定的患者可先采用主动助力运动，随着关节活动范围的增加而减少助力。

被动运动：对组织挛缩或粘连严重、主动运动和助力运动困难者，可采用被动运动，牵拉挛缩关节，动作宜平稳、柔和，不引起明显疼痛为宜。对改善肌力不明显，只能有效改善关节挛缩。

关节功能牵引：对于较牢固的关节挛缩粘连，应行关节功能牵引治疗，特别是加热牵引，效果较佳。固定关节近端，在其远端施加适当力量进行牵引。牵引重量以引起患者可耐受的酸楚感而又不产生肌肉痉挛为宜。

间歇性固定：对于中重度关节挛缩者，在运动与牵引的间歇期，配合使用夹板、石膏托或矫形器固定患肢,可减少纤维组织的回缩,维持治疗效果。随着关节活动范围增大,夹板等应做相应的调整或更换。

关节松解术:经上述方法治疗后,仍有关节挛缩粘连并明显妨碍日常生活工作时,应行关节松解术,术后早期进行康复训练。麻醉下手法关节松动术因造成骨折的风险较大,现较少使用。

(2)恢复肌力:逐步增强肌肉的工作量,引起肌肉的适度疲劳。

骨折时:如不伴有周围神经损伤或特别严重的肌肉损伤,伤区肌力常在3级肌力以上,则肌力练习以抗阻练习为主,按渐进抗阻的原则进行等长、等张或等速练习。

肌力不足2级时:可采用按摩、水疗、低频脉冲电刺激、被动运动、助力运动等;肌力2～3级时,以主动运动为主,辅以助力运动、摆动运动及水中运动等。

有关节损伤时:以等长收缩练习为主。肌力练习应在无痛的范围内进行。肌力也可充分借助社区内的健身器材,如臂力训练器、双人坐拉训练器等,既可锻炼肌肉,又可以增强心肺功能。

(3)恢复平衡及协调功能:下肢骨折后如果肌力及平衡协调能力恢复不佳,常会引起踝关节扭伤或跌倒引发再次骨折,因此在康复治疗中应逐渐增加动作的复杂性、精确性和速度。

(4)物理因子治疗:运动疗法治疗同时配合热疗等理疗方法,可增强治疗效果。

(5)作业疗法:应用作业疗法增进肢体的功能活动,提高日常生活活动能力和工作能力,使患者早日回归家庭和社会。

(6)推拿治疗:外固定去除后可用较重的拨法、擦法、揉法、拿捏法,配合屈伸法、旋转摇晃法,缓解肌肉痉挛、松解粘连、活血消肿、祛瘀止痛、改善关节的活动范围。

3.迟缓愈合的处理原则

骨折治疗后,超出该类骨折正常临床愈合时间较长,骨折端尚未连接,且患处仍有疼痛、压痛、纵轴叩击痛、异常活动现象,X线上显示骨折端骨痂较少,骨折线仍存在,骨折断端无硬化现象,骨痂仍有继续生长的能力,找出原因,使骨折愈合。因固定不恰当引起者,调整固定范围,更换固定方式或延长固定时间。因感染引起者,保持伤口的引流通畅和良好的制动,有效抗菌药物的应用。过度牵引引起者,立即减轻重量,使骨折断端回缩。对于骨折断端牵开的距离较大,骨折愈合十分困难者,考虑植骨手术治疗。

(六)康复护理

加强对骨折患者术后护理和并发症的预防,做好心理护理,可使多数患者术后恢复良好,也是保证手术成功,确保骨折患者护理顺利康复的关键。使患者早日康复,达到生活上自理是进行相应的护理干预至关重要,主要措施如下。

1.心理支持与自我调适指导

关心体贴安慰患者,消除患者心理紧张和不安因素。

2.饮食与营养指导

高蛋白、高钙,高维生素,富含纤维素,以促进营养,促进骨折愈合。

3.伤口与血运观察

注意被固定肢体的血液、淋巴循环,皮肤有无破溃及红、肿、热、痛等感染。

4.尽早鼓励患者对患肢近端与远端未被固定的关节进行功能锻炼,一天数次。根据患者的能力逐渐从被动运动、助力运动、主动运动到抗阻力运动。

5.术后护理

石膏或骨牵引固定,抬高患肢使其高于心脏便于血液和淋巴液回流以减轻肿胀。术后第

2 天活动除患肢以外的部位,防止肌肉萎缩和深静脉血栓形成。多饮水、食用水果蔬菜防便秘和尿道感染。

6.不同部位的骨折康复护理

(1)肘关节附近的骨折:手术内固定后,应尽早在外支具、吊带的保护下进行肩关节的主动活动,幅度逐渐加大,术后 2～3 周可以每天定时去除外固定进行活动。

(2)腕关节附近的骨折:抬高患肢加强由远端向近端的向心性手法按摩。手局部的疼痛、肿胀如果是局部血液循环障碍所致,可以进行冷热对比治疗,即将手浸入 42 ℃热水中 4 分钟,然后浸入 20 ℃的冷水中 1 分钟交替以改善血管的舒缩功能,相当于对血管进行按摩。

(3)膝关节附近的骨折:手术内固定后,应尽早开始接受持续性被动活动,CPM 治疗活动的范围和速度逐渐由小变大,由慢变快,骨折线穿越关节面的患者应注意减少关节的磨损。髌骨横行骨折做张力钢丝固定的患者可以早期进行膝关节屈曲活动。

(4)脊柱融合、固定术后患者:注意做轴向翻身,卧床期间 34 周内可做床上保健操,常见的有卧位活动、支撑站立活动、站立位活动等。

(5)股骨及胫腓骨骨折:对患者进行健康指导,防止发生意外骨折。

(6)骨盆骨折:预防压疮的形成和尿路感染。

(七)预防与预后

1.预防

(1)注意交通安全:近年来,伴随着交通事故的增多,由交通肇事所引发的骨折也逐年增多,因此,注意交通安全就成为预防骨折发生的要素之一。

(2)注意运动安全:对于儿童和运动员来说,注意运动安全可在很大程度上避免骨折的发生;对于老年人来说,发生骨折的风险以及骨折发生后的严重程度都要远远高于年轻人,因此老年人在日常生活中也应积极预防骨折的发生,雨雪天气尽量不要外出,走路注意防滑防摔。

(3)科学饮食:老年人骨质疏松比较明显,因此,老年人应注意科学饮食,积极防治骨质疏松。

(4)适量运动:适量合理的运动可以改善身体的平衡能力。

2.预后

对于骨折患者而言,若临床处理及时正确,并早期进行合理的康复治疗,则大多数骨折是可以痊愈的。老年患者的骨折恢复较慢,容易出现各种并发症,甚至危及生命。严重的脊柱骨折伴有神经损伤则可能造成患者的终身瘫痪。

二、运动损伤康复

(一)概述

1.定义

运动损伤是指在运动过程中所发生的各种损伤。

2.流行病学

不同运动项目流行病学特点各不相同,如球类项目的运动损伤特点是运动强度大、速度快、具有较强的对抗性和频繁的身体接触,最常见创伤是踝关节韧带损伤或骨折、膝关节韧带和半月板损伤、手指挫伤及腕部舟状骨骨折、髌骨软骨病;非球类项目如跑、跳、投掷和竞走等的运动损伤,常见创伤有大腿后部屈肌拉伤、足踝腱鞘炎、跟腱纤维撕裂、断裂或跟腱腱围炎、髂前上棘断裂、踝关节与膝关节扭伤、踇趾籽骨骨折等。

3.运动损伤分类

(1)按伤后皮肤或黏膜完整与否分类。①开放性损伤:即伤处皮肤或黏膜的完整性遭到破坏,有伤口与外界相通。如擦伤、刺伤、切伤及撕裂伤等。②闭合性损伤:即伤处皮肤或黏膜无破损,没有伤口与外界相通,如挫伤、肌肉拉伤及关节韧带损伤等。

(2)按伤后病程的阶段性分类。①急性损伤:指一瞬间遭到直接暴力或间接暴力造成的损伤,如肌肉拉伤、关节韧带扭伤等。②慢性损伤:指局部过度负荷,多次微细损伤积累而成的损伤,或由于急性损伤处理不当转化来的陈旧性损伤,如肩袖损伤,髌骨软骨软化症等。

(3)按受伤的组织结构分类:损伤何组织即为何损伤,如肌肉与肌腱损伤,皮肤损伤,关节、骨损伤,滑囊损伤,神经损伤等。

(二)临床表现及检查

1.病史

一份可靠的运动损伤病史应当包括完整的外伤和治疗过程。通常情况下,评估部分最具临床价值。即便诊断是明确的,病史也还能提供许多功能的异常,从而对病情的发展、治疗和预后提供指导。通过病史,检查者还能判断出患者的类型、已接受的治疗和受伤情况。另外检查者要记录现病(伤)史、既往史、已行治疗和结果。既往史应包括主要疾病史、手术史、事故和药物过敏史。有时还要了解患者的家庭史。病史还应记录包括睡眠情况、精神压力、工作负荷和娱乐爱好等在内的生活方式。

运动损伤的原因复杂多样,受伤的机制、程度也千差万别,而且每个运动员的自身素质和情况也不尽相同,因而诊断的难度较大。这就要求仔细、认真、全面地询问受伤史和受伤机制,系统全面地进行体格检查。

根据损伤发生的时间分为急性损伤和慢性损伤。症状出现缓慢,病程迁延较长,受伤者往往无法确定受伤的时间和地点。按受伤后皮肤或黏膜完整性分开放性损伤和闭合性损伤。按受伤的组织结构分为软组织损伤、骨与关节损伤、末端病、神经损伤和内脏器官损伤。按受伤轻重分为轻度、中度和重度损伤。按运动技术与训练的关系分为运动技术伤和非运动技术伤。

2.症状及体征

(1)软组织损伤:皮肤擦伤属于开放性的软组织损伤,是由于皮肤受到外力摩擦所致,主要表现为表皮脱落、皮肤被擦破出血或有组织液渗出等。

(2)肌肉拉伤:常见于大腿后肌群、内收肌群、小腿三头肌和腰背肌等,伤后主要表现为患处疼痛、局部肿胀、压痛、肌肉紧张、痉挛,主动或被动活动相邻关节时,疼痛加剧,肌肉严重拉伤时患者常感觉到或听到断裂声,即感剧烈疼痛,肌腹部凹陷畸形,局部明显肿胀,并出现皮下淤血,运动功能障碍。

分主动拉伤和被动拉伤两种。前者是由于肌肉做主动的猛烈收缩时,其力量超过了肌肉本身所能承担的能力;后者主要是肌肉用力牵伸时超过了肌肉本身特有的伸展程度,从而引起拉伤。

(3)肌肉挫伤:肌肉挫伤是足球、橄榄球等运动中最常见的损伤。伤后引起疼痛与暂时性功能丧失,需要较长时间康复治疗。

(4)关节韧带扭伤:常见部位为踝、膝、掌指关节和肘关节等部位。伤后常有局部疼痛肿胀,若伤及关节滑膜或韧带断裂及合并关节内其他组织时,出现整个关节肿胀或血肿,局部有明显的压痛,关节运动功能障碍;轻者关节活动受限,不能着力;韧带完全断裂或撕脱时,关节有不稳定或松动感,关节功能明显障碍。

(5)骨组织损伤:应力性骨折亦称疲劳性骨折,缺少急性创伤所致骨折常有的表现为局部剧烈疼痛、肢体畸形、反常活动、骨擦音或骨擦感及明显的功能障碍,骨折线常呈斜形或螺旋形的线性骨折,一般在伤后 2 周左右才出现 X 线骨折征象。骨折后的症状一般都比较严重,主要表现为疼痛、肿胀、皮下淤血、功能丧失、出现畸形和假关节、有压痛和震痛感等。

3.超声、影像学检查

包括 X 线检查、超声波检查、CT 检查、磁共振成像检查等。

(三)康复评定

康复评定是指在临床检查的基础上,对运动伤病患者的功能情况及其运动能力进行客观、定性或定量的评估,并对结果作出合理解释的过程。康复评定强调整体功能状态、日常生活活动状态和社会参与能力的评定,旨在对患者的功能障碍进行具体的剖析,找出关键环节,进行针对性的康复治疗。对于手术后患者,应注意观察自觉症状、皮肤切口的颜色、局部皮肤温度,注意有无感染、渗血、肢体肿胀程度、感觉与运动功能障碍,进行肢体周径、关节活动度、韧带松弛度检查和评估以及步态和心理评定等。

1.疼痛

疼痛评定对于运动创伤的康复极为重要。目前对疼痛的测量有视觉模拟评分法、数字疼痛评分法、口述分级评分法等多种评定方法。

2.关节活动度和肢体柔韧性

对于运动创伤康复前后治疗效果的比较和指导实际训练比赛都具有重要意义。可用量角器测定创伤区域各关节各方向的活动度来评定各关节活动度;伸膝站立前弯腰时手指尖与足趾的距离可用来评价躯干的柔韧性;跟臀试验可衡量下肢的柔韧性。

3.肌肉功能测试

由于肌力恢复对运动成绩和防止再次损伤有密切关系,需要对肌力进行较精密的测试。常用的测试方式有徒手肌力评定、等长肌力检查、等张肌力检查、等速肌力检查(包括等速向心肌力测试、等速离心肌力测试和多角度等长肌力测试)。

4.有氧能力测定

是指机体将氧气通过有氧代谢途径进行代谢的能力。常用的评价指标有最大摄氧量和无氧阈。

5.恢复正规训练评定

这是防止运动创伤再发的重要环节。在运动员恢复的最后阶段,康复治疗师应对运动员专项运动进行详细的分析,因为不同运动员专项运动水平不同,所要求的身体功能及整体功能水平也不相同,所以在此阶段应遵守循序渐进的原则,逐步分析运动专项动作,然后制订与之相关的灵活性及协调性等专项训练,最后与教练员和队医讨论,在运动场地进行专项运动测试帮助运动员重返赛场。

(四)康复治疗

1.康复原则

当运动损伤发生后,康复治疗应注意尽量减少损伤造成的损害,降低炎症及疼痛的影响,促进损伤愈合,同时维持和促进功能提升,维持或改善关节活动度,预防肌肉萎缩,增强肌力,维持或改善全身性耐力和肌耐力,促进或辅助患者以正常姿势完成行走、上下楼梯、蹲起、跑步等基本运动,避免代偿运动模式,促进功能恢复,最终实现安全重返运动生活。运动治疗是运动损伤康复的重要手段,制订和实施运动治疗计划时,应遵循以下原则:①安全原则;②无痛原则;③超负荷原则;④针对性原则;⑤个体化原则;⑥可逆性原则。

2.运动治疗

运动治疗在运动损伤中的作用毋庸置疑,有强证据表明运动治疗对于缓解肌骨系统疼痛和改善功能有良好作用。由于运动损伤导致的各种功能障碍,需要进行针对性的运动治疗,比如改善活动度的训练、增强肌力的训练、平衡能力的训练、手法治疗等。

(1)关节活动度训练:指利用各种方法以维持和恢复因组织粘连或肌肉痉挛等多种因素引起的各种关节功能障碍的运动疗法技术。

(2)肌力训练:根据运动形式可分为等长肌力训练、等张肌力训练,等速肌力训练。

(3)平衡与本体感觉训练:运动中的神经肌肉控制能力是预防损伤的重要素质,在运动损伤的治疗过程中,也应加强相关训练,通过平衡与本体感觉训练,提高运动过程中的稳定性,减少再次损伤的发生。

(4)关节松动技术:临床常用的关节松动技术包括关节松动技术和动态关节松动技术,中医传统整骨手法、美式整脊、日式整脊和欧洲、阿拉伯国家等其他流派的整骨手法也属于关节松动Ⅴ级手法的范畴。运动损伤后经过严格的康复评估,可视具体情况采用关节松动技术帮助缓解疼痛。运动损伤术后可采用关节松动技术预防或改善关节活动受限。

(5)软组织松解手法:软组织松解手法包括中医推拿、西式按摩、意大利肌筋膜手法等。运动损伤后经过严格的康复评估,可视具体情况采用软组织松解手法帮助缓解疼痛,改善运动损伤症状。

(6)神经松动术:神经松动术作为一种非侵入式评估和治疗神经系统疾病的物理治疗手段,最早可追溯到公元前2800年,当时有一名医师通过直腿抬高试验评估一位在埃及金字塔建造过程中受伤的下腰痛患者。神经松动技术的倡导者宣称神经松动技术可以改善神经血液循环、降低神经张力、减少神经粘连、恢复神经正常生理功能。运动损伤后经过严格的康复评估,可视具体情况采用神经松动技术帮助缓解疼痛,促进运动损伤恢复。

(7)水中运动治疗:利用水的特性使患者在水中进行运动训练,以治疗运动功能障碍的疗法称为水中运动治疗。水中是极佳的训练治疗环境,可用于损伤康复的各个阶段。对于运动损伤早期,水的浮力可减少损伤部位所承受的负荷,尽早开始活动,而到了后期,水也可提供阻力增加肌肉力量、改善运动模式。而水的温度刺激、机械刺激等还能缓解康复训练时的身体不适和疼痛,促进血液和淋巴的流动,使结缔组织更易于伸展,减少多种疼痛和不适。

(8)其他运动治疗方法。

3.物理因子治疗

(1)电疗:运动损伤物理治疗中,较常使用中频电疗和低频电疗,常用于调节肌肉张力,改善肌肉功能和性能,改善局部血液循环,促进渗出物吸收和消肿、镇痛等。电疗是临床康复中常用的物理治疗手段,目前部分电疗的作用机制尚不明确,且已知关于电疗的证据等级较低。

(2)冷疗是运动损伤中常用的治疗技术,有时也使用冷冻治疗,二者的定义分别为:冷疗是应用比人体温度低的物理因子(冷水、冰等)刺激皮肤或黏膜以治疗疾病的一种物理治疗。冷冻治疗是应用制冷物质和冷冻器械产生的0℃以下低温,作用于人体局部组织,以达到治疗疾病的目的。

(3)超声波治疗:运动损伤康复中,超声波(频率>20 Hz)常用于改善局部组织营养,镇痛及软化瘢痕。就目前的证据而言,超声波的作用有一定争议,但临床康复中仍有普遍使用。

(4)冲击波:运动损伤中常用的冲击波为气压弹道式(放射式)冲击波,由气压弹道产生的冲击波以放射状扩散的方式传送至治疗部位,导致微血管新生,从而促进组织再生以及修复。在高质量的文献中,冲击波的治疗效果存在争议,但目前在运动损伤后的康复中使用较普遍。

(5)其他理疗方法:红外线、蜡疗、磁疗等。

4.中医治疗

(1)推拿:推拿可以用于治疗急性腰扭伤、骶髂关节紊乱、骨骼肌劳损、肌肉痉挛、半月板和韧带损伤等各种运动损伤。

(2)针灸:针灸对运动性软组织损害的应用是腰部扭伤、肩肘损伤、踝关节扭伤、手腕扭伤以及膝关节韧带损伤等各种运动损伤。针灸主要作用:①镇痛效果;②抑制炎症反应;③提高成纤维细胞生长因子的效力;④促进血液循环;⑤促进肌肿修复。

(3)中草药治疗:中药外敷、中药浴或中药熏蒸。

5.运动辅具

矫形器是运动损伤后常用的康复辅具,通过评估给予伤者合适的矫形器可以保护受伤的部位,促进康复进程并在伤者重返运动后预防再次损伤。如膝关节矫形器、踝关节矫形器、足部矫形器、肩关节矫形器、肘关节矫形器、腕/手部矫形器、其他矫形器。

6.手术治疗

符合手术指征的各种运动损伤。

7.药物治疗

急性外伤如有皮肤破损,需先清洁创面再进行消毒,预防感染。常用药物有消炎镇痛类药物局部痛点封闭、基质补充药物、透明质酸、其他药物。

8.心理治疗

通过运动损伤后心理社会变化与康复相结合,提出康复相关的心理变化阶段:对伤害反应阶段、对康复反应阶段以及对重返赛场反应阶段。

(五)康复预防与宣教

1.运动损伤风险评估

运动损伤的风险通常可分为内部因素和外部因素。内部因素指的是个体的躯体或心理特性,而外部因素则是个体的运动环境及训练相关因素。通过问诊、问卷调查、体格检查、实验室检查或特定设备工具等进行评估,全面了解运动员的风险因素,是运动损伤预防中的重要内容。常见的内部因素:

(1)损伤史:相关研究表明,先前受过损伤的个体在运动中再次发生损伤的可能性远高于未受过伤的个体。全面地了解个体的损伤史,有利于更好地进行下一步评估。

(2)身体结构:可通过肌骨超声对组织结构进行评估检查,发现潜在的组织损伤。通过体格检查评估关节稳定性、特定结构完整性。

(3)肌力不足/不平衡:肌力不足是运动损伤的一个重要因素,无论是对于急性损伤还是过度使用损伤来说。而双侧肌力不对称、拮抗肌间肌力不平衡也会增加运动损伤的风险。可通过等速肌力评估设备进行精确的评估。

(4)姿势体态:个体的姿势、下肢力线、足弓形态等均需要进行评估,有明显异常的需要进行矫正。

(5)动作模式:目前常用功能性动作筛查进行动作模式评估,找出个体在完成基础动作时的质量,从而发现潜在的功能障碍或双侧不对称的情况,及时纠正。主要包括七个动作:深蹲、跨栏步、直线弓步蹲、肩部灵活性、主动直腿上抬、躯干稳定俯卧撑、旋转稳定性。

(6)体能:目前常用基础体能筛查进行评估,主要包括动作控制、爆发力控制、姿态控制、冲击力控制四个部分。

(7)疲劳程度:可通过观察运动员外在表现如情绪变化、语言变化、眼神、出汗情况等初步评估,也可通过生理指标实验室检查的方式评估。如心率、血压、心电图、视觉闪光临界频率阈值、生化检查等。

(8)心理因素:包括了对运动损伤预防的认识、不良的情绪等。

常见的外部因素包括了环境因素、运动装备、不合理的训练如带伤训练、训练负荷过大、错误训练动作、运动项目的特殊要求等,也需要进行相应的评估。

此外,还有一些不可改变的因素如年龄性别等,以及一些不可预测的突发因素可导致运动损伤。总而言之,运动损伤风险评估需采用多因素、全方面评估的方式,虽然无法百分百预测或避免损伤,但仍是运动损伤预防中不可或缺的重要内容。

2.运动损伤的预防

(1)热身:是指运动前进行的一系列准备活动。一般包括逐渐增加运动强度的主动运动,关节活动度准备和软组织牵伸,最后是模拟具体的活动。为降低运动损伤的发生率,运动前需在专业人员指导下进行针对性的关节活动、软组织牵伸和低强度活动,充分热身。

(2)冷身:是指高强度运动之后进行的一系列连续性低强度运动。剧烈运动后需在专业人员指导下进行充分的冷身运动,帮助身体更好、更快地恢复至安静状态。

(3)贴扎:为促进运动损伤更快恢复,保护受伤部位,防止再次损伤,建议视情况进行正确的贴扎保护。

(4)防护装备:个人运动防护装备包括服装、头盔、眼镜和其他用于保护运动员身体在运动中受伤的装备总称。防护装备在保障参加运动的运动员的安全方面起着不可或缺的作用。

3.康复宣教

(1)对待疼痛的正确认识:疼痛是一种不愉快的感觉体验,通常表示机体可能或已经发生损伤。急性期疼痛会随着时间消失,但如果持续时间超过预期恢复时间(通常为3个月),则称为慢性期疼痛。应如何正确认识不同疼痛和处理方法及自我管理。

(2)急性损伤的处理的正确认识:RICE 原则即休息(rest)、冷敷(ice)、加压包扎(compression)、抬高患肢(elevation),因其简单易记,在肌肉骨骼系统损伤中被广泛推广并应用,但在过去的几十年中,支持该原则的证据却很少。在多种处理原则均无高质量证据背景下,针对不同部位,不同程度的急性损伤,需要根据患者的具体情况进行评估,然后再进行疼痛管理及治疗,而不是所有的急性损伤都一视同仁。

(六)预后

运动损伤的预后主要与损伤程度密切相关,同时与受伤后的正确处理也有关系,一般只要正确评估损伤情况,受伤后能够得到正确的处理,预后都很好。常见的各种扭伤、撞伤或锐器损伤等,经过规范正确的康复治疗,都可达到满意的结果。但很严重的损伤,如肩关节、膝关节、踝关节损伤,如果未得到正规和及时的康复治疗,后期可能会遗留功能障碍,影响正常的生活、运动。

(李 丽)

第八章

内科常见疾病的护理

第一节 短暂性脑缺血发作的护理

一、疾病概述

短暂性脑缺血发作(TIA)是指脑血管病变引起的短暂性、局限性脑功能缺失或视网膜功能障碍。

(1)TIA 的发病与动脉粥样硬化、动脉狭窄、心脏病、血液成分改变及血流动力学变化等多种病因及多种途径有关。

(2)临床表现为眩晕、平衡障碍、眼球运动异常、复视、肢体偏瘫、感觉障碍等。症状一般持续10～20 分钟,多在 1 小时内缓解,最长不超过 24 小时,不遗留神经功能缺损症状。

二、护理措施

(1)注意观察和记录每次发作的持续时间、间隔时间和伴随症状,观察患者肢体无力或麻木是否减轻或加重,有无头痛、头晕等表现。

(2)加强安全护理。发作时卧床休息,注意枕头不宜太高,以 15°～20°为宜,以免影响头部的血液供应。仰头或头部转动时应缓慢、动作轻柔,转动幅度不要太大,防止因颈部活动过度或过急导致 TIA 发作而跌伤,患者如厕、沐浴及外出活动时应有家属陪伴。洗澡时间不宜过长。

(3)心理护理。嘱患者积极调整心态、稳定情绪,消除紧张、恐惧的心理,培养自己的兴趣爱好,多参加有益身心的家庭和社会活动,分散对疾病的注意力,树立战胜疾病的信心。

(4)积极参加适当的体育运动,如散步、慢跑、气功、太极拳等,指导其注意运动量和运动方式,选择适合个人的文体活动,做到劳逸结合,生活规律。

(5)嘱患者严格遵医嘱正确服药,不能随意更改、终止或自行购药服用。抗凝治疗时密切观察有无出血倾向,观察皮肤黏膜有无出血点、瘀斑及牙龈出血。使用抗血小板聚集剂治疗时,注意有无食欲减退、皮疹或白细胞计数减少等不良反应。

(6)给予患者低盐、低脂饮食。每天食盐以不超过 6 g 为宜,多食含钾丰富的食物,如新鲜蔬菜、水果、大豆制品、鱼类。忌甜食、动物内脏、辛辣油炸食物和暴饮暴食,避免过分饥饿,避免晚餐后及睡前加餐,睡前可适当饮水,以稀释血液,降低血黏稠度。控制体重,戒烟、限酒。

三、健康指导

(1)保持心情愉快,情绪稳定,避免精神紧张。

(2)生活起居规律,改变不良生活方式,坚持适当的体育锻炼和运动,注意劳逸结合。扭头或仰头动作不宜过急,幅度不要太大,防止诱发 TIA 或跌伤。

(3)合理饮食,宜进低盐、低脂、充足蛋白质和维生素的饮食,限制动物油脂的摄入,注意粗细搭配,肉菜搭配,戒烟酒。

(4)按医嘱正确服药,积极治疗高血压、动脉硬化、糖尿病、高脂血症和肥胖症。服药期间注意有无肝、肾功能的异常。

(5)发现肢体麻木、无力、头晕、头痛、复视或突然跌倒时应引起重视,及时就医。

(翟　静)

第二节　脑血栓形成的护理

一、疾病概要

脑血栓形成是指在脑动脉管壁自身病变的基础上形成血栓,引起供血范围内的脑梗死性坏死,因而产生相应的神经系统症状和体征。

(1)主要病因为脑动脉粥样硬化。少见的病因有各种动脉炎(如钩端螺旋体感染)、结缔组织病、真性红细胞增多症、血高凝状态等。

(2)发病前多有前驱症状,如头晕、头痛、肢体麻木、无力及一过性失语等脑缺血表现。常在安静、休息和睡眠中发病,1~2 天内发展到高峰。多数患者生命体征平稳、意识清、部分患者可因大血管急性梗死、脑水肿、颅内高压,出现意识障碍。因血栓形成部位不同而临床表现各异。①颈内动脉闭塞:出现病灶对侧偏瘫、偏身感觉障碍和偏盲。主侧半球梗死则有失语。眼动脉供血受累可有一过性同侧视力障碍,同侧霍纳征。检查可发现患侧颈动脉搏动减弱和消失,局部有收缩期杂音。②椎-基底动脉闭塞:出现眩晕、复视、耳鸣、吞咽困难、构音障碍及共济失调等。基底动脉主干闭塞,可引起四肢瘫痪、延髓麻痹和昏迷,常迅速死亡。脑桥基底部梗死可产生闭锁综合征。患者神志清,但由于四肢瘫、双侧面瘫及延髓麻痹,不能讲话,只能以眼球上下活动表达意思。③小脑后下动脉闭塞:表现为突然眩晕、呕吐、眼球震颤、同侧霍纳征、共济失调、同侧面部及对侧偏身疼痛及温觉丧失,称为延髓外侧综合征。④大脑前、大脑中及大脑后动脉闭塞:表现为该动脉供血区的脑功能缺损。腔隙性梗死是指深穿枝小动脉闭塞所致的脑缺血软化。

(3)诊断可根据病史、临床症状及脑部 CT、MRI 检查结果进行分析判定。

(4)治疗上急性期以控制血压,防治脑水肿,增加脑血流量,改善脑血液循环为原则。还可遵医嘱应用溶栓、抗凝、钙通道阻滞剂和脑保护剂等。

二、临床护理

(一)一般护理

(1)急性期患者应卧床休息。取头低位,以利脑部的血液供给。有眩晕症状的患者,头部取自然位,避免头部急剧转动和颈部伸屈,以防因脑血流量改变而加重头晕和产生不稳感。

(2)病情稳定后鼓励患者早期于床上或下地活动。

(3)起病 24～48 小时后,仍不能自行进食的患者应给予鼻饲。

(4)对有高血压、心脏病的患者,可根据病情给予低脂或低盐饮食。

(二)病情观察

(1)由于血栓形成部位不同而临床表现各异,故需严密观察局灶性损害的神经症状和体征。一旦发现症状加重,说明病情在继续发展,需从速处理。如不完全性运动失语进展到完全性失语;肢体由轻瘫变为全瘫,肌力为零度,需提示医师修改治疗计划。

(2)重症患者,如合并脑出血或脑水肿因颅内高压可导致发生脑疝;若患者意识不清,一侧瞳孔散大,对光反应迟钝或消失,除及时的应用高渗脱水剂、吸氧外,且应保持呼吸道通畅,以防因脑缺氧加重脑水肿致病情再度恶化。

(三)治疗护理

(1)失语、瘫痪、导致患者心理失去平衡有孤独感,表现悲观、烦躁、易激动,医护人员应给予理解和同情,尤其对完全性失语的患者应尊重患者的人格,主动询问患者的需要和意愿,使患者感受到自己虽然患病,失去工作和部分生活能力,但仍可得到家庭和社会的重视,以解除患者孤独无援的心态,调动其积极的情绪接受治疗。

(2)除血压过高的患者,急性期一般不用降压药。如需应用降压药,肌内注射降压药时,应监测血压的变化,以免因血压过低导致脑血流灌注量锐减,使梗死发展恶化。

(3)因脑水肿可加剧病灶区灌注不足而加重脑缺氧,甚至引起脑组织移位而发生脑疝。防止脑水肿可用 20％甘露醇、10％甘油和肾上腺皮质类固醇等。用药时须观察有无水及电解质失衡表现和有无继发感染和消化道出血。

(4)改善微循环,提高血容量,减轻和消除颅内盗血综合征。慎用降压药,禁用或慎用血管扩张剂。可用复方丹参、川芎嗪和低分子右旋糖酐(用前须作皮肤过敏试验)。盐酸罂粟碱为血管扩张剂,急性期不宜应用。必须应用时,多以 30～60 mg 加入低分子右旋糖酐 500 mL 中,静脉点滴,滴速需缓慢,过速、过量可引起房室传导阻滞。

(5)溶栓、抗凝治疗应用于发病的早期,用药前注意监测血小板、纤维蛋白原、凝血酶原时间,以防因凝血机制功能不全而引起颅内出血。如用尿激酶、精制蛇毒剂等患者表现头痛、呕吐、意识障碍等症状应立即停药,并协助医师积极抢救。

(6)用自由基清除剂,可保护半暗带区再灌注对神经细胞的损伤,如维生素 C、维生素 E 和地塞米松、甘露醇(静脉点滴需缓慢)等。

(7)钙通道阻滞剂能阻止钙离子细胞内流,减少成熟细胞损伤,避免和减少迟发性神经元坏死,还可解除血管痉挛,增加血流量。根据血压情况可选用尼莫地平、尼卡地平、盐酸氟桂利嗪、桂利嗪等。不良反应可见恶心、呕吐、头晕,偶见变态反应。

(8)脑细胞活化剂,如胞磷胆碱、吡拉西担、吡硫醇、脑通、脑活素等,不良反应少见。

(9)患者发病 48 小时内禁用葡萄糖液,避免葡萄糖等不利因素加重缺血性半暗区的损害。

可用林格氏液、706 羧甲淀粉或生理盐水加维生素 C、三磷酸腺苷、辅酶 A 等治疗。

三、康复护理

(1)康复期应积极加强对高血压动脉硬化、高脂血症、糖尿病的治疗,对已有动脉硬化的患者,要防止血压骤降、脑血流缓慢、血液黏度增高等因素,因此应继续坚持药物治疗,定期复查。

(2)对偏瘫的肢体应早行神经功能锻炼,鼓励患者做主动或被动伸屈肢体和肩、肘、腕及各手指小关节的活动。晨起散步、打太极拳。

(3)在肢体神经功能恢复的同时,可配合针灸、按摩、理疗等。

(4)失语的患者,应进行语言训练,如开始练习发声,让患者讲"啊""咿"等,逐步引导练好讲单字、单词、短句。

(5)康复期如果再度出现短暂缺血发作,如颜面部、口角麻木,单侧上下肢麻木无力,头晕等症候应从速就医治疗,预防本病复发。

(翟　静)

第三节　坐骨神经痛的护理

一、疾病概要

坐骨神经通路及其分布区的疼痛综合征称坐骨神经痛。

(1)坐骨神经痛分原发性和继发性。①原发性坐骨神经痛即为坐骨神经炎,临床少见。②继发性坐骨神经痛是因沿坐骨神经通路过程中遭受邻近组织病变影响所致。可分根性和干性坐骨神经痛。根性神经痛病变主要位于椎管内,如椎间盘突出、椎管内肿瘤和脊椎本身疾病。干性坐骨神经痛病变主要位于椎管外,如骶髂关节病、炎症、结核、骨盆炎、肿瘤、盆腔内子宫附件炎及肿瘤等。根性坐骨神经痛,在咳嗽、打喷嚏,屏气用力时疼痛加剧;干性坐骨神经痛,沿坐骨神经各点如臀中点、闭孔点、腓点、踝点、跖中点等压痛明显。坐骨神经痛多为单侧。起病较急,先有下背部及腰部僵直感,继而下肢出现沿坐骨神经通路的剧烈疼痛,呈发作性加剧。其疼痛性质如烧灼、刀割、触电、夜间尤剧。为减轻疼痛患者常采取特殊姿势,如睡眠时间向健侧卧,病侧下肢屈曲,站立时躯干向健侧倾斜,病侧下肢屈曲,站立时躯干向健侧倾斜,病侧下肢微屈。

(2)可根据病史、症状、体征、脑脊液检查及 CT、MRI 扫描等检查协助诊断。

(3)针对病因进行治疗。

二、临床护理

(一)一般护理

(1)急性期卧床休息,睡硬板床,对腰椎间盘突出的患者尤为重要。①腰部垫以小枕可保持腰部适当曲度,减轻疼痛。②卧床时间为 3～4 周,疼痛减轻后可逐渐下地活动,以防肌萎缩。③为保持患者的特殊减痛姿势,可用软枕、海绵垫等给予支托,使其舒适。④避免一种体位局部受压时间过长、注意皮肤清洁、干燥,预防褥疮。

(2)疼痛使患者心情不悦及食欲减退,应鼓励患者进食,多食用新鲜水果及含纤维素丰富的蔬菜。因水果和蔬菜不仅含有维生素、无机盐、水、还含有纤维素和果胶,均可促进肠蠕动,预防因便秘用力排便而加剧疼痛。

(二)病情观察

(1)患肢疼痛是本病的主要表现,需观察疼痛点、部位、性质及引起疼痛的诱发因素。

(2)注意有无低热、盗汗及体重下降等情况,以协助查找病因。

(三)对症护理

(1)疼痛的肢体可给予热水袋、热沙袋、热盐袋等热敷,减轻神经肿胀及疼痛。

(2)疼痛使患者心情烦躁,故应对患者的饮食起居给予全面的照护,避免因受凉或上呼吸道感染而咳嗽、打喷嚏,致使疼痛加重。

(3)保持排便通畅,便秘时可给缓泻剂或肥皂水灌肠。

(4)对严重疼痛不能耐受的患者,可给镇静止痛剂或采用封闭疗法。

(四)治疗护理

(1)急性期患者常因疼痛和急于治愈的心情而焦虑不安,故应耐心听取患者的陈述,为缓解其疼痛尽量避免一切诱发因素。

(2)多与患者交谈,分散其注意力,以缓解其不愉快的心情。

(3)肌内注射用药宜在健侧,以防患肢疼痛发作。

(4)服用消炎止痛剂,如萘普生、吲哚美辛、布洛芬等,可能出现头晕、恶心、消化不良、皮疹等反应,一般不需停药。

(5)采用针灸、按摩或局部敷药、蜡疗、短波透热及离子透入等治疗,均应注意局部皮肤有无损害,如局部皮肤发痒可涂用激素药膏等。

三、康复护理

(1)症状减轻后,鼓励患者适当活动,以防引起失用性肌萎缩。

(2)日常生活避免直腿弯腰取物,勿使腰部负重过度,防止腰部扭伤。

(3)加强身体锻炼,勿在湿冷的地方睡眠,以防复发。

（翟　静）

第四节　糖尿病肾病的护理

糖尿病肾病是糖尿病患者最主要的微血管病变之一。据美国、日本及许多西欧国家统计资料表明,糖尿病肾病已经上升为终末期肾脏病首位病因。目前,我国糖尿病肾病发病率亦呈上升趋势。由于糖尿病肾病患者机体存在极其复杂的代谢紊乱,一旦发展到终末阶段,往往比其他肾脏疾病治疗更加棘手,因此进一步探索其发病机制,以便制定更加有效的防治措施,已成为当前糖尿病学界及肾脏病学界十分急迫的课题。

一、临床表现

糖尿病损害肾脏可累及肾脏所有结构,发生不同的病理改变,具有不同的临床意义。这些损害包括与代谢异常有关的肾小球硬化症、小动脉性肾硬化,和感染有关的肾盂肾炎以及和缺血有关的肾乳头坏死等。但只有肾小球硬化症与糖尿病有直接关系,被称为"糖尿病肾病",是糖尿病全身微血管并发症之一,其余均非糖尿病所特有,只是发病率比非糖尿病患者要高且病情严重。心血管病变在糖尿病肾病中特别常见,有时在微量清蛋白尿出现之前就有,有不少分析显示:微量清蛋白尿应作为预测心血管病变严重程度的指标。

(一)糖尿病肾病的临床表现

1.蛋白尿

蛋白尿是糖尿病肾病的第一个临床表现,初为间断性,后转为持续性。用放射免疫法测定尿中清蛋白或微清蛋白,可较早诊断蛋白尿,对控制病情有益。

2.水肿

糖尿病肾病发生水肿时多由于大量蛋白尿所致,此阶段表明已发展至糖尿病肾病后期。多伴有肾小球滤过率下降等肾功能减退的临床表现,提示预后不良。

3.高血压

高血压出现较晚。到糖尿病肾病阶段时血压多升高,可能与糖尿病肾脏阻力血管的结构和功能的改变有密切关系,此外,水、钠潴留也是高血压的因素之一。高血压能加重肾脏病变的发展和肾功能的恶化,因此控制高血压至关重要。

4.贫血

有明显氮质血症的糖尿病肾病患者,可有轻至中度的贫血。贫血为红细胞生成障碍,用铁剂治疗无效。

5.肾功能异常

从蛋白尿的出现到肾功能异常,间隔时间变化很大若糖尿病得到很好控制,可多年蛋白尿而不出现肾功能异常。若控制不好就会出现氮质血症、肾功能异常。另外,糖尿病肾病往往伴有糖尿病视网膜病变。

(二)糖尿病肾病分期

1.1 期(功能改变期)

1 期又称肾小球功能亢进期或滤过率增高期,为糖尿病早期,肾小球滤过率有增加,这阶段可持续数年。肾血流量逐渐增高,肾小球滤过率增加,血清肌酐和尿素氮较正常人低。此期,肾脏体积约增大 20%,肾血浆流量增加,Ccr 增加约 40%,肾脏无组织学改变。肾小球滤过率增加与肾脏体积、重量增加、肾小球和肾小管体积增大有关。观察证实糖尿病早期肾小球滤过率增高和肾血浆流量相关。糖尿病的高滤过和入球小动脉扩张及出球小动脉收缩有关。

2.2 期(早期肾小球病变期)

2 期又称静息期,或正常蛋白尿期。常出现在 1 型糖尿病病程 18～24 个月。本期特点是出现肾小球结构损害,首先是基膜轻度增厚,2～3 年后肾小球系膜基质开始扩张,3.5～5 年基膜明显增厚。此期超滤依然存在。运动后尿微量清蛋白排泄率(UAER)升高,是本期唯一的临床症状。

3.3 期（隐性肾病期）

3 期或早期糖尿病肾病，常出现在 1 型糖尿病 5～15 年后。本期主要损害肾小球基膜电荷屏障。使构成肾小球基膜成分的硫酸肝素和唾液酸减少，则负电荷相应减少，电荷屏障破坏，清蛋白排出增加。尿蛋白呈间歇性，蛋白尿有所加重，肾功能开始减退。这与糖尿病控制不佳，组织缺氧，肾微循环滤过压增高有关，常由高血压、高血糖、运动、尿路感染和蛋白负荷促进或诱发。此期肾小球滤过率仍高于正常，随病情发展，尿微量清蛋白排泄率升高并逐渐固定在 20～200 $\mu g/min$，本期后阶段可出现血压升高。

4.4 期（糖尿病肾病期）

4 期又称持续性蛋白尿期或临床糖尿病肾病。患病高峰在病程 15～20 年时，有 20％～40％ 1 型糖尿病进入该期，24 小时尿蛋白定量＞0.5 g，如不采取措施，肾小球滤过率迅速下降。此期可有大量蛋白尿，伴有低蛋白血症，水肿和高血压。低蛋白血症除尿蛋白丢失外，和糖尿病本身蛋白质代谢失调和蛋白质摄入不足有关。临床还可见到人血清蛋白水平还高于其他原因肾病时就出现水肿，这是由于糖尿病患者的清蛋白转变为糖基化清蛋白，而后者穿过毛细血管膜比正常清蛋白容易。糖尿病引起的肾病综合征预后较为险恶，可较快地进入氮质血症。一旦进入氮质血症，肾小球滤过率降低，尿蛋白常迅速减少。

5.5 期（尿毒症期）

5 期即终末期肾病。1 型糖尿病中 30％～40％在患病后 20～30 年发展为终末期肾病，此时出现尿毒症表现和相应组织学改变。肌酐清除率稍高于非糖尿病患者。据统计 1 型糖尿病从诊断到进入临床糖尿病肾病平均约为 19 年，持续蛋白尿到死亡平均 6 年，总病程 25 年左右。在欧美国家糖尿病肾病已成为终末期肾衰竭需透析或肾移植的单个最主要原因。

二、辅助检查

糖尿病肾病是糖尿病患者常见的并发症之一，死亡率非常高，因此早诊断早治疗是糖尿病肾病患者最应该重视起来的。糖尿病引起的肾脏损害主要为糖尿病性肾小球硬化。

(1)测定微量清蛋白尿(UAE)：6 个月内两次 UAE 20～200 $\mu g/min$，排除其他因素和心力衰竭、梗阻等即可诊断为糖尿病肾病。因此，这就是糖尿病肾病的诊断项目之一。

(2)B 超、X 线检查：肾脏是否较年龄相同的正常人增大。患者定期进行各项检查，可早期发现肾病。这种糖尿病肾病的诊断比较常见。

(3)激发试验：在一定运动负荷下，正常人不出现蛋白尿，而早期糖尿病患者却可出现蛋白尿。尿-N-乙酸-B-氨基葡萄糖式转移酶(NAG)，T-H 糖蛋白、尿 β_2-微球蛋白检测均为早期诊断糖尿病肾病的指标。以 ^{99}Tin-DPTA 测定肾小球滤过率。

三、治疗

糖尿病肾病的治疗依不同病期、不同对象而异。因胰岛素抵抗不仅是 2 型糖尿病(T2DM)的发病关键机制，同时也是代谢综合征病理中的环节，因此 2 型糖尿病患者常伴有代谢综合征的其他表现，如高血压、高脂血症、中心型肥胖。而这些疾病的存在会加速糖尿病肾病的进展。因此，临床上针对糖尿病的治疗应该是综合性的治疗。主要治疗原则有以下几方面。

(一)控制血糖

一般认为糖尿病肾病病例 HbA_{1c} 应尽量控制在 7.0％以下。持续的高血糖在糖尿病肾病早期发病中具有举足轻重的作用,因此对于糖尿病肾病的早期预防主要集中在血糖控制上。有观察证实严格控制血糖至少对以下几个方面已证实有帮助。

(1)部分改善异常的肾血流动力学。

(2)至少在 1 型糖尿病(T1DM)中证实可以延缓微量清蛋白尿的出现。

(3)可减少已有微量清蛋白尿者转变为明显蛋白尿。

(4)在胰岛移植的少部分病例观察到当血糖完全正常以后,肾脏病变可以逆转,但需相当长时间。

HbA_{1c} 在 1 型糖尿病患者应控制在低于正常参考值的 2 个标准差,2 型糖尿病患者则最好控制在正常范围。美国糖尿病控制与并发症临床研究(DCCT)的调研结果肯定了强化胰岛素治疗在防治1 型糖尿病患者糖尿病肾病发生和发展中的作用,提出血糖控制指标是:空腹血糖 3.9～6.7 mmol/L,餐后血糖<10 mmoL,凌晨 3 点血糖>36 mmoL。2 型糖尿病患者起病年龄较大,合并肥胖、高血压、高脂血症和大血管疾病较多,且由于存在大量胰岛素抵抗,使胰岛素强化治疗在这一人群中的危险性增加,而预防微血管病变的作用尚有待考证,必须慎重选择。目前国外有几个相关的大样本前瞻性临床研究正在进行,而日本已报道了一组胰岛素强化治疗 2 型糖尿病患者随访 6 年的结果,发现强化治疗组与传统治疗组比较有显著降低的糖尿病肾病发生率和糖尿病肾病病程进展延缓。糖尿病肾病发展到肾功能明显减退时,常易有低血糖发生,因此在控制血糖时应予以注意。

(二)控制血压

糖尿病肾病中高血压不仅常见,同时是导致糖尿病肾病发生和发展的重要因素,糖尿病肾病早期的高血压表现为夜间血压过度降低,随后昼夜血压改变消失,之后日间虽血压正常,但运动后可以明显上升,进而出现明显高血压。随着全身血管病变的发展,主动脉顺应性减退,可表现为单纯严重收缩压过高。

血压升高或原有的高血压均会通过升高肾小球内压而加重尿清蛋白排出,加速肾脏病变进展和促进肾功能恶化。当患者发展至临床显性蛋白尿阶段时,循证医学上唯一获得认同的减慢肾脏病变进展的措施是降低血压和肾小球内压力。抗高血压药物中的血管紧张素转化酶抑制剂(ACEL)或血管紧张素受体阻滞剂(ARB)因其降低肾小球滤过率、改善肾内血流动力学,抑制有害细胞因子产生,抑制系膜细胞、成纤维细胞和巨噬细胞活性,改善滤过膜通透性、减少尿蛋白排出等药理作用而成为糖尿病肾病患者首选,即使全身血压正常的情况下也可产生肾脏保护功能,且不依赖于降压后血流动力学的改善。

(三)降脂治疗

糖尿病患者常有脂代谢紊乱,表现为血胆固醇、甘油三酯、低密度脂蛋白和载脂蛋白 B 升高,高密度脂蛋白降低或正常,糖尿病肾病时上述异常更明显。肾小球脂质沉积可呈泡沫细胞形成、变构的脂肪酸引起肾内缩血管活性物质增多,改变血黏度和红细胞脆性,形成氧化 LDL 等机制损害肾脏。给予羟甲基戊二醛辅酶 A 还原酶抑制剂或低脂饮食可防止或延缓糖尿病肾病进展。

(四)饮食治疗

临床观察中证实在肾功能一定损害病例中限制蛋白摄入 0.6～0.8 g/(kg·d)可以使糖尿病肾病进展延缓,大量蛋白尿患者还可以减少蛋白尿,但应注意充足热量的给予。合并有肝病、妊娠或生长发育期不宜过度限制蛋白。严重脂质代谢异常对糖尿病肾病特别是合并心血管并发症可有不利影响,宜尽量纠正。

(五)其他药物治疗

如醛糖还原酶、抑制剂索比尼等阻断激活的多元醇通路,氨基胍类抑制糖基化终末产物生成改善血管病变。

(六)终末期肾病的替代治疗

糖尿病肾病患者糖尿并发症多见,尿毒症症状出现较早,应适当将透析指征放宽,一般 Ccr 降至15 mL/min或伴有明显胃肠道症状、高血压和心力衰竭不易控制者即可进入维持性透析。

(七)肾或胰肾联合移植

对终末期糖尿病肾病患者,肾移植是目前最有效的治疗方法。肾移植虽是最有效的治疗手段,但移植存活率仍较非糖尿病肾病患者低,且单纯肾移植不能防止糖尿病肾病再发生,也不能使其他糖尿病并发症得到改善。

四、护理诊断

(1)营养失调,低于机体需要量:与糖代谢紊乱、蛋白丢失、低蛋白血症有关。

(2)活动无耐力:与贫血、水肿、血压高等因素有关。

(3)有感染的危险:与皮肤水肿、蛋白丢失致机体营养不良、透析等因素有关。

五、护理措施

(一)血糖的自我监测

医务人员应教会患者如何正确使用血糖仪进行血糖自我监测。及时控制血糖,患者空腹血糖控制在 7.6~8.8 mmol/L,餐后 2 小时血糖控制在 8.0~9.0 mmol/L。作为糖尿病肾病患者,其空腹血糖≤6.1 mmol/L,餐后血糖≤10.0 mmol/L 最理想,而空腹血糖≤7.1 mmol/L,餐后血糖≤11.1 mmol/L 则较为理想。在监测血糖值时,做好记录,然后将血糖值进行分析,根据血糖监测结果指导患者正确使用降糖药及调整饮食计划,以防止血糖过低等不良反应。严格控制血糖在临床前期具有延缓肾病病变进展的作用,长期维持血糖正常可维持肾功能稳定。血糖浓度与尿蛋白量有正相关,需仔细观察治疗后的反应,如血糖变化、糖化血红蛋白的指数、尿糖以及尿酮体。糖尿病肾病由于肾小球样硬化使糖滤出减少,有时血糖升高,而尿糖阴性,不能以尿糖为监测依据,血糖应控制在 6.5 mmol/L 以下。

(二)饮食治疗原则

(1)饮食要清淡,少吃高脂肪、高胆固醇食物。

(2)尽量不吃甜食。

(3)饮食规律(定时),每天至少进食三餐。

(4)定量(总热量和结构要合理)。

(5)营养成分要均衡,足够的维生素及膳食纤维。

(6)尽量不吃比较黏糊、烂的食物,如:粥、肠粉、糯米。

(三)胰岛素的应用指导

胰岛素是治疗老年糖尿病肾病的重要药物,长期皮下注射胰岛素,严格控制血糖是预防和减慢老年糖尿病肾病发展的关键。胰岛素属于生长因子,有促合成作用,反复在同一部位注射会导致该部位皮下脂肪增生而产生硬结,在该部位注射胰岛素将导致药物吸收率下降,吸收时间延长,进而导致血糖波动。因此,在平时的注射中要注意注射部位的轮换。注射部位规范检查3要素。

1.根据使用的胰岛素种类选择相应的注射部位

使用短效胰岛素或与中效混合的胰岛素时,优先考虑的注射部位是腹部。对于中长效胰岛素,例如睡前注射的中效胰岛素,最合适的注射部位是臀部或大腿。

2.定期检查注射部位

每次注射前检查注射部位,判断并避开出现疼痛、皮肤凹陷、皮肤硬结、出血、瘀斑、感染的部位。如果发现皮肤硬结,请确认出现硬结的部位及硬结大小,避开硬结进行注射。

3.定期轮换注射部位

每天同一时间注射同一部位(例如:医师推荐每天早晨注射的部位是腹部,就应该一直选择在早晨进行腹部注射不要随意更换到其他部位)。每周左右轮换注射部位(例如:大腿注射可以1周打左边,1周打右边)。每次注射点应与上次注射点至少相距1 cm。避免在1个月内重复使用同一注射点。

(四)口服降糖药治疗原则

(1)改善胰岛素抵抗。

(2)纠正胰岛功能不足:促进胰岛素分泌、补充胰岛素。

(3)肥胖者:改善胰岛素抵抗为主。

(4)消瘦者:纠正胰岛功能不足为主。

(五)各种口服降糖药服用时间

(1)磺胺类药物,餐前服:一般于餐前30分钟服。

(2)格列奈类药物,餐前服:餐前10分钟服。

(3)双胍类,餐后服。

(4)α-糖苷酶抑制剂,餐中服:一般与第一口饭同服。

(5)噻唑烷二酮类,早餐时服用。

(六)低血糖反应的防治指导

低血糖易发生于体力活动过度,或因饮食过少,或胰岛素剂量过大,患者感饥饿、头昏、软弱、出汗、心悸等时。老年糖尿病肾病患者,特别是伴有肾功能不同程度受损或其他诱因存在时,容易发生低血糖反应,可表现为饥饿、心慌、出汗、乏力、手抖、脸色苍白等症状,一旦出现低血糖反应,立即进食糖水或进食含糖高的食物可缓解,必要时测血糖并采取应对措施。神志不清者静脉注射50%葡萄糖40～60 mL。

(七)控制高血压

高血压不是糖尿病肾病的发病因素,但高血压能加速糖尿病肾病的进展和恶化,故积极控制血压十分重要。老年糖尿病肾病患者用降压药过程中要密切观察,经常监测血压,以防不良反应发生。严格的血压控制目标是<17.3/11.3 kPa(130/85 mmHg),当24小时蛋白尿>1 g时,血压控制目标是<16.7/10.0 kPa(125/75 mmHg)。早期应用ACEI、ARB或其他降压治疗能减少清蛋白尿,维持肾小球滤过率,延缓终末期肾衰竭的发生,延长生存期。

(八)控制血脂异常

血糖和血脂密切相关,控制血脂异常必须首先控制好血糖,血糖降低后,血脂尤其是甘油三酯水平会显著下降。高纤维低脂饮食、适量加强运动对血脂异常症和肥胖的控制也很有益。如果采取了上面所说的措施后,血脂仍不正常,则必须同时服用降血脂药物。他汀类药物是目前广泛用于临床的降低血脂药,它不但可降低血浆胆固醇水平,还具有防止或稳定动脉粥样斑块,改善肾脏结构和功能等多方面的作用。近几年来的研究认为他汀类药物的降血脂作用仅是其在肾脏发挥作用的一小部分,更重要的是还具有许多非依赖降脂的肾脏保护作用。临床试验发现他汀类药物可减少糖尿病肾病和非糖尿病肾病患者的蛋白尿,但对血肌酐水平无明显影响。

六、健康教育

(1)对患者主要心理障碍有针对性地进行分析,保持治疗的自觉性,使患者保持稳定的情绪、明白治疗的长期性和必要性、积极配合治疗树立战胜疾病的信心。

(2)鼓励患者正视长期与疾病做斗争的现实,关心体贴患者,多与患者沟通交流,倾听其倾诉,取得患者的信任,有针对性地做好有关方面的解释宣教工作,解释血液透析对维持生命的重要性,说明按时透析及配合药物治疗,可以延长生命,让患者参与治疗,激发其战胜疾病的勇气和信心。

(3)劝导家属及其任职单位同事以良好的心态对待患者,多探望、安慰和鼓励,给患者情感支持和归属感,使患者能保持稳定的情绪,积极地配合治疗。

(4)鼓励患者保持良好的卫生习惯,坚持勤洗澡、勤换衣服,穿着质地柔软的宽松内衣,保持室内清洁,温湿度适宜,每天病房常规消毒,定时开窗通风;积极预防上呼吸道感染,避免与肺炎、感冒、肺结核等患者接触。

(5)预防指导。老年糖尿病肾病易发生感染,感染可致疾病恶化,故应保持全身及局部的清洁,特别是下肢、口腔、会阴部的卫生,有呼吸道感染、疖、痈、结核及外伤时要及早治疗。避免劳累,适当活动,避免使用损害肾脏的药物。嘱患者坚持定期到医院复查,若有病情变化,及时就诊。

(6)健康教育。糖尿病肾病是一种长期性疾病,向患者宣教饮食治疗的重要性及治疗原则,使他们了解运动的强度和时机,知道正确使用药物的方法。使用胰岛素时,防止发生低血糖,定期随访,监测肾功能,尿蛋白定量延缓病程的进展。

(翟　静)

参 考 文 献

[1] 马路.实用内科疾病诊疗[M].济南:山东大学出版社,2022.

[2] 冯念苹.常见内科疾病治疗与用药指导[M].北京:中国纺织出版社,2022.

[3] 赵广阳.实用心内科疾病诊疗与介入应用[M].北京:中国纺织出版社,2022.

[4] 刘新民,王涤非,王祖禄,等.内科常见病治疗手册[M].沈阳:辽宁科学技术出版社,2023.

[5] 王昆祥.现代神经内科疾病的综合治疗实践[M].北京:中国纺织出版社,2022.

[6] 王继红,安茹,李新平.内科临床诊疗技术[M].长春:吉林科学技术出版社,2021.

[7] 赵晓宁.内科疾病诊断与治疗精要[M].郑州:河南大学出版社,2021.

[8] 王为光.现代内科疾病临床诊疗[M].北京:中国纺织出版社,2021.

[9] 马立兴,张诒凤,王超颖,等.消化内科诊疗常规[M].哈尔滨:黑龙江科学技术出版社,2022.

[10] 胡春荣.神经内科常见疾病诊疗要点[M].北京:中国纺织出版社,2022.

[11] 黄佳滨.实用内科疾病诊治实践[M].北京:中国纺织出版社,2021.

[12] 苑露丹.内科疾病诊断要点与治疗方法[M].北京:中国纺织出版社,2022.

[13] 金琦.内科临床诊断与治疗要点[M].北京:中国纺织出版社,2021.

[14] 费秀斌,张承巍,任芳兰,等.内科疾病检查与治疗方法[M].北京:中国纺织出版社,2022.

[15] 徐玮,张磊,孙丽君,等.现代内科疾病诊疗精要[M].青岛:中国海洋大学出版社,2021.

[16] 孙雪茜,梁松岚,孙责,等.内科常见病治疗精要[M].北京:中国纺织出版社,2022.

[17] 邹琼辉.常见内科疾病诊疗与预防[M].汕头:汕头大学出版社,2021.

[18] 王玉梅,刘建林,丁召磊,等.临床内科诊疗与康复[M].汕头:汕头大学出版社,2022.

[19] 杨德业,王宏宇,曲鹏.心血管内科实践[M].北京:科学出版社,2022.

[20] 孙辉,庞如意,来丽萍,等.临床内科疾病诊断思维[M].北京:科学技术文献出版社,2021.

[21] 徐晓霞.现代内科常见病诊疗方法与临床[M].北京:中国纺织出版社,2021.

[22] 赵淑堂.临床内科常见病理论与诊断精要[M].哈尔滨:黑龙江科学技术出版社,2021.

[23] 王秀萍.临床内科疾病诊治与护理[M].西安:西安交通大学出版社,2022.

[24] 曹凤霞,于大林,奚萍.内科临床与实践创新[M].汕头:汕头大学出版社,2021.

[25] 吴鹏.内科护理操作与规范[M].北京:科学技术文献出版社,2021.

[26] 苗秋实.现代消化内科临床精要[M].北京:中国纺织出版社,2021.

[27] 刘江波,徐琦,王秀英.临床内科疾病诊疗与药物应用[M].汕头:汕头大学出版社,2021.

［28］张鸣青.内科诊疗精粹［M］.济南:山东大学出版社,2021.

［29］孙立英,耿淑芳,薛志刚.内科病症诊治［M］.长春:吉林科学技术出版社,2021.

［30］鞠小妍.临床内科医学诊疗［M］.北京:科学技术文献出版社,2021.

［31］陈强,李帅,赵晶,等.实用内科疾病诊治精要［M］.青岛:中国海洋大学出版社,2022.

［32］吴萍.消化内科临床实践［M］.天津:天津科学技术出版社,2021.

［33］徐慧,周贵星,肖强.临床内科疾病诊疗与康复［M］.沈阳:辽宁科学技术出版社,2022.

［34］王晓彦.内科常见病诊治指南［M］.济南:山东大学出版社,2022.

［35］庞厚芬,李娟,张腾.内科疾病诊疗与合理用药［M］.沈阳:辽宁科学技术出版社,2022.

［36］沈娅妮,魏莉莉,荆志忻,等.呼吸训练对慢性阻塞性肺疾病合并呼吸衰竭患者有效性的系统评价［J］.中国康复医学杂志,2021,36(2):186-192.

［37］邵莎莎.消化内科急性腹痛患者临床诊疗分析［J］.世界最新医学信息文摘,2021,21(56):206-207.

［38］张晓林,李锋.肺结核致呼吸衰竭研究进展［J］.结核与肺部疾病杂志,2022,3(4):320-324.

［39］陈云香.人性化护理管理在内科护理中的应用［J］.世界最新医学信息文摘,2021,21(74):17-18.

［40］崔雯锦,陈国芳,刘超.免疫检查点抑制剂相关内分泌疾病诊治研究进展［J］.国际内分泌代谢杂志,2021,41(2):116-123.